Lab-OEC

医学实验室全方位日清管理

名誉主编

丛玉隆

主　　编

王　前　　王华梁　　仲人前

王惠民　　杨克明　　苗拥军

上海科学技术出版社

图书在版编目（ＣＩＰ）数据

Lab-OEC ： 医学实验室全方位日清管理 ／ 王前等主编. -- 上海 ： 上海科学技术出版社，2023.1
ISBN 978-7-5478-5930-8

Ⅰ．①L… Ⅱ．①王… Ⅲ．①医学检验—实验室管理 Ⅳ．①R446

中国版本图书馆CIP数据核字（2022）第193542号

Lab-OEC：医学实验室全方位日清管理

名誉主编　丛玉隆

主　　编　王　前　王华梁　仲人前　王惠民　杨克明　苗拥军

上海世纪出版（集团）有限公司

上 海 科 学 技 术 出 版 社　　出版、发行

（上海市闵行区号景路 159 弄 A 座 9F–10F）

邮政编码 201101　www.sstp.cn

上海展强印刷有限公司印刷

开本 787×1092　1/16　印张 29.75

字数：630 千字

2023 年 1 月第 1 版　2023 年 1 月第 1 次印刷

ISBN 978–7–5478–5930–8/R·2634

定价：148.00 元

内容提要

　　《Lab-OEC：医学实验室全方位日清管理》是一本将医学实验室管理与企业 OEC（overall every control and clear，全方位日清）管理相结合的管理类专业图书，由国内检验医学领域的专家和教授、优秀医学实验室管理者、知名企业家共同编写而成。

　　本书兼收并蓄了医学实验室优秀管理体系及企业 OEC 管理体系精髓。全书包括绪论、上篇和下篇，共十八章。上篇为 Lab-OEC 管理体系概述，内容包括 Lab-OEC 管理的内涵、目标计划体系、日清管控体系、考核激励体系和推行。下篇为 Lab-OEC 管理体系应用，内容包括人员、设施与环境、设备、试剂与耗材的管理，检验全过程的管控，医学实验室安全和智能化的建设，成本与效益的衡量，以及学科建设等。

　　本书注重内容的先进性、创新性及管理体系的全面性，是为医学实验室量身定制的实用管理类参考书。

编者名单

名誉主编 丛玉隆

主　编 王　前　王华梁　仲人前　王惠民　杨克明　苗拥军

副主编（以姓氏笔画为序）

王小中	南昌大学第二附属医院	张学东	郑州安图生物工程股份有限公司
李　敏	上海交通大学医学院附属仁济医院	黄宪章	广东省中医院
张　义	山东大学齐鲁医院	曹颖平	福建医科大学附属协和医院
张　健	上海标源生物科技有限公司	谢林森	郑州市中心医院
张国军	首都医科大学附属北京天坛医院		

编　委（以姓氏笔画为序）

马万山	山东第一医科大学第一附属医院	孙成铭	烟台毓璜顶医院
王　前	南方医科大学珠江医院	李　冬	同济大学附属同济医院
王小中	南昌大学第二附属医院	李　彬	郑州安图生物工程股份有限公司
王华梁	上海市临床检验中心	李　敏	上海交通大学医学院附属仁济医院
王惠民	南通大学附属医院	李　琦	中国中医科学院西苑医院
尤崇革	兰州大学第二医院	李一荣	武汉大学中南医院
左青云	郑州安图生物工程股份有限公司	李欢欢	郑州安图生物工程股份有限公司
丛玉隆	中国人民解放军总医院	李俊明	南昌大学第一附属医院
冯忠军	河北医科大学第三医院	杨　辰	苏州市立医院
仲人前	海军军医大学长征医院	杨　砚	郑州安图生物工程股份有限公司
任伟宏	河南中医药大学第一附属医院	杨再兴	台州市第一人民医院
刘　微	郑州安图生物工程股份有限公司	杨克明	安图医学研究与教育中心管理顾问
许　颖	成都医学院第一附属医院	杨增利	郑州安图生物工程股份有限公司
孙　鹫	云南省第一人民医院	张　义	山东大学齐鲁医院

张　钧　浙江大学医学院附属邵逸夫医院　　洪国粦　厦门大学附属第一医院
张　健　上海标源生物科技有限公司　　　　袁育林　广西壮族自治区人民医院
张国军　首都医科大学附属北京天坛医院　　夏　勇　广州医科大学附属第三医院
张学东　郑州安图生物工程股份有限公司　　高春波　哈尔滨市第一医院
张继瑜　南方医科大学南方医院　　　　　　黄宪章　广东省中医院
苗拥军　郑州安图生物工程股份有限公司　　曹颖平　福建医科大学附属协和医院
周　强　安徽医科大学第二附属医院　　　　蒋波涌　郑州安图生物工程股份有限公司
周碧燕　南宁市第一人民医院　　　　　　　谢小兵　湖南中医药大学第一附属医院
侯剑平　郑州安图生物工程股份有限公司　　谢林森　郑州市中心医院

参编人员（以姓氏笔画为序）

马　云　郑州安图生物工程股份有限公司　　孙静静　郑州安图生物工程股份有限公司
王芳芳　郑州安图生物工程股份有限公司　　杨永丰　郑州安图生物工程股份有限公司
王洪春　山东大学齐鲁医院　　　　　　　　余　峰　郑州安图生物工程股份有限公司
王梦寒　郑州安图生物工程股份有限公司　　陈杏园　广西壮族自治区人民医院
支营营　郑州安图生物工程股份有限公司　　范人菲　郑州安图生物工程股份有限公司
申倩倩　郑州安图生物工程股份有限公司　　罗　虎　郑州安图生物工程股份有限公司
代　岩　郑州安图生物工程股份有限公司　　赵　琪　烟台毓璜顶医院
代广卫　浙江大学医学院附属邵逸夫医院　　赵万里　郑州安图生物工程股份有限公司
冯彦蕊　河北医科大学第三医院　　　　　　郝明巨　山东第一医科大学第一附属医院
朱俊涛　郑州安图生物工程股份有限公司　　姚　栋　郑州安图生物工程股份有限公司
朱雅楠　中国中医科学院西苑医院　　　　　耿　辉　郑州安图生物工程股份有限公司
乔亚琴　郑州安图生物工程股份有限公司　　路延征　上海标源生物科技有限公司
刘　凯　郑州安图生物工程股份有限公司

序 一

　　《Lab-OEC：医学实验室全方位日清管理》有创新的管理理念、新颖的编写模式，是一本实用、高效的医学实验室管理参考书。它结合了国内外实验室的先进管理经验，首次提出与企业 OEC 管理相结合的一套全方位、高效、精准管理医学实验室的全新理念。

　　本书编写宗旨是精准提高医学实验室管理效率、更好地服务临床。本书兼具实用性、针对性和创新性，与国内外已出版的同类书比较，有以下特点：

　　1. 独特的管理视角。紧紧围绕医学实验室全方位高效管理进行阐述，有助于提高服务临床的质量。

　　2. 精准的管理方法。文中详细介绍的各种方便考核的精准化表格 [如关键绩效指标 (KPI)、月度 / 年度计划表等]，可直接用于医学实验室各专业，进而建立精准的管理体系，使得管理有强健的抓手。

　　3. 特色的管理模式。根据国情，针对不同类型、不同规模的医院，分别有不同的定位及管理模式，适合各类型的医学实验室使用，是一本检验医学专业的优秀参考书。

　　4. 先进的人文建设。融入工商管理及企业管理的一些思路，如绩效管理中的差异化管理，人员管理中的工匠精神及用人所长的管理理念，培育追求卓越和创新的文化氛围。

　　5. 雄厚的编写队伍。本书主编之一王前教授，曾担任医学实验室主任多年，曾任中华医学会检验医学分会副主任委员、中国医师协会检验医师分会副会长。参与本书编写的还有王华梁教授、仲人前教授、王惠民教授等国内知名的实验室管理专家，企业管理专家杨克明博士，以及以郑州安图生物工程股份有限公司（以下简称"安图生物"）苗拥军董事长为代表的企业家。

　　6. 成功的实践经验。这几年，安图生物在医学实验室管理方面也体现了他们在管理水平、团队建设、企业文化上自己的新理念，也正是这些理念使安图生物成为我国体外诊断（IVD）企业中的佼佼者。

《Lab-OEC：医学实验室全方位日清管理》可为医学实验室的科室管理、人员管理、继续教育、信息管理、质量管理等方面提供有效方法，供广大医院管理者，特别是各类医学实验室管理者和工作者参考、学习。

相信本书能对普及医学实验室先进的管理理念、提高医学实验室管理能力和水平以及解决医学实验室面临的实际管理问题有所裨益，为提高我国检验医学的学术水平和管理水平作出贡献。

2022 年 3 月 15 日

通俗来讲，管理就是把不同专业的、做不同事情的人组织起来，实现组织既定的目标。好的管理方法和工具可以支撑组织的持续发展。

郑州安图生物工程股份有限公司（以下简称"安图生物"）于 1998 年成立时，只有十几个人，做一些产品的代理工作。2003 年，我们收购了绿科公司，拥有了 GMP（good manufacturing practice，良好操作规范）厂房和 130 余人的团队，公司生产规模有了质的跨越，与此同时，一些管理问题也随之而来。例如，厂区的卫生问题，无论我们批评和处罚了多少人，下次依然会发生同样的问题；在急需生产某种产品时，却发现原材料短缺，采购未能跟进生产；此外，财务应收账款、产品质量等问题也频频出现，这让我们意识到过去的经验化管理已不足以支撑企业的快速发展。当时，海尔提出了"日事日毕、日清日高"的管理理念，并开发出一套管理体系——OEC，这套管理体系不仅让海尔迅速崛起，而且给中国家电产业带来了革命性的变化。海尔管理模式的成功，引发当时的蒙牛、吉利、青岛钢铁等知名企业纷纷效仿。

2006 年 5 月，我去青岛参加管理专家杨克明博士组织的 OEC 管理培训班，并到海尔参观学习，在这个过程中，海尔的范例给了我很多启迪。

1. 在研发工作中，海尔采用"参比先进"的方法，把国际上质量最好的产品性能指标全部罗列出来，并定为研发目标。这体现了海尔追求卓越的精神，也为我们的研发提供了一种思路。"参比先进"能使企业少走弯路，通过改进和创新就能站在巨人的肩膀上看到更远的前方。

2. 在生产上，海尔坚持采用"日事日毕"方法，要求每个部门、每个岗位、每天布置的工作必须当日完成、事不过夜。"日事日毕"保证了工作按时完成，取得了良好的效果。

3. 在管理上，海尔提出了"斜坡球体"理论，把企业比作一个斜坡上的球体，向下滑落是它的惯性，止动力来自基础管理，而上升力来自创新与工作改进。在企业运营不断上升时，就需要有责任人、流程、制度等一系列管理措施来跟进。这些措施如同钉子，把球体固定下来，球体再向上，就再钉一个钉子，循环往复，这样就能保障企业的持续发展。

4.面对工作中存在的问题，海尔提出"三不放过"原则：找不到具体责任人不放过，找不到问题的真正原因不放过，找不到最佳解决方案不放过。在工作中落实"三不放过"原则，让企业在管理过程中遇到的问题越来越少。

5.海尔创始人张瑞敏实行"月度例会"制度，对其所管辖人员上个月的工作业绩和工作状态进行评价，并根据绩效进行考核。他坚定不移地每月开一次例会，会议安排在每月的第一个周末召开，月复一月，从不间断，为了保证会议的效果，开会的时候要求全员上交手机。这种固定的会议形式，不仅能让信息在企业内部有效传递和沟通，而且方便每月监督、检查目标的执行情况。管理如同车轮轮转，形成良好闭环，推动了企业的快速发展。

OEC培训结束后，我在青岛海边的一个小宾馆内住了一个星期，阅读了企业文化方面的管理类书籍和相关先进企业的企业文化读本，结合自身经验，编写了安图生物企业文化读本。

从青岛回来，我开始在企业内部推行OEC管理。当时，企业员工200余人，年营业收入刚刚过亿。经过一年时间的试行和推广，OEC管理逐渐渗透到企业的计划、组织、指挥、协调和控制等各个方面，并激发企业向更高的台阶迈进。到现在，OEC管理体系在安图生物已经运行了15年，已形成了一套完整的计划目标体系：每年十月开始制定第二年的销售目标、战略目标及主要基调，并对年度目标进行论证和分解，年度预算工作也同时进行；年底前，公司的年度目标分解到每个部门，部门再根据目标进行多次分解，直至将目标分解到每个员工手中。我们通过关键绩效指标（KPI）的制定，拉动整体工作；紧盯创新工作与问题工作，一方面抓住要害，另一方面把工作中遇到的问题总结出来并及时解决。OEC 管理在企业内部得以良好地执行和运转。目前，安图生物已拥有员工逾 5 000 人，OEC 作为企业重要的管理工具，伴随着企业的发展不断完善和提升，我们摸索出了具有安图生物特色的 OEC 管理方法。

近年来，在服务医学实验室的过程中，我们进行了实验室质量管理、6S 管理、精益化管理等方面的工作，逐渐意识到医学实验室还缺乏一些好的管理工具和方法。如何为实验室提供一套实用的管理工具，并把实验室管理的原理和要点提炼出来，引起了我们的关注与思考。OEC 管理在知名企业和安图生物的成功运用，让我们有了将 OEC 管理方法运用于实验室管理的想法，因为 OEC 管理中追求卓越的精神、日事日毕的原则、问题文化和责任文化的理念同样适用于实验室管理。我们把这个想法与相关专家进行了沟通，得到了丛玉隆教授、王前教授、王华梁教授、仲人前教授、王惠民教授、杨克明博士等专家的认可和鼓励，这让我们有决心和信心去组织编撰这样一本实验室管理工具书。经过近三年的筹备和编撰，在数十位国内知名专家、学者、老师和同仁的共同努力下，《Lab-OEC：医学实验室全方位日清管理》终于要和大家见面了！

在此，我要向编撰过程中给予指导和辛勤付出的丛玉隆、王前、王华梁、仲人前、王惠民、杨克明、王小中、李敏、张义、张健、张国军、曹颖平、黄宪章、谢林森等专家表示感谢！还要向参与编写的马万山、尤崇革、冯忠军、许颖、孙鹭、孙成铭、李冬、李琦、李一荣、李俊明、杨辰、杨再兴、张钧、张继瑜、周强、洪国粼、夏勇、袁育林、高春波、谢小兵、任伟宏、周碧燕等专家表示感谢！其间，安图生物张学东、侯剑平、左青云、李欢欢等同事，也做了大量、细致的基础工作，在此一并表示感谢。希望这本书能够为我国医学实验室管理带来一些启迪，从而助力医学实验室管理，为我国医学检验事业发展作出贡献。

2022 年 3 月 16 日

目 录

绪 论 ………………………………………………………………………………… 001

    第一节　医学实验室的发展现状及发展趋势 ………………………………… 003

    第二节　我国对医学实验室建设的有关政策 ………………………………… 009

    第三节　医学实验室质量管理与实验室认可 ………………………………… 014

    第四节　医学实验室管理对医疗机构质量提升的作用 ……………………… 018

    第五节　Lab-OEC 管理的意义 ……………………………………………… 020

上篇
Lab-OEC 管理体系概述

第一章　Lab-OEC 管理内涵 ……………………………………………………… 025

    第一节　Lab-OEC 管理的定义 ……………………………………………… 027

    第二节　Lab-OEC 管理溯源 ………………………………………………… 028

    第三节　Lab-OEC 管理体系构成 …………………………………………… 032

    第四节　Lab-OEC 管理实施标准和原则 …………………………………… 033

第二章　Lab-OEC 管理的目标计划体系 ……………………………………… 037

    第一节　目标和工作分类 …………………………………………………… 039

    第二节　目标体系主要内容 ………………………………………………… 041

    第三节　目标制定 …………………………………………………………… 045

    第四节　目标论证和分解 …………………………………………………… 046

第三章　Lab-OEC 管理的日清管控体系 ···································· 051

　　第一节　日清内容和原则 ···································· 053

　　第二节　日清会议体系 ···································· 055

　　第三节　管理人员的日清 ···································· 056

　　第四节　实验人员的日清 ···································· 061

　　第五节　现场关键要素的日清 ···································· 065

　　第六节　日清的看板管理 ···································· 067

第四章　Lab-OEC 管理的考核激励体系 ···································· 071

　　第一节　激励的原则 ···································· 073

　　第二节　物质激励 ···································· 075

　　第三节　晋升激励 ···································· 077

　　第四节　精神激励 ···································· 078

第五章　Lab-OEC 管理推行 ···································· 085

　　第一节　推行流程 ···································· 087

　　第二节　推行注意事项 ···································· 089

　　第三节　体系自审 ···································· 094

　　第四节　推行问题纠偏 ···································· 097

下篇
Lab-OEC 管理体系应用

第六章　人员的 Lab-OEC 管理 ···································· 107

　　第一节　Lab-OEC 管理下的人员职责 ···································· 109

　　第二节　Lab-OEC 管理下人员的培训与考核 ···································· 113

　　第三节　基于 KPI 的 Lab-OEC 管理 ···································· 119

　　第四节　Lab-OEC 管理下学习型组织打造 ···································· 136

第七章　设施与环境的 Lab-OEC 管理 ···································· 145

　　第一节　医学实验室设施环境的布局与规划 ···································· 147

　　　　第二节　医学实验室设施与环境的控制 ······················· 157

　　　　第三节　医学实验室的废物管理 ···························· 160

　　　　第四节　医学实验室设施与环境的 6S 管理 ··················· 167

第八章　设备、试剂与耗材的 Lab-OEC 管理 ························· 177

　　　　第一节　设备、试剂与耗材采购 ··························· 179

　　　　第二节　设备、试剂与耗材的验收 ························· 183

　　　　第三节　设备的校准及检定 ······························· 185

　　　　第四节　设备的 Lab-OEC 管理 ··························· 199

第九章　检验前过程的 Lab-OEC 管理 ····························· 205

　　　　第一节　检验项目的申请及患者准备管理 ··················· 208

　　　　第二节　标本采集的管理 ······························· 211

　　　　第三节　临床检验标本的运送管理 ························· 214

　　　　第四节　标本在实验室内流转及标本保存的管理 ·············· 221

第十章　检验过程的 Lab-OEC 管理 ····························· 227

　　　　第一节　检验程序的选择及开展新项目的管理 ··············· 230

　　　　第二节　检验程序的方法学评价与参考区间的验证和建立 ········ 232

　　　　第三节　室内质量控制与 Lab-OEC 管理 ··················· 239

　　　　第四节　室间质量评价与 Lab-OEC 管理 ··················· 262

　　　　第五节　实验室内部检测结果的可比性与 Lab-OEC 管理 ········ 271

第十一章　检验后过程的 Lab-OEC 管理 ··························· 277

　　　　第一节　检验报告的审核和发放管理 ····················· 279

　　　　第二节　检验结果的危急值管理 ························· 290

第十二章　检验服务临床和患者的 Lab-OEC 管理 ··················· 297

　　　　第一节　检验服务临床 ································· 299

　　　　第二节　检验服务患者 ································· 307

第十三章　医学实验室安全的 Lab-OEC 管理 ····················· 313

　　　　第一节　生物安全管理 ································· 315

　　　　第二节　化学安全管理 ································· 322

　　　　第三节　物理安全管理 ································· 325

　　　　第四节　医学实验室安全工作的目标制定与考核 ·············· 330

第十四章　医学实验室智能化的 Lab-OEC 管理 ………………………………………… 335

　　第一节　医学实验室智能化内涵和现状 …………………………………………… 337

　　第二节　医学实验室智能化发展趋势 ……………………………………………… 337

　　第三节　检验全过程智能化 ………………………………………………………… 339

　　第四节　服务智能化 ………………………………………………………………… 361

　　第五节　管理信息化与智能化 ……………………………………………………… 367

　　第六节　医学实验室智能化建设与运营中的目标制定与考核 ………………… 374

第十五章　成本与效益的 Lab-OEC 管理 ……………………………………………… 379

　　第一节　Lab-OEC 管理的成本和成本控制 ……………………………………… 381

　　第二节　Lab-OEC 管理的效益和效益最大化 …………………………………… 385

第十六章　学科建设的 Lab-OEC 管理 ………………………………………………… 391

　　第一节　学科建设及其意义 ………………………………………………………… 393

　　第二节　学科建设基本内容 ………………………………………………………… 394

　　第三节　新项目新技术的引进 ……………………………………………………… 398

第十七章　医学检验教学的 Lab-OEC 管理 ………………………………………… 405

　　第一节　医学检验专业的教学管理 ………………………………………………… 407

　　第二节　实习生与进修生的教学管理 ……………………………………………… 419

　　第三节　研究生与检验医师的教学管理 …………………………………………… 423

　　第四节　医学实验室教学工作的目标制定与考核 ……………………………… 428

第十八章　医学实验室文化建设的 Lab-OEC 管理 ………………………………… 431

　　第一节　医学实验室的通用价值观 ………………………………………………… 433

　　第二节　医学实验室管理人员应具备的基本素养 ……………………………… 436

　　第三节　医学实验室员工应具备的基本素养 ……………………………………… 438

　　第四节　医学实验室文化建设要点 ………………………………………………… 440

　　第五节　医学实验室文化建设的目标与考核 ……………………………………… 442

　　第六节　医学实验室文化读本编写与宣贯 ………………………………………… 445

附　录 …………………………………………………………………………………… 447

　　附录 1　实验室管理相关的规范性文件 …………………………………………… 448

　　附录 2　名词中英文对照 …………………………………………………………… 457

绪　论

　　医学实验室是医疗机构的平台科室。医学实验室在不断进步，从手工操作、项目单一，向自动化、组合化、高通量化发展，还将在疾病诊断、疗效评估、健康管理、预后评估等方面发挥重要作用。依法行医和依法管理实验室已经逐步成为我国医疗机构和医务工作者包括医学检验人员的自觉行为。医学实验室在医疗质量与安全方面为临床作出了重要贡献，对医疗机构质量的提升发挥着重要作用。

```
                      ┌─ 第一节  医学实验室的发展      ┌─ 医学实验室的定义
                      │   现状及发展趋势            ├─ 医学实验室的发展现状
                      │                          └─ 医学实验室的国内外发展趋势
                      │
                      │                          ┌─ 我国医学实验室管理相关法律
                      │                          ├─ 我国医学实验室相关的行政法规
                      │                          ├─ 我国医学实验室相关的部门规章
                      ├─ 第二节  我国对医学实验室    ├─ 我国医学实验室相关的国家标准和行业
                      │   建设的有关政策            │   标准
                      │                          ├─ 医改相关政策
                      │                          └─《医疗机构内新型冠状病毒感染预防与控
                      │                              制技术指南》
                      │
                      │                          ┌─ 保证检验结果的准确可靠
  绪论 ─┬──────────────┤─ 第三节  医学实验室质量管    ├─ 国际医学实验室质量管理体系的认可和现状
        │              │   理与实验室认可            └─ 国内医学实验室质量管理体系的认可和
        │              │                              现状
        │              │
        │              │                          ┌─ 帮助医疗机构提高诊断水平
        │              │                          ├─ 帮助医疗机构提高治疗水平
        │              │                          ├─ 帮助医疗机构提高预后信息评估的能力
        │              ├─ 第四节  医学实验室管理对    ├─ 帮助医疗机构提高健康评估和筛查方面的
        │              │   医疗机构质量提升的作用      │   能力
        │              │                          ├─ 帮助医疗机构提高疾病预防和控制方面的
        │              │                          │   能力
        │              │                          ├─ 帮助医疗机构减少医疗差错
        │              │                          └─ 帮助医疗机构降低医疗费用
        │              │
        │              │                          ┌─ 提升实验室管理水平
        └──────────────┴─ 第五节  Lab-OEC 管理的意义 ├─ 提升团队的执行力
                                                  ├─ 激发人员积极性
                                                  └─ 打造高素质团队
```

第一节
医学实验室的发展现状及发展趋势

医学实验室是现代医疗机构的重要组成部分，属于诊断科室的范畴。医学实验室又称为临床实验室，在我国大多数医疗机构中又称为医学检验科。随着现代医学技术的发展，医学实验室也在不断进步，从手工操作、项目单一，向自动化、组合化、高通量化发展。医学实验室还将会在疾病诊断、疗效评估、健康管理、预后评估等更多方面发挥越来越大的作用。

一、医学实验室的定义

国际标准化组织（International Organization for Standardization，ISO）将医学实验室定义为：以提供人类疾病诊断、管理、预防和治疗或健康评估的相关信息为目的，对来自人体的材料进行生物学、微生物学、免疫学、化学、血液免疫学、血液学、生物物理学、细胞学、病理学、遗传学或其他检验的实验室，该类实验室也可提供涵盖其各方面活动的咨询服务，包括结果解释和进一步适当检查的建议。

我国原卫生部颁布的《医疗机构临床实验室管理办法》将医学实验室定义为：对取自人体的各种标本进行生物学、微生物学、免疫学、化学、血液免疫学、血液学、生物物理学、细胞学等检验，并为临床提供医学检验服务的实验室。

医学实验室的定义随着现代医学的进步不断丰富和完善，其内涵和外延也不断地加深和拓展，医学实验室已成为现代医学发展的重要支撑平台，本书中所涉及的医学实验室主要指服务于临床医疗机构的医学实验室。

二、医学实验室的发展现状

（一）医学实验室的起源

我国唐代医学家孙思邈《备急千金要方》和王焘《外台秘要》中均指出"消渴"患者的小便有甜味，故有"糖尿病患者尿液可以诱引蚂蚁"之说。南宋时期，宋慈所著的《洗冤集录》中就记载有根据尿液是否吸引蚁类来判断疾病的方法。可见在古代已经有检验医学的观点出现，但是还没有科学的实验工具。

1590 年，荷兰眼镜制造商 Janssen 发明了第一台显微镜，但尚不能作为科学仪器使用。1665 年，英国科学家 Hooke 用显微镜发现了所有生命的基本组成部分——细胞。17 世纪晚期，荷兰布商 Leeuwenhoek 研制成了世界上第一台实用显微镜。18 世纪初，荷兰医学家和化学家 Boerhaave 认为在不同疾病时人的体液可发生不同化学变化，首次提出了分析体液化学成分可以诊断疾病的观点，但在很长一段时间内并不被大多数医生认同。1830 年，荷兰化学家 Mulder 完成了第一个蛋白质的基本化学成分分析；英国医学家 Lister 研制了消色差显微镜，并首次采用了暗视野镜检的方法。但这些都处于研究阶段，临床应用较少，且没有专门的实验室和实验人员。1866 年，Voit 在慕尼黑建立了第一个医学实验室。1875 年，Corfield 在英国建立了第一个公共健康实验室。1892 年，纽约市的卫生部门建立了第一个公共的可以做出诊断结果的细菌学实验室。1895 年 12 月 4 日，在美国宾夕法尼亚大学附属医院建成了世界上首家自成体系的医学实验室，名为 William Pepper Laboratory of Clinical Medicine，拥有常规检验和研究用的设备。20 世纪初，美国和欧洲一些大学的附属医院都开始筹建医学实验室，尤其是第一次世界大战后，美国建有专门学校用以培养实验室技术员，并出现了一大批临床化学家如 Folin 和吴宪等，他们开发了如血糖等很多生物化学指标的测量方法。到 1920 年，美欧等国的大型医院一般都建有能进行血细胞形态学、细菌学和生物化学物质分析的医学实验室。20 世纪 50 年代，随着科学技术的发展，出现了可对血液中多种成分进行分析的自动化仪器，如生化分析仪、血细胞计数仪等；20 世纪六七十年代，发达国家医院的医学实验室飞速发展，规模越来越大，由最初一二十人的手工操作实验室扩展成拥有近百人、年收入达千万美元的技术和经济实体。几乎同一时期，美国出现了一些除医院外可提供医学检验服务的实验室，称为医学独立实验室（independent clinical laboratory，ICL）或医学检验中心。我国的 ICL 起步较晚，直到 1980 年后才开始出现一些早期的检验服务中心，且规模都较小，检验范围也较单一。2000 年之后开始出现连锁、规模化经营的 ICL。

21 世纪初，在一些大型医院开始实现全实验室自动化（total laboratory automation，TLA），一个测量系统每小时可完成上万次测试，极大地提高了实验室检验能力，同时利用强大的信息网络系统对检验工作全过程进行严格质量控制，显著提高了检验质量。医学实验室正以前所未有的速度发展，医学检验专业面临着较大的发展机遇，但仍有较大的上升空间。

（二）医学实验室的组成

医学实验室的组成包括硬件和软件两个方面。硬件方面主要有资金、人员、实验室布局、设备和试剂等；软件方面主要有质量管理体系、规章制度、检验项目、人员培训、技术准备和实验室信息系统等。

医学实验室的主体是实验技术人员，主要包括主任技师、主管技师、技师和技士等，还要有一定量的检验医师、护士和工勤人员，少量的教学和科研人员。除此以外，医学实验室还应设置一些管理岗位，主要包括实验室主任、技术主管（技术负责人）、质量主管（质量负责人）、生物安全主管和专业组长等；承担教学和科研任务的医学实验室还需设立教学主管和科研主管；而对于独立实验室来说，还可设立财务主管和部门经理等。

设备和试剂是医学实验室的重要组成部分，标本采集、制备、处理、检验和存放有关的一系列设备和试剂应符合检验质量的要求，性价比高者优先选择。另外，使用试剂时还应考虑人员危害和环境保护方面的要求。

实验室管理制度、质量管理体系和信息系统都是医学实验室现代化发展进程中必不可少的部分，其发展程度应与科学技术的发展程度相匹配，才能更好地相结合并互相促进。

医学实验室应具备能源、光照、通风、供水、废弃物处置等方面的条件，并制定相应办法和程序，检查环境对标本采集、设备运行有无不利影响。

（三）医学实验室的功能

1. 疾病的诊断与辅助诊断

医生可以根据实验室的检验结果，结合患者的症状、体征和其他物理学检查对患者所患疾病进行诊断或辅助诊断。医学实验室提供的诸如病原微生物、寄生虫、细胞学（含血液细胞学）、一些确认试验（如抗人类免疫缺陷病毒的确认试验等），是临床诊断的"金标准"；在某些疾病的综合诊断标准中，许多检验结果是其关键性的指标，如血糖测定在糖尿病诊断中的价值；还有相当多的检验项目虽然只是参考性指标，但它们在修正临床医师诊断思路时能提供重要信息，如发热患者是否有细菌感染，一个简单的白细胞计数及分类就有很大价值；还有一些试验是带有确定性意义的，如血型检查、人类白细胞抗原检查等。感染性疾病、免疫性疾病、代谢性疾病、功能性疾病、遗传性疾病等实验诊断是其他检查（如影像学检查）所不能完全替代的。

2. 疾病管理

疾病管理指在提高疾病好转率的同时，尽量降低医疗成本。就疾病的实验室诊断而言，目前开展的检验项目越来越多，有的实验室甚至多达数千种，而且每天几乎都有新技术、新方法应用于临床，它们的测定成本可能更高。用于诊断患者的某一疾病时，医学实验室不可能将所有有关诊断该疾病的检验项目用于分析患者标本，否则患者或医疗保险部门将无法承担该费用。应用性价比高的技术（又称适宜技术），既能解决临床问题，又能节省成本，是疾病管理的重要内容之一。

3. 疾病预防

检验结果应用于某些特定人群的疾病预防，有利于保证医疗安全和良好的公众环境。例如，对出入境人员的健康检查可防止疾病在不同国家或地区间流行；对某些地区某些高危人群进行筛查可了解该人群的健康状况，进行早期诊断以便及早采取干预措施；对公共卫生突发事件，特别是一些传染病流行时的预防也离不开医学实验室的工作。随着科学技术的进步，将有可能在医学实验室常规开展个体疾病易感基因，甚至全基因组的测定，预测疾病风险，提出并实施个体化预防方案。

4. 疾病治疗

检验结果可用于追踪疾病发展进程、指导临床用药及监测治疗效果。例如，许多疾病治疗方案的更改或治疗剂量的调节，往往要参考某些检验指标，有些检验结果还可用于制订个体化用药方案；很多检验结果可为疾病提供预后信息，如肿瘤患者手术后肿瘤标志物水平高或持续不降低提示预后不良，或降低后又重新升高提示肿瘤复发。此外，在疾病治疗过程中，往往产生不良反应，如对肝、肾、造血功能的损害，对这些不良反应的监测，很多情况下也依靠着检验结果，因此，在保证医疗安全方面医学实验室也发挥着重要作用。

5. 健康评估

在临床和社区卫生工作中，通过了解患者或被调查者的病史、症状及各种实验室检查进行健康评估，进而了解被评估者现有或潜在的健康问题。实验室检查是健康评估的重要依据之一，如临床对某一骨折患者进行健康评估，发现其尿蛋白、尿红细胞阳性，提示肾功能异常，初步判断该患者还患有泌尿系统疾病。

6. 临床咨询

医学实验室还应对其涉及的所有工作为临床和患者提供咨询服务，主要是对实验室检验结果作出解释，以及为进一步适当检查提供建议。咨询工作主要由实验室的检验医师承担，比如一些检查结果出现异常，若无法做出明确诊断，则需要检验医师提供进一步检查的建议。目前，在国外，检验医师还同时为患者提供咨询服务，其费用一般不低于检验费。

7. 教学与科研

大多数医学实验室承担教学任务，包括专科和本科生的理论教学和实习带教以及研究生的部分实验教学。同时，医学实验室应加强与临床的沟通，对临床医护人员进行适当的培训和教育，尤其是在正确采集标本及正确应用检验结果等方面；还应借助先进设备和熟练的实验技术人才，搭建良好的科学研究平台，承担重要的科研任务。

（四）医学实验室的分类

从不同角度出发，医学实验室可有不同的分类方法。

按是否具有法人资格来分，医学实验室可分为独立实验室和非独立实验室两类。非独立实验室一般设在医疗机构、采供血机构、疾病预防控制中心、卫生检疫部门或计划生育指导站，是这些机构的一个下设科室，大多不具有独立的法人资格，目前我国大多数医学实验室属于这种类型。独立实验室通常具有法人资格，可以实现检验标本的集中检测，不仅大大节省费用，更重要的是还可以提高检验效率和质量，降低错误发生率。

按专业进行分类，医学实验室可分为：临床化学实验室，临床血液、体液学实验室，临床免疫学实验室，临床微生物学实验室，临床输血学实验室，临床分子生物学实验室（核酸体外扩增）等。

按临床功能分区，医学实验室一般包括三个部分：门诊检验室、急诊检验室和中心检验区。大型综合性医院或专科医院的医学实验室还要设置特殊实验的用房，如结核病实验室、艾滋病检查实验室等。实验室的分区设计应有利于控制无关人员进入影响检验质量的区域，同时应符合生物安全的要求，以保证人员、标本、环境和资源的安全。

三、医学实验室的国内外发展趋势

（一）自动化

目前新技术的应用已使主要检验分析仪器的组合成为现实，不仅临床生物化学和临床免疫学全部检验项目实现了 TLA，临床血液学、临床微生物学、分子诊断学、尿液和粪便检验的全自动化也已经完善。TLA 的两个关键概念是"统一化"和"集成化"。"统一化"是指在一台仪器或相互有关的一组仪器上结合不同的分析技术或策略；"集成化"是指将各种分析仪器与检验前过程处理设备及检验后过程处理设备相连接。自动化的应用不但可以提高实验室的检验能力，增强回报结果能力，提高效率，还可减少实验室费用。由于人工操作的减少，还可以提高实验的规范性和安全性，将操作误差减到最小。

（二）信息化

20 世纪八九十年代，以微处理器为核心的智能仪器不断进入医学实验室，为了进一步实现检验数据的自动处理、传送、存贮，并与医院信息系统（hospital information system，HIS）共享资源，实验室（检验科）信息系统（laboratory information system，LIS）应运而生。之后，信息化技术在医学实验室得到进一步应用，条形码、自动审核软件、血细胞自动分类软件的应用都可将自动化的效能放大数倍。自主打印检验报告单、无线发送检验报告单、远程会诊都会极大地方便患者。信息化技术的进一步应用有可能使就诊模式发生革命性变化，未来信息化技术还将在动态报告、检验结果统计分析等方面发挥作用。

（三）检验结果互认

开展医疗机构间检验结果互认是一项以科学为基础、以质量为保证、以标准化管理为前提的系统工程。我国各级政府要求不同医学实验室出具的部分检验报告具有可比性，并对检验结果互认。在目前尚不能要求所有实验室都使用统一仪器、统一方法、统一试剂的前提下，标准化是医学实验室必定要经历的过程。通过建立参考实验室、参考测量程序，研制参考物质，构建检验项目的参考测量系统，通过量值溯源和测量不确定度评定将参考测量系统的量值传递到每一个实验室以实现标准化。检验结果互认制度可以在保障医疗质量的前提下控制不必要的检查，降低患者就医费用。

（四）互联网检验

互联网医疗是互联网在医疗行业的新应用，包括以互联网为载体和技术手段的健康教育、医疗信息查询、电子健康档案、疾病风险评估、在线疾病咨询、电子处方、远程会诊、远程治疗和康复等多种形式的健康医疗服务。互联网医疗，代表了医疗行业新的发展方向，有利于解决中国医疗资源不平衡和人们日益增加的健康医疗需求之间的矛盾。检验医学的互联网化主要体现在互联网预约检验、检验结果移动终端自助查询、检验结果互联网评估等方面，能够极大地方便患者就医。

（五）管理制度现代化

医学实验室管理学是研究如何指挥和控制医学实验室的协调活动及其基本规律和方法的一门学科。最初，其主要借鉴的是工商业的管理理论和方法，但检验医学有其独特的发展规律，与工商业不同的是医学实验室最终面对的是人们的健康，对其质量和服务有着特殊要求，必须研究适合实验室自身特点的管理理论和方法。目前应用较为广泛的医学实验室管理制度主要有：精益管理、"6S"管理、ISO 15189 等。完善的管理制度对医学实验室的现代化建设来说必不可少，但目前我国的医学实验室管理制度还有很大的进步空间，Lab-OEC（详见第一章第一节）管理是将企业管理方法与医学实验室实际情况相结合，创新出的一种适合实验室应用的管理方法，它将在医学实验室管理的持续改善与提高方面发挥重要作用。如何运用 Lab-OEC 管理方法，提高目前医学实验室管理能力和水平，解决医学实验室面临的实际管理问题也正是本书的主要讨论内容。

（六）新技术领域发展

高通量测序技术通称为下一代测序技术（next-generation sequencing，NGS），相比传统测序方法，可以同时对几十万到几百万条核酸分子进行序列测定。主流技术多数基于以下三种原理：边合成边测序、半导体测序及联合探针锚定聚合测序法。随着生物信息学的发展，高通量测序带来的变革使得一个物种的转录组和基因组的全貌分析成为可能。与一代测序相比，NGS 单碱基测序成本急速下降，测序时间显著缩短。以人类全基因组测序为例，其费用现已经进入万元时代，且十几小时内即可完成；其具备高产出与高分辨率的特点，能为我们提供丰富的遗传学信息。高通量测序技术已逐渐成为生命科学研究的基础方法之一，也逐渐开始应用于临床诊断、环境污染治理、生物多样性保护、农牧业育种、司法鉴定等多个领域。目前临床应用主要场景为生育生殖健康、病原体鉴定及肿瘤伴随诊断等。

生物质谱技术是蛋白质鉴定分析的主要支撑技术，可用于生物体内的组分序列分析、结构分析、分子量测定和各组分含量测定，具有灵敏度高、选择性强、准确度好等特点，其适用范围远远超过放射性免疫检测和化学检测范围。其作为参考方法，在临床检验的量值溯源工作中也发挥着重要的作用。

可穿戴检测是指通过舒适和便携性的可穿戴设备对人体的某些指标进行检测，其优势在于患者可自行进行即时或连续的监测，目前已经在血糖监护中有应用。作为新型医疗设备，可穿戴设备与移动互联网、大数据分析相结合，能够实现疾病的早期发现和早期诊断，降低个人和社会的医疗成本，有效提升个人的健康水平，必将成为未来技术发展的重要方向。

医疗人工智能以互联网为依托，通过基础设施的搭建及数据的收集，将人工智能技术及大数据服务应用于医疗行业中，建立快速精准的智能医疗体系，并重点发展医疗辅助诊断和疾病预测系统。智能化的体外诊断设备将有效减少医生的负担并且提升医疗行业的诊断效率及服务质量，更好地解决医疗资源短缺、人口老龄化问题。

第二节
我国对医学实验室建设的有关政策

随着医疗卫生体制改革的不断深入及人们法制意识的增强，依法行医已经逐步成为我国医疗机构和医务工作者的自觉行为。我国非常重视医学实验室的建设，因此出台了许多政策和法规，涉及实验室伦理、人员行为、管理制度等多方面，对实验室的现阶段及未来规范化发展起到非常重要的作用。

一、我国医学实验室管理相关法律

（一）《中华人民共和国传染病防治法》

《中华人民共和国传染病防治法》于 1989 年 2 月 21 日由第七届全国人大常委会第六次会议通过。2004 年 8 月 28 日，由第十届全国人民代表大会常务委员会第十一次会议修订，自 2004 年 12 月起施行。2013 年 6 月 29 日，由第十二届全国人民代表大会常务委员会第三次会议修正。2020 年 10 月 2 日，国家卫生健康委员会（以下简称卫健委）发布《传染病防治法》修订征求意见稿，明确提出甲、乙、丙三类传染病的特征。该法共九章八十条，将我国流行的传染病分为甲、乙、丙三类，危害程度依次递减，其中甲类的危害程度最高。该法涉及医学实验室的相关内容包括第二十二条规定，医疗机构的实验室和从事病原微生物实验的单位，应实行严格监督管理，严防传染病病原体的实验室感染和病原微生物的扩散。第二十六条规定，对传染病菌种、毒种和传染病检测标本的采集、保藏、携带、运输和使用实行分类管理，建立健全严格的管理制度。第二十七条规定，对被传染病病原体污染的污水、污物、场所和物品，有关单位和个人必须在疾病预防控制中心指导下或者按照其提出的卫生要求，进行严格消毒处理。

（二）《中华人民共和国执业医师法》

《中华人民共和国执业医师法》的制定是为了加强医师队伍的建设，由中华人民共和国第九届全国人民代表大会常务委员会第三次会议于 1998 年 6 月 26 日通过，自 1999 年 5 月 1 日起施行，旨在提高医师的职业道德和业务素质，保障医师的合法权益，保护人民健康。医学实验室的检验专科医师应严格遵守该法。随着我国医疗体制改革的深入，必将会涉及医学实验室检验技术人员的资格认定和准入问题，这将会显著推进我国医学实验室管理的法治化和规范化。

二、我国医学实验室相关的行政法规

（一）《医疗机构管理条例》

《医疗机构管理条例》是为加强对医疗机构的管理，促进医疗卫生事业的发展，保障公民健康制定。由国务院于 1994 年 2 月 26 日发布，自 1994 年 9 月 1 日起施行。2016 年 2 月 6 日国务院令第 666 号修改施行。

（二）《病原微生物实验室生物安全管理条例》

2004 年 11 月 5 日，由国务院第 69 次常务会议通过《病原微生物实验室生物安全管理条例》，2004 年 11 月 12 日国务院令第 424 号公布并施行，2016 年 2 月 6 日《国务院关于修改部分行政法规的决定》第一次修订，2018 年 3 月 19 日《国务院关于修改和废止部分行政法规的决定》第二次修订。该条例共 7 章 72 条，规定了国家实行统一的实验室生物安全标准，对实验室生物安全提出了强制性要求。国家根据实验室对病原微生物的生物安全防护水平，并依照实验室生物安全国家标准的规定，将实验室分为一级、二级、三级、四级。实验室或者实验室的设立单位应当每年定期对工作人员进行培训，保证其掌握实验室技术规范、操作规程、生物安全防护知识和实际操作技能，并进行考核。工作人员经考核合格的，方可上岗。专门从事检验、诊断的实验室应当严格依照国务院卫生主管部门或者兽医主管部门的规定，建立健全规章制度，保证实验室生物安全。

（三）《医疗废物管理条例》

《医疗废物管理条例》是为加强医疗废物的安全管理，防止疾病传播，保护环境，保障人体健康，根据《中华人民共和国传染病防治法》和《中华人民共和国固体废物污染环境防治法》制定。经 2003 年 6 月 4 日国务院第十次常务会议通过，由国务院于 2003 年 6 月 16 日发布并实施，2011 年 1 月 8 日修订。医学实验室是产生高危险医疗废物较多的部门，应严格执行《医疗废物管理条例》，确保人们生命健康的安全。

三、我国医学实验室相关的部门规章

（一）《医疗机构临床实验室管理办法》

为加强对医疗机构医学实验室的管理，提高临床检验水平，保证医疗质量和医疗安全，原卫生部颁布了《医疗机构临床实验室管理办法》，并于 2006 年 6 月 1 日起执行。《医疗机构临床实验室管理办法》是临床检验质量保证的基础，是实验室必须达到的要求。凡是开展临床检验活动的医疗卫生机构实验室均应根据本办法要求开展临床检验质量管理和质量控制工作，这里所指的卫生机构也包括疾病预防与控制中心、采供血机构等所属的开展临床检验服务的实验室。对某些在设施、环境、人员等方面有特殊要求的检验技术如临床基因扩增检验技术的应用由原国家卫生和计划生育委员会另行制定相应管理办法。

（二）《医疗机构临床基因扩增检验实验室管理办法》

2010 年 12 月，原卫生部发布了《医疗机构临床基因扩增管理办法》，内容包括总则、实验室审核和设置、实验室质量管理、实验室监督管理、附则，共 5 章 21 条。原卫生部临床检验中心发布了《医疗机构临床基因扩增检验实验室工作导则》的配套文件，使基因扩增技术在医学实验室的应用重新启动，文件按医学实验室认可的程序对聚合酶链式反应（polymerase chain reaction，PCR）实验室进行验收，将实验室管理纳入法治化、规范化的道路。

（三）《血站管理办法》

2005 年 11 月 17 日，经原卫生部部务会议讨论通过《血站管理办法》，自 2006 年 3 月 1 日起施行。2017 年 12 月 26 日进行了第三次修订。该管理办法共 6 章 67 条，明确规定：血站是不以营利为目的的采集、提供临床用血的公益性卫生机构，包括一般血站和特殊血站；血站开展采供血业务时应当实行质量管理，严格遵守《中国输血技术操作规程》《血站质量管理规范》和《血站实验室质量管理规范》等技术规范和标准；血站产生的医疗废物应当按《医疗废物管理条例》处理，做好记录与签字，避免交叉感染；血站及其执行职务的人员发现法定传染病疫情时，应当按照《传染病防治法》向有关部门报告；血液的包装、贮存、运输应符合《血站质量管理规范》要求。

（四）《医疗卫生机构医疗废物管理办法》

2003 年 8 月 14 日，经原卫生部部务会议讨论通过《医疗卫生机构医疗废物管理办法》。该管理办法根据《医疗废物管理条例》制定，是关于医疗废物管理的细化规定，共 7 章 48 条，规定各级各类医疗卫生机构应当按照《医疗废物管理条例》及本办法对医疗废物进行管理，并由原卫生和计划生育委员会对全国医疗卫生机构的医疗废物管理工作实施监督。该管理办法对医疗废物的管理职责，医疗废物的分类收集、运送与暂时贮存，人员培训和职业安全防护，监督管理以及处罚等方面作了细致而明确的规定。

（五）《医疗机构从业人员行为规范》

《医疗机构从业人员行为规范》是 2012 年 6 月 26 日由原卫生部、原国家食品药品监督管理局、国家中医药管理局联合印发的规范性文件，规定了医疗机构从业人员基本行为规范，同时也规定了包括医学实验室工作人员在内的医技人员的行为规范。医技人员行为规范如下：①认真履行职责，积极配合临床诊疗，实施人文关怀，尊重患者，保护患者隐私。②爱护仪器设备，遵守各类操作规范，发现患者检查项目不符合医学常规的，应及时与医生沟通。③正确运用医学术语，及时、准确出具检查、检验报告，提高准确率，不谎报数据，不伪造报告，发现检查检验结果达到危急值时，应及时提示医生注意。④指导和帮助患者配合检查，耐心帮助患者查询结果，对接触传染性物质或放射性物质的相关人员，进行告知并给予必要的防护。合理采集、使用、保护、处置样本，不违规买卖样本，谋取不正当利益。

四、我国医学实验室相关的国家标准和行业标准

（一）《实验室生物安全通用要求》

2004 年，原国家质量监督检验检疫总局和国家标准化管理委员会联合发布了《实验室生物安全通用要求》（GB 19489—2004），目前使用的是《实验室生物安全通用要求》（GB 19489—2008）版本，这是我国发布的一项通用性强制性国家标准。本标准规定了对不同生物安全防护级别实验室的设施、设备和安全管理的基本要求。此标准对于我国实验室生物安全工作的健康发展，特别是对生物安全实验室的生物安全认可和安全管理工作的开展发挥着重要指导和规范作用。

（二）《微生物和生物医学实验室生物安全通用准则》

《微生物和生物医学实验室生物安全通用准则》（WS 233—2002）规定了微生物和生物医学实验室生物安全防护的基本原则、实验室的分级、各级实验室的基本要求。本标准是

原卫生部发布的强制性行业标准，为最低要求。本标准适用于疾病预防控制机构、医疗保健机构、科研机构。

（三）《临床实验室安全准则》

原卫生部于 2005 年 5 月 16 日发布《临床实验室安全准则》（WS/T 251—2005），该准则为推荐性行业标准。其适用于从事临床检验工作的实验室，包含了工作人员和实验室安全的一般要求、防火安全准则、实验室用电安全准则、危险化学品使用准则、实验室微生物安全准则、压缩气体的安全准则等，为各级医学实验室的安全管理提供了技术指导。

（四）《临床实验室废物处理原则》

原卫生部于 2005 年 5 月 8 日发布《临床实验室废物处理原则》（WS/T 249—2005），为推荐性行业标准。该标准对"腐蚀性""锐利物""废物"等进行了定义，对化学废物安全处理、感染性废物安全处理、锐利废物安全处理、无害废物处理等进行了详细明确的规定。该标准的实施旨在为医学实验室产生的各类有害废物的处理提供技术指导，以确保医学实验室安全规范地处理各种废物。

（五）《医学实验室质量和能力认可准则》

本准则规定了中国合格评定国家认可委员会（China National Accreditation Service for Conformity Assessment，CNAS）对医学实验室质量和能力进行认可的专用要求，包含了医学实验室为证明其按质量管理体系运行，具有相应技术能力并能提供正确的技术结果所必须满足的要求。本准则等同采用 ISO 15189:2012《医学实验室 质量和能力的要求》，该认可准则同时有国家标准 GB/T 22576.1—2018《医学实验室 质量和能力的要求》。

五、医改相关政策

近年来，国务院陆续颁布了多项涉及医学实验室的医改政策，包括结果互认、第三方实验室等多项内容。例如：2013 年国务院颁布《"十二五"期间深化医药卫生体制改革规划暨实施方案》，提出"医疗机构检验对社会开放，检验设备和技术人员应当符合法定要求或具备法定资格，实现检验结果互认"。2013 年 7 月，国务院颁布《深化医药卫生体制改革 2013 年主要工作安排》，提出"鼓励整合辖区内检查检验资源，促进大型设备资源建设共享，推进检查检验结果共享"。2013 年 10 月，国务院颁布《关于促进健康服务业发展的若干意见》，提出"二级以上医疗机构检验对所有医疗机构开放，推动医疗机构间检查结果互认。大力发展第三方服务，引导发展专业的医学检验中心和影像中心"。2017 年 5 月，国务院颁布《关于支持社会力量提供多层次多样化医疗服务的意见》，提出"举办设置独立的医学检验、病理诊断、医学影像、消毒供应、血液净化、安宁疗护等专业机构，面向区域提供相关服务"。2017 年 5 月，国务院颁布《关于推进医疗联合体建设和发展的指导意见》，提出"医联体内可建立医学影像中心、检查检验中心、消毒供应中心、后勤服务中心等，为医联体内各医疗机构提供一体化服务。在加强医疗质量控制的基础上，医联体内医疗机构间互认检查检验结果"。

六、《医疗机构内新型冠状病毒感染预防与控制技术指南》

新型冠状病毒肺炎疫情暴发后，为进一步做好新型冠状病毒感染的预防与控制工作，有效降低医疗机构内的传播风险，保障医疗质量和医疗安全，国家卫健委陆续组织制定了第一版至第三版《医疗机构内新型冠状病毒感染预防与控制技术指南》。指南要求医疗机构要做到制定应急预案和工作流程、开展全员培训、做好医务人员防护、关注医务人员健康、加强感染监测、做好清洁消毒管理、加强患者就诊管理、加强患者教育、加强感染暴发管理、加强医疗废物管理等。

第三节
医学实验室质量管理与实验室认可

质量是临床检验的生命线，能否向临床提供高质量的实验室数据，始终是医学实验室建设的核心问题。影响实验结果的因素很多，应对影响因素进行全面监控，控制范围应涉及标本检验的全过程，即以体系的概念去分析、研究质量相关的各项要素间互相联系和相互制约的关系，以整体优化的要求处理好各项质量活动的协调和配合，从而保证检验结果的准确可靠。

一、保证检验结果的准确可靠

（一）质量管理体系

质量管理的实践和理论一直在不断发展，在过去一个世纪里通过很多人的研究和努力，质量管理上升到一个较高的层次——全面质量管理（total quality management，TQM）。美国临床和实验室标准协会（Clinical and Laboratory Standards Institute，CLSI）曾将质量分为自下到上的五个层次（表绪-1）。全面质量管理是指对临床检验全过程进行标准化管理，按照系统学原理建立起的一个质量管理体系，即认真分析、研究体系中各要素的相互联系和相互制约关系，以整体优化的要求处理好各项质量活动的协调和配合，使可能影响结果的各种因素和环节都处于受控状态，从而保证检验结果的准确可靠。具体而言就是建立从临床医师申请检验医嘱开始，经实验室检验、批准发布报告，到结果的解释咨询等全过程的保证实验质量的方法和措施。

表绪 -1　质量阶段层次表

阶段	所执行活动
全面质量管理	以质量为中心通过让顾客满意达到长期成功的管理途径
质量管理	包括以下阶段也包括经济方面的"质量成本"
质量体系	为达到质量目的的全面和协调的工作
质量保证	提供信任表明一个组织能满足质量要求的有计划和系列活动
质量控制	满足质量要求和符合规章的作业技术

（二）质量管理体系与过程控制

　　质量管理体系实施的实质是过程控制，所谓过程控制就是利用系统学原理分析每一试验的全过程，找出影响试验结果的环节和要素，制定相应的措施加以控制。一个完整的医学实验室检验过程一般包含多个横向（直接）过程：医生正确选择项目→开出检验申请→患者准备→护士采取标本→标本运送人员送标本→实验室接收与处理标本→分析测定标本→核实与确认检验结果→发出检验报告→临床反馈信息→正确应用报告诊疗。依据标本横向流程，可以将检验过程划分为检验前过程、检验过程和检验后过程三个阶段；相应地，其过程控制也可分为检验前过程、检验过程和检验后过程质量管理（图绪 -1）。

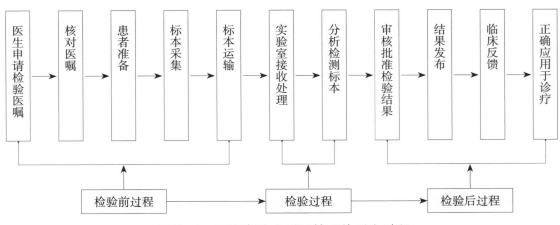

图绪 -1　医学实验室质量管理体系全过程

二、国际医学实验室质量管理体系的认可和现状

质量是临床检验的生命，质量管理体系的建立和实施是医学实验室管理的本质要求和核心内容，国际和国内的有关医学实验室管理的法律法规和推荐标准，对实施医学实验室的质量管理体系提供了规范指导。

针对医学实验室质量管理，一些发达国家和国际组织已经出台了一些法律和标准供我们借鉴。我国原卫生部也制定了一系列医学实验室质量和安全管理的规范，并于 2006 年颁布了《医疗机构临床实验室管理办法》，对我国境内的医学实验室业务开展提出了强制性的基本要求。

ISO/IEC 17025《检测和校准实验室能力的通用要求》和 ISO 15189《医学实验室 质量和能力的要求》这两个标准都是以 ISO 9000 作为质量管理活动的母体标准。ISO/IEC 17025 作为实验室能力的通用要求，适用于所有检测和校准实验室。针对医学实验室的特殊性，国际标准化组织 TC-212 临床检验实验室和体外诊断检测系统技术委员会 2003 年颁布了针对医学实验室的认可方案，即 ISO 15189:2003《医学实验室 质量和能力的专用要求》。

ISO/IEC 17025 标准是由国际标准化组织 ISO 制定的实验室管理标准，该标准的前身是 ISO/IEC 导则 25:1990《校准和检测实验室能力的要求》。国际上对实验室认可进行管理的组织是"国际实验室认可合作组织（International Laboratory Accreditation Cooperation，ILAC)"，由包括 CNAS 在内的 54 个实验室认可机构为正式成员的 100 多名成员（除正式成员外，还有协作成员、区域合作组织和相关组织）参加。

ISO/IEC 17025:2017 标准主要包括：术语和定义、通用要求（公正性、保密性）、结构要求、资源要求（人员、设施和环境条件、设备、计量溯源性、外部提供的产品和服务）、过程要求（要求、标书和合同评审、方法的选择、验证和确认、抽样、检测或校准物品的处置、技术记录、测量不确定度的评定、结果有效性的保证、结果的报告、投诉、不符合工作、数据控制和信息管理）和管理要求（方式、管理体系文件、管理体系文件的控制、记录控制、风险和机会的管理措施、改进、纠正措施、内部审核、管理评审）等内容。该标准中核心内容为设备、计量溯源性、方法的选择、验证和确认、抽样、测量不确定度的评定、结果有效性的保证、结果的报告等，这些内容的重点是评价实验室校准或检验能力是否达到预期要求。

ISO 15189:2003 是专门针对医学实验室管理的第一个国际标准。该标准从组织与管理、质量体系、文件控制、持续改进、人员、设施与环境、实验室设备、检验程序、结果报告等方面提出了 23 项（即 23 要素）管理与技术的具体要求。2007 年，国际标准化组织又颁布了 ISO 15189:2007，增加了对实验室内部沟通程序的要求。2012 年，

国际标准化组织在持续改进和不断完善的基础上，又发布了 ISO 15189:2012，在 ISO 15189:2007 基础上提出了 25 项（原来的结果报告分为结果报告与结果发布，新增实验室信息管理）。

ISO 15189:2012 管理要求对实验室组织和管理责任、质量管理体系等 15 个方面作出了要求；技术要求对人员、设施、设备、检验前中后过程、结果报告与发布和实验室信息管理系统等 10 个方面作出了规定。

除 ISO/IEC 17025、ISO 15189 外，国外还有一些其他的相关法规和行业标准，如法国 NOR: MESP9923609A《关于正确实施医学生物分析实验的决议》、美国《临床实验室改进法案》、美国病理学家协会（College of American Pathologists，CAP）认可标准、美国"国际医疗卫生机构认证联合委员会"（Joint Commission International，JCI）实验室认可等。

三、国内医学实验室质量管理体系的认可和现状

（一）国内医学实验室管理的有关法律法规和行业标准

相关法律法规见本章第二节相关内容，相关行业标准见附录相关内容。

（二）国内医学实验室质量管理体系的认可和现状

近 5 年来，我国通过 ISO 15189 认可的医学实验室数量迅猛增加，截至 2021 年 9 月，已有 515 家医疗机构和企业实验室（图绪 -2），沿海发达省份认可数目显著高于内陆地区（图绪 -3）。我国仅三级医院数量就达到上千家，发展空间仍然较大。在医改大趋势下，为促进检验科结果互认，ISO 15189 认可将成必然趋势。

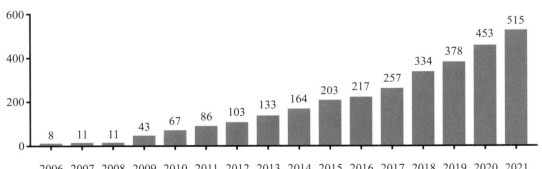

图绪 -2　我国 ISO 15189 认可医学实验室数年度增长图（CNAS 官网数据）

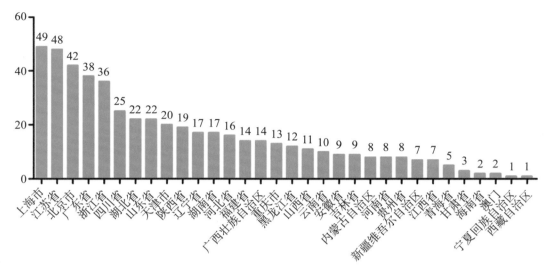

图绪-3　全国 ISO 15189 认可医学实验室各省份汇总表（2021 年 CNAS 官网数据）

第四节
医学实验室管理对医疗机构质量提升的作用

医学实验室是医疗机构的平台科室，在医疗质量与安全方面有着重要贡献，医学实验室管理对医疗机构质量提升也发挥着重要作用。

一、帮助医疗机构提高诊断水平

几乎所有的临床医生对检验结果都有需求，因此，检验结果对于临床诊断意义重大。据文献报道，70% 以上的门诊患者和 100% 的住院患者都曾在医学实验室做过检查。在医院的各类物理化学检验中，医学实验室的检查占 70% 以上，有的检查项目已成为临床疾病的诊断标准之一。由此可见，良好的医学实验室管理可通过提高临床诊断指标、临床鉴别诊断指标等的检测能力和质量，进而提高疾病诊断的准确性，促进医疗机构诊断水平的提升。

二、帮助医疗机构提高治疗水平

良好的医学实验室管理可提高抗菌药物敏感试验、血药浓度监测、基因检测等的质量管理水平和检测能力。药敏试验的结果可为指导临床抗感染治疗，给予患者合适的抗菌药物和治疗方案提供重要参考，对抗菌药物临床合理应用、遏制细菌耐药具有重要的意义；血药浓度监测可用以评价疗效或确定给药方案，使给药方案个体化，以提高药物治疗水平，达到临床安全、有效、合理用药；另外，临床中还有其他很重要的检测如基因检测等在疾病诊疗中举足轻重。医学实验室管理可通过提升这些检测的质量，促进医疗机构治疗水平的提升。

三、帮助医疗机构提高预后信息评估的能力

疾病预后是指疾病发生后，对疾病未来发展的病程和结局（痊愈、复发、恶化、致残、并发症和死亡等）的预测。一些检验指标可为疾病的预后评估提供重要参考，如降钙素原动态检验有助于判断脓毒症预后。医学实验室管理可通过提高预后评估指标的检验质量管理水平和检验能力，促进医疗机构对患者的预后、病情转归的评估水平的提升。

四、帮助医疗机构提高健康评估和筛查方面的能力

据世界卫生组织数据显示，全球约75%的人都处于亚健康状态，疾病年轻化成为人们健康的最大隐忧。专家提醒约60%的疾病死亡可以通过改变生活方式来避免，因此，疾病早期筛查、早期干预在保障人民健康生活中至关重要。医疗机构可通过提高健康评估和筛查方面的能力，帮助临床早期发现健康风险并提供干预措施。健康评估及疾病筛查，能为人民身体健康的合理评估提供有效参考，而医学实验室管理能通过提高检验质量管理水平和检验能力，促进医疗机构对受检者的健康状况进行评估和对某些特定人群易患疾病筛查的能力提升。

五、帮助医疗机构提高疾病预防和控制方面的能力

"重视重大疾病防控"是保障人民健康的关键环节。"非典""新冠"的有效控制均体现了疾病预防与控制的重要性，医学实验室管理可通过提高检验质量管理水平和检验能力，促进医疗机构对突发性事件防控水平的提升。

六、帮助医疗机构减少医疗差错

检验前过程、检验过程、检验后过程在临床检验及疾病的诊疗中意义重大。良好的医学实验室管理能有效减少甚至避免因在这些过程中出现问题而导致疾病诊疗出错的发生，帮助医疗机构减少医疗差错。同时，"一叶而知秋"，某些检验结果的异常会提醒临床医生深入分析、综合判断，避免出现漏诊。

七、帮助医疗机构降低医疗费用

疾病管理和医学实验室管理在降低医疗费用方面发挥着重要作用。疾病管理是一个协调医疗保健干预及与患者沟通的系统，它强调患者自我保健的重要性。疾病管理支撑医患关系和保健计划，强调运用循证医学和增强个人能力的策略来预防疾病的恶化，它以持续性地改善个体或全体健康为基准来评估临床、人文和经济方面的效果。就疾病的实验室诊断而言，目前开展的检验项目越来越多，有的实验室甚至多达数千种。用于诊断患者的某一疾病时，医学实验室不可能将所有有关诊断该疾病的检验项目用于分析患者标本，否则患者或医疗保险部门将无法承担该费用。良好的医学实验室管理能通过提高检验质量管理水平和检验能力，从而提供性价比高的检验方法，这样既能解决临床问题，又能节省成本，帮助医疗机构降低医疗费用。

总之，提高医学实验室管理水平，对医疗机构提高对疾病诊断、治疗、预后等方面的能力，减少医疗差错，降低医疗费用等方面均发挥着越来越重要的作用。

为进一步提高医学实验室的管理水平，Lab-OEC 管理应运而生。Lab-OEC 管理是一种新的管理模式与方法，它注重现代管理学理论与实际工作相结合，兼容并蓄了医学实验室优秀管理方法及企业 OEC 管理体系精髓，旨在促进我国医学实验室管理的进一步改进与提高。

第五节
Lab-OEC 管理的意义

Lab-OEC 管理也叫"医学实验室全方位日清管理"。其含义是在医学实验室（以下部分简称"实验室"）中，全方位地对每人、每天所做的每件事进行实时控制和清理，做到"日事日毕、日清日高"。Lab-OEC 管理能提升实验室管理水平，提升团队的执行力，激发人员积极性，打造高素质团队等。

一、提升实验室管理水平

首先，Lab-OEC 管理实现了管理的精细化。它清除了实验室管理的死角，并将过去每月对结果的管理变为每日的检查和分析、对瞬间状态的控制，使人、事、时、空、物等因素不断优化，为运行提供优质保障，使管理达到及时、全面、有效的状态。

其次，Lab-OEC 管理实现了管理的科学化。量变引起质变，Lab-OEC 管理是把质量互变规律作为基本思想，坚持"日事日毕、日清日高"，使人员的素养、实验室运营与管理水平的提高融入每日的例行工作中，通过日积月累的管理进步，使实验室各个要素的组合与运行达到合理优化的理想状态，使管理收到事半功倍的效果。

最后，Lab-OEC 管理实现了管理的效率化和效益化。Lab-OEC 管理提高目标计划的完备性和竞争性，对计划期内的工作进行有力的执行和规范的考核，以差异的绩效管理实现个人与组织的高效运作，避免了工作缺陷的堆积，提高了基础管理的效率。

二、提升团队的执行力

懂了不等于做了，做了不等于做到位了。究竟怎样才能执行到位，需要一套实实在在的工具，Lab-OEC 管理模式就是这样一套工具。

Lab-OEC 管理是一种有效的执行力体系，它通过严格科学的目标计划体系、过程管控体系和激励考核体系，使每人每天每件事都处于明确状态、受控状态和闭环状态，保证了目标的实现。在这种体系的运行中，作为实验室的领导者不需要每天发号施令，人员可以自觉地遵循体系要求去做任何一件工作，而且根据体系要求，能够做到善始善终。

Lab-OEC 管理提高了流程的控制能力。在各运行环节上，及时日清，及时纠偏，持续改善，使各环节始终处于有效控制之中。通过 Lab-OEC 管理，实验室的各项管理工作便能实现由事后把关向全过程控制的转变，实现所有岗位、工序和实验环节受控。

三、激发人员积极性

实行 Lab-OEC 管理，形成对不同层次、不同侧面均有激励作用的激励机制，通过物质激励、晋升激励、精神激励等方法，奖优罚劣，消除"大锅饭"和"干好、干坏、干多、干少一个样"的状况，按劳分配、按效分配，调动了全体人员奋发向上、追求卓越的积极性。同时，激励能给人一定的压力，压力变动力，动力变能力，能力变业绩。

四、打造高素质团队

优秀的实验室是优秀的人干出来的，经营实验室就是经营人。Lab-OEC 管理不仅保证实验室方针目标的实现，更重要的是要通过"严、细、实、恒"的管理，提升实验室人员职业素质。

在 Lab-OEC 管理体系下，实验室领导在不在现场照样良性运转，因为 Lab-OEC 管理的最终目的是让每个人都自主管理。Lab-OEC 管理通过每天进行的整理、整顿、清扫和清洁，使全体人员养成了良好的工作习惯和令行禁止的工作作风，培养了一支高素质的人员队伍。

《道德经》里说：知人者智，自知者明；胜人者有力，自胜者强。这句话暗含了对自身的最高要求——自我超越。对实验室管理来说，自我超越已不是一种个人行为，而是一种组织整体行为要求，Lab-OEC 管理可以帮助实验室人员自我超越，每天都有明确的目标，每天都要发现自己的问题，每天都要有创新和提高。

参·考·文·献 --

[1] 王前，邓新立 . 临床实验室管理 [M]. 4 版 . 北京：中国医药科技出版社，2019，1-43.

[2] 王惠民，王清涛 . 临床实验室管理学 [M]. 2 版 . 北京：高等教育出版社，2016，1-163.

[3] 尚红，王毓三，申子瑜 . 全国临床检验操作规程 [M]. 4 版 . 北京：人民卫生出版社，2015，1-60.

[4] 张星霞，刘雨薇，王娜，等 . 我国医疗质量管理评价指标研究进展 [J]. 中国医院，2021，25(05):59-61.

[5] 阳莎，陈鸣 . 人工智能在检验医学领域的应用与趋势 [J]. 中华检验医学杂志，2021，44(03):186-190.

（黄宪章　李　琦　朱雅楠　杨克明　张学东　代　岩）

上 篇

Lab-OEC管理
体系概述

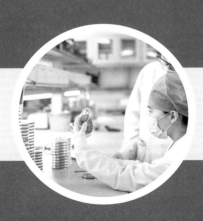

第一章
Lab-OEC管理内涵

Lab-OEC 管理是将企业管理（OEC 管理）方法与医学实验室实际情况相结合，创新出的一种适合医学实验室应用的管理方法。Lab-OEC 管理由三个体系构成，分别是：目标计划体系（又称"目标体系"）、日清管控体系（又称"日清体系"）、考核激励体系（又称"激励体系"）。Lab-OEC 管理实施要做到严细实恒，并遵循闭环、比较分析、不断优化三大原则。Lab-OEC 管理是提升医学实验室管理水平、提升团队执行力、激发人员积极性、打造高素质团队等方面的有效工具。

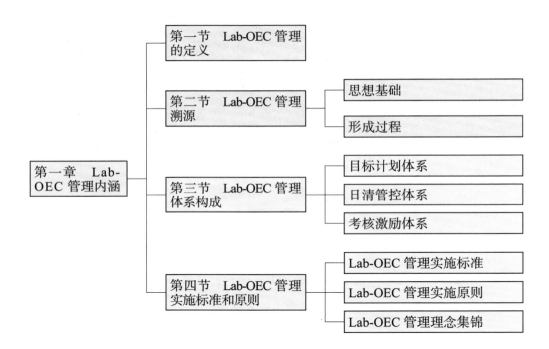

【案例】

张主任布置某项目计划书撰写工作给员工李明，要求李明以书面形式一周后提交。李明认为时间充裕，并将此项工作延迟至最后一天去做。截至最后一天，李明仓促完成项目计划书并提交，张主任收阅后，感觉未达到要求和期望标准，但已经来不及修改了。

造成这种局面的原因有多种。比如总体的工作标准不明确，每天推进计划不明确且没有检查和激励措施等。Lab-OEC 管理可以很好地解决这些问题。

第一节
Lab-OEC 管理的定义

Lab-OEC 管理中的 Lab-OEC 是如下英文的缩写。
- Lab：medical laboratory，医学实验室。
- O：overall，全方位。
- E：everyone, everyday, everything，每人、每天、每件事。
- C：control & clear，控制和清理。

Lab-OEC 管理也叫"医学实验室全方位日清管理"。其含义是，在医学实验室中，全方位地对每人、每天所做的每件事进行实时控制和清理，做到"日事日毕、日清日高"，即每天的工作项目每天完成，而且持续改善或提高。

具体地讲就是实验室每天的事都有人管，做到工作不漏项，所有的人均有管理、控制的内容，并依据工作标准对各自的控制项目按规定的计划执行，每日把实施结果与预定的计划指标进行对照、检查、总结、纠偏，达到对事物全系统、全过程、全方位管控的目的，确保事物向预定的目标发展。即：总账不漏项、事事有人管、人人都管事、管事凭效果、管人凭考核。

Lab-OEC 管理是将企业管理方法与医学实验室实际情况相结合，创新出的一种适合实验室应用的管理方法。

【案例】

1995 年的青岛红星电器厂拥有员工 3 240 人，到 1995 年 6 月，资产负债率高达 144%，资不抵债 1.33 亿元。该企业在 20 世纪 80 年代曾走在行业前列，但是，由于经营不善，到了 1995 年时，机构膨胀，人员冗余，管理混乱。产品质量大幅下降，市场销量从全国第二位跌至第七位。许多员工对公司的管理有意见。在技术方面，不重视新产品开发，生产的产品品种单一，十几年不变，经营风险较大。连换四任领导，但均无起色，而且企业每况愈下，至 1995 年 6 月，当月亏损已达 75 万元。当年 7 月，在青岛市政府的支持下，红星厂整体划归海尔，并连同所有的债务。

老子说："天下万物生于有，有生于无。"海尔要用无形资产，盘活有形资产，用管理和文化"激活休克鱼"。具体的实施者，是海尔从总部派过去的三位年轻干部。在海尔发展过程中兼并的企业，都是这样做的。令人不可思议的是，基本每个案例都获得了成功。从这个角度来说，撇开海尔派出去的这些年轻干部的个人才能不说，海尔成熟的可移植的 OEC 管理模式和企业文化体系起到了至关重要的作用。可以说，这些被派出去的干部是海尔 OEC 管理模式和企业文化体系的重要载体和传播者。

按照既定的方案，"激活"在一步步进行。第一步，对员工进行企业文化教育、培训和渗透；第二步，对工厂所有环节进行质量检查和控制；第三步，将 OEC 管理模式渗透到每一个人，每一个环节。

海尔进入红星后，员工观念不断转变，OEC 管理模式也在逐渐完善。兼并之后三个月，实现扭亏为盈；一年之后，进入行业前三强；五年之后，成为中国行业第一。昔日的"休克鱼"，变成了"巨鲸"。

第二节
Lab-OEC 管理溯源

一、思想基础

（一）中国古代哲学思想

《中庸》里有句话："致广大而尽精微。"意即每一件大事，都由无数个细节组合而成。《老子》说："天下难事，必做于易；天下大事，必做于细。"《老子》还说："图难于其易，为大于其细。"意思是做好每一个细节，才能把最终的事情做好。同样，对实验室每个人员来说，做好每一天，才能做好每一周；做好每一周，才能做好每个月；做好每个月，才能做好每一年。Lab-OEC 管理中对每人、每天、每件事控制和管理的做法，就是对这种古代哲学思想的践行。

《论语》中说："吾日三省吾身。"意指每天多次反省自己、检视自己，及时发现问题，进行弥补、纠偏和解决，这样使自己不断进步，工作越来越好。Lab-OEC 管理中"日事日毕，日清日高"的要求，正是《论语》中这种思想的体现。

明朝文学家钱福有一首《明日歌》："明日复明日，明日何其多。我生待明日，万事成蹉跎。"此诗告诫人们要珍惜时间，今日的事情今日做，不要拖到明天，不要蹉跎岁月。Lab-OEC 管理"日事日毕"正是这种思想的体现。

（二）管理中的斜坡球体论

组织在发展中所处的位置，就如同斜坡上的一个球体（图1-1）。它受到来自外部竞争、内部员工惰性、熵增效应等形成的压力，向下滑落是它的本性；要想使它往上移动，需要两个作用力——一个是止动力，止动力即是基础管理，保证它不向下滑；一个是拉动力，拉动力来自创新。明确了目标，认清了差距，也就产生了创新的动力。

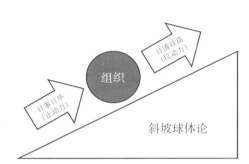

图 1-1　斜坡球体论示意图

斜坡球体论对管理有三点重要的启示：

第一，基础管理是组织成功的必要条件。

第二，抓管理要持之以恒。

第三，管理是动态的，永无止境的。

在 Lab-OEC 管理中，日事日毕解决基础管理的问题，日清日高解决组织发展的问题。

二、形成过程

Lab-OEC 管理是在企业 OEC 管理的基础上，结合了医学实验室管理特点创新而成的。

OEC 管理模式诞生于海尔，被蒙牛、安图、吉利、青钢等众多企业借鉴推行，均取得了很好的管理效果，是一种通用的、实用的、具有中国特色的管理工具和模式。OEC 管理的精髓在于将"日事日毕，日清日高"深化、细化到企业的各项工作中去，促使企业和企业的每个员工以及每项工作都步入自我约束、自我发展、良性循环的轨道上，这是一种看得见、摸得着、精细化、高绩效的管理方法。

在 20 世纪 90 年代末期，海尔率先在中国掀起了管理革命，融合日本企业、美国企业的管理思想及中国传统文化中的管理精髓于一体，造就了一种具有中国特色的本土化管理模式。这种管理模式就是 OEC 管理，又称日清管理，其宗旨是"日事日毕，日清日高"，即"每天的事每天完成，每天都比昨天有提高"。

OEC 管理不仅是帮助员工提升职业素质和能力修炼的工具，而且是帮助企业领导者铸造超级执行力的实用武器，它利用系统、科学和严谨的管理手段，构建领导非权力影响力，打造团队精神，保证各项工作能够全方位、全过程、全员执行到位。

【案例】

郑州安图生物工程股份有限公司（以下简称"安图生物"）创立于1998年，2006年底随着规模不断扩大，经验化的管理已不足以支撑企业的运营，管理面临着一系列问题。海尔作为当时的明星企业，使用着一套卓有成效的管理体系——OEC，安图生物高层意识到引入这样一套行之有效的OEC管理体系正是解决安图生物实际问题的最好办法。在安图生物，每个员工均纳入OEC管理，做到人人有指标、人人有表格，考核单元及时间区间精确到人、事、天，有些生产计划安排进程甚至精准到分钟，每个业务模块都必须准时定期召开月例会、周会、日清会，公司严格进行绩效考核并进行差异化激励。

安图生物在计划和目标的制定、分解方面做得很有特色，值得借鉴。公司严格在每年的10月份开始进行下一年工作目标的制定，涉及的会议有年度基调会、年度目标首轮论证会、年度目标多轮论证会等，详见图1-2。安图生物年度目标制定及分解一般持续2~3个月的时间，以业务模块为单位，本着"二八原则"充分进行KPI指标的论证及提炼，制定可考核性的指标，同时以不放过问题为工作抓手，以创新的手段不断完善不足，高效实现目标，具体流程详见图1-3。涉及年度目标计划的部分表格，详见图1-4。

OEC管理伴随着安图生物的发展，已成为安图生物重要的管理工具。自2007年引入OEC管理体系至今已有15年，安图生物也由三百多人的团队扩增到有五千余人的上市公司，成为国内领先的体外诊断企业。

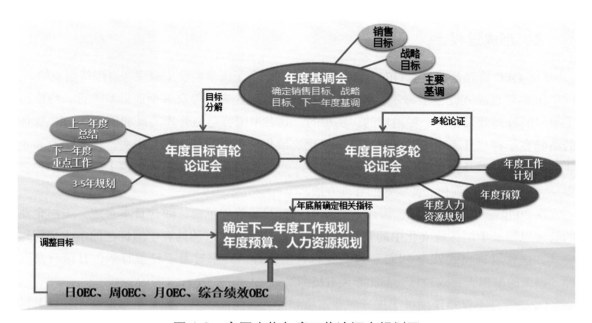

图 1-2　安图生物年度工作论证会规划图

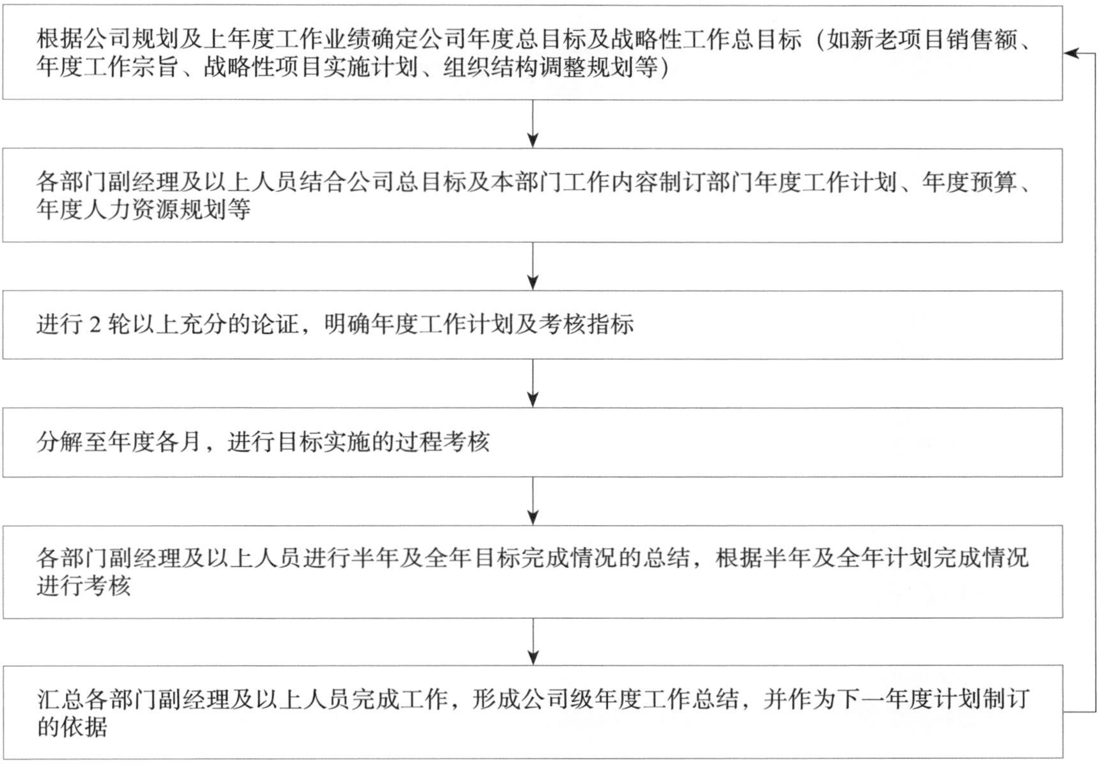

根据公司规划及上年度工作业绩确定公司年度总目标及战略性工作总目标（如新老项目销售额、年度工作宗旨、战略性项目实施计划、组织结构调整规划等）

各部门副经理及以上人员结合公司总目标及本部门工作内容制订部门年度工作计划、年度预算、年度人力资源规划等

进行 2 轮以上充分的论证，明确年度工作计划及考核指标

分解至年度各月，进行目标实施的过程考核

各部门副经理及以上人员进行半年及全年目标完成情况的总结，根据半年及全年计划完成情况进行考核

汇总各部门副经理及以上人员完成工作，形成公司级年度工作总结，并作为下一年度计划制订的依据

图 1-3　安图生物计划制订流程图

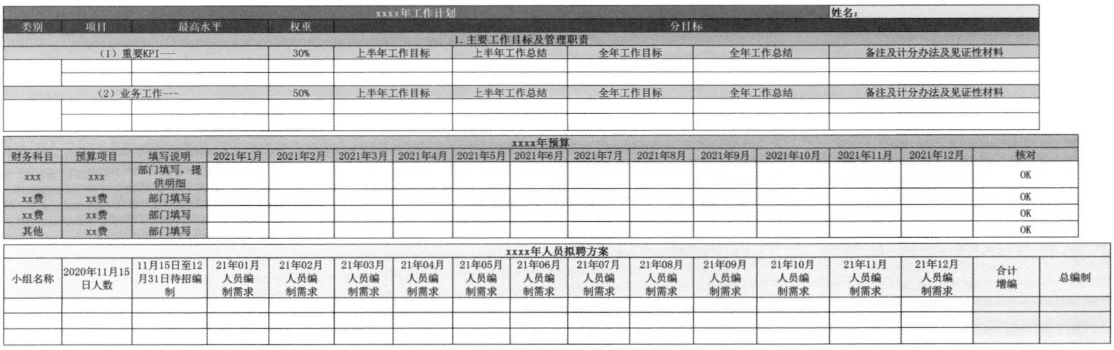

xxxx年工作计划						姓名：		
类别	项目	最高水平	权重			分目标		
				1、主要工作目标及管理职责				
	（1）重要KPI---		30%	上半年工作目标	上半年工作总结	全年工作目标	全年工作总结	备注及计分办法及见证性材料
	（2）业务工作---		50%	上半年工作目标	上半年工作总结	全年工作目标	全年工作总结	备注及计分办法及见证性材料

xxxx年预算																
财务科目	预算项目	填写说明	2021年1月	2021年2月	2021年3月	2021年4月	2021年5月	2021年6月	2021年7月	2021年8月	2021年9月	2021年10月	2021年11月	2021年12月	核对	
xxx	xxx	部门填写，提供明细													OK	
xx费	xx费	部门填写													OK	
xx费	xx费	部门填写													OK	
其他	xx费	部门填写													OK	

xxxx年人员拟聘方案															
小组名称	2020年11月15日人数	11月15日至12月31日待招编制	21年01月人员编制需求	21年02月人员编制需求	21年03月人员编制需求	21年04月人员编制需求	21年05月人员编制需求	21年06月人员编制需求	21年07月人员编制需求	21年08月人员编制需求	21年09月人员编制需求	21年10月人员编制需求	21年11月人员编制需求	21年12月人员编制需求	合计增编	总编制

图 1-4　安图生物年度目标计划涉及部分表格一览图

第三节
Lab-OEC 管理体系构成

Lab-OEC 管理的三个构成体系是：目标计划体系（又称"目标体系"）、日清管控体系（又称"日清体系"）、考核激励体系（又称"激励体系"）。

实验室管理程序复杂、内容万千，但归根结底就这三个方面：目标计划、过程管控和考核激励，分别对应目标体系、日清体系、激励体系。

凡事首先确立目标计划；过程管控是完成目标的保障和支撑；过程管控的结果必须与正负激励挂钩才有效。

一、目标计划体系

目标计划体系（目标体系）是实验室发展的提升力。各项工作都有明确的目标计划，包括战略目标、年度目标、月度目标、周目标、日目标等，然后进行论证和分解，做到目标明、计划细。目标是工作的方向和动力。

二、日清管控体系

日清管控体系（日清体系），是实验室发展的止动力。目标设定好了，需要靠行动一步步地去实现，这就是日清，每天都有行动，每天都有进步。集体的大目标就是由每个成员每天的小目标组成的，"日事日毕，日清日高"是目标实现的保证和过程。

三、考核激励体系

考核激励体系（激励体系），是实验室发展的向心力。如何保证每个成员的"日事日毕，日清日高"呢？靠激励。激励是提升效率、凝聚人心有效的武器。激励不合理、不到位或者不及时，日清效果会大打折扣。

第四节
Lab-OEC 管理实施标准和原则

一、Lab-OEC 管理实施标准

1. 严

即执行严。Lab-OEC 管理要求所有的体系，所有的人员必须严格按规定的内容、时间、流程、标准对各项工作进行控制和清理，并进行严格考核和激励。

2. 细

即分工细。Lab-OEC 管理要求做到人人都管事，事事有人管，人、事、物明确和匹配，不忽略和遗漏每一个细节，精益求精。

3. 实

即效果实。Lab-OEC 管理注重管理实效，不摆花架子，不做表面文章，凡事过程管控、效果导向、奖惩到位。

4. 恒

即实施恒。Lab-OEC 管理推行需要持之以恒，坚持不懈，抓反复、反复抓，持续日清、持续考核、持续改善。

二、Lab-OEC 管理实施原则

1. 闭环的原则

凡事要善始善终，都必须形成 PDCA（详见第五章第二节）闭环，而且这四个要素要不断循环，持续提升。

2. 比较分析的原则

对所做的事情与目标或计划相比较，分析现状与目标或计划的偏差（可能是负偏差，也可能是正偏差。前者表明现状达不到目标，后者表明现状超过了目标）。纵向与自己的过去比，比去年同期、去年最高月、上月相比；横向与同行业比、与国际最先进水平比，都要提高。没有比较就没有发展。

3. 不断优化的原则

找出工作的最薄弱项，并及时提升或整改，整体水平不断提高。

【案例】 ∙∙

蒙牛将海尔的 OEC 管理与自身企业实践相结合，创新形成蒙牛特色的 OEC 管理。在蒙牛的每一块窗玻璃上都能找到一张小标签，标签上写明"责任人"和"直接领导"。不仅如此，小到一个花盆，大到机组设备，在蒙牛都有专人负责。在这一管理模式下，"人人都管事，事事有人管"，每个人都有明确的责任，每件事情、每个物品都有明确的责任人。责权利的紧密挂钩，让企业管理制度不折不扣地执行和企业运作高度规范。

在蒙牛每一个部门外都有一张 OEC 管理考核榜，这张展示牌只有 1 平方米大小，全方位地对每人、每天、每事进行综合控制。这上面既有部门理念，也有每个人的理念。部门理念由部门负责人概括，财务部是"现金为王"，销售部门则是"老市场寸土不让，新市场寸土必争"，在部门理念下面是每个部门每个人的评分表。在蒙牛，上至高层领导，下至普通员工都要进行考核，每个人有每个人的标准，岗位不同，分数不同，标准也不同，考核的结果也不一样。"事前计划，事中控制，事后检查，事完评价"，最终结果在 OEC 管理考核榜上予以公布。

三、Lab-OEC 管理理念集锦

（1）日事日毕，日清日高。

（2）每人每天做好每一件事。

（3）清点带面，清下连上，清果纠因。

（4）责任到人，人尽其责。

（5）人人都管事，事事有人管。

（6）问题工作的三不放过原则：找不到具体责任人不放过，找不到问题的真正原因不放过，找不到最佳解决方案不放过。

（7）让"日清"成为习惯。

（8）班前明确目标，班中实时控制，班后总结清理。

（9）复杂的事情简单化，简单的事情重复做。

（10）事前计划，事中控制，事后总结。

（11）终端的问题就是领导的问题，看不出自己的问题是最大的问题，重复出现的问题是作风上的问题。

（12）发现问题是好事，掩盖问题是蠢事，解决问题是大事。

（13）特殊论就是给问题放行。

（14）挑战目标首先要挑战自我。

（15）工作要简化，不要简单化。

（16）"一站到位"的服务，"一票到底"的流程。

（17）质量一次就做对。

（18）什么是不简单？能够把简单的事千百遍都做对，就是不简单；什么是不容易？大家公认的非常容易的事认真地做好，就是不容易。

（19）图难于其易，为大于其细。

（20）管事凭效果，管人凭考核。

（21）物质激励是基础，晋升激励定方向，精神激励创文化。

（22）赛马不相马。

（23）做正确的事比正确地做事更重要。

（24）先有数，后有事，教育人，到团队。

（25）有目标，有执行，有检查，有总结。

（26）解决问题在现场。

参·考·文·献

[1] 邢以群. 管理学 [M]. 杭州：浙江大学出版社，2019.

[2] 彼得·德鲁克. 卓有成效的管理者 [M]. 北京：机械工业出版社，2019.

[3] 杨克明. OEC 管理——中国式执行 [M]. 北京：中国经济出版社，2005.

[4] 宏泰顾问著. 缔造管理 [M]. 北京：中国纺织出版社，2004.

（杨克明　刘　微　王梦寒）

第二章
Lab-OEC管理的目标计划体系

目标计划体系是 Lab-OEC 管理的前提和基础。目标是指每项工作在一定周期内要实现的期望标准。目标体现了实验室发展的方向和要达到的目的。目标的实施，首先运用方针目标管理的方法将实验室总目标分解为各专业组的子目标，再由子目标分解为个人的具体目标，从而使整个实验室总目标落实到具体的责任人身上。

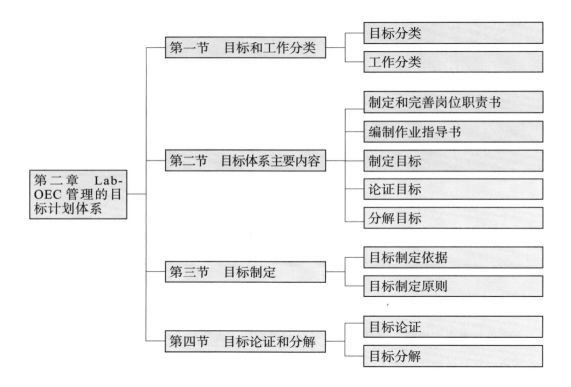

【案例】

曾经有一个女运动员决定横渡英吉利海峡，要是成功了，她就是第一个游过这个海峡的女人，相关电视台还对她做了现场报道。

那天早晨，雾很大，连护送她的船都几乎看不清。时间一点一点地过去，她感到越来越累，最后她快坚持不住了，就叫人拉她上船。这时，她的男朋友和教练在另一条船上，他们都告诉她海岸非常近了，再努力一下就会成功，叫她不要放弃。但她朝对岸望去，除了浓雾什么也看不到。

人们就把她拉上了船。雾渐渐散了，这时她感到了沉重的打击，原来雾散尽之后她发现，人们拉她上船的地方，离目的地还不足 300 米！后来她说，令她半途而废的不是疲劳，也不是寒冷，而是因为她在浓雾中看不到目标。

第一节
目标和工作分类

一、目标分类

1. 按时间分类

组织根据自己的战略规划，按时间长短可分为以下三种目标。

（1）长期目标：5 年以上的目标。

（2）中期目标：1~5 年的目标。

（3）短期目标：1 年以内的目标。

2. 按项目分类

对任何一个医学实验室来讲，其目标都不是单一的。不同的项目，有不同的目标。例如一个实验室的目标包括：临床检验服务目标、学科建设目标、科研目标、教学目标、质量目标、管理目标、培训目标、安全目标等。

3. 按层次分类

在医学实验室内部，不同层次都有不同的目标。实验室有实验室目标，专业组有专业组目标，个人有个人目标。个人目标支撑专业组目标实现，专业组目标支撑实验室目标实现。

二、工作分类

实验室人员所有工作可分为常规工作、问题工作、创新工作及其他工作。

1. 常规工作

常规工作是指岗位职责中制定的本人在日常工作中必须完成的工作，以及上级领导布置的其他常规工作和一些临时性日常工作，比如各项临床检验工作。

在执行月 OEC／周 OEC／日 OEC 管理的员工范围内，是该员工每月／每周／每日必做的常规工作；当岗位职责有变化时，根据工作变化情况对常规工作进行调整。

常规工作分为关键绩效指标（key performance indicator，KPI）工作和其他常规工作。

KPI 工作即决定关键业绩指标的工作，是根据各项工作的重要性、关键度、业绩贡献占比等要素从常规工作中甄选出来，由被考评人与考评人沟通达成一致后决定。比如工作总量、患者满意度、临床满意度。

其他例行工作即 KPI 工作之外的常规工作。比如检验仪器完好率、计划制订情况等。

2. 问题工作

问题工作是指在常规工作中发现的新问题、差距或不足，以及解决问题的工作。问题工作提倡的是找出疑难顽固问题，并且真正把自己摆进去找出自己的问题，才应计入自己的问题工作，问题工作可以是自己或本实验室的工作，或和自己或本实验室相关的工作。每项问题工作要明确其原因、症结，同时要制订该问题工作的解决方案，在多长的时期内如何解决，并达到一个什么样的目标。遵循"判断问题的危害性→分析问题的原因→制定应采取的措施"的过程，以问题工作的三不放过原则，即"找不到具体责任人不放过，找不到问题的真正原因不放过，找不到最佳解决方案不放过"来解决问题。比如错检漏检、患者满意度不高等。

3. 创新工作

创新工作是指过去从未做过，但通过此工作实现了一个新的提升的工作方式与方法，也可以是相对于过去有较大改进的工作，其 KPI 有显著提升。比如团队管理模式创新、检验流程优化等。

4. 其他工作

（1）业务工作：业务工作为本人亲自参与执行的各项工作，或对个人绩效指标有实质性关系或影响的工作。

（2）管理工作：管理工作为管理、监督、督促等工作。

（3）保密性工作：一定范围内不公开的工作。

（4）新增工作：计划外发生的突发工作、主管临时布置的工作等。

（5）不确定性工作：要依据各种条件的许可才能判断做与不做的工作。

（6）延伸工作：指在工作过程中可能有能力挤时间多做的工作，是非必须完成但在条件允许情况下努力去完成的工作。

第二节
目标体系主要内容

一、制定和完善岗位职责书

医学实验室应认真设置并细化各个工作岗位，质量管理体系文件应明确各个岗位的职责，能够让岗位人员明确"做什么"，能量化的尽量量化，并有质量方面的要求，部分特殊岗位有特定的资质要求，如从事 PCR 的检测人员应具有该岗位的上岗证，完善的岗位职责可作为考核评价的基础。一个员工可以履行一个或多个岗位职责，也可由多名员工履行同一个岗位职责。

可将每个岗位的职责制定成岗位职责书（参考表 2-1），下发到相应人员。岗位职责书能使员工明确自己的岗位职责，做到组织成员各负其责，上下目标一致，实现组织优化，是制定目标和绩效考核的重要依据。

二、编制作业指导书

作业指导书又称为标准操作程序（standard operation procedure，SOP）（参考表 2-2），能够让岗位人员明确"怎么做"，是对岗位人员进行标准作业正确指导的基准，用于阐明过程或活动的具体要求和方法。作业指导书比一般程序文件规定的程序更详细、更具体、更单一，而且更便于操作，具体内容包括为什么、干什么、谁来干、什么时间干、什么地方干和如何干等。其中，如何干应该是重点编写的内容。医学实验室一般需要编制仪器操作、项目检测的作业指导书，项目检测的作业指导书宜按照 ISO 15189 中的"5.5.3"要求编写。作业指导书由各专业组组织编写和审核，实验室管理层批准。

表 2-1　岗位职责书

岗位职责书	表号： 编号： 版次：第　　次修改 页码：共　　页，第　　页 生效期：		
岗位名称	采血岗位	所在部门（专业组）	中心采血室

一、主要岗位职责
　1. 人员配置：每日采集标本的数量在 100 份以下时，至少配备 2 人；采集标本的数量在 100~300 份，至少配备 3~4 人；由科秘书协调。
　2. 每日 7：30 采血早班的岗位人员负责采血中心、血液常规室、体液常规室各仪器、电脑、打印机的开机，试剂、质控品的准备工作。
　3. 负责采集门诊患者的血液标本，详细核对患者信息，按规范采样（一人一针一带一纸）。
　4. 负责采血用品、急救药物、消毒液的请领使用、监管。
　5. 负责采血处气动物流传送标本的接收及故障的处理。
　6. 负责压脉带使用情况、手消毒液开启日期、失效日期的监管。
　7. 负责实习人员的带教及监管。
　8. 负责报告打印机、取号机、条码打印机的使用及监管。
　9. 负责染色体等非自助打印报告的发放。
　10. 负责每日两次的报告打印机上未取走报告的回收巡查。
　11. 负责准备采血中心次日所用耗材，确保耗材的量充足。
　12. 负责记录《采血中心工作日志》。
　13. 负责关闭相关仪器的电源及水电开关。

二、任职资格：医学检验或护理人员

三、转任或升迁

表 2-2 作业指导书

专业组	XX	表号：
		编号：
		版次：第　　次修改
		页码：共　　页，第　　页
主要内容	XX SOP	生效期：

1. 实验原理
2. 标本
  （1）类型
  （2）患者准备
3. 标本存放
4. 标本运输
5. 标本拒收标准
6. 实验材料
  （1）试剂
    ①试剂组成
    ②试剂准备
    ③试剂和贮存
    ④变质指标
    ⑤注意事项
  （2）校准品
  （3）质控品
7. 仪器
8. 操作步骤
  （1）项目基本参数
  （2）仪器操作步骤

9. 检验结果的判断和分析
10. 质量控制
11. 计算方法
12. 参考区间
13. 临床意义
14. 操作性能
  （1）线性范围
  （2）精密度
  （3）方法学比较
  （4）灵敏度
  （5）可报告范围
15. 超出范围结果处理
16. 危急值处理
17. 方法局限性
18. 补救措施
19. 参考文献

三、制定目标

采用"自下而上，自上而下，反复沟通"的方法，实验室人员逐级编制目标计划表格，制定出目标计划的初稿。

四、论证目标

对目标计划初稿中各项按项目、目标、先进水平、去年同期、现状及问题点（差距）、实施对策、实施进度、责任人、见证性资料等进行论证，重点论证目标的合理性和实施对策的可行性（参考表 2-3 和表 2-4）。对论证中的问题立即进行修改，修改较大的，必要时要进行再次论证，直到最终通过论证，确定目标。

五、分解目标

将论证确定的目标，分解到每人、每天、每件事，进行目标的落地执行和监督考核。

表 2-3　年度方针目标展开实施对策表

科室：　　　　　　　　　　责任人：

科室工作方针：																					
序号	项目	目标值	现状及问题点	实施对策	工作标准	实施进度												责任人	配合部门	见证性材料	审核办法
						1	2	3	4	5	6	7	8	9	10	11	12				

表 2-4　方针目标论证评价表

论证时间		论证地点		被论证业务单元		评价人	
序号	评价项目	同比提高速度是否符合医院规划发展速度	与国际先进水平差距的缩短是否大于医院规划发展速度	分阶段目标制定的合理性	实施对策的可行性	评价意见	调整意见

第三节
目标制定

一、目标制定依据

实验室目标制定要有依据，否则目标制定就会随意、盲目、闭门造车。目标制定的依据主要有：实验室现状分析及上年度实验室方针和目标实施中存在的问题，实验室的各种中长期规划，医院方针目标，国内外实验室信息、实验室调查和预测，标杆实验室运行情况和相关指标，服务对象的需求和期望，实验室自身的优势、劣势、最短板、发展瓶颈等。

概括来说，就是要结合医院变化、发展需要、上年度目标完成的情况，对现状进行分析，找出存在的较大差距及原因，作为制定目标的依据。特别是现状分析非常重要，必须分析到位，挖出产生问题的最根本原因，针对根本原因采取相应的措施。如果今年没干好的原因都没有分析透，明年很难干好。必要时要针对某些项目单独进行现状对比分析。

二、目标制定原则

1. 目标具体、可以衡量

这就意味着目标必须写出来，目标必须明确，不能模棱两可，目标必须定性或定量（更应趋向于后者），目标必须具有期限。目标如果不具体、不明确，无法衡量是否能实现，看不到奋斗的终点和方向，会降低人员工作的积极性。

2. 目标是互认的、达成共识的

首先，目标的制定必须全员参与。其次，目标必须让人员认同。这其实是良好实验室文化的一种内涵和要求。实验室文化就是把集体的目标分解成个人的目标，个人愿意为这个目标的实现努力奋斗。也就是说，实验室文化是一种实验室和人员目标的统一，实验室目标是全体人员认可达成共识的目标，其目标的制定应遵循上下互认的原则。目标经制定后，要自上而下和自下而上进行反复论证，就双方意见和看法对目标进行调整和修改直至确立一个大家都认可的目标，便于目标有效执行。目标制定时还要注意一点：每个人的目标是不同的。上级的目标不能是下级目标的简单累加；下级的目标要能够支持上级目标的完成。

3. 目标要有竞争力

目标制定必须有科学的依据及参照坐标。目标制定是建立在对内外部环境充分调查和分析的基础之上，使目标尽量接近现实，而不是过高或过低。目标定的过高，经过努力也达不到，这样容易挫伤人员的积极性；目标过低则等于在激烈的竞争中"拱手相让"。所以，在保证采取有效创新措施和努力之后能完成的前提下，目标设定尽可能高。中国有句俗语："取乎其上，得乎其中；取乎其中，得乎其下；取乎其下，一无所得。"就像"摸篮板"的比赛，摸多高合适？伸手摸得着的不叫摸高，再怎么跳最后也是摸不着的也不会去跳，必须使劲地跳能够得着的才是合适的高度。

第四节
目标论证和分解

一、目标论证

目标论证其实是找差、关差的过程。差是指差距，找差、关差就是找到差距、关闭差距。

1. 找差

放大坐标看问题，定高标准找差距。对照目标及标杆，找到自己的差距在哪里。至少包括三个方面的差距：跟标杆业务单元之间的差距，跟本组织既定战略目标之间的差距，跟本组织历史上曾经最高水平之间的差距。

2. 关差

结合各种情况分析，设计出关闭这些差距的路径和方法。路径和方法可以从多个维度考虑，比如人、机、料、法、环的维度，数、路、人的维度，常规工作、问题工作、创新工作的维度等。

找差、关差其实就是发现问题和解决问题。找差、关差都做到位了，说明目标论证合格了，目标实现则是水到渠成的事情。

二、目标分解

（一）目标分解目的

实验室目标经上级业务单元方针目标论证会论证通过后，要按照"实验室→专业组→

个人"的顺序进行层层分解，将整个业务单元的看似非常庞大、不可操作的目标分解为每个人每天的目标，形成一个相互支持的目标网络，保证总目标的实现。

【案例】

山田本一是日本著名马拉松运动员。他曾在 1984 年和 1987 年的国际马拉松比赛中，两次夺得世界冠军。

记者问他凭什么取得如此惊人的成绩，山田本一总是回答：凭智慧战胜对手。

大家都知道，马拉松比赛主要是运动员体力和耐力的较量，爆发力、速度和技巧都还在其次。因而对山田本一的回答，许多人觉得他是在故弄玄虚。

10 年后，这个谜底被解开了。山田本一在自传中这样写道：

"每次比赛之前，我都要乘车把比赛的线路仔细地看一遍，并把沿途比较醒目的标志画下来，比如第一个标志是银行；第二个标志是一棵大树；第三个标志是一座红房子……这样一直画到赛程的结束。比赛开始后，我就以百米的速度奋力地向第一个目标冲去，到达第一个目标后，我又以同样的速度向第二个目标冲去。40 多公里的赛程，被我分解成几个小目标，跑起来就轻松多了。开始我把我的目标定在终点线的旗帜上，结果当我跑到十几公里的时候就疲惫不堪了，因为我被前面那段遥远的路吓倒了。"

在向目标迈进的过程中，我们也常常会半途而废，这其中的原因往往不是因为难度较大，而是觉得目标离我们较远。确切地说，我们不是因为失败而放弃，而是因为倦怠而失败。

我们应该学会像山田本一那样把大目标分解成一个个小目标，然后分阶段地来实现它。

（二）目标分解原则

1. 自上而下，由大到小

目标管理是通过目标网络，层层分解下达目标，使任务到人、责任到岗。

2. 人员共同参与

与目标制定一样，目标分解也需要全员参与。

这个目标能不能实现？存在的问题是什么？需要配备的人员和资源是什么？这些上下级都要清楚。例如开拓某个新的项目或者平台，首先领导对我的期望值是什么？实现这个目标可能需要资金，我的投入是多少？同时还有人员配备、管理者配备，我需要多少人员才能完成目标？需要配备多少人？需要配备什么样的人？跟我能不能合得来？……这都需要上下参与，上下互动，共同努力，保证目标的实现。

3. 坚持责任到人

也就是说，目标分解时要做到总账不漏项、事事有人管、人人都管事。

首先把实验室内部所有事和物建立总账，使实验室正常运行过程中所有的事（软件）

与物（硬件）都能在控制网络内，确保工作完整无漏项。

总账内的各项工作都按标准进行，明确规定主管人、责任人、配合人、审核人、工作程序、见证材料、工作频次，从而做到实验室内部的每件事都有专人负责，而不是由几个人一起负责或由科室来负责，必须明确第一责任人，这样使目标考核有人可考、有据可循。所有的人均有管理、控制内容，并依据工作标准对各自控制的事项，按规定的计划执行，每日把实施结果与计划指标进行对照、总结、纠偏，达到对事物发展过程日日控制、事事控制的目的，确保事物向预定的目标发展。

由于每个人的工作指标明确，工作中既有压力又有相对自主权，可以更好地发挥其主观能动性及自主管理的作用，调动人员积极性，开发其智力，发挥其创造性。

4.要有目标完成的具体措施

没有制定目标完成的具体措施，即使目标已分解到每人、每天、每事，也不能叫目标分解。将组织整体目标层层分解到各个专业组各个成员。各个专业组在承接小目标的同时，都制定出详细的解决措施，各项措施实施到位了，组织目标也就实现了。

（三）目标分解程序

医院总目标确定后，各科室根据总目标和各自的职能建立或修订相应的目标体系。

根据医院总目标，各科室分解并制定本科室的方针目标、实施对策，编制科室年度方针目标展开实施对策表，将本科室年度的主要工作和目标分解细化到科室内的每个人，经上级领导批准后实施。

根据科室方针目标分解情况及各岗位工作职责、工作指标，与各岗位签订项目责任书，把业务单元的方针目标落实到每一个岗位。

各科室根据方针目标、岗位职责，建立科室内各级人员的总目标 Lab-OEC 控制体系表，经批准后实施及受控；如有必要则对单项工作建立 Lab-OEC 作业计划表进行目标实施控制。

【案例】

安图生物因为生化诊断战略需要收购了北京百奥泰康生物技术有限公司（后更名为北京安图生物工程有限公司，以下简称"北京安图"），安图生物凭借体系内成熟的 OEC 管理方案及实施路径，组建 OEC 管理小组，分别将目标体系、日清体系、激励体系逐步引入北京安图并有序实行，通过分解论证对北京安图各层级年度计划至月度计划进行辅导梳理，依据"二八原则"确认 KPI 并匹配相关人力、预算等资源，同步制定年度/半年度/月度绩效考核模型，同时重点事项引入"三不放过"原则，使北京安图顺利完成良好业绩（图2-1）。OEC 管理体系的成功复制，使北京安图团队迅速扩大且在组织结构搭建、人才梯队建设、内控体系建立等主体运营方面更加规范完善，同时安图生物也得以提前完成生化产品战略布局，最终实现了并购双赢。

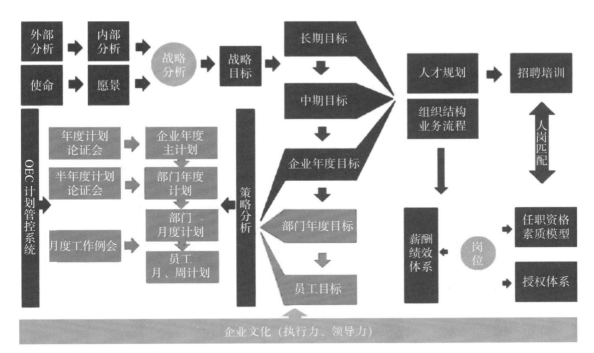

图 2-1　OEC 管理方案及实施路径图

参·考·文·献

[1] 彼得·德鲁克.卓有成效的管理者 [M].北京：机械工业出版社，2019.

[2] 陈伟.目标管理法 [M].苏州：古吴轩出版社，2019.

[3] 海蒂·格兰特·霍尔沃森，王正林.如何达成目标 [M].北京：机械工业出版社，2019.

[4] 水藏玺，吴平新，冉斌.年度经营计划管理实务 [M].北京：中国经济出版社，2015.

（杨克明　李欢欢）

第三章

Lab-OEC管理的日清管控体系

 摘 要

　　日清管控体系是目标计划体系得以实现的保障和支撑系统，是Lab-OEC 管理的核心。日清管控体系包括全体人员自我日清和复审。复审就是检查监督部门或人员按规定的工作要求及管理程序，对自己和管理对象所承担的工作职能进行检查、激励和纠偏。

　　通过日清管控体系可以每天及时发现问题，及时纠偏，即"日事日毕、日清日高"。作为一名岗位人员，通过日清可以明确自己每天的工作目标，与目标的差距，往哪个方向努力，有没有出现问题等，帮助我们及时解决问题，不断地向最终目标靠近。作为一名管理者，通过日清复审可以了解下属每天都在做什么，做的工作效果如何，在实施目标的过程中遇到了哪些问题，现在是否已经找到了正确解决的办法等。

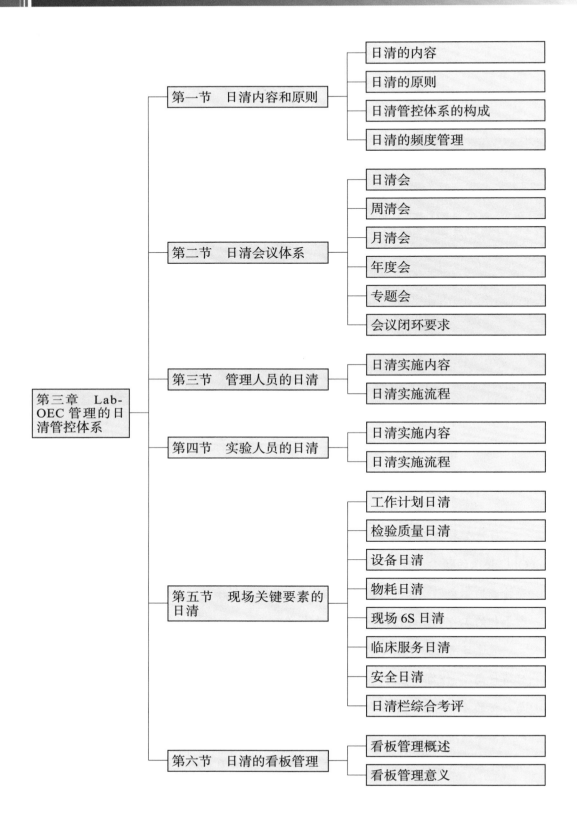

第三章 Lab-OEC 管理的日清管控体系

第一节 日清内容和原则
- 日清的内容
- 日清的原则
- 日清管控体系的构成
- 日清的频度管理

第二节 日清会议体系
- 日清会
- 周清会
- 月清会
- 年度会
- 专题会
- 会议闭环要求

第三节 管理人员的日清
- 日清实施内容
- 日清实施流程

第四节 实验人员的日清
- 日清实施内容
- 日清实施流程

第五节 现场关键要素的日清
- 工作计划日清
- 检验质量日清
- 设备日清
- 物耗日清
- 现场 6S 日清
- 临床服务日清
- 安全日清
- 日清栏综合考评

第六节 日清的看板管理
- 看板管理概述
- 看板管理意义

【案例】

"拿下美国 B 客户非常难！"某洗衣机公司海外市场部经理李萍接手美国市场时，大家都这么认为，因为在此之前，其他市场经理业绩平平。

真这么难吗？李萍不信。这天，李萍一上班看到了客户发来的要求设计洗衣机新外观的邮件。因时差 12 个小时，此时正是美国的晚上，李萍想，如果能即时回复，客户就不用再等到第二天了！从这天起，李萍决定在这个订单拿到手之前，晚上 11 点再下班，这样就可以在美国当地的上午处理完客户的所有信息。

三天过去了，"夜半日清"让李萍与客户及时沟通，产品开发部很快完成了新外观洗衣机设计图。产品开发经理正决定把设计图发给客户，李萍认为必须配上整机图，以免影响确认。当她"逼着"产品开发经理完成了"日清"——完成整机外观图并发给客户时，已经晚上 12点了。大约凌晨 1 点，李萍一回家就打开家中电脑，正好看到了客户的回复："产品非常有吸引力，这就是美国人喜欢的……"她高兴得顿时睡意全无，为自己的夜半日清有效果而兴奋。

样机推进中，李萍常常半夜醒来打开电脑看邮件，可以回复的即时给了客户答复。美国那边客户被李萍的敬业精神打动了，速度更快了，两周之后，B 客户第一批订单终于拿下了！

第一节
日清内容和原则

一、日清的内容

日清有两方面的内容。

第一项内容是人员的自评，即自我日清，针对自己当天的工作实际给自己作一个评价。

第二项内容是复审，即对人员自我日清结果的考核确认。复审由日清者的直接上级领导来进行，对照日清者当天的实际工作，对其日清做一个重新评价。

在具体操作上，分为管理人员的日清、岗位操作人员的日清和现场关键要素的日清三大类。

二、日清的原则

日清坚持两个原则，即日事日毕和日清日高。

1. 日事日毕

日事日毕就是要求当日工作必须当日完成，事不过"夜"。

对当天工作中存在的问题要按照三不放过原则进行处理。即必须找出问题的原因、责任人和解决措施。

根据每个人的月度 Lab-OEC 控制台账，明确第二天的工作重点，填写在当日的日清表工作记录中。这样，科室领导对于每个人第二天的主要工作可以做到心中有数，便于第二天工作的合理安排。

2. 日清日高

日清日高就是每天的工作必须有提高，今天要比昨天有提高，明天的目标要比今天高。要盯住工作指标，提高目标，事事日清，不断纠偏。如果每天按照提高 1% 的原则不断优化每日的工作目标，每日提高 1%，71 天可以提高 1 倍，110 天可以提高 2 倍。

三、日清管控体系的构成

日清管控体系由以总账控制为特征的制约系统和以表格控制为特征的执行系统构成。

日清控制过程中要建立总账，任务是保证日清的运行紧紧围绕实验室的目标和个人的工作职责而进行。

日清的执行可以通过表格或会议来进行。表格是 Lab-OEC 管理的重要工具之一，事先根据管理程序制定相应的表格，以表格的传递完成程序的要求。没有文件规定的程序是非法的，没有表格支持的程序是不可操作的。

四、日清的频度管理

Lab-OEC 管理原则上是要求各岗位责任人"每人、每天、每件事""日事日毕，日清日高"，即每日进行"控制和清理"。对当日计划的工作既要"当日事，当日毕"，又要有创新、改进和提高。

"日清"是一种目标计划导向的工作执行体系。不同的计划周期，不同的工作岗位，不同的管理层级，有不同的"清"的频度。可根据工作的需要选择日清、周清、月清、季度清、半年清、年清或者即时清。

为了提高管理效率，在实际执行、表格填写、举行会议、复审考核时，可根据实验室的实际情况，确定"清"的频度，选择日清、周清还是月清、季度清。比如有的组织对基层操作岗位进行日清，对中层管理岗位进行周清，对高层管理岗位进行月清。

第二节
日清会议体系

一、日清会

可以专业组为单位，每天定时召开日清会，对前一工作日的工作回顾总结，找出问题或差距，制定当天的工作任务。由主管评出前一工作日的 OEC 结果，并对当天的工作重点和难点沟通确认，落实到事，责任到人。

二、周清会

可以专业组为单位，定期每周召开周 OEC 会议，在会议上对上一周完成情况进行沟通，并规划下一周的各项工作。会议后当天由主管人员评出相应管辖人员的上一周周考核成绩，并对其下一周周计划调整到位。

三、月清会

可以专业组或科室为单位，每月召开一次上一月度工作的月清会，由专业组负责人或科室负责人主要对上一月本组或本科室整体工作完成情况，以及未完成的、有难度的或重要的常规工作、问题工作及创新工作进行详述，科室内部进行相互沟通，进行总结和提升。

四、年度会

以科室为单位，每年年底召开年度目标论证会，主要进行下一年度的目标计划的论证及未来 2~5 年的工作规划，通过会议形成会议决议。

以科室为单位，每年年初召开年度工作总结会，主题为上一年度工作总结，本年度工作目标计划发布和宣贯。

五、专题会

针对员工在日清、周清、月清中提出的已解决或未解决的问题工作、创新工作，进行专项的研讨交流，严格做到三不放过，即"找不到问题责任人不放过，找不到问题发生的真正原因不放过，找不到解决问题的最佳措施不放过"。专题会召开的时间、地点、与会人员不限制，以及时解决问题为目的，鼓励员工不断挖掘问题，提升工作效率和工作质量。

六、会议闭环要求

各类会议应形成会议闭环表，对会上形成的所有决议进行记录，明确每项决议工作的责任人。会议结束后，将会议闭环表发送给所有参会人员，对决议中需要跟进完成的工作由决议责任人负责，决议跟踪人监督，决议考核人对完成情况考核，会议召集人在闭环表中进行记录，最终形成闭环的会议流程。

【案例】 --

海尔有一个著名的在每周六上午进行的周例会，是海尔高级经理人的周清会，这个会议已经坚持了十多年，从未停止过。海尔的高级经理人都要参加这个会议，这已经成为一种习惯，海尔集团时任 CEO 张瑞敏及其他高级管理者都不例外。为了保证能够参加周六会，张瑞敏的出差安排都是围绕着周六来进行。如果是长途旅行，比如出国考察、参加国际会议等，张瑞敏通常都是周六下午离开，下周五回到青岛。海尔的周六会与普通企业的周例会最大的区别就在于从高层领导严格执行，不缺席。会议的目的，不是一般意义的日清周清，不是仅仅日清周清"事情和任务的结果"，而是"清体系、清战略和清理念"。

第三节
管理人员的日清

一、日清实施内容

每月月底，找出现状与目标差距最大的工作项目，即最薄弱项，分析应采取的创新措施，结合总目标 Lab-OEC 控制体系内容，找出下月应重点开展的工作，制定下月的《Lab-OEC 控制总台账》（参考表 3-1），如有临时性任务随时填入其中。

将本月重点工作的实施情况及进度每日填入《日清表》（参考表 3-2）和《Lab-OEC 控制总台账》中，每日控制。

每个管理岗位每周末根据《日清表》及本周最短板（即最薄弱项），分析制订出下周工作计划，并于下周末对计划完成情况进行总结和分析，分别填写《周工作计划及考核表》（参考表 3-3），报上级领导确认和复审。

运行过程中对未达目标值或比上期下降的重点问题情况记入《管理人员日清考核控制台账》（参考表 3-4），同时填写《Lab-OEC 日清控制纠偏单》（参考表 3-5），与责任人会签后，报审并及时纠偏，同时对上期纠偏情况进行复审。

二、日清实施流程

管理人员的日清分班前、班中和班后三段进行，日清的结果体现在《日清表》中，可以电子表单形式进行，在网络终端进行日清表格填写操作。

班前明确目标：明确当日的工作目标及要求。

班中适时控制：班中人员按预定的当日工作及标准开展工作，并按照 "5W3H1S" 的要求，从事瞬间控制。

"5W3H1S" 是指：

- What——何项工作发生了何问题。
- Where——问题发生的地点。
- When——问题发生的时间。
- Who——问题的责任人。
- Why——问题发生的原因。
- How——如何解决。
- How much——同类问题发生了多少。
- How much cost——造成多大的损失。
- Safety——有无安全保障及可靠性保障。

班后总结清理：每位人员将当日的每项工作逐项进行清理，与目标进行对照、总结，找出差异，提出相应的改进措施。填写《日清表》，并对自己当天的工作进行综合自评，自评分为 A、B、C 三个等级，标准如下。

- A：提前或超额完成当天工作。
- B：按计划完成工作。
- C：未完成或拖期。

表 3-1 Lab-OEC 控制总台账

姓名：
科室：

编号：
时间：

Lab-OEC 控制总台账

序号	项目 完成情况	时间	1	2	3	4	5	6	7	8	9	10	11	12	13	14	15	16	17	18	19	20	21	22	23	24	25	26	27	28	29	30	31	合计
1	实际与目标值比																																	
2	实际与上月值比																																	
激励兑 现情况	外部																																	
	内部																																	
	本期纠偏单编号																																	
	上期纠偏单复审																																	
重点 工作 情况																																		
	日清考核情况																																	
	日清折算 B 数																																	
	月度总考评																																	

编制（责任人）：   审核（部门领导）：

说明：实际值比目标值（或上月值）上升、持平、下降分别用符号 ↑、0、↓ 来表示。

表 3-2　日清表

姓名：　　科室：　　年　月　日

计划工作项目	月度目标	当日计划	当日实际	差异分析	解决措施	责任人	期限

临时工作项目	目标	当日计划	当日实际	差异分析	解决措施	责任人	期限

呈报问题

明日重点

自评　　A□　　B□　　C□

复审意见：　　　　　　　　　　签字：

表 3-3　周工作计划及考核表

月　日 — 月　日

序号	本周计划				本周实际完成	
	周目标分解	工作内容及标准	责任人	期限	完成情况	最优及最短板分析

计划编制：　　　　上级确认：　　　　到期复审：

表 3-4　管理人员日清考核控制台账

科室：　　　　　　日期：

日期 姓名	1	2	3	4	5	6	7	8	9	10	11	12	13	14	15	16	17	18	19	20	21	22	23	24	25	26	27	28	29	30	31	合计

小结：

说明
1. 复审标准：A，实际值＞目标值；B，实际值＝目标值；C，实际值＜目标值。
2. 日清未进行，责任人当日为 C。

表 3-5　Lab-OEC 日清控制纠偏单

编号：　　　　　　表号：

Lab-OEC 日清控制纠偏单

第　次修改
生效期：

序号	年 月 日	编号及责任人	原因	纠偏措施	复审	
					时间	效果

060

《日清表》要在下班前报科室负责人复审。

除了班后及时日清总结，每项重要工作及常规工作完成后每个月末也要进行总结。比较目标完成情况，分析完成情况较差项目的原因，找出工作中的最薄弱项，拟定采取的措施，记入下月《Lab-OEC 控制总台账》中。对完成目标的项目，及时提高其目标值，修改每月的《Lab-OEC 控制总台账》，并完善配套的操作办法、台账、表格、激励办法等。

每季度对方针目标完成情况进行一次检查和总结，及时调整采取的措施或提升目标、指标。

各业务单元、各部门每季度对本部门方针目标完成情况进行自查，形成自检报告，提交上级主管业务单元进行互检或总结。

每季度各业务单元召集相关人员，对本季度方针目标完成情况进行一次论证，及时调整相应措施或提升目标、指标，确保年度方针目标的顺利实施和完成。

各业务单元各专业组每年对当年方针目标的完成情况进行一次分析总结，为下一年方针目标的制定提供依据。

领导复审：上级领导对下属的《日清表》进行复审，给出最终评价结果。复审不是只根据人员《日清表》的内容进行简单的评价，而是领导要根据自己现场检查的结果或掌握的实际情况对人员的工作作出公正的评价。因为领导最终评价的 A、B、C 的考核结果与人员的收入挂钩，必须真正做到公平、公正。

第四节
实验人员的日清

一、日清实施内容

实验室一线操作人员的日清是通过 3E 卡来实现的。"3E"是指"Everyone，Everyday，Everything"。

将实验人员的总目标 Lab-OEC 控制体系表、Lab-OEC 控制总台账汇总于一张表，形成 3E 卡（参考表 3-6）。

制定 3E 卡考核标准，作为考核依据。

实验人员每天根据工作完成情况填写 3E 卡，作为月度绩效考核的重要依据。

为便于对实验人员月底、年底的综合考评，了解他们的全年工作状态，还要建立实验人员《Lab-OEC 考核台账》(参考表 3-7)，作为月底、年底考核表，每个人员每年一张。

表 3-6 "3E 卡"

姓 名：		科 室：		小 组：			岗位：			人员编号：		
填表人：		审核人：		复审人：								

项目	计划内容		日期										
	序号	类别	内容	1	2	3	4	……	29	30	31	合计	检查确认
	检验质量												
	设备考核												
	安全考核												
	物耗考核												
	现场 6S												
	临床服务												
	文明考核												
	其他奖罚												
	日薪计算												
	当日考评												
	个人签字												
	审核签字												

二、日清实施流程

实验人员日清实施流程可分为三段九步来进行。

1. 第一段：班前明确任务及要求，班中实施及控制

（1）班前会：每天开始运行前，以小组为业务单元召开班前会，明确当日的目标及要求。

（2）工作：人员按预定的目标和计划开展工作，并按照"5W3H1S"的要求，以达到瞬

表 3-7　Lab-OEC 考核台账

姓名：　　科室：　　小组：　　岗位：　　编号：

年度考核（人数）	1月份（ ）人	2月份（ ）人	3月份（ ）人	4月份（ ）人	5月份（ ）人	6月份（ ）人	7月份（ ）人	8月份（ ）人	9月份（ ）人	10月份（ ）人	11月份（ ）人	12月份（ ）人	合计
排序　当月排序													
累计排序													
日清情况　A 数													
B 数													
C 数													
折合 B 数													
月度考评　类别													
典型事例													

注：
(1) 本台账每人一份，年底总情况作为本人年底考核的主要依据。
(2) 综合排序说明：当月排序/各月累计排序；当月排序根据指标完成情况来定，累计排序为各月各次累计之和；累计排序加值最小，当月排序第一；累计值最大，当年排序最后；年度排序按照年度累加进行（年底累计排序第一）。
(3) 类别说明：A 代表优秀，B 代表一般，C 代表不合格；每月的优秀和不合格必须有典型事例剖析。
(4) 考评与排序依据小组建设考核办法。

表 3-8　生产中心计划排程汇报表

生产日期	产品编码	产品名称	工序	时间段	工作量	工作人数	物料	完成情况

间控制。

（3）填写日清表：将当日完成情况记入日清栏。

2. 第二段：班后清理，分为五步，按组织体系进行纵向清理

（1）自清：每位人员将当日的每项工作逐项进行清理，与目标进行对照，找出差异，并分析原因。

（2）计酬：按照事先确定的计酬办法进行计酬。

（3）考核：由检查监督部门对该人员当日的实际工作效果进行效果确认，并将确认的结果提供给被考核者的主管，由主管综合各检查监督部门的考核结果及资源增值情况按照 A、B、C 三个等级给予评价。

（4）填写 3E 卡：将考核结果记入 3E 卡中。

（5）审核：由上一级主管根据当日各小组的实际效果，复核各小组的 3E 卡，并逐级将职能范围内当日出现的问题点、解决的措施、遗留的问题及拟采取的措施汇总上报，直至业务单元最高层。

3. 第三段：整改建制

由各检查监督科室或职能服务科室会同有关业务单元根据日清中反映出的问题，进行分类分析，在提出解决措施的基础上，制定和完善相应的管理制度，提高薄弱环节的目标水平，并作为下一循环的依据。

【案例】

安图生物成品组装车间负责百余种试剂盒组装工作，为了保证成品试剂盒的交期及合格率，成品组装车间根据 OEC 管理体系要求，将工作目标分解至每日、每时、每人、每件。通过工序切割、流程分解、引入标准工时，以原料实时配送、产线科学布局、设备人力高效排产、成品及时入库等为目标，通过精准的日清排布，保证供应链管理体系密切配合，高速运转，准确高效地完成生产任务。

为了保证生产制造过程的实时跟进，计划管理部门设计生产看板，制定相应的表格（表 3-8），对生产过程进行跟踪，通过对生产过程全流程管理，实现精细化、零缺陷的管理目标。成品组装车间每日进行生产任务完成情况汇报，每周进行完成率统计，每月对计划完成情况进行分析，并将相关考核项目列入计划管理人员 KPI 工作，通过日事日毕、日清日高，使生产过程中的各项工作得到不断改进和提升。

第五节
现场关键要素的日清

现场的日清包括对工作计划、检验质量、设备、物耗、现场 6S（详见第七章第四节）、临床服务、安全及 Lab-OEC 综合考评等要素内容，由所有相关职能科室和人员共同完成，环环相扣，形成闭环。

每一项均有相应的程序文件和日清栏，通过在每个实验室运行现场设立 Lab-OEC 管理看板，可在 Lab-OEC 管理看板上张贴以上要素的日清栏。

根据实验室的《Lab-OEC 控制总台账》及工作计划，将目标、指标分解至每日，实行日清控制。

每日由相关责任人根据规定现场控制各项目标，针对完成情况及差异，现场制定解决措施，跟踪效果并记录在相应的日清控制栏上。

所有日清控制栏均要求保存，作为可追溯的见证性资料。

一、工作计划日清

由工作计划相关责任人对每一阶段的工作计划及实际完成情况进行清理，对未完成原因进行分析，找出有效解决措施，确保在下一个时间段内不重复发生，并对未完成的责任落实到位，填写工作计划日清栏，由相关负责人进行审核、确认。

二、检验质量日清

由质量相关责任人负责每日对检验过程中出现的质量问题及时分析原因，制定解决措施，处理完毕后填写在检验质量日清栏中。相关负责人对问题的处理进行审核，确认发现处理不当或其他问题及时反馈、处理。

三、设备日清

由设备相关责任人每日对管辖区域内运行的设备使用情况进行巡检，了解有无故障及原因分析，制定预防措施、设备维护保养等，填写设备日清栏，相关负责人进行审核。

四、物耗日清

由材料核算相关责任人在规定时间前，将前一天退库废品按质量、设备、原材料等分类落实内、外部责任，填写物耗日清栏。相关负责人进行审核。每月底由材料核算相关责任人将本月物耗情况进行汇总、统计分析，作为下月重点监控项目。

五、现场 6S 日清

由现场管理相关责任人负责对现场 6S 情况进行检查，发现问题，对责任人给予处理并对效果进行复审，填写现场 6S 日清栏，相关负责人进行审核。

六、临床服务日清

由服务相关责任人负责对服务态度、服务流程、服务质量、劳动纪律等情况进行检查，发现问题，对责任人给予处理并对效果进行复审，填写临床服务日清栏。相关负责人进行审核。

七、安全日清

由安全相关责任人负责对安全运行情况进行检查，发现问题，对责任人给予处理并对效果进行复审，填写安全日清栏。相关负责人进行审核。

八、日清栏综合考评

由现场相关责任人每日对各日清栏负责人的日清情况进行综合考评，填写 Lab-OEC 综合考评栏。考评内容主要有：

（1）是否按时填写。

（2）是否符合实际。

（3）问题是否落实到责任人。

（4）解决措施是否彻底。

根据以上内容，综合考评出 A、B、C，由相关负责人审核。考评标准为：

- A：在 B 的基础上能发现隐患，并创新性地解决问题。
- B：能发现问题，落实责任到位并解决。
- C：不能发现问题，日清不及时、不规范，或结果不真实。

第六节
日清的看板管理

一、看板管理概述

看板管理是 Lab-OEC 管理可视化的一种表现形式，即对数据、信息等的状况一目了然地表现。它通过各种形式如标语 / 看板 / 指示牌 / 电子屏等把文件上、脑子里或现场等可以公开的信息、图标等展示出来，以便科室任何人都可以及时掌握管理现状和必要的信息，从而能够快速制定并实施应对措施。因此，看板管理是日清实施中发现问题、解决问题的非常有效且直观的手段，是优秀的现场管理必不可少的工具之一。

二、看板管理意义

1. 传递现场的运行信息，统一思想

现场人员众多，而且由于分工的不同导致信息传递不及时现象时有发生。实施看板或电子看板管理，任何人都可从看板中及时了解现场信息和作业任务，避免了信息传递中的遗漏。此外，针对运行过程中出现的问题，相关人员可提出自己的意见或建议，这些意见和建议大多都可通过看板来展示，供大家讨论，以便统一员工思想，使大家朝着共同的目标去努力。

2. 杜绝现场管理中的漏洞

通过看板，现场管理人员可以直接掌握运行进度、质量、安全等现状，为其进行管控决策提供直接依据。

3. 绩效考核的公平化、透明化

通过看板，运行现场的日清结果、工作业绩一目了然，使得对运行的绩效考核公开化、透明化，同时也起到了激励先进、督促后进的作用。

4. 保证现场作业秩序，提升实验室形象

现场看板既可提示作业人员根据看板信息进行作业，对现场物料进行科学、合理的处理，也可使运行现场作业有条不紊地进行，给人留下良好的印象，提升实验室形象。

【案例】

安图生物仪器生产践行 OEC 法则，通过可视化看板管理工具，做到透明化管理、量化管理，实现生产派工、物料配送、质量控制的动态管理以及数据的实时收集与反馈，达到实时控制、事事控制的目的，确保计划期内的生产工作得到强有力执行。仪器生产的看板按照功能分为安灯系统、叫料系统、生产状态站、技能看板4种：

1. 安灯系统

异常发生时触发安灯，系统会自动区分信号来源，实现远程的分别呼叫并快速地通知相关协助人员到场。该系统有利于在最短时间内将问题关闭，减少异常问题对于生产线带来的波动，提高生产效率（图3-1）。

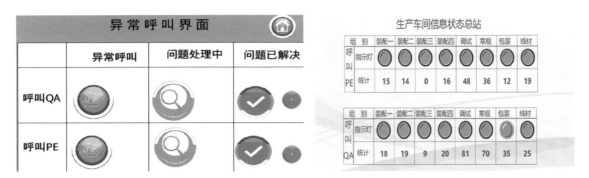

图 3-1　安灯系统示例图

2. 叫料系统

生产现场需求物料时触发系统，备料人员接收呼叫信息后，在要求的时间投送相应的物料给对应的人。实现拉动式生产，实时监控、调整、提高，以此不断改进生产、优化库存（图3-2）。

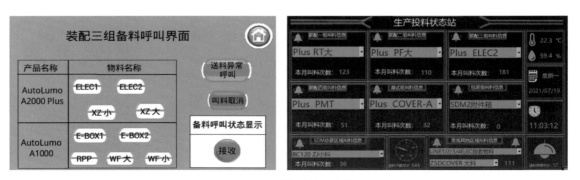

图 3-2　叫料系统示例图

3. 生产状态站

生产状态站包含了安灯系统、工作状态、工时进度、计划指令等信息。如图所示，所有信息全部纵览，自动统计并实时分析。为计划调度、人员管理、质量控制、环境监测等提供了重要的参考，便于直观地展现生产信息，实现各生产要素的合理配置（图3-3）。

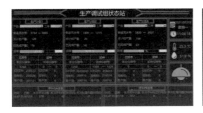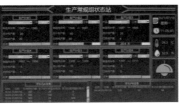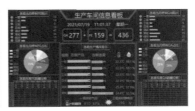

图 3-3　生产状态站示例图

4. 技能看板

经过系统性的培训，通过规范的技能评价机制定期进行技能考核和评定，确保生产人员技能与工作岗位的匹配，实现标准作业（图 3-4）。

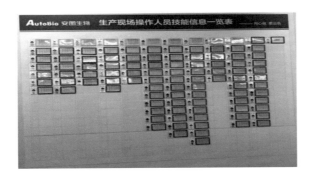

图 3-4　技能看板示例图

参·考·文·献

[1] 史蒂芬·柯维. 高效能人士的七个习惯 [M]. 北京：中国青年出版社，2020.

[2] 彼得·德鲁克. 卓有成效的管理者 [M]. 北京：机械工业出版社，2019.

[3] 曹仰锋. 海尔转型 [M]. 北京：中信出版集团，2017.

[4] 拉里·博西迪. 执行：如何完成任务的学问 [M]. 北京：机械工业出版社，2016.

[5] 余世维. 赢在执行 [M]. 北京：北京联合出版公司，2012.

[6] 杨克明. OEC 管理——中国式执行 [M]. 北京：中国经济出版社，2005.

（杨克明　支营营　余　峰）

第四章

Lab-OEC管理的考核激励体系

考核激励体系是日清控制系统正常运转的保证条件，激励的目的是向自主管理迈进。在 Lab-OEC 管理推行过程中，对人员的激励方式方法直接影响人员的工作效果和工作效率，医学实验室可结合自身情况进行创新，设计出有效的考核激励体系。

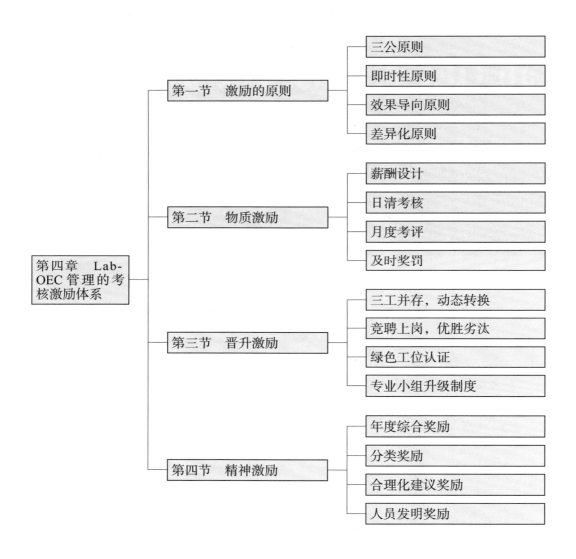

【案例】

商鞅变法的法令已经准备就绪，但没有公布。他担心百姓不相信自己，就在国都集市的南门外竖起一根三丈高的木头，告示：有谁能把这根木头搬到集市北门，就给他十金。百姓们感到奇怪，没有人敢来搬动。商鞅又出示布告说："有能搬动的，给他五十金。"有个人壮着胆子把木头搬到了集市北门，商鞅立刻命令给他五十金，以表明他说到做到。接着商鞅下令变法，新法很快在全国推行。

第一节
激励的原则

一、三公原则

"三公"即公开、公平、公正。公开就是透明化，管理人员每天的日清考核结果都在本科室公布，实验人员根据 3E 卡可以算出当日薪酬，所有这些都是透明的。公平就是具有相同的考核标准而且坚决按照执行，减少了随意性，能够做到相对公平。公正就是公平正直，没有偏私。

公开、公平、公正，通俗地讲，就是赏罚分明。管理的真谛在"理"不在"管"。管理者的主要职责就是建立一个对全体人员看来"公开、公平、公正"的游戏规则，在这种规则之上，个人发挥自己的聪明才智，以取得相应的激励。如果游戏规则有问题，或者说，对人员看来不够公开、公平、公正，这势必会影响人员的工作积极性。

【案例】

怎么分粥最公平

有七个人住在一起，每天共喝一桶粥，显然粥每天都不够。

一开始，他们抓阄决定谁来分粥，每天轮一个。于是乎每周下来，他们只有一天是饱的，就是自己分粥的那一天。

后来他们开始推选出一个道德高尚的人出来分粥。强权就会产生腐败，大家开始挖空心思去讨好他，贿赂他，搞得整个小团体乌烟瘴气。

然后大家开始组成三人的分粥委员会及四人的评选委员会，互相攻击扯皮下来，粥吃到嘴里全是凉的。

最后想出来一个方法：轮流分粥，但分粥的人要等其他人都挑完后拿剩下的最后一碗。为了不让自己吃到最少的，每人都尽量分得平均，就算不平均，也只能认了。大家快快乐乐，和和气气，日子越过越好。

二、即时性原则

激励最好要即时。当天表现好，当天给予奖励；当天表现不好，当天给予处罚，而且要兑现到位。现代管理学表明，即时激励比周末激励、月末激励效果要好得多。美国 IBM 前总裁老托马斯·沃森在进行巡回管理时，每见人员有成就，即当场奖励以示鼓励，人员工作热情高涨。

有些管理者往往只注重周末、月末、年末的总结考核，而忽视管理者对人员的即时激励。即时激励可以即时纠偏，可以最大限度地鼓舞士气，即时的小奖励可能比月末的大的奖励的效果更佳，而且这种方式更能体现实验室的信誉和快速行动的工作作风。

三、效果导向原则

在工作过程中，要效果，不要借口。已经确定的目标，对责任人来说，就是刚性的目标，后边的考核激励按照实际效果来进行。也就是说：管事凭效果，管人凭考核。任何人在实施过程中，必须依据组织的要求和既定目标，日事日毕、日清日高地开展本职范围内的工作。

Lab-OEC 管理在目标明确之后，使每个人在相对的自由度下可进行创造性的能力发挥，力求在期限内用最短的时间，完成各自标准甚至高于标准的各项工作。后面的考核完全依据目标完成情况即实际工作效果进行。

对管理人员是用月度台账加日清表来进行控制，即每天一张表，明确一天的任务，下班时报送上级领导考核，没有完成的要说明原因以及解决的办法；对实验人员是 3E 卡控制，每日结束，将结果与标准一一对照落实，并记录标记。通过自我审核后，附上各种材料或证明工作绩效的证据，报上一级领导复审。上一级领导按其工作进度、检验质量等标准对比，进行 A、B、C 分类考评。复审不是重复检查，而是注重实际效果，通过对过程中某些环节规律性的抽查，来验证系统受控的程度。一天结束后，实验人员一天的工作成绩及一天的报酬也就基本明确了。

四、差异化原则

激励方法要因人而异。除人的需要外，个性特征如兴趣、信念、价值观、气质、性格等也是激励赖以发生作用的重要心理因素。同一外部诱因会因人员的个性差异而导致完全不同的激励效果。在实验室组织中，激励的对象是若干相互独立的人员个体。个体之间在需要结构、价值观、个性特征、能力素质等方面都存在不同程度的差异。

因此，同一激励诱因或方法作用于不同人员、不同环境和时期，都会引起不同的反应与效果。为适应这一复杂局面，在激励中必须坚持差异化原则，根据对象和环境的差异采取相应的激励方法。

在遵循上述原则基础上，选择激励时机，设定适当的激励频率和程度，明确激励方向，将考核激励体系建立好，各因素利用得当，使员工产生工作动力，为自己、组织和社会创造价值。员工会在价值得到认同后，产生对组织的归属感和满意感，从而使组织产生一种积极向上、竞争进取而又良好和谐的氛围。

第二节
物质激励

根据马斯洛的五大需求层次理论，人都有基本的生理需要，如食物、水、御寒、睡眠、性等。人的生存离不开物质，所以，在激励方面，物质激励是最根本、最基础的方法。

物质激励包括很多内容，有很多方式方法，这里仅举关键的几例作为参考。管理无定式，在 Lab-OEC 管理推行过程中，希望实验室结合自身情况进行创新，设计出更有效的物质激励方法。

一、薪酬设计

这里的薪酬是指工资、福利待遇和奖金等经济性的报酬。

对实验室人员来讲，薪酬是他们从实验室获得相对满足的过程，薪酬是维持生活、提高生活质量的前提。对大部分人来讲，在所有的收益分类中，薪酬收益是最重要的收益指标。因此，薪酬能极大地影响人员行为和工作绩效。

但是，薪酬总额不同，薪酬结构不同，管理机制不同，支付方式不同，往往会取得不同的效果。

传统的平均主义的薪酬制度因为不能发挥对人员的激励作用，已经不能适应现代组织的发展。奖优罚劣、论功行赏、按时计酬、按件计酬、按绩效计酬已经成了现代组织的薪酬制度主流，要根据组织的实际情况进行选择设计。总之，如何实现薪酬激励效能的最大化，使薪酬既具有最佳的激励效果，又有利于人员队伍的稳定，是一个值得管理者高度关注的问题。

从对人员的激励角度上讲，可将薪酬分为两类：一类是保健性因素，如工资、固定津贴、社会强制性福利、组织内部统一的福利项目等；另一类是激励性因素，如奖金、物质奖励、股份、培训等。如果保健性因素达不到人员期望，会使人员感到不安全，出现士气下降、人员流失等现象。另一方面，尽管高额工资和多种福利项目能够留住人员，但这些常常被人员视为应得的待遇，更能调动人员工作热情的是激励性因素。薪酬设计就是设计保健性因素和激励性因素的比例，并设计保健性因素和激励性因素的薪酬发放方式的一项管理工作。

二、日清考核

每天根据每个人的工作进行日清考核，打上相应的 A、B、C，并将考核结果与个人的工资挂钩。

每个科室都设立科室人员日清考核台账，公布每个人每天的 A、B、C 考核结果，月底汇总计算工资。以 B 为标准，A 和 C 按 1A=1.5B、1C=0.5B 进行折算，每月将每天的 A、B、C 考核结果全部折算成 B，作为实得 B 数，当月的标准工作天数作为应得 B 数，这些数字都与每人的工资收入挂钩。

根据日清结果及时进行激励。完成了计划，且工作效果突出，有创新，给予正激励；未完成计划，工作效果不好，给予负激励。

三、月度考评

每月根据人员全月的日清情况、月度目标完成情况、问题管理情况、自我提名情况等对人员进行考评。月度考评可分为绩效考评和导向考评。绩效考评是根据业绩和目标完成情况进行考评，导向考评是根据工作状态、工作作风和理念认同情况进行考评。月度考评等级包括书面表扬、口头表扬、书面批评、口头批评，每一等级都对应相应金额的正负激励。月度考评结果可以在月会上进行公布并进行讲评。

表扬批评一定要注意对事不对人，必须以事实为依据，让人心服口服。

四、及时奖罚

可把以往运行过程中出现过的问题，整理分析汇编成质量责任价值表，并制作出标注相应面值的价值券（可电子版），价值券分为两种颜色：一种黄券，作负激励用；一种红券，作正激励用。价值券与金额对应，可以定期兑现。针对每一个缺陷，明确规定自检、互检、专检三个环节应负的责任价值，"明码标价"，每人每天的工作绩效都有据可查、有价值可计。

相关检验人员检查发现缺陷后，当场发放价值券，由责任人签收。对人员互检发现的问题点，经相关职能负责人确认后，当场予以正激励，同时对问题责任人和审核人进行相应负激励。

第三节
晋升激励

根据马斯洛的五大需求层次理论，人都有自我实现的需要，希望在组织中得到更多的认可，承担更多的责任，有更大的发展的空间，有更高的职位。实验室则通过制定相应的标准和程序，对业绩表现出色的人员和团队给予相应的晋升激励，以此来引导人员向实验室既定的方向发展。

晋升激励也包括很多内容，也有很多方式方法，这里仅举主要的几例作为参考。在 Lab-OEC 管理推行过程中，实验室可结合自身情况进行创新，设计出更有效的晋升激励方法。

一、三工并存，动态转换

将人员分为优秀人员、合格人员和试岗人员三类，每类人员的待遇都不一样。而且根据人员的表现，进行动态转换。表现好可以上转，表现不好要下转，上转和下转均有严格的标准。试岗人员做得好，达到标准，可以上转为合格人员，同样，合格人员也可以上转为优秀人员。如果表现不好，优秀人员可以下转为合格人员，合格人员下转为试岗人员。如果表现特别差，优秀人员甚至可以直接下转为试岗人员。每个月每科室都要公布本月各类人员转换的情况。

二、竞聘上岗，优胜劣汰

在职务升迁方面，要采用"赛马不相马"的竞聘上岗方式，这样可以最大程度地对人才和人的潜能进行激励和挖掘。通过"赛马"，可以使能者上、庸者下、平者让，人员管理永远处于一种动态的管理机制下，使不同能力和业绩的人得到不同的激励。

"相马"这种机制，对于"千里马"来说，命运掌握在别人手里，十分被动，弄不好就会碌碌无为终其一生。所以，从这个意义来说，相马不如赛马。赛马与相马虽一字之差，却有本质的不同，赛马彻底改变了千里马的被动命运，充分显示自身价值的期望不再寄托在是否有伯乐的出现，而将命运的缰绳紧紧握在自己手里。

"赛马"要有三条原则：一是公平竞争，任人唯贤；二是职适其能，人尽其才；三是合理流动，动态管理。对人才的考核任免讲求公平、公正、公开，即三公原则。

三、绿色工位认证

可在实验室管理看板上写上每位人员的名字，名字下面贴着一张黄色、绿色或红色的标签。标签是绿色，说明该工位处于正常状态；若出现黄色则说明该工位有偏差，需尽快纠偏；而如果出现红色，就说明该工位检验质量离标准差距很大，需要培训教育了。

绿色工位认证不仅使科室主任和职能管理人员能一目了然地了解各工序工位状态，便于有针对性地加强管理，也激励了广大人员寻找差距不断创新的积极性，以使工作做得更好。

四、专业小组升级制度

为发挥人员的源头活水作用，激发人员的自主管理意识，提高专业小组的 Lab-OEC 管理水平，使专业小组成为具有活力的学习型的团队组织，实行对专业小组的升级达标活动，将所有专业小组划分为几个级别，从普通到优秀分别是合格小组、信得过小组、自主管理小组、自主创新小组。

各个级别的专业小组都有相应的升级标准和待遇，每月由相关职能科室牵头组织对专业小组进行评比，动态转换。

第四节
精神激励

现代社会人的需要结构呈现明显的多元化趋势，既注重物质利益的实现，又追求精神需要的充分满足。在激励过程中，管理者要全面了解人员的需要构成，一方面要善于运用工资、奖金、福利、工作条件改善等物质激励手段，通过满足物质需要来调动人员的积极性；另一方面，要高度重视精神激励手段的作用，全面满足人员的尊重、发展、成就等方面的精神需要，形成更为强大、持久的激励力。实践证明，物质激励与精神激励是互为条件、互为作用的。只有将两者有机结合起来，才能达到激发人员积极性的目的，削弱其中任何一方都会降低激励效果。

精神激励包括很多内容，也有很多方式方法，这里仅举主要的几例作为参考。在 Lab-OEC 管理推行过程中，实验室可结合自身情况进行创新，设计出更有效的精神激励方法。

一、年度综合奖励

年度综合奖励一般在当年的年底或下一年的年初进行。年度综合奖励内容比如金奖、银奖、铜奖、先进、标兵、岗位明星等。评定结果可以在年终总结大会上公布，进行现场授奖，起到更好的激励和宣传效果。

年度综合奖励要通过事先制定的标准，由相关职能部门或组织进行申报评定。评定标准一定要合理、客观，评定过程一定要公平、公正、公开。

日清考核、月度考评等平时的考核分数要作为年度综合奖励评定的主要依据。所以，从严格意义上说，年度综合奖励不是评出来的，而是考核出来的。因为得奖与否不取决于某一个人喜好，也不取决于某一时刻的表现，而是取决于全年每一天的表现和业绩。

二、分类奖励

分类奖励是指科室的工会、妇联、党委（或党支部）、共青团、主管部门等评出的优秀技师、劳动模范、工作积极分子、三八红旗手、优秀党员、优秀团员、业务标兵等。

分类奖励也要通过事先制定的标准，由相关职能部门或组织进行申报评定。评定标准一定要合理、客观，评定过程一定要公平、公正、公开。

三、合理化建议奖励

合理化建议与课题攻关工程参与程度是影响人员主观能动性发挥的现实激励因素之一，每个人员都有自尊，希望得到他人（包括上级）的理解和认可，希望自己对工作的看法和建议有人倾听并被采纳。

为使实验室能得到更好的发展，做到"日清日高"，要鼓励人员对实验室的发展献计献策，提合理化建议。每个人员都可以提，并有专门的部门负责收集、落实这些建议，建议一旦被采纳，视产生的效益大小对建议提出人进行奖励。而且人员一年内提出的合理化建议并被采纳的数量达到一定程度后，人员类别可以上转。定期评出合理化建议明星，鼓励提合理化建议方面的优秀人员。

四、人员发明奖励

根据马斯洛的需求层次理论，能满足每个人员最深层、最本质需要的，不是金钱、物质，而是自我价值的实现。实验室的每一步发展，都是全体人员创造性劳动的结果，而这结果，反过来又给予了人员自豪感和成就感，激励其进一步发挥潜力。为了鼓励人员发明创造，将人员的发明创造以他们自己的名字加以命名，实验室用这种"以名命名"的方式对人员自我价值的承认会给他们更大的动力，人们都十分珍惜这种荣誉，是一种很有效的激励方式。

管理者们越来越发现，只要引导激励得当，人的创造潜力是无穷的。

【案例】 -

为强化结果导向，切实做到奖励先进、鞭策后进，安图生物在实施 OEC 考核时，进行差异化激励的管理模式，OEC 的考核要求有：①考核评级为 A 级的人数占参评范围内人员总数的比重不高于 20%，C 级的人数占比不低于 10%。②如被考核人员当月良好地完成了有特殊贡献性的工作，经考核人认可后可将此人员评级直接定为 A。若有重大失误或指定重点工作未能完成，其本人评级直接定级为 C。③各考核人员应在每月第四个工作日前提交上一个月被考核人员的 OEC 结果。④月 OEC 评级为 C 的员工，部门负责人必须及时与员工沟通，对上月成绩进行整体评价，明确指出其工作中存在的不足，共同探讨制定改进措施，帮助员工快速成长，且公司随时对评 C 员工是否面谈进行抽查。

员工每月的 OEC 绩效考核结果直接与个人薪酬挂钩，一般情况下，当月考核评级为 A 级的员工，OEC 奖金上浮一定比例；当月考核评级为 B 级的员工，OEC 奖金不变；当月考核评级为 C 级员工，OEC 奖金下浮一定比例。每月绩效考核成绩为半年及全年绩效考核成绩的重要依据，综合绩效评估结果与当年薪酬调整及晋升挂钩。涉及的绩效考核表格如表4-1~表 4-5 所示。

表 4-1 月度 OEC 考核指标表

姓名：			( )年 ( )月计划 / 总结								本月工作系数 （根据当月工作强度等确定）			
每月制订计划时填写										月总结时填写	上级主管填写			
项目	编号	工作项目	解决措施及总目标	责任人	解决问题最终时间	本月须达到的目标	权重	备注	是否为重点关注工作	本月该项工作完成情况	最终权重	提出问题打分	解决问题打分	得分
*	*	*	*	*	*	*	*			*	*	40%	60%	

KPI 工作

KPI	N001													
	N002													
	N003													
	N004													
	N005													
	…													

问题及创新工作

问题创新工作	N001													
	N002													
	N003													
	N004													
	N005													
	…													
以往提出但未解决完的工作	N001													
	N002													
	N003													
	N004													
	N005													
	…													
本月新增相关工作	N001													
	N002													
	N003													
	N004													
	N005													
	…													

表 4-2　综合绩效评估内容及权重

评估内容			权重分配
业绩考核	OEC 日常评分 （半年平均值）	15%	80%
	半年业绩综合评分	85%	
	企业文化		10%
	个人成长		10%
	权重合计		100%

表 4-3　综合绩效得分计算规则表

评估内容		评分（百分制）	权重	得分
业绩考核	OEC 日常评分 （半年平均值）	X	80%	$(X \times 15\% + Y \times 85\%) \times 80\%$
	半年度业绩综合评分	Y		
	企业文化	Z	10%	$Z \times 10\%$
	个人成长	Q	10%	$Q \times 10\%$
	最终得分			$(X \times 15\% + Y \times 85\%) \times 80\% + Z \times 10\% + Q \times 10\%$

表 4-4　综合绩效考评表

员工姓名		部门		考核人	
绩效得分 （满分 100 分）		企业文化导向得分 （满分 100 分）		个人成长得分 （满分 100 分）	
工作目标	衡量标准	自我对工作完成情况进行评估	上级对工作完成情况进行评估	工作目标	衡量标准
杰出案例说明					
结合评估等级 （请说明理由）					

表 4-5　员工个人发展表（双方沟通填写）

部门经理对该员工主要优缺点的总结
员工 20** 年上半年绩效改进情况和存在问题
员工 20** 年下半年绩效改进计划

参·考·文·献

[1] 任康磊.绩效管理工具 [M].北京：人民邮电出版社，2021.

[2] 伊恩·麦克雷，艾德里安·弗尔汉姆.激励与绩效 [M].北京：人民邮电出版，2020.

[3] 詹姆斯·M.库泽斯，巴里·Z.波斯纳.激励人心：提升领导力的必要途径 [M].北京：电子工业出版社，2019.

[4] 杨克明.OEC 管理——中国式执行 [M].北京：中国经济出版社，2005.

（杨克明　刘　微　王梦寒）

第五章

Lab-OEC管理推行

　　管理的本质不在于知而在于行，Lab-OEC 管理只有推行才有用。推行的流程一般是机构设立、文化先行、程序制定、选择试点、目视导入、模式推广。在 Lab-OEC 管理推行过程中，要关注一些注意事项。待 Lab-OEC 管理推行一段时间后，可以进行相应的体系自审，以及时地发现问题并进行纠偏和完善，实现 Lab-OEC 管理的持续升级。

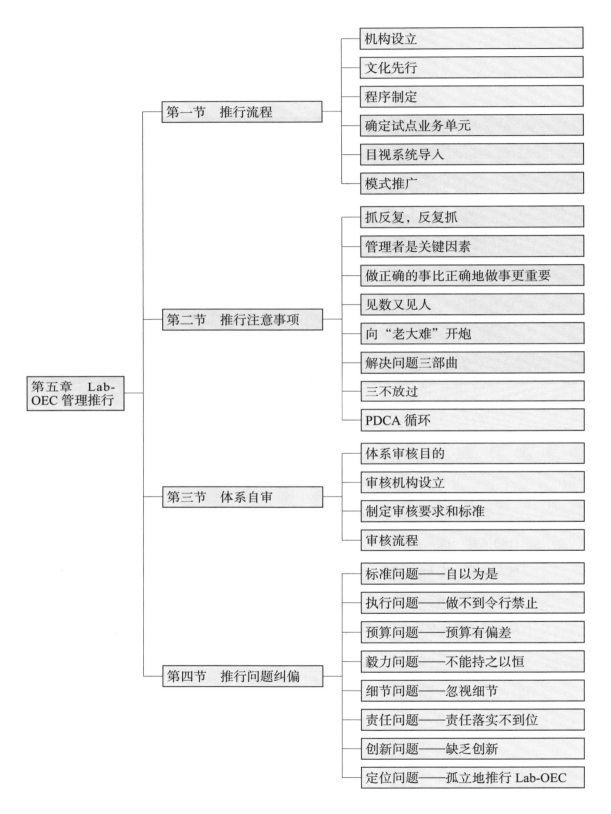

【案例】

D 公司因为经营不善导致破产，后来被 H 集团收购。厂里的人都在翘首盼望 H 集团能带来什么先进的管理方法。出乎意料的是，H 集团只派来三个人：总经理、副总经理、财务总监，其他的都没有动。制度没变，人没变，机器设备没变。H 集团就一个要求：把先前制定的制度坚定不移地执行下去！不到一年，D 公司起死回生。

第一节
推行流程

一、机构设立

实验室首先应建立 Lab-OEC 管理实施领导小组，组长由实验室第一负责人兼任，成员由实验室组长及以上管理人员组成，明确各成员的具体责任。由领导小组具体组织、制定方案，并指导和协调各项工作。

在推行时，实验室也可适当地借用外力，请外部咨询顾问参与。咨询顾问的主要工作是为实验室进行 Lab-OEC 管理基础知识培训，实验室现状调查评估，并以此协助做出推行方案，论证通过后在实验室推行。其中的很多工作，外部咨询顾问推进更有优势。

其中培训的主要对象包括实验室的决策层、管理层和执行层，主要内容是 Lab-OEC 管理的含义、内容和运行步骤。主要目的在于提高实验室全体人员对 Lab-OEC 管理的认识，了解 Lab-OEC 管理的操作体系，统一实施 Lab-OEC 管理的步调，充分认识到实施 Lab-OEC 管理对实验室发展的意义。

二、文化先行

这里的文化是指实验室文化。实验室文化是实验室在发展过程中形成的人员共同的价值观念和付之于实际行动的行为准则。

美国管理学家彼得斯和沃特曼在其名著《寻求优势》中说："在经营得最成功的组织里，居第一位的并不是严格的规章制度或利润指标，更不是计算机或任何一种管理工具、方法、手段，甚至也不是科学技术，而是组织文化。"

无数成功和失败的实验室案例都说明了一点：实验室文化至关重要。

实验室文化作用于人的心理，体现在人的心态，如果人员对一件事在内心里不认同，观念上不接受，即使强行推行下去，也不会有好的效果。

所以，推行 Lab-OEC 管理，实验室文化要先行。通过建立与 Lab-OEC 管理相适应的实验室文化支撑体系，向人员灌输 Lab-OEC 管理方面的实验室文化理念，营造一种推行 Lab-OEC 管理所需要的氛围，这样推行起 Lab-OEC 管理，事半功倍。

三、程序制定

根据实验室的管理阶段、组织结构和业务流程，系统的设计以目标系统、日清系统和激励系统三大体系为框架的 Lab-OEC 管理程序及操作表格，包括目标管理程序、日清管理程序、考核激励程序及各种实施表格的策划、设计，并综合以上内容制定 Lab-OEC 管理程序文件和推行计划。

Lab-OEC 管理实施小组要组织相关人员对以上程序文件和操作表格进行论证，在 Lab-OEC 管理的整体性、系统性、操作性、关联性和适应性方面提出修改、补充和完善意见。

根据评审意见，对 Lab-OEC 管理的程序文件及操作表格进行修改、补充和完善，并经决策层批准实施。

四、确定试点业务单元

先找出试点业务单元。由 Lab-OEC 管理实施领导小组提出并批准，分别确定几个专业小组或现场进行 Lab-OEC 管理的运行试点工作。

对运行试点的组织和人员进行体系运行前的培训，并请外部咨询机构现场具体指导和调控体系的运行实施。

对 Lab-OEC 管理的试运行情况进行总结，并对运行中出现的问题请外部咨询机构协助有效解决。

对程序文件和操作表格在运行中出现的问题，应对其进行持续修改、补充和完善。

五、目视系统导入

目视系统包括 Lab-OEC 管理的标语口号、管理看板、管理图解等。

1. Lab-OEC 管理标语口号

在 Lab-OEC 管理推行时，为了营造良好的实验室文化氛围，向人员灌输 Lab-OEC 管理方面的文化理念，可以在实验室内部适当张贴或悬挂一些标语口号。

2. Lab-OEC 管理看板

看板（或电子看板）是 Lab-OEC 管理推行的重要方法之一，也是重要媒介之一。通过看板，使 Lab-OEC 管理推行过程中的目标情况、计划情况、实际完成情况、现状及问题点、考核分数等都透明化，一目了然，既做到了管理考核中的公平、公正、公开，而且可以据此及时纠偏。

看板起着运行活动的"自律神经作用"，实验室管理越是现代化，越需要这种自律功能。

Lab-OEC 管理看板没有固定的格式，实验室可以根据自身情况设计制作。

3. Lab-OEC 管理图解

为了更好地推行 Lab-OEC 管理，把一些管理中的理念用图解的形式表现出来，比如照片、漫画、招贴画等，让人员耳濡目染。一方面让人员加深对这些理念的认同和理解，另一方面，在实验室中营造一种推行 Lab-OEC 管理所需要的氛围。

六、模式推广

在总结试运行业务单元 Lab-OEC 管理经验、提炼模式和案例的基础上，在实验室管理系统内全面推行 Lab-OEC 管理，使管理系统中的每个人、每一天所做的每件事，都能按 Lab-OEC 管理的要求进行规范化和程序化管理。

对 Lab-OEC 管理推行工作进行系统评价，对推选的成果进行全面总结，并对运行过程持续改进和提升。

第二节
推行注意事项

一、抓反复，反复抓

任何一项管理，取得成功的重要原因之一，就是抓反复、反复抓。反复现象的发生，其根源是基础管理工作薄弱，服从标准的工作意识淡薄，把大量常规的、例行的工作标准弃之脑后，使已有的管理制度失去制约的作用，导致了解决过的问题又"复辟"；其次，在一些人员思想上，潜意识地存在骄傲自满、固步自封的情绪，这种情绪的滋长蔓延，使人员不思进取，工作停滞，因而导致许多"不成问题"的问题反复出现。

所以要抓反复、反复抓，现在抓到了，这个水平达到了10，可用不了多长时间又下落到8；然后再抓到10，等它再一次回落的时候，不会回落那么大，可能到9，这样反复下去，逐渐地会变成非常自然地达到10的水平。

因此，实验室不能搞运动式管理，干什么一阵风，而是要慎终如始，始终如一，有一份投入就有一份回报。

二、管理者是关键因素

管理学上有个"80/20法则"，又称帕累托法则，意思是说：关键的少数制约着次要的多数。"80/20法则"在很多地方都适用。比如在人力资源方面，"80/20法则"说明占实验室总人数20%的管理者（骨干人员）在实验室发展中负有80%的责任。正确的策略决定之后，管理者就是决定的因素，所以必须抓好管理者队伍。

举一纲而万目张，失一机而万事毁。凡事一定要抓住关键，抓住重点。因为管理者是实验室中的"重点"，所以，抓管理、抓人，首先要抓这20%的管理者。所以，OEC管理的要求之一就是"抓重点"。

【案例】- -

春秋时期，晋文公称霸，他任命有功之臣李离为晋国的"理官"。有一次，李离听信了部下的不实之辞，误把没有罪的人处死了，当他发觉后，就判自己犯了"过失杀人"之罪，把自己关进死囚牢房。晋文公劝他："官有富贵，罚有轻重，此事是你的下级犯了罪，你自己并没有罪。"李离答："我的职位比下级高，受他们的拜揖我从不还礼，拿的俸禄比他们多，也从不分给他们。而现在犯了罪却要把罪名推给他们，这是不公平的。现行有一条法律：理有法，失刑则刑，失死则死。"说罢，他便拔剑自刎了。

三、做正确的事比正确地做事更重要

不同职别的人其日清工作中的常规工作、问题工作、创新工作是不一样的。在实验室经营过程中，做正确的事比正确地做事更重要。因此，相应职位的人员，要清楚自己的工作方向和工作重点，不可拣小放大或做无用功。不同职别人员对应工作项目如《日清工作思路》(参考表5-1) 所示。

表 5-1　日清工作思路

工作 ＼ 人员职别	基层	中层	高层
常规工作	70% 遵守规定	20% 对常规工作的验收	10% 检查终端的符合性
问题工作	20% 发现并报告	60% 分析、查找根源，提出解决方案及需要的资源	20% 批准方案，提供资源
创新工作	10% 在新的常规工作中创新方法	20% 不走样地复制创新工作，并转化为可操作的程序	70% 新的思路、方向、路线，否定自己过去，并试验

对于常规工作，按照岗位说明书和作业指导书规定的责、权、利去做，日事日毕。

创新工作，则体现出 Lab-OEC 管理日清日高的要求和特点。围绕实验室目标突破常规，自我超越。

对于问题工作，要采取清零分析法，即实现问题清零，比如设备零停机、质量零缺陷、人员零冗员、清洁零遗漏等，是一种实现清零目标的基本方法。具体做法是从现有问题着手，制定出阶段问题数目下降的目标，之后，找出工作瓶颈问题，针对具体案例做截面，进行分析。根据分析结果，拿出解决截面问题的具体措施以及由截面问题反映出的系统问题的解决措施。最后，制定出责任考核标准，在具体执行中进行考核。

四、见数又见人

管理工作就要做到见数又见人。"数"反映差异，抓人带作风，通过激励机制的改善，工作作风的提升和氛围的营造，提升整个团队的战斗力，达到"数"（效果）的增长。所以 OEC 管理解决问题的思路是"先有数、后有事、再找人、教育人、到团队"。

（1）先有数：找出实际和目标之间差异的数。

（2）后有事：造成目标数据差异的原因，肯定是工作出了问题，是有章不依还是无章可依。

（3）再找人：不是事有问题，而是做事的人有问题，要找到这件事的责任人。

（4）教育人：找到人之后，针对观念上的问题通过抓典型案例进行教育，使其转变观念。

（5）到团队：如果一批人有问题，肯定是氛围或机制造成的。通过抓实验室文化重新营造一个好的氛围，通过调节激励机制激发人的积极性。

五、向"老大难"开炮

Lab-OEC 日清工作应根据方针目标进一步细化，要抓到问题的根源、实质，先分解项目，然后针对分解的项目制定老大难问题分析。日清中的指标要落实项目及解决进度，老大难问题解决的实际情况要写出具体的结果，说明具体原因。

（1）老问题：指重复出现的，长期得不到解决的问题。

（2）大问题：对目标完成阻力最大、对外影响最大、造成的损失最大的问题。

（3）难问题：指用多种办法逐渐有效但又不能很快得到根治，这种解决难度高的问题。

通过抓老大难问题，带动人员作风，理清工作思路，提升工作效果。

六、解决问题三部曲

解决问题的三部曲是：现场、路线、试点。解决问题按照从现场到路线到试点的过程进行。如图所示：

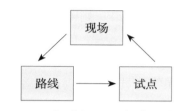

图 5-1　解决问题三部曲示意图

1. 现场——解决问题在现场

问题发生的原因往往不在问题发生本身的层面上，而在与之相关联的更深、更高层面上。因此为了找到问题发生的真正原因，要亲自到现场发现问题，按上溯一级的原则排查，查出问题发生的环节及责任人。

2. 路线——用互动的方式来解决

要考虑以下方面："老办法"的问题，"老人"的问题，已成功的案例分析，可借的力及可借的方法，整合的路线方案等。不要用老办法解决新问题。

3. 试点——试点后形成模式

路线有了之后，还要回到发生问题的地方研究方案是否可行，要搭建起预防的平台及操作流程，在解决问题时必须先使用户满意。试点成功后，形成模式，回到现场，并进一步推广。

七、三不放过

Lab-OEC 管理要求解决问题遵循三不放过的原则。即：

（1）找不到具体责任人不放过。同时，责任人没有受到教育不放过。

（2）找不到问题的真正原因不放过。找问题原因时，你敢不敢把自己摆进去。

（3）找不到最佳解决方案不放过。同时，方案落实不到位不放过。

找问题原因时，围绕五点来进行，这五点是：人、机、料、法、环。

- 人：责任人、检查人有没有问题。
- 机：设备有没有问题。
- 料：物料有没有问题。

- 法：制度、规范、标准有没有问题。
- 环：操作流程有没有问题。

找到问题真正的原因后对症下药，逐一解决。在问题实际解决的过程中，要按三个步骤来进行。

第一步：采取紧急措施。将出现的问题迅速处理，制止事态扩大，紧急措施必须果断有效。

第二步：提出过渡措施。在对问题产生的原因充分了解的前提下，采取措施尽可能挽回造成的损失。

第三步：要有根治措施。针对问题的根源拿出具体可操作的措施，能够从体系上使问题得以根治，消除管理工作中发生问题的外部环境。

八、PDCA 循环

PDCA 循环又称戴明环，意思是说任何一项工作都要有计划、执行、检查、处理，形成一个闭环（PDCA 循环工作流程见图 5-2）。

"P、D、C、A" 四个英文字母所代表的意义是：

- P（plan）——计划，包括方针和目标的确定以及活动计划的制订。
- D（do）——执行，执行就是具体运作，实现计划中的内容。
- C（check）——检查，就是总结执行计划的结果，分清哪些对了、哪些错了，明确效果，找出问题。
- A（action）——行动（或处理），对检查的结果进行处理，成功的经验加以肯定，并予以标准化或制定作业指导书，便于以后工作时遵循；对于失败的教训也要总结，以免重

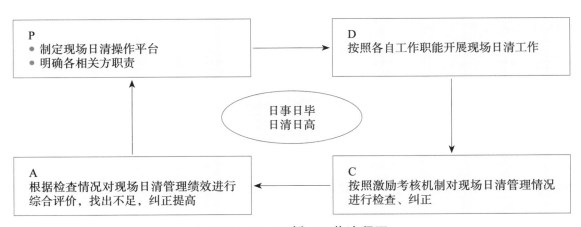

图 5-2　PDCA 循环工作流程图

现；对于没有解决的问题，应提交给下一个 PDCA 循环中去解决。

按照 PDCA 循环工作流程，在 Lab-OEC 管理过程中，应围绕"日事日毕、日清日高"的目标，开展"P、D、C、A"工作，其中：

- P 是指制定现场日清操作平台，明确各相关方职责。
- D 是指按照各自工作职能开展现场日清工作。
- C 是指按照考核激励机制对现场日清管理情况进行检查、纠正。
- A 是指根据检查情况对现场日清管理绩效进行综合评价，找出不足，纠正提高。

第三节
体系自审

一、体系审核目的

Lab-OEC 管理体系自审，就是由专门的机构定期对 Lab-OEC 体系进行审核，认定级别，使各组织能够自行坚持推行 Lab-OEC 管理并不断升级。

审核的目的是及时发现并解决问题，确保 Lab-OEC 管理三大体系有效运行，并不断创新。

管理无止境。实验室永远处于动态发展的过程中，同样，作为实验室管理模式的 Lab-OEC 管理，也应该处于动态发展状态，以适应实验室的变化和发展。在 Lab-OEC 推行过程中，可能会出现一些问题或者退步，所以，借助 Lab-OEC 管理体系的体系自审，实现 Lab-OEC 管理反复抓，抓反复。

实验室管理到不到位，很重要的一点就是看规章制度是否真正落实到底。有些管理好的实验室规章制度就那么几条，员工却视为"电网"，不敢冒犯，而有些实验室规章一箩筐，却被人视为"沙发床"，管理并不到位，员工经常"犯规"。那么，怎么保证 Lab-OEC 管理任何时候都能执行到位呢？

解决这一问题，必须由实验室负责人或其授权人员对各专业组 Lab-OEC 管理推行的情况进行审核监控，并将审核的结果与专业组负责的考核挂钩。审核时，为减少工作量，没有必要面面俱到，可以只审核专业组部分人员的 Lab-OEC 管理体系的落实情况，找出其共性问题，借此发现并解决其中的问题。

二、审核机构设立

设定审核组织机构及职责，包括 Lab-OEC 体系自审委员会主席、Lab-OEC 体系自审执行部、Lab-OEC 体系自审工作组。Lab-OEC 体系自审委员会主席负责审核结果的最终签发；Lab-OEC 体系自审执行部负责审核工作的考核、审定、参加例会、工作通报等；Lab-OEC 体系自审工作组负责资料审查、审核工作的策划、组织评审及审核的日常工作等。

三、制定审核要求和标准

审核总要求是每一项活动都应闭环，以在满足患者需求的条件下实现持续提高。

具体 Lab-OEC 管理三大体系的审核要求如表 5-2 所示。

表 5-2　Lab-OEC 管理体系自审标准

项目	原则	标准要求
目标计划体系	1. 不断优化	(1) 有总的发展目标 (2) 有与国际先进水平的比较 (3) 有与去年同期比较增长的目标 (4) 有经常性的自互检系统
	2. 事事有人管	(1) 有年度方针目标的分解 (2) 有对目标完成的问题分解 (3) 对目标分解量化到个人 (4) 有对上期完成的分析
日清管控体系	1. 日事日毕、日清日高	(1) 有运行、质量、物耗、设备、服务、安全、培训等的日清操作平台 (2) 有体现上述内容的活动和相应记录 (3) 有当日事当日毕的实际与计划的比较分析、超欠分析 (4) 有当日目标与月度目标和年度目标的分解关系
	2. 人人都管事	(1) 有实验人员的 3E 卡 (2) 有每个人区域责任明细表 (3) 有每个人的两书一表（岗位职责书、作业指导书和日清表）
考核激励体系	1. 三公原则	(1) 考核方法公开 (2) 一切按制度流程操作，不讲人情面子
	2. 薪酬兑现	(1) 科学合理的薪酬机制 (2) 薪酬兑现及时到位

审核原则是以各部门自检为主围绕 Lab-OEC 管理的三个体系进行自审（见表 5-2），Lab-OEC 体系自审工作组定期组织对各部门检查、评审。

Lab-OEC 体系自审可分为 A 级、B 级、C 级、D 级（否决），各等级标准如表 5-3 所示。

表 5-3　Lab-OEC 管理体系自审等级及标准

级别	标准	待遇
A 级	90~100 分（含 90 分）	1. 总结提炼模式推广 2. 本业务单元及业务单元负责人列入实验室表扬候选名单
B 级	75~90 分（含 75 分）	1. 业务单元要有明确的提高目标 2. 连续 3 次 B 级即降为 C 级
C 级	60~75 分（含 60 分）	1. 限期整改 2. 本业务单元及业务单元负责人列入实验室批评名单
D 级	1. 60 分以下 2. 基础太差，无法开展工作或实际操作不到位 3. 批量或重大质量事故 4. 科室抽查被曝光 5. 目标计划体系、日清管控体系、考核激励体系有一项得分 < 50% 6. Lab-OEC 重点项没有或虚假	1. 停工整顿，限期整改 2. 业务单元内部进行培训 3. 本业务单元及业务单元负责人列入实验室批评名单

四、审核流程

Lab-OEC 管理审核流程如图 5-3 所示：

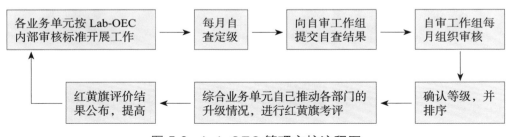

图 5-3　Lab-OEC 管理审核流程图

流程说明如下。

1. 自查定级

各专业小组按 Lab-OEC 管理体系自审标准开展工作，并每月对所属各部门依据 Lab-OEC 管理体系自审标准进行自查，进行 A、B、C、D 分级并排序。每月规定时间将本月自查结果提交体系自审工作组备案。自查为 A 级的业务单元可以作为样板推广，推进 B、C 级向 A 级晋升，D 级业务单元要停工整顿。

2. 体系自审

自审工作组根据各业务单元提交的自查定级达标情况，组织人员每月对各业务单元进行一次审核。审核的依据为 Lab-OEC 管理体系自审标准，并采用抽查要素结果不符合即扣分方式进行评价。拒绝审核或不配合审核则该项直接列为不符合项。每月规定时间根据当月审核结果确认等级水平并排序。按标准对各业务单元及负责人进行激励，并用标识符对审核结论进行明确标识。

3. 体系考评

每月根据自审工作组审核结果，并综合各业务单元自己推动各部门的升级情况，进行红黄旗考评。原则按自审工作组审核结论占 60%，各业务单元推动各部门升级效果占 40%，综合考评排序的第一名即为当月 Lab-OEC 管理体系考评红旗，倒数第一为当月 Lab-OEC 管理体系考评黄旗。

4. 体系升级推动

各业务单元每月根据自查情况及自审工作组专检情况，制订明确的达标升级计划，推进 Lab-OEC 管理体系的不断完善，最终使各部门的 Lab-OEC 管理体系均达到 A 级并保持。

第四节
推行问题纠偏

在 Lab-OEC 管理推行过程中，有哪些容易出现的问题及如何解决，如何避免走许多的弯路？

其实，所有的问题都是观念问题。Lab-OEC 管理推行最大的障碍是观念的障碍。比如 Lab-OEC 管理刚开始推行时，有些人从观念上不理解，认为每天工作做完了就行了，再每天填日清表进行总结没必要，是多此一举，所以要么不填日清表，要么糊弄了事；再比如有些人在日清中提不出当天存在的问题，认为没有问题或有问题不提出来；再比如有些人员"不敢或不愿承担责任，还是明哲保身"那一套。

观念决定成败，观念不变原地转，观念一转天地宽。只要观念转变了，想通了，一切问题也会迎刃而解。

在 Lab-OEC 管理推行过程中常碰到的具体问题有以下几种。

一、标准问题——自以为是

发现不了问题就是最大的问题。

Lab-OEC 管理注重问题管理而非危机管理，就是把实验室出现的任何危机问题消灭在萌芽阶段。所以，为了不出现危机，要善于提前发现问题。

但是，在实际日清中，有些人员在问题一栏中是空白，或者填写一些无关痛痒的问题点，给人一片歌舞升平的气象。

发现不了问题是因为自以为是——自己以为没有问题，自以为是是因为标准低。如果领导给部下提的标准很高，当然就会发现问题；如果给部下定的标准很低，当然完成起来就不会有问题。领导如果没有高标准，而期望有高标准的工作出现，只能是痴人说梦。

日清就意味着即时发现问题，即时纠偏。日清的主要内容之一就是"清问题"，将当天的问题点找出来，领导和部下互动，找出解决问题措施，并按照"三不放过"去处理。

日清是问题处理的突破口。发现问题后，从体系上查一下有没有目标？有没有工作计划？有没有考核平台？效果与激励是否挂钩？有没有日清？日清考核结果与实际效果是否相符？……按照这个思路，很多问题会迎刃而解。

其实，问题是创新的动力。日清的过程其实就是发现问题并解决问题的过程，如果发现不了问题或者不敢发现自己的问题，或者发现了问题却解决不了，肯定不能做到日清日高。因此，在 Lab-OEC 管理推行过程中，我们要不断超越自我，战胜自我。

另外，重复出现的问题是作风上的问题。出现问题不可怕，可怕的是问题重复发生。重复发生的问题在于领导容忍了问题的重复发生，说到底就是管理者在偷懒，因为要从系统上来解决，一想就知道很麻烦、很辛苦，于是思想上偷懒，就用最简单办法——处理下属来逃避管理责任，或者把下面的问题归为部下"私自"干的事，一旦归为"私自"，当然就与自己"无关"了。

问题出来之后，要先进行分析。在分析问题时，要先问自己三个问题。

第一：是什么？

第二：为什么？

第三：怎么办？

• 是什么？——目标是什么？现状是什么？差距是什么？

• 为什么？——为什么不会干的人还在干？为什么不找会干的人？会干的人为什么不干？

• 怎么办？——怎么找到会干的人？怎么让会干的人愿意干？

回答了上面的内容，问题的解决也就找到了途径。

总结起来，在日清工作中，首先要找到问题，然后要分析问题，最后要从根上彻底解决问题。

二、执行问题——做不到令行禁止

"令行禁止、有法必依"是 Lab-OEC 管理成功推行的前提，是提升实验室执行力的保障。

对目前很多中国医院实验室，管理上不去的原因不是没有"法"（管理制度），而是有

"法"不依。在实际运作中，"无情"（令行禁止，奖优罚劣）的东西太少，"有情"（碍于情面，不了了之）的东西太多。表现在该处罚的不处罚，该得 C 的不得 C，不能令行禁止，所以使 Lab-OEC 管理的考核激励体系形同虚设，影响实验室激励的公平性。

而 Lab-OEC 管理注重管理实效，不摆花架子，不做表面文章，管理制度、标准、程序确定后就严格执行，依"法"治实验室；避免工作滞后造成问题堆积，把问题解决在最短时间、最小范围内，以使损失最低；在制定目标、标准和要求时，坚持就高不就低，而且在实际操作中不断完善标准，提高目标值。

Lab-OEC 管理有一套有效的驱动系统。由于具有完备的控制体系，使得 Lab-OEC 管理控制体系得以有效实施。在这个驱动系统中设置了雷区和奖罚标准。触犯了雷区，一票否决，不管是谁，都按这个标准执行。该奖的奖，该罚的罚，奖得有理，罚得有据，令人心服口服。

【案例】--

新加坡是全球犯罪率最低的国家之一。新加坡良好的社会治安得益于新加坡对法律铁面无私的执行力度——有法必依、令行禁止。新加坡的鞭刑令很多人闻而生畏。

曾经有一个美国青年因违反了新加坡法律而要受鞭刑，当时的美国总统克林顿亲自出面为他求情，但新加坡方面并未同意，对这名青年依然进行了鞭刑。这件事在当时成为全球津津乐道的新闻。人们感兴趣的并不是谁要挨打，而是新加坡政府在法律方面不折不扣的执行力——哪怕美国总统求情也不行！正因为严格的执行，说到做到，这四鞭子下去，不仅令受刑人终生难忘，同时来提醒天下人：千万不要以身试法！

新加坡的鞭刑告诉我们：管理制度是否管用不在于定得严不严，而在于是否令行禁止，执行到位。

三、预算问题——预算有偏差

"预者，安也。"这是《说文解字》中对"预"字的解释。预，就是预算，有预算则"安"，无预算则"险"。古语还说："凡事预则立，不预则废。"

要做好日清必须先做好预算。预算就是要有明确的工作目标和完成这些目标的详细的计划。有些人在日清时碰到这样的问题，忙了一天，不知道忙完了没有，不知道该给自己打 A、B 还是 C。原因就在于预算不到位，而预算到位是做好工作的第一步。

如果有人问你："射击是'先画靶子再打枪'还是'打完枪再画靶子'？"你一定会嗤之以鼻："这还用问吗？当然是先画靶子再打枪了。"

射击是这样，工作也是一样，一定要先预算，不能干到哪算哪。但是，在我们的实际工作中，不少管理者却往往由于缺乏预算造成工作被动，成了打完枪后再画靶子。

预算就是在锁定目标的前提下，把所有难以预见的因素都考虑到。比如正做着手术，突然停电了，医生能因为停电就不管患者安危了吗？不能！医生的目标是治病救人，为了预防停电，医生必然会准备好备用的。

锁定目标的前提，是目标为"有竞争力的、第一的"目标，否则，预算就失去了意义。

有的人也有预算，而且目标也是"第一"的，但干着干着，就把这个目标变了，这就是边走边唱，干到哪儿算到哪儿。怎么改变这种现状呢？这就需要"闭环与优化"。每天都拿着自己的实际与预算比，这样的"闭环"才能找到问题。找到了问题，才能不断地优化。

制定了预算，抓了闭环，才能把预算的目标——落实。有预算，就能时序井然；没有预算，边走边唱，必定险象环生。

有了预算目标后，还要有预算实现的途径和保证预算实现的保障措施。这是因为有的预算目标听起来有竞争力，但没有有效措施来保障，最后也实现不了。比如定一个质量改进指标后，还要建立激励机制，促使质量控制人员把原来出现问题的原因找出来，杜绝重复问题的重复发生，最后预算的目标才能实现。

只有这样，日清才能有的放矢，"例外"才不致频频发生，目标才会越靠越近。

四、毅力问题——不能持之以恒

因为 Lab-OEC 管理是一个基础管理模式，只有坚持推行，才会有效果。有些人意识不到这一点，所以 Lab-OEC 管理推行的最大难点就是推行一段时间后，部分业务单元和人员不能持之以恒地坚持做，甚至会出现一些滑坡。

把制度变为人员的自觉追求，关键是要有毅力，使制度持之以恒地坚持下去，最后使其升华为人员的一种自觉行动。

- 什么是管理？管理就是复杂的问题简单化，简单的事情重复做。
- 什么是不简单？把简单的事千百次地做对就是不简单。
- 什么是不容易？把大家公认的非常容易的事认真地做好，就是不容易。

重复简单的程序，是检验质量和信誉的基础。关键是如何把一件简单的事情重复千万遍做好。在大规模实验室的正常运行中，实验室每天有很多报告单发给临床科室和患者，不同类型的标本采用不同仪器不同方法学的试剂进行检测，其中很多工作是简单的重复性工作。任何一个环节的缺陷，都会造成报告单的缺陷。要杜绝缺陷，就必须把每一件简单的事情做好。Lab-OEC 管理就是针对简单的重复性劳动容易产生错误的一剂"良药"。在科室，目标层层分解，量化到个人，做到人人都管事，事事有人管。每天的结果与效益挂钩。日日清、日日改进，基础管理一时一刻也不放松，言必行、行必果，持之以恒。正是抓好了基础管理，检验质量才得到了保证，在简单的劳动中，创造了不简单的奇迹。

实验室和每个人员可以做好一天的工作，而每天都做得好，就是一件难事，Lab-OEC 管理就是要求通过每天的清理和总结，持之以恒地做好实验室每天的各项工作，天天实现定好的理想目标。有些实验室在推行 Lab-OEC 管理时，刚开始雄心壮志、激情满怀，做一阵子慢慢松懈下来，因为它是非常枯燥的，一个一个的数据，一张一张的表格，天天清理，天天上上下下持之以恒，不是一件容易事。

德鲁克在《卓有成效的管理者》一书中说："管理好的组织，总是单调无味，没有任何激动人心的事情发生。那是因为凡是可能发生的危机早已被预见，并已将它们转化为例行作业了。"

没有激动人心的事发生，就说明实验室运行过程中时时处处正常，而这只有通过持之以恒地每天、每个瞬间严格控制才可能做到。

五、细节问题——忽视细节

俗话说，细节决定成败。Lab-OEC 管理就是细节管理，就是做细节，要求每人每时每事都做到位。如果做不好细节，Lab-OEC 管理也会漏洞百出，问题丛生。

所有的物和事进行分解中，强调三个"一"，即分解量化到每一个人、每一天、每一项工作，大到机器设备，小到一块玻璃，都清楚地标明责任人与检查人，有详细的工作内容及考核标准，形成环环相扣的责任链，做到了奖有理、罚有据。Lab-OEC 管理主张从"神经末梢"看管理，戴明管理体系中的"三全"——全员、全面、全过程，是细节管理的出发点，实验室的进步唯有依靠精益求精的细节管理，方能达到"举重若轻"的境界。这就把一个管理者肩上的担子，肩上的一百项、一千项的责任分担到每个人的身上。每个人都有目标，都有责任。哪一道工序出了问题，哪一个人出了问题，都一目了然。这样才叫管理到位了，工作做细了，也做简单了，剩下的事情就是重复做了。

【案例】

有一家日本组织准备在中国投资，考察了很多国内企业，最后选中三家，想进一步比较，以做出最后决定。这三家中就有海尔。

后来日本这家株式会社社长到了海尔，但只看了看就走了。起初海尔认为他无意与海尔合作。可没想到，时隔一天，对方就发来了愿意合作的传真。

事后，这位社长说，虽然来海尔的时间很短，但他到模具科室去了，并顺手摸了一下备用模具，没摸到灰。他就是靠这点做出合作决定的。因为海尔连备用的模具都能够做到没有灰尘，那么，这个实验室的管理是可以信得过的，是可以合作的。

这是从细处着手精心策划而使目标成功的一个例子，但也有相反的例子。

1485 年，英国国王理查三世在波斯沃斯战役中被法国国王亨利带领的军队击败，因而失去了整个国家，而失败竟是因为一只小小的马掌钉。英国著名戏剧家和诗人莎士比亚在其名句中写道："马，马，一马失社稷。"

究竟是何原因，令莎翁如此感慨呢？原来理查三世为了迎接亨利的挑战而挑选了最好的战马，因马夫在钉马掌时怕麻烦而少钉了一个马掌钉，结果在冲锋陷阵的关键时刻马掌掉了下来，战马跌翻了，国王被掀倒在地，被敌军俘获，从而导致整个战役的失败。后人将这场战役编成顺口溜：掉了一枚铁钉，损坏了一只马蹄，跌翻了一匹战马，摔伤了一位将军，输掉了一场战争，亡掉了一个帝国。

真可谓"成也细节，败也细节"。

六、责任问题——责任落实不到位

有一些实验室在推行 Lab-OEC 管理时，对有些事项落实不到具体的个人，所以出了问题或面对问题时无计可施。其实 Lab-OEC 管理是严格责任制度下的严格控制体系。Lab-OEC 管理控制体系是非常严密的，它根据"5W3H1S"九个要素，从纵横两方面进行管理。

纵向控制是指工作现场控制，其对象包括质量、设备、物耗、工作计划、临床服务、安全等内容，它是在实验室中各职能人员进行控制的基础上，由工作现场的人员进行清理，并把清理情况及结果填入 3E 卡。现场日清所要解决的主要问题是：各运行现场内容受控情况，发生问题的原因与责任分析等。

横向控制是指职能控制，是各职能科室人员对工作现场和自身的计划目标执行情况进行的清理。它所要解决的主要问题是：找出问题的原因并提出改进意见；分析责任，变例外因素为例行因素等。

由此可见，Lab-OEC 管理控制体系的核心在于严格个人责任基础上的全面控制。我们知道，责任对每个人来说都不是一个轻松的字眼。许多人是不愿意主动承担责任的，甚至在某些情况下会逃避责任。Lab-OEC 管理控制体系正是建立在这一事实基础上，要求每个人员都必须承担相应的责任，并对每个人对于职责的完成情况进行严格考核，进而实行奖惩。Lab-OEC 管理控制体系有效杜绝了"责任不清，考核不明，奖惩混乱"的问题，建立了人员对实验室负责，实验室对人员负责的双向责任机制，有效地实施了控制职能。

责任问题是任何一个组织都感到棘手的问题，历史上的平均主义"大锅饭"就是忽视个人责任而导致的悲剧。上至国家集体，下至科室团队，都存在一个责任分担与考评的问题，正确的责任确立是良好合作的基础。

俗话说，责、权、利要统一。除了责任，每个人都要有明确的权力和利益。责任、权力和利益是管理平台的三根支柱，缺一不可。缺乏责任，组织就会产生腐败，进而衰退；缺乏权力，管理者的指令就变成废纸；缺乏利益，人员就会积极性下降，消极怠工。只有管理者把"责、权、利"的平台搭建好，人员才能"八仙过海，各显其能"。

作为一个实验室，在日常管理中，必须百分之百地落实责任。

对问题的处理，有三种情况。

一是视而不见。这就是许多问题已经在身边发生了，但你还没有发现。问题一旦发生了再解决就难了。如果认为没有问题，就是最大的问题。

再一种是自我原谅。自我原谅的典型表现有两种，一种是把问题推给别人。"我现在没法干"，自己先给自己留一条后路：干好了是自己的，干不好是应该的，因为他以前就弄坏了；或者是推给别人。另一种是向不好的结果、不好的问题先低头了。如果管理者自己先退却了，下属自然跟着退，就失去了这个防线。

最好的应该是第三种，即百分之百地落实责任，即"见数也见人"的原则，每个 1% 的问题都可以转化为 100% 的责任、100% 的责任人。如果没有这个转化，就是"见数不见人"。

七、创新问题——缺乏创新

Lab-OEC 管理要求日清日高，如何做到这一点？唯有创新。

什么是创新呢？创新就是自我超越，创新就是突破常规，创新就是借力，创新就是整合资源，创新就是持续改善。

那么，创新难不难？肯定难。难在哪呢？首先是它的独创性。创新工作的鲜明特征是独具卓识。其次，创新的灵活性。常规性思维一般是按照一定的固有思路方法进行的思维活动，创新性工作的思维则是灵活的。另外，创新还有风险性。以上这"三性"诠释了创新工作的难。但是，说它难，并不是难得高不可攀。被美国誉为"百万富翁的创造者"的拿破仑·希尔，在他的《成功学全书》中说：一个家庭设法将附近脏乱的街道变成邻近最美的地区，这就是创新。那么创新工作到底难还是易？

其实，难与易，不在于事情本身，而是取决于干事的人的精神境界。同样的资源，不同的人做出的业绩是不一样的。境界高，再难的事也会迎难而上，把一切不可能变成可能。俗话说：只要思想不滑坡，办法总比困难多。

因此，创新工作关键要有一种精神，一种与自己较真儿、不达目的誓不罢休的精神。如果没有这种精神，即便每天日事日毕，也是得过且过，做一天和尚撞一天钟，不会达到日清日高。

八、定位问题——孤立地推行 Lab-OEC

Lab-OEC 管理不是一项孤立的实验室管理工程，而是一项系统工程。因此，在推行 Lab-OEC 管理时，要有系统思考的观点，把实验室管理当成一个整体去运作，在实验室文化、人力资源管理机制、实验室发展战略等各个方面同时进行创新。

实验室文化是 Lab-OEC 管理的基础，如果人员观念上有问题，比如不认同或抵触，则会给推行带来很大的障碍。

实验室文化体现了一个实验室的价值取向。它在统一实验室人员价值观的同时，还指出了实验室的努力方向。从一个实验室的文化可以看出这个实验室有没有发展前途。Lab-OEC 管理要推行，实验室文化要先行。实验室文化没有做好，人员观念转变不过来，Lab-OEC 管理推行也不会有好效果。

人力资源管理机制对考核激励体系直接产生影响。人力资源主要做两方面工作，一是激励机制的制定，二是保证激励机制的执行。要做好这两点，最重要的就是要做到公平、公正、公开。如果做不到，Lab-OEC 管理就是一句空话，就会成为一种形式。

实验室发展战略决定了目标系统的方向，所以，在导入 Lab-OEC 管理之前，先要明确实验室的战略发展方向，即想把实验室建设成一个什么样的实验室。

参·考·文·献

[1] 任康磊.绩效管理工具 [M].北京：人民邮电出版社，2021.

[2] 胡泳，郝亚洲.海尔智慧 [M].北京：机械工业出版社，2019.

[3] 黄继伟.华为工作法 [M].北京：浙江人民出版社，2019.

[4] 曾仕强.人性管理 [M].成都：四川人民出版社，2019.

[5] 彼得·德鲁克.管理的实践 [M].北京：机械工业出版社，2018.

(杨克明　杨增利　杨永丰)

下 篇

Lab-OEC管理
体系应用

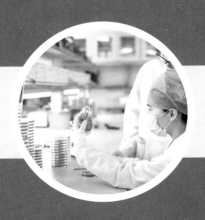

第六章

人员的Lab-OEC管理

随着现代医学技术的快速发展，医院运行环境不断完善，国际医学交流日益增多，同时医疗行业竞争日趋激烈，随之带来的矛盾也日益突出。医院如同一个企业，它有来自内部职工的惰性和外部市场竞争而形成的压力，如何在激烈的医疗市场中求生存、谋发展，作为医院重要组成部分的检验队伍起着非常关键的作用。自实施医学实验室质量控制以来，检验质量已经取得了长足的进步，但随着医学检验在诊疗服务中所担当的角色越来越重要，对实施检验工作的人员的能力要求也越来越高。因此，医学实验室管理工作者应更加重视医学实验室人员管理的科学化、规范化，建立责权明晰的管理构架，打造学习型组织文化，落实有效的人员考核与评估体系，以及制定科学规范的KPI。

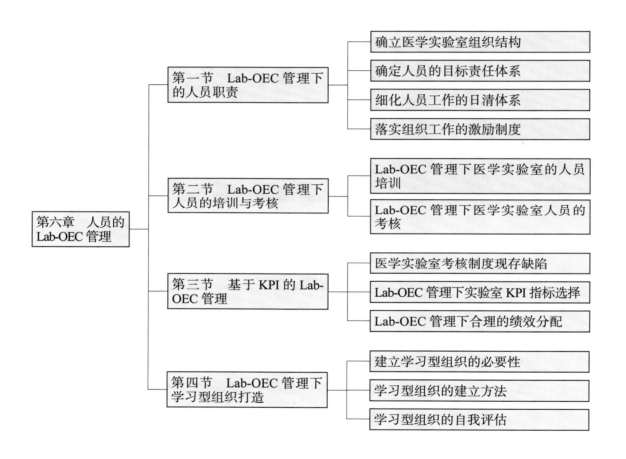

第六章　人员的
Lab-OEC 管理

第一节　Lab-OEC 管理下的人员职责
- 确立医学实验室组织结构
- 确定人员的目标责任体系
- 细化人员工作的日清体系
- 落实组织工作的激励制度

第二节　Lab-OEC 管理下人员的培训与考核
- Lab-OEC 管理下医学实验室的人员培训
- Lab-OEC 管理下医学实验室人员的考核

第三节　基于 KPI 的 Lab-OEC 管理
- 医学实验室考核制度现存缺陷
- Lab-OEC 管理下实验室 KPI 指标选择
- Lab-OEC 管理下合理的绩效分配

第四节　Lab-OEC 管理下学习型组织打造
- 建立学习型组织的必要性
- 学习型组织的建立方法
- 学习型组织的自我评估

【案例】

　　某医院检验科引进了一名博士研究生李欣，这名研究生来自医科大学的基础研究部，本科是临床医学专业，硕士和博士研究方向是自身免疫的分子调节机制。对检验科王主任而言，新引进的博士是加强科室科研能力建设的一个很好契机，同时可以作为检验医师的培养人员。但是新来的博士李欣一直在做科研工作，没有临床检验的工作经验，如何给李欣安排一个详细的培训和能力建设计划，是需要考虑的主要问题。

　　王主任安排负责教学的小张，为李欣制订一个 2 年的培训和轮转计划。主要计划是门急诊轮转 6 个月，生化、免疫、临检、微生物、分子各专业组轮转 3 个月，同时在两年内要完成国家自然科学基金青年基金项目申请，至少完成一篇核心期刊以上论文的发表，你认为王主任会认可这份为李欣制订的培训计划吗？

第一节
Lab-OEC 管理下的人员职责

　　Lab-OEC 管理的目的在于组织及融合检验组织中的个人力量，使检验人员主动自觉地为完成组织目标作出贡献。Lab-OEC 管理方法，通过确定检验目标责任体系、细化检验工作日清体系、落实检验人员的激励机制，使检验工作做到"事事有人管，人人都管事，管事凭效果，管人凭考核"。践行现代检验管理观，是提升检验服务效果的有效手段。通过引入 Lab-OEC 管理方法，将达到提高检验质量、检验效率和患者满意度等管理目标。

　　在 Lab-OEC 管理下，医学实验室的人员职责有以下几个方面。

一、确立医学实验室组织结构

　　目前，医学实验室的主要组织结构分为直线型结构和职能型结构。直线型结构是指各级主管负责人对所属的部门一切事务负责，此结构对行政负责人能力要求较高，需要其掌握各种知识和技能，并能亲自处理各种类型的业务。直线型结构的特点是结构简单，责任明确，行动统一，适用于一级或二级医院的医学实验室管理（图 6-1）。

　　职能型结构是指实验室负责人把部分管理职责和权力

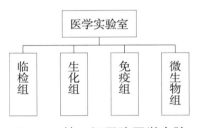

图 6-1　某一级医院医学实验室组织结构图（直线型）

下放，交给相应的如质量负责人、技术负责人、科秘书等职能人员协助科室管理。职能型结构的特点是管理过程实现精细化管理，充分调动并发挥职能人员参与管理工作的主观能动性，减轻实验室负责人的工作压力。但多个领导有时会造成责任区分不明确，职能人员相互推诿等情况，影响组织协作效率，其比较适用于规模较大的实验室，如大型三级医院，一般分为三个管理层次，即实验室管理者（科主任）、专业组长（主管）和各职能负责人、一线技术人员。实验室负责人直接管理各专业组长并授权，通过质量负责人、技术负责人、副主任、科秘书等职能负责人协助管理，并通过科室的中层人员分工合作、承上启下，促使实验室质量管理体系规范有序运行（图 6-2）。

二、确定人员的目标责任体系

Lab-OEC 管理模式的本质是把每一个细小的目标责任落实到每个人身上，强化每个检验

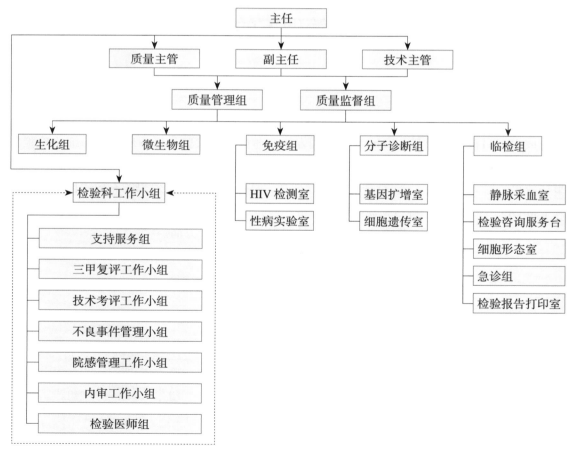

图 6-2　上海市某三级医院医学实验室组织结构图（职能型）

人员每天、每项工作的目标责任，全员落实以患者为中心、以质量为核心的主动服务意识。

　　Lab-OEC 管理的关键在于能否坚持，一个人做好一件事并不难，难的是每天把身边的每件事都做好。也就是在工作中反复抓、抓反复、抓重点、抓提高，使检验人员从传统的工作模式"我今天上什么班？"转向"最需要解决的问题是什么？今天的异常结果有什么可能原因？我需要和临床医生如何沟通？"从而转变检验传统服务观念，建立以患者为中心的主动服务模式。

　　1. 医学实验室管理层的管理目标责任

　　医学实验室的管理层由科主任、科副主任及质量和技术负责人组成，主要管理目标责任为：对实验室进行全面管理和控制，贯彻质量方针和质量目标；确保实验室技术方法、设施环境、设备、人力资源等满足临床服务所需的资源得到保障；建立完整的科室管理制度及考核标准，主要为医德医风、礼仪规范、文明用语、工作质量、专业技能、专业理论、科研教学、劳动纪律等，在具体的实施过程中，把工作目标分解到每个岗、每个人。

　　2. 医学实验室各组组长的管理目标责任

　　明确上级的任务，具体负责本专业组的技术和质量工作；规划及落实本专业组的发展计划；负责所在组室或分管部门的医疗、教学、科研和行政管理方面的各项工作；制定各岗位职责及合理规范的组或部门内工作流程，保证检验工作的正常进行；对专业内的检验工作按照既定的标准进行监控，及时发现可能存在的问题隐患，与下级充分讨论协商整改，做到防患于未然。

　　3. 检验医师的工作目标责任

　　在了解检验前、中、后的质量保证体系的前提下，掌握手工操作和自动化仪器的操作原理，以及实验室目前正在使用的分析方法的原理和优缺点、局限性与影响因素，通过评价试验的方法、性能，分析其执行情况；熟悉医学检验各专业项目与临床疾病的关系；了解临床各专业常见疾病的发生、发展、成因以及机制和规律；将实验室检验结果与患者病史、体格检查、病程发展相结合，对检验结果给予综合判断，与临床进行有效沟通，并提出进一步的检验建议。

　　4. 检验技师的工作目标责任

　　在上级指导下，按照工作流程，完成本岗位所承担的各项检验工作，严格确保各项规章制度、操作规程及岗位职责的落实与执行，根据既定的标准进行自我检查、相互比较、自我管理。

三、细化人员工作的日清体系

　　在 Lab-OEC 管理的具体运用中，有三个管理原则和九个控制要素。三个管理原则的主要内容是：①闭环原则。凡事要善始善终，以 PDCA 循环使管理水平螺旋上升。②比较分析原则。纵向与自己的过去比，横向与同行业国际先进水平比，没有比较就没有发展。③不断优化的原则。根据"木桶理论"，找出薄弱项，并及时整改，提高系统水平。九个控制要素可以概括为"5W3H1S"（详见第三章第三节）。

1. 规范工作流程

组织全科检验人员共同解析科内各项检验工作流程，并将其分解成相对独立的工作项目。把工作各细节分解到每个岗、每个班、每个人，工作流程细化，大到危急值的处理上报，小到检验完成后的实验室清洁消毒，都要有明确的规定。可建立每日工作清单，并实施检查和监督，使每日的工作实现"闭环"。

2. 严格实际操作

在具体的实施过程中，每项检验工作都按预定计划进行，并通过表格等形式将其标准量化、细化、透明化，做到"事事有人管，人人都管事"。检验人员每日自我清理，统计日清的工作内容，记录自己当天相应的工作内容及数量。

3. 建立考核机制

成立由医学实验室副主任、高年资主管技师、检验骨干等组成的科室考核领导小组，建立问题记录及考核方式，对工作中发生的每件事，如工作流程调整、有关制度规定、检验人员存在的问题和优点等都进行记录。对于出现的问题及时思考并组织人员讨论，首先考虑是否存在工作流程上的不合理，并做出调整；如果属于个人责任心问题应给予提醒，根据情节严重程度，录入考核体系。

综上所述，"日清"控制在具体操作上有两种方式：一是医学实验室全体员工的自我日清；二是职能管理部门（人员）按规定的管理程序，定时或不定时地对自己所承担的管理职能和管理对象进行检查，也是对检验师自我日清的现场复审。两者结合就形成了"一纵、一横"交错的日清控制网络体系。无论是个人自我日清还是组织日清，都必须按日清管理程序和日清表进行清理，并将清理结果每天记入日清工作记录。

四、落实组织工作的激励制度

对检验工作的激励机制主要体现在考核及奖励的环节。对检验人员的考核就是在每个质量环节予以各项指标不同分值，实行百分减分制原则，并结合患者问卷调查，每月由个人自评、互评。最后，医学实验室各组组长根据各级人员考核标准进行综合评价，并与效益工资挂钩，让每位检验人员做到"日清日高"，对自己的工作质量进行评价，及时完善不足，相互竞争，相互激励，使检验工作质量不断提高。

在现代检验管理中，精神和物质激励是激发广大检验人员活力的两大途径。量化目标考核，就是充分发挥物质激励应有的功效，力求达到按劳分配、多劳多得的效果，体现出只要你付出比别人多、干得比别人多、干得比别人努力，就有可能跑在最前面的用人机制。

用数据说话，以制度管人，避免了人管人的主观片面性，增强了检验人员的自觉性、责任心和危机感，在相互竞争、相互激励的过程中，促使其将个人奋斗目标与集体奋斗目标相结合。对于绩效突出的工作人员应作为检验骨干重点培养，优先选送外出培训和学习，以弘扬先进工作者精神。同时，通过量化医患沟通及实施患者评价，使医患沟通不再流于形式。检验人员了解患者在按标准评判自己的工作，就必须努力善待每一位患者，不断提高自己的服务水平，学会用心与患者交流，用心检验标本，用心服务患者。通过以上考核和激励制度，工作效率必然大幅度提高，检验资源也将发挥最大潜能，从而使检验服务优质高效，实现理想的成本效益，同时兼顾了检验人员的切身利益。

在实施考核的过程中，可以通过量化的指标，落实客观公正的考核流程。例如，某医院检验科根据"劳动时间、劳动强度、压力大小、技术含量"等全面衡量每一项检验工作应得的分值，在全科达成共识，并确定不同的量化分值，公布于科室公示栏，量化分值包括：班次基础分，各项检验工作分、奖惩分，月底由科副主任汇总兑现奖金。可将每月奖金总额中的 40% 按职称计算：检验师、检验士的系数是 0.80，主管技师的系数是 0.88，副主任技师的系数是 0.96。计算公式为：40% 的奖金 ÷ 全科检验人员的系数总和 × 个人系数。每月奖金总额的 60% 按量化目标考核的分值计算，计算公式：60% 的奖金 ÷ 全科检验师总分值 × 个人分值。为了使每名检验人员都能认识到自身工作质量和数量上存在的问题，科室应将其工作目标考核量化、透明化，要求检验人员每天在科室公示栏的量化表上填写自己当天相应的工作分值，使每一位检验人员都能意识到每人所做的每件事都有自己承担的职责与利益，也有利于互相监督、互相比较、自我激励。

第二节
Lab-OEC 管理下人员的培训与考核

社会的进步和发展离不开人，"人才"是各类医疗机构最重要的资源，也是维持竞争力的关键因素。目前，各医学实验室也越来越重视人才培养，不断投入大量的资金用于人员的教育和培训，优化内部组织结构，注重人力资源管理，加大学科建设投入，重视科研成果产出，从而实现实验室的良性可持续发展。

Lab-OEC 管理下的人员考核是指在实验室施行全方位质量管理模式下，实验室负责人或管理层，根据本实验室的质量方针与质量目标，采用科学的方法，选择对医疗功效、患者和工作人员安全及机构风险有显著影响的关键指标，以及教学、科研、考勤、培训等辅助指标，评定实验室所有人员履行其岗位职责的能力。

一、Lab-OEC 管理下医学实验室的人员培训

近年来，检验医学知识和技术日新月异，医学实验室要为患者提供更高质量的服务，就必须对员工进行持续教育培训，在培训的基础上进行相关考核评估，从而实现人员素质的持续提升。

Lab-OEC 管理下医学实验室的人员培训及考核过程中，要有明确的培训和考核程序。首先应明确人员考核的内容与结构，即从"德、能、勤、绩"等各方面进行设计。"德"即考核人员的思想政治表现与职业道德；"能"是指人员的工作能力，主要包括人员的基本业务能力、技术能力、管理能力与创新能力等；"勤"是指人员的工作积极性和工作态度；"绩"主要指工作业绩，包括可以量化的刚性成果和不易量化的可评估成果。实验室管理层应制定培训及考核的计划，设定考核的目标；其次，应组织科室管理层一同制定考核标准、设计考核方法；最后再培训考核人员，衡量工作，收集信息，分析考核信息，做出综合评价。

（一）法律法规和规章制度培训及考核

依法行医、依法执业，才能保证行业的健康发展。加强法律、法规的培训，有利于医务人员遵纪守法，按行业规范开展工作。实验室可定期或不定期开展各类法律法规和规章制度的培训，培训内容可上传至网络，也可制作成小册子，或者采用现场培训的方式。考核方式也可多样化，管理人员可通过随机抽查提问、竞赛答题等方式进行考核，同时做好考核的评估工作。总之，医学实验室相关的法律法规和规章制度是指导实验室人员做好各项工作的行为准则，是实验室正常运行的保证，做好相关培训，将提高检验质量，更好地为患者服务。

（二）职业道德的培训及考核

职业道德指与人们的职业活动紧密联系的符合职业特点所要求的道德准则、道德情操与道德品质的总和，它既是对员工在职业活动中行为的要求，又是职业对社会所负的道德责任与义务。应加强医学实验室工作人员的职业道德培训，培养爱岗敬业、诚实守信、办事公道、热情服务、乐于奉献的品德。比如，在日常工作中，实验室工作人员会接触到大量患者数据，务必要有良好的职业操守，保护患者隐私，避免给患者带来不必要的伤害。对实验室人员职业道德的考核可采取自主评分与管理层评分结合等方式进行。考核目标为实验室工作人员应在日常工作中切实做到实事求是，急患者之所急，全心全意为患者服务。

（三）质量管理体系的培训及考核

目前，全国范围内部分二、三级医院医学实验室已通过 ISO 15189 质量管理体系认证。医学实验室应建立符合自身临床需求的质量管理体系，定期组织员工进行质量管理体系的培训，使之被理解、贯彻执行和有效控制。质量管理体系培训后的考核应注重对条款的解读和理解，防止形而上的照搬。

（四）业务技术的培训及考核

业务技术能力的培训主要是针对基础理论、专业知识、操作技能及 LIS 的培训。加强对技术人员业务能力的培训，实验室应有固定的业务培训制度，定期举办学术讲座；有计划安排各类人员参加相关的学术会议和学术交流，选送业务骨干外出进修和学力学位学习；举行读书报告会、科研课题开题报告会和课题总结会等。业务技术能力培训后的考核方式有多种，主要应做好每次的业务培训记录，及时将培训内容上传至内网供员工学习，可采用答题和竞赛等考核方式来加深相关知识的培训效果。

（五）实验室生物安全培训及考核

医学实验室安全包括化学、物理、生物等多个方面，其中生物安全最为重要。实验室管理人员应对工作人员进行上岗前安全培训，被培训人员经安全知识考试考核合格后在相关文件上签字，表明已知晓实验室的有关安全规定，才能上岗。如调动岗位，新的岗位对安全有不同要求，则应进行再次培训。此外，实验室每年应至少进行一次全科的生物安全培训；还要进行发生火灾、地震、大规模生物致病因子扩散等避险的演练；同时，应指导实验室工作人员在实验活动中采取有效的生物安全防护措施，规范实验操作行为，避免和减少实验活动中感染性或潜在感染性生物因子对工作人员、环境和公众造成危害。

上述培训内容按类型划分也可分为岗前培训、定期培训和不定期培训三类，但无论何种类型的培训，完整的培训过程都应包括培训计划、培训实施、培训考核、培训评估、岗位授权等环节，培训过程中的各个环节都是相互关联的，时间上有先后顺序，其中培训考核是最关键的一环。

二、Lab-OEC 管理下医学实验室人员的考核

人员考核有利于评价、监督和促进员工的工作，有明显的激励作用，为确定员工的劳动报酬与其他待遇提供科学依据，为员工个人认识自我、促进员工的全面发展创造了条件。同时，有利于管理者了解下属，以进行合理的岗位调整及职位晋升，最终使实验室走上合理良性的发展道路。

（一）Lab-OEC 管理下医学实验室人员考核的作用

Lab-OEC 管理下的人员考核，其目的在于给予实验室人员公平、公正的待遇，包括劳务奖惩、岗位调整、职称评定或评优评先等，以此来发掘并有效利用工作人员的工作能力，提高工作人员的工作积极性，使实验室质量管理水平持续提升。

（二）Lab-OEC 管理下医学实验室人员考核的要求

1. 实验室负责人考核要求

实验室负责人是指经医院任命的对科室负责的一人或多人，一般指科主任或副主任，其主要工作任务是在院长的领导下，全面领导和负责实验室业务、行政、人事、财务、后勤工作。其考核要点主要有：①确保有适当数量的具备所需教育、培训和能力的员工，以提供满足患者需求和要求的实验室服务。②组织贯彻执行国家和地方与检验工作有关的方针、政策、法规和制度。③组织制定和实施本医学实验室质量方针和目标，负责科室的设置和资源的配置，建立符合良好规范和适用要求的安全实验室环境。④组织制订工作计划和发展规划并负责实施。⑤利用实验室服务及检验结果解释，确保为试验选择提供临床建议。⑥选择和监控实验室的供应方。⑦选择受委托实验室并监控其服务质量。⑧为实验室员工提供专业发展计划，并为其提供机会参与实验室专业性组织的科学和其他活动。⑨制定、实施并监控实验室服务绩效和质量改进标准。⑩监控实验室开展的全部工作，以确定输出给临床的相关信息。⑪处理实验室员工或实验室服务用户的投诉、要求或建议。⑫设计和实施应急计划，以确保实验室在服务条件有限或不可获得等紧急或其他情况下能提供必要服务。⑬规划并指导本科室的科学研究、新技术、新项目开发和教学活动。⑭批准医学实验室内部的所有文件的发布，批准外部文件的申请和发布。⑮负责对所辖人员的监督与考评。⑯当下级的职、责、权发生失控时，负责协助调整，并对医学实验室所有事件负领导责任。

2. 实验室质量负责人考核要求

实验室质量负责人应在科主任领导下，全面负责本科室的质量管理体系运行，使质量活动受控和有效，严格遵循 ISO 15189 的要求负责建立、宣贯、实施、维持和改进质量管理体系的运行，组织贯彻执行国家有关检验的法令、法规、技术标准和规范。其考核的要点主要有：①负责标准、规范的现行有效性，组织各专业质量负责人不定期对技术标准规范、检验程序进行有效性跟踪。②组织编写和审核质量手册、程序文件并负责组织本医学实验室体系文件的宣传贯彻。③提出委托实验项目，并收集委托实验室资料，组织对委托实验室的质量保证和检验能力进行调查的工作。④负责监督检验公正性的实施。⑤负责受理、回复客户申诉。⑥负责对质量管理体系的不符合项进行识别，对严重性进行评价，原因分析，提出纠正措施的要求并跟踪不符合项的处理结果。⑦负责提出质量管理体系的预防措施要求、编制计划和对各部门预防措施的有效性进行验证。⑧制订内审年度计划，提出内审组成员及内审组长名单，审核内审实施计划，组织质量管理体系内部审核，检查纠正措施完成情况并跟踪验证。⑨组织制订年度质量控制计划和适时质量控制计划。⑩组织质量控制活动的实施；组织对质控数据进行统计、分析及可行性和有效性评审。⑪负责管理评审计划的编制和组织实施工作，并编写相应的评审报告，负责纠正措施实施的跟踪和验证工作。⑫定期就质量管理体系运行情况和改进需求向负责实验室方针、目标和资源决策的实验室管理层报告。⑬负责组织对质控活动的分析报告进行评审。⑭负责对质量管理小组组长、内审小组组长、质量监督组组长、咨询小组组长及各专业质量负责人和组长的工作进行监督考评。⑮负责组织医学实验室内外的交流和咨询工作。

3. 实验室技术负责人考核要求

实验室技术负责人是指在科主任领导下，全面负责本医学实验室技术工作，严格遵循 ISO 15189 的要求组织完成日常检验工作。其考核的要点主要有：①负责本医学实验室技术人员档案卡（表 6-1）的收集、整理及归档。②组织各专业质量负责人对合同进行评审、审核医学实验室作业指导书、检验方案、技术记录等技术文件。③负责制订科室层面的人员培训计划并组织实施。④根据工作的需要，组织各专业组提出设备和计量服务的配置需求和采购申请，确认设备的技术指标是否能满足检验工作的要求。⑤负责组织制定各项环境控制目标，建立监控手段和记录措施。⑥负责组织新的检验方法、非标准方法的验证和确认。⑦负责组织医学实验室内外的技术交流、技术咨询工作。⑧负责组织专业质量负责人对各专业技术人员的培训、资质考核工作。⑨负责组织检验结果不确定度的评定。⑩组织开展新检验项目的准备、试运行和对试运行情况进行评审。⑪负责对技术考核（考评）组及各专业质量负责人的工作考评。

表 6-1　人员档案卡

登记日期：		员工编号：			
姓名		性别		出生年月	
工作时间		所学专业		最高学历	
毕业时间		毕业院校		任职岗位	
专业技术资格证书登记表					
证件号	发证单位	级别	有效期	复印件	原件

（续表）

序号	主要工作经历
	能力资格确认：　　　　主任签名：　　　　日期：
备注	

4. 实验室秘书考核要求

实验室秘书主要负责协助技术负责人制订全体人员的培训计划并组织实施，配合质量负责人落实质量督查的组织与实施工作。其考核的要点主要有：①负责组织、实施科内支持性日常工作的落实、监督与评定工作。②负责科室对外的联络、接待、财务核算等事务性工作。③负责仪器、试剂及服务厂家的信息收集和管理等工作。

5. 实验室各专业组长考核要求

实验室专业组长围绕实验室的任务目标，全权负责本专业组管理工作。其考核的要点主要有：①负责审核本专业组专用试剂、耗材的申购、领用和保存，并在使用中保证其质量。负责组织本组设备的使用、维护管理。②负责组织本专业组各类标本的签收、保存、处置等管理并做好记录。③提出本专业组各项设施和环境配置的要求，并对设施和环境进行日常管理。④负责区域内的环境卫生，保持实验场所的清洁、整齐、安静。⑤负责本组在岗工作人员的工作安排、培训和考评。⑥负责本组的来自各方面的总结。⑦负责制订本组的年度工作计划。⑧负责提出设备和计量服务的配置需求和采购申请。

6. 一般检验人员考核要求

实验室一般检验人员应首先具备本岗位任职资格，熟悉并掌握本专业的基础知识和岗位职责要求，承担与本人职称相应的职责。其考核的要点主要有：①完成本岗位的室内质控工作，按照标准、规范和作业指导书进行检验工作，并对其工作负责。认真、如实填写记录、报告，及时反馈质量信息，保证记录的及时性、真实性和完整性。②维护设备并保障其正常运行，做好记录及设备期间的核查工作。③负责对设施和环境进行日常保养、清洁维护和监控，保证设施和环境符合要求，并记录设施和环境的监控参数。④负责检验过程中标本控制和检验后标本留存、处置及检验用品保管。⑤严格遵守安全规定，执行安全规程，拒绝不恰当的干扰，执行保证公正性的有关规定，维护检验结果的真实性。对用户的信息负有保密责任，认真执行《保护客户机密信息和所有权的管理程序》《保证诚信（可信度）的程序》。参与本岗位检验方法的验证实验，并编制检验方法作业指导书。⑥参与本岗位检验新项目的开展与科教工作。⑦担负本岗位试剂、耗材的请领，担负本岗位工作环境的整理工作。⑧对因检验数据的运算结果错误而造成的不良后果负主要责任。⑨努力学习业务知识，按时参加医院和科内的会议与业务学习，接受岗位培训和考核，获取相应的专业、岗位或关键设备的资格证书才能上岗操作。

Lab-OEC 管理下的医学实验室实施人员考核，最基本的要求是必须坚持客观公正的原则。同时，要建立由正确的考核标准、科学的考核方法和公正的考核主体组成的考核体系，实行多层次、多渠道、全方位、制度化的考核，具体详见本章第三节及第四节。

第三节
基于 KPI 的 Lab-OEC 管理

KPI 是通过对组织内部流程的输入端、输出端的关键参数进行设置、取样、计算、分析，衡量流程绩效的一种目标式量化管理指标，是将组织的战略目标分解为可操作的工作目标工具，是组织绩效管理的基础。建立明确的切实可行的 KPI 体系，是做好绩效管理的关键。分配制度关系到每一位职工的切身利益，牵一发而动全身，敏感度极高。在当今日趋激烈的医疗市场竞争情况下，处在生存与发展"夹缝"中的医院，只有利用 KPI 完善绩效分配制度，才能有效激励员工提高医疗技能、医疗质量以及提高增加收入、节约开支的积极性。

一、医学实验室考核制度现存缺陷

1. 考核指标设置不合理

比如，收治的患者和检验数量主要是由临床医生决定的，如果实验室考核时只将检验数量作为指标，这就是不合理的。考核指标的设置因每个实验室的管理模式、质量管理体系、人员构成的不同而不尽相同，在国家制定统一质量指标的目标下，实验室应根据自身管理现状和发展目标，制定适宜于本实验室的考核指标。

2. 绩效分配比例不合理

部分医学实验室的绩效分配为等额分配，这体现不了奖勤罚懒，是不合理的，而差距过大则会让收入过低的员工丧失工作热情，也是不合理的，因此必须要兼顾工作量，制定合理绩效考核标准，实行"多劳多得，重点岗位适当倾斜"的分配政策。

3. 科室收支结余与分配不合理

当科室将收支结余和分配额直接挂钩时，容易使检验科工作人员更多地考虑自身利益，变相追求增加收入，片面追求含金量高或收益大的项目，诱导医护人员为患者提供过度服务，产生不合理检查等现象，制定这种制度也是不可取的。医疗收费并不能完全体现实验室人员的劳动价值，如临检室或微生物室的工作量大、手工操作较多，但收费价格太低或检验数量较小，收入相对较低，如果以全成本计算，甚至收不抵支。生化或免疫室，凭借高度自动化仪器，检验量大，收入自然较高。如果科室仅将业务收入作为绩效评判标准，分配自然会向高收入部门倾斜，导致科室人员都不愿意去个别收益差的组室，使得科室工作安排困难。

4. 监控反馈机制不完善

大部分医院在考核指标分配时，监督部门和反馈途径不完善。如在考核指标分配过程中，当员工对分配结果不满意，甚至感觉不公平时，缺乏相应的反映途径和监督部门，使不公平现象无法得到及时纠正，部分考核指标较多的员工因无法完成分配的工作，导致其对科室领导心怀不满，进而消极怠工。

二、Lab-OEC 管理下实验室 KPI 指标选择

关键绩效指标强调对业绩起关键作用的指标，应该抓住关键绩效指标进行绩效管理，通过关键绩效指标将员工的行为引向实验室制定的质量目标方向。医学实验室各专业组、各岗位、各职称工作人员 KPI 指标选取的重点有所不同，表 6-2 ～ 表 6-7 示例了部分关键岗位的 KPI 考核指标。

建立实验室 KPI 指标的要点在于系统性、公平性和可操作性，指标必须是可以量化的，要按照定性和定量相结合原则，使指标之间具有相对独立性和一定的层次性。

KPI 设置的基本原则包括以下内容。

1. 系统性

首先有明确的质量目标，再根据质量目标找出检验流程中这些关键指标的 KPI，将这些关键业绩指标定为人员考核 KPI。根据岗位不同，医学实验室的关键指标包括检验报告回报及时率、危急值报告及时率、成立的投诉数量、采血效率等，辅助指标包括科研指标、教学指标、医德医风指标、培训参与率、工作态度等。应将各相应系统的 KPI 考核体系进行分解，确定相关的要素目标，分析绩效驱动因数（技术、组织、人），确定实现目标的工作流程，分解出各系统部门级的 KPI，确定评价指标体系（如住院标本退还率，由于牵涉到实验室与护理部门的沟通、护理人员的管理，需要更多的人员参与，其影响因素会比通过自我提升就能完成指标的难度更大）。通过 Lab-OEC 管理下的人员考核模式，努力营造一个全员共同参与改进、创新的环境，充分激发每个员工的积极性和责任感，不断提升质量管理水平。

2. 公平性

保证公平性是指在实验室内部从事相同或相近岗位人员运用 KPI 考核时的机会均等。

表6-2 科室主任 KPI 考核表

姓名：

				( )年( )月计划/总结				本月工作系数（根据当月工作强度等确定）月总结时填写
			每月制订计划时填写					
项目	编号	工作项目	解决措施及总目标	相关责任人	解决问题最终时间	本月需达到的目标	权重	本月该项工作完成情况
*	*	*	*	*	*	*	*	*
KPI	N001	检测服务	1. 服务能力 (1) 项目开展：开展适宜项目，满足临床需求 (2) 服务质量：及时、快速、准确 (3) 保障诊断效能：选择适宜的检验程序，满足诊断要求 2. 患者服务 (1) 医患关系和谐 (2) 医疗纠纷处理及时得当				20%	
	N002	临床沟通	1. 新项目：临床推广不低于*项 2. 临床培训：组织的临床培训不低于*场 3. 临床咨询：临床咨询服务通畅及时，不出现重大投诉 4. 临床会诊：参与临床疑难疾病的会诊 5. 临床交流会：科室与临床交流会不低于*场				20%	
	N003	质量管理	1. 质量管理体系 (1) 建立完善的质量管理体系 (2) 体系良好运行 (3) 具备良好的监督及持续改进机制 2. 执行效果 (1) 检验前过程 (2) 检验过程 (3) 检验后过程 3. 质量管理体系认可（可选） (1) 严格按照质量体系认可要求管理 (2) 及时整改不符合项				20%	

（续表）

项目	编号	工作项目	解决措施及总目标	相关责任人	解决问题最终时间	本月需达到的目标	权重	本月该项工作完成情况
*	*	*	*	*	*	*	*	*
	N004	人员能力建设	1. 团队管理 (1) 分工明确，结构合理的团队 (2) 科室文化：积极正向，管理贯彻有力 2. 培训和能力提升 (1) 科室培训会：技能、新技术等 (2) 临床沟通会：检验服务临床等 (3) 院内会：积极参加院内会 (4) 检验学术会议：全国、省市检验会等 (5) 人员晋升：职称考试及评议等 3. 高端人才培养与引进 (1) 博士人才引进 (2) 学科带头人培养或引进	*	*	*	10%	
KPI	N005	科研及教学	1. 科研 (1) 课题：国家或省市课题不少于 * 项 / 年 (2) 论文：中文核心不少于 * 篇，SCI 不少于 * 篇 (3) 专利：不少于 * 项 / 年 (4) 产学研用成果转化：不少于 * 项 / 年 2. 教学（可选） (1) 根据教学目标完成年度教学目标 (2) 实习和规培学生定期考核，成绩优秀 (3) 本专科、研究生教学质量评估优秀，每年参与精品课程评选	*	*	*	10%	
	N006	Lab-OEC管理	1. 计划与考核：科室主任年度 / 月度计划→** 各岗位年度 / 月度计划→** 组长年度 / 月度计划→** 组员年度 / 月度计划效果分析（年度 / 半年度 / 季度 / 月度绩效考核制） 2. 差异化：关键岗位制定差异化考核标准	*	*	*	10%	

（续表）

项目	编号	工作项目	解决措施及总目标	相关责任人	解决问题最终时间	本月需达到的目标	权重	本月该项工作完成情况
*	*	*	*	*	*	*	*	*
	N007	风险控制	1. 安全风险可控 2. 运营风险可控 3. 合规性				5%	
KPI	N008	预算与成本效益管理	1. 年度预算执行率 90%~110%，审计不出现重大问题 2. 成本效益：满足医院要求				5%	
	Q001	如课题申报水平提升	如增加 1 项国家级课题申报等					
问题工作	Q002	如提升检验服务能力	如增加主动临床沟通会					
	Q003							
	Q004							
	Q005							
	Q006							

注：* 标记栏为必填项。

表 6-3　科室行政副主任 KPI 考核表

姓名：

项目	编号	工作项目	每月制订计划时填写	（ ）年（ ）月计划/总结				月总结时填写	本月工作系数（根据当月工作强度等确定）
			解决措施及目标	相关责任人	解决问题最终时间	本月需达到的目标	权重	本月该项工作完成情况	
*	*	*	*	*	*	*	*	*	*
KPI	N001	行政管理职能	1. 协助科主任完成行政工作，各模块工作良好运行 2. 参与制订和组织实施本科室工作计划 3. 科主任外出时主持科内行政工作				30%		
	N002	人员能力建设	1. 团队管理 (1) 分工明确、结构合理的团队 (2) 科室文化：积极正向，管理贯彻有力 2. 培训和能力提升 (1) 科室培训会：技能、新技术等 (2) 临床沟通会：积极服务临床等 (3) 院内会：检验参加临床会 (4) 检验学术会议：全国、省市检验会等 (5) 人员晋升：职称考试及评议等 3. 高端人才培养与引进 (1) 博士人才引进 (2) 学科带头人培养或引进				25%		
	N003	Lab-OEC 管理	1. 计划与考核：科室主任年度/月度计划→**组长年度/月度计划→**各岗位组长月度计划效果分析（年度/半年度/季度/月度绩效考核） 2. 差异化：关键岗位制定差异化考核标准				15%		

（续表）

项目	编号	工作项目	解决措施及总目标	相关责任人	解决问题最终时间	本月需达到的目标	权重	本月该项工作完成情况
*	*	*	*	*	*	*	*	*
KPI	N004	风险控制	1. 安全风险可控 2. 运营风险可控 3. 合规性				15%	
	N005	预算与成本效益管理	1. 年度预算执行率 90%~110%，审计不出现重大问题 2. 成本效益：满足医院要求				15%	
问题工作	Q001	绩效管理	如不同层级人员的绩效考核办法					
	Q002							
	Q003							
	Q004							
	Q005							
	Q006							
	Q007							
	Q008							

注：* 标记栏为必填项。

表 6-4 科室业务副主任 KPI 考核表

姓名：

项目	编号	工作项目	解决措施及总目标	相关责任人	解决问题最终时间	本月需达到的目标	权重	本月该项工作完成情况
		每月制订计划时填写			( )年( )月计划/总结			本月工作系数（根据当月工作强度等等确定）
								月总结时填写
*	*	*	*	*	*	*	*	*
KPI	N001	检验服务临床	1. 服务能力 (1) 项目开展：开展适宜项目，满足临床需求 (2) 服务质量：及时、快速、准确 (3) 保障诊断效能：选择适宜的检验程序，满足诊断要求 2. 患者服务 (1) 医患关系和谐 (2) 医疗纠纷处理及时得当 3. 临床沟通 (1) 新项目：临床推广不低于 * 项 (2) 临床培训：组织的临床培训不低于 * 场 (3) 临床咨询：临床咨询服务通畅及时，不出现重大投诉 (4) 临床会诊：参与临床疑难疾病的会诊 (5) 临床交流会：科室与临床交流会不低于 * 场				30%	
	N002	人员能力建设	1. 团队管理 (1) 分工明确、结构合理的团队 (2) 科室文化：积极正向，管理贯彻有力 2. 培训和能力提升 (1) 科室培训会：技能、新技术等 (2) 院内会：积极服务加院内会 (3) 临床沟通会：积极参加临床会 (4) 检验学术会议：全国、省市检验会等 (5) 人员晋升：职称考试及评议等 3. 高端人才培养与引进 (1) 博士人才引进 (2) 学科带头人培养或引进				20%	

（续表）

项目	编号	工作项目	解决措施及总目标	相关责任人	解决问题最终时间	本月需达到的目标	权重	本月该项工作完成情况
*	*	*	*	*	*	*	*	*
KPI	N003	科研及教学	1. 科研 (1) 课题：国家或省市课题不少于 * 项 / 年 (2) 论文：中文核心不少于 * 篇，SCI 不少于 * 篇 (3) 专利：不少于 * 项 / 年 (4) 产学研用成果转化：不少于 * 项 / 年 2. 教学（可选） (1) 根据教学目标完成年度教学目标 (2) 实习和规培学生定期考核，成绩优秀 (3) 本专科、研究生教学质量评估优秀，每年参与精品课程评选				20%	
	N004	质量管理	1. 质量管理体系 建立完善的质量管理体系 (1) 体系良好运行 (2) 具备良好的监督及持续改进机制 2. 执行效果 (1) 检验前过程 (2) 检验过程 (3) 检验后过程 3. 质量管理体系认可（可选） (1) 严格按照质量体系认可要求管理 (2) 及时整改质量不符合项				20%	
	N005	Lab-OEC 管理	1. 计划与考核：科室主任年度 / 月度计划→** 组长年度 / 月度计划→** 各岗位组长月度计划效果分析（年度 / 半年度 / 季度 / 月度绩效考核制） 2. 差异化：关键岗位制定差异化考核标准				10%	

（续表）

项目	编号	工作项目	解决措施及总目标	相关责任人	解决问题最终时间	本月需达到的目标	权重	本月该项工作完成情况
*	*	*	*	*	*	*	*	*
问题工作	Q001	如课题申报水平提升	如增加 1 项国家级课题申报等					
	Q002	如提升检验服务能力	如增加主动临床沟通会					
	Q003							
	Q004							
	Q005							
	Q006							
	Q007							
	Q008							

注：＊标记栏为必填项。

表 6-5　科室主任助理或秘书 KPI 考核表

姓名：　　　　　　　　　　　( )年( )月计划/总结

项目*	编号*	工作项目*	每月制订计划时填写 解决措施及总目标*	相关责任人*	解决问题最终时间*	本月需达到的目标*	权重*	本月工作系数（根据当月工作强度等确定）／本月该项工作完成情况（月总结时填写）*
KPI	N001	检验服务临床	协助科主任或副主任完成临床服务能力、患者服务能力及咨询服务能力建设工作，满足科室建设要求				30%	
	N002	行政事务	协助科主任或副主任完成 Lab-OEC 管理、风险控制、预算及成本效益管理的事务性工作				30%	
	N003	人员能力建设	协助科主任或副主任完成团队管理、培训和能力提升及人才培养与引进的事务性工作				15%	
	N004	科研及教学	协助科主任或副主任完成科研和教学管理等事务性工作，满足科室要求				15%	
	N005	质量管理	协助科主任或副主任完成质量管理体系、执行效果评估和（或）质量管理体系认可的事务性工作				10%	
	N006							
	N007							
	N008							
问题工作	Q001	如科研课题	如简化项目申报流程					
	Q002							
	Q003							
	Q004							
	Q005							
	Q006							
	Q007							
	Q008							

注：* 标记栏为必填项。

表 6-6　科室各组长 KPI 考核表

姓名：　　　　　　　　　　　　（　）年（　）月计划 / 总结

项目	编号	工作项目	每月制订计划时填写 解决措施及总目标	相关责任人	解决问题最终时间	本月需达到的目标	权重	本月工作系数（根据当月工作强度等确定）	月总结时填写 本月该项工作完成情况
*	*	*	*	*	*	*	*		*
KPI	N001	检验服务 临床	1. 服务能力 　(1) 项目开展：开展适宜项目，满足临床需求 　(2) 服务质量：及时、快速、准确 　(3) 保障诊断效能：选择适宜的检验程序，满足诊断要求 2. 患者服务 　(1) 医患关系和谐 　(2) 医疗纠纷处理及时得当 3. 临床沟通 　(1) 新项目：临床推广不低于 * 项 　(2) 临床培训：组织的临床培训不低于 * 场 　(3) 临床咨询：临床咨询服务通畅及时，不出现重大投诉 　(4) 临床会诊：参与临床疑难疾病的会诊 　(5) 临床交流会：科室与临床交流会不低于 * 场				30%		
	N002	Lab-OEC 管理 (行政管理)	1. 计划与考核管理：科室主任年度 / 月度计划→** 组长年度 / 月度计划 / 周年度 / 季度 / 月度计划→** 各岗位月度计划→** 各成员月度计划→** 各岗位计划与执行效果分析（年度 / 半年度 / 季度 / 月度绩效考核制） 2. 例会与问题闭环管理：科室会、组会、岗位会、质量会、安全会、临床会诊等重要会议的及时参与及问题跟踪（问题结题率年度≥ 85%）				25%		
	N003	质量管理	1. 室内质控：做好每日室内质控并于月底输出本月质控总结；更换质控品批号、试剂或校准品批号等与室内质控相关事项应及时记录及在册；失控项目应认真填写失控报告并总结数据				25%		

130

（续表）

项目	编号	工作项目	解决措施及总目标	相关责任人	解决问题最终时间	本月需达到的目标	权重	本月该项工作完成情况
*	*	*	*	*	*	*	*	*
	N003	质量管理	2. 室间质评：及时参加各临检中心组织的室间质评活动并输出室间质评回报表；分析质评成绩并对不合格项及时整改上报 3. SOP 编写、修订与执行效果分析：及时组织编写**相关 SOP 编写及配套记录表格，根据实际运行情况做好修订更新工作；督导本组人员按质量管理体系文件要求完成各项任务（上岗证考核，出箱率考核） 4. 质量指标监控（TAT，样本污染率等**项指标）					*
KPI								
	N004	科研与教学管理	1. 科研管理：及时制订**专业科研计划（规划课题申报，论文撰写等）；引进国内外新成果、新技术，开展新项目（新项目开展率、老项目技术指标提升率等）；提高本专业技术水平（技术人才引进/培养增幅率、培养率等） 2. 培训与能力评估 3. 教学管理：及时培养**专业人才并能胜任专业组讲课，并对新进人员，实习生，进修生等进行专业指导				20%	
	Q001	如提升检验服务能力	如增加主动临床沟通会					
问题工作	Q002							
	Q003							
	Q004							
	Q005							
	Q006							
	Q007							
	Q008							

注：* 标记栏为必填项。

表 6-7 科室质量负责人 KPI 考核表

姓名：

（　）年（　）月计划/总结

项目	编号	工作项目	每月制订计划时填写	相关责任人	解决问题最终时间	本月需达到的目标	权重	月总结时填写
			解决措施及总目标					本月该项工作完成情况
								本月工作系数（根据当月工作强度等确定）
*	*	*	*	*	*	*	*	*
KPI	N001	建立、实施质量管理体系	1. 组织编制、修订质量管理体系文件并保持其有效性 2. 组织本检验科体系文件的宣贯 3. 监督检验公正性的实施 4. 受理、回复客户申诉				35%	
	N002	质量体系持续改进	1. 对质量管理体系的不符合项进行识别，对严重不符合项进行评价，原因分析，提出纠正措施的要求并跟踪不符合项的处理结果 2. 提出质量管理体系的预防措施计划和对各部门预防措施的有效性进行验证 3. 制订内审年度计划，提出内审组成员及内审组长名单 4. 审核内审实施计划，组织质量管理体系内部审核，检查纠正措施完成情况并跟踪验证				30%	
	N003	方法学评价及设备校准	1. 性能验证 2. 参考区间验证 3. 不确定度评定 4. 设备的检定和校准				20%	
	N004	质控活动	1. 组织制订年度质量控制计划和适时的质量控制计划 2. 组织对质控数据进行统计、分析和可行性 3. 组织对质控活动的分析报告进行评审				15%	

（续表）

项目	编号	工作项目	解决措施及总目标	相关责任人	解决问题最终时间	本月需达到的目标	权重	本月该项工作完成情况
*	*	*	*	*	*	*	*	*
KPI	N005							
	Q001	如室内质控	如增加阈值水平的室内质控品					
	Q002							
	Q003							
问题工作	Q004							
	Q005							
	Q006							
	Q007							

注：* 标记栏为必填项。

不公平的考核结果会让参与者感觉或认为差距太大，无法接受，或者有的人工作认真，努力上进但KPI考核结果却不好，而不认真不努力或有投诉的人KPI考核结果却很好，这样的不公平最容易导致KPI考核失效，严重的会冲击医学实验室全心全意为患者服务的核心理念，打击认真做事的人员积极性，有能力的人才留不住，最终导致服务质量的下降。所以说，公平是被考核者最为关注的问题，也是KPI考核中的核心问题，且往往也是实际工作中考核方最容易忽视的问题。

3. 可操作性

质量目标是指在质量方面所追求的目的，是实现质量方针所要求的意图和策略的具体要求。如上海某三甲医院医学实验室的质量方针为"准确及时、优质服务、科学管理、持续改进"，而质量目标为"主要数据和结论的准确率为100%，客户投诉率小于0.1%"。实验室一般还会制定一些满足内在要求的质量指标，用来监控评估检验前程序、检验程序和检验后程序中的关键环节，这些指标可作为实验室人员KPI量化考核依据的一部分。目标设置是实验室人员KPI考核中技术人员和管理层之间较难协调的问题，若目标定得过高，被考核者（技术人员）无法达成目标，就会放弃努力，反而达不到激励的目的，从而失去KPI考核的意义；若目标定得过低，则会导致被考核者不重视，不关心，也会失去KPI考核的意义。如何设计吻合实验室质量持续改进，通过被考核者的主观努力可以达到的目标是实验室管理层需要利用智慧解决的关键问题。一般而言，只要数据全面，方法科学，沟通顺畅，实验室设定的目标基本上都能顺利完成。

制定Lab-OEC管理下实验室人员KPI绩效考核时，以下几个问题必须考虑：① KPI含义和作用。② KPI的量化问题。③ KPI衡量对象及其对KPI的控制作用。④ KPI的合理性。

【案例】

上海某三甲医院检验科标本退还率的统计、提升经历了好几个阶段。

第一阶段：意识到标本退还会对患者造成困扰，造成投诉，影响危急重症患者抢救，实验室开始进行手工登记标本退还记录。并定期与护理部门进行沟通，但苦于手工记录数据汇总困难，不能及时向护理部门反馈，使得标本退还率维持在1%左右。

第二阶段：为解决手工登记汇总困难的问题，实验室将标本退还功能集成到LIS，工作人员在执行标本退还时，手工输入退还理由，系统自动记录退还标本信息、退还时间、退还人、退还原因、收到退还通知的护理人员等多条信息，使标本退还记录可以在LIS内进行汇总。但由于数据杂乱，每个月需要各组安排专人耗时2~3天，将1个月的退还记录数据采集后再提交给科室专员进行整合，然后形成月度退还报告，与护理部进行沟通。通过该改进，标本退还率下降至5‰左右。

第三阶段：为进一步优化 LIS 中的标本退还模块，统计回顾实验室多年以来信息系统内记录的退还理由，形成退还理由字典库，工作人员在执行标本退还时，可以选择退还原因，不必手工输入退还理由。因此，实验室每月只要安排一位工作人员使用 2 小时左右，即可汇总退还记录，形成退还报告，可详细分析每个病区标本退还率、各病区各类标本退还情况、按采集人的标本退还率、按条码管分析标本退还率。定期与护理部进行沟通，由于所提供的信息可以落实到标本采集人和标本种类，标本退还率下降到 3‰ 左右。

第四阶段：将 LIS 的标本退还记录与检验数据决策系统进行对接，编辑标本退还分析报告模板，使得标本退还分析报告可以自动生成，且每天将分析报告用 E-Mail 发送给科室管理层、护理部，不再需要工作人员手工操作。由于信息得到及时反馈，该实验室将标本退还率稳定在 1.5‰ 左右。

通过以上案例，我们可以发现，该实验室履行 Lab-OEC 管理模式，将不合格标本退还工作的管理持续改进，最终达到一开始的只能按月生成退还报告到目前的可以每日自动生成退还报告，实现日清日结，系统自己完成汇总，无需人工参与。因此，实验室的标本退还率也从 1% 下降到 1.5‰，足足减少了 85%！

三、Lab-OEC 管理下合理的绩效分配

（一）设立绩效分配原则

合理的绩效制度首先需设立分配原则，这是绩效管理的基础。不同的实验室有不同的发展目标，因此各个实验室应根据自身的具体情况，制定分配原则。绩效分配时，可考虑从社会效益、质量效益、经济效益三部分进行 KPI 考核，三部分所占比例从高到低依次为质量效益、社会效益、经济效益，这样既强化了员工的技术质量意识，也对员工精神文明建设和行政管理工作提出了要求。

1. 以促进科室发展为目标

建立绩效激励机制的根本目的是提高科室的核心竞争力，促进科室发展。因此，建立的绩效激励机制要有利于科室的长期发展，这就需要建立以考核业务水平与质量、考核业务工作量和服务质量为主，以经济指标为辅的绩效激励机制。

2. 效率优先、多劳多得

必须坚持集体致富、多劳多得的原则。不同科室、岗位间的绩效分配既要反映工作业绩，又要体现其在医院中的相对地位；应根据工作任务、岗位的技术含量、个人表现等进行分配，不得平均分配；另外，科室在进行内部分配前可以按一定比例提取科室基金，并以此作为科室公益金，用于科室对外学术交流及社会公益活动，其使用情况应在

科室内公开。

3. 优先考虑关键岗位员工

关键岗位对于一个科室而言很重要，对于其他员工而言，尽管他们不在关键岗位上，但科室对于其工作成绩的肯定可以确保科室的内部稳定。适当时，还可将职称、工龄、工作环境、工作强度等作为分配要素。

（二）制订绩效分配方案

按照绩效分配原则制订相应的绩效分配方案，包括针对不同的工作岗位设定具体的工作目标与考核细则，并按照考核细则进行分配。也可按绩效分配方案将报酬发放到各专业实验室，专业组长有权按岗位及考评记录（工作态度、业务能力和业绩等）进行专业组内的二次分配。

（三）绩效分配制度公开透明

绩效分配方案应经多次自下而上、自上而下的讨论形成，并告知所有科室员工了解绩效分配方案是如何形成的，是如何进行分配的。实验室负责人应采纳管理层所有成员意见，不可独断独行，重大问题可在管理小组内实行票决制，让大多数职工感受到分配制度的公平公正。

绩效分配不仅是简单的利益分配问题，还牵扯到实验室内部的人际关系、未来发展前景等多个方面。因此，实验室在进行绩效分配时，应根据实验室 KPI 制定的实际情况，制定出适合实验室可持续发展的绩效分配制度。

第四节
Lab-OEC 管理下学习型组织打造

学习型组织是美国学者彼得·M. 圣吉（Peter M. Senge）在《第五项修炼》(*The Fifth Discipline*) 书中提出的管理观念，即企业应建立学习型组织，其涵义为面临变化剧烈的外在环境，组织应力求精简、扁平化、终生学习、不断自我组织再造，以维持竞争力。学习型组织的管理模式对于医院医学实验室的管理也同样适用。

学习型组织不存在单一的模型，它是关于组织的概念和雇员作用的一种态度或理念，是用一种新的思维方式对组织的思考。在医学实验室打造的学习型组织中，每位检验人员都要参与识别和解决问题，使组织能够不断地尝试、改善和提高它的能力。学习型组织的基本价值在于解决问题，与之相对的是，传统组织设计的着眼点是效率。在学习型组织内，基层检验人员参与问题识别，这意味着要了解终端患者的需要；基层检验人员还要解决问题，这意味着要将遇到的所有问题综合起来考虑以满足患者的需要。学习型组织也因此通过确定新的需要并通过满足这些需要来提高其自身价值。

一、建立学习型组织的必要性

学习型组织的理论是当前世界最前沿的管理理论之一。这种理论越来越受到企业界的重视，华为、海尔、伊利、安图都在推进学习型组织的建设，并取得了明显的成效。究竟学习型组织的魅力何在，推广学习型组织的理论对于我们医院医学实验室的发展有何至关重要的意义和作用？以下从四个方面进行阐述。

（一）学习型组织理论的内涵

有助于组织的管理从科学管理上升到人文管理，可以说是管理理论的一次革命。学习型组织中心内容是"五项修炼"，即：

1. 不断自我超越

自我超越的修炼是指突破极限的自我实现，它是学习型组织的精神基础。

2. 改善心智模式

心智模式的改变，最重要的一个环节就是事事都能够从"归罪于外"到"反求自己"。

3. 建立共同愿景

共同愿景是所有成员共同的愿望和憧憬，它是人们心中一股令人深受感召的力量。

4. 善于团队学习

团队是学习的最佳单位，团队学习是建立在"自我超越"和"共同愿景"两项修炼之上，是使众多个人智慧转化为团体力量的学习。

5. 学会系统思考

系统思考的关键是要认清自己在系统中的位置和作用，凡人凡事都要树立系统思考和普遍联系的观念。

（二）学习型组织创建对医学实验室的意义

在医学实验室创建学习型组织是通过培养整个组织的学习氛围，充分发挥每一位检验人员的创造思维能力而建立起来的一种有机的、柔性的、扁平的、符合人性的、能持续发展的组织。

创建学习型组织会给科室本身带来好处：其一，学习型组织的建立为医学实验室的发展带来内生动力。学习型组织强调"学习＋激励"，不但使人勤奋工作，而且使人"更聪明地工作"。它以增强科室的学习力为核心，提高群体智商，提升员工的工作能力，达到科室效益速增、服务超值的目标。其二，组织由少数人的事业变成多数人的职业，进而形成了生命共同体，能够从精神和心灵上激发起创造和奉献的恒久动力，提高科室人员的忠诚度，增加科室的凝聚力。其三，科室人员对于责任有了新的看法。无论在哪个岗位上都能够认识到自身的存在对于组织的影响与作用，认识自身工作的意义与价值，因而也就能够承担起自身的责任。

（三）学习型组织创建对医学实验室工作人员的意义

学习型组织与检验人员个人的关系是相互依存、相互成长的关系。学习型组织强调对科室人员能力的开发与激励，检验人员通过不断学习和创造，通过对自身价值与科室目标的认同，进而把自己的聪明才智不遗余力地贡献给科室和医院，推动组织顺利地完成使命和目标，实现对医院和社会的贡献。

学习型组织的创建会给科室人员个人的各个方面带来重大变化，主要体现在八个方面：①思想理想升华。②自我形象高大。③自尊水平提高。④自行负责增强。⑤自我进行激励。⑥发明创造有方。⑦人际关系改善。⑧自我效能提升。通过这一系列的变化，科室人员的精神面貌和心态心智都会有脱胎换骨的改变。由于这些改变是积极的精神意义上的改变，因而更能够使员工在组织中活出生命的价值与意义。

（四）学习型医学实验室对医疗机构的意义

对于医学实验室这样一个医院常规科室来讲，创建学习型组织，增强科室的学习力，必将从总体上提升科室的综合能力，提升检验服务的质量，为医疗机构的整体诊疗服务能力的提升奠定基础，增强医疗机构的市场竞争力。

发展没有止境，学习就没有止境。创建学习型组织是时代的主旋律，也是快速发展的医学实验室的必然选择。面对日新月异的检验知识和设备，只要我们认识到学习型组织理论的重要性，并且能够坚持不懈地推广下去，医学实验室就一定会焕发恒久的活力。

二、学习型组织的建立方法

建立学习型组织需要检验管理层的全面规划，制定相关的工作制度，全员参与，落实监督和考核机制，持续有效地推进学习型组织的建立。

（一）学习型组织的打造

医学实验室管理层应对医学实验室当前技术能力和人员素质进行综合评价，对医疗机构的整体服务定位认识清晰，以满足临床服务与发展的需求为基础，建立科室的技术和人员的发展目标，并建立阶段性的工作计划。

1. 科室发展目标

结合医疗机构的综合能力和专业特色，确定科室检验服务的能力建设目标。通过走访与临床沟通，积极主动了解临床在服务与科研方面的需求，在常规服务、科研服务、教学服务三个维度上分析科室当前技术服务的优势与短板，制定科室发展目标。

2. 人员发展目标

根据当前和预期业务发展的需要，结合科室特点和上级行政或部门技术负责人的要求和目标，制订人员能力提升计划。

(1) 根据各岗位任职条件的要求，科主任拟定各层次工作人员的继续教育计划。

(2) 技术负责人编制《人员培训年度计划表》《员工培训履历表》(参考表 6-8 和表 6-9)，交科主任批准后实施。

表 6-8 人员培训年度计划表

序号	培训对象	培训内容	培训目标	培训时间	负责部门	实施情况

编制人：　　　　批准人：　　　　日期：

表 6-9 员工培训履历表

姓名　　　　　　　　　　　所在部门

职务 / 职称　　　　　　　　专业

学历

培训日期	培训项目	培训内容	培训结果	证书号	备注

(3) 未列入年度计划的，技术负责人提出临时培训申请，填写《培训申请表》(参考表 6-10)，经医学实验室主任批准后实施。

表 6-10　培训申请表

□计划外　□计划内	
培训内容及目的：	
参加人员：	
培训时间共　　天，共　　学时 从　年　月　日至　年　月　日	培训地点： 联系电话： 联系人：
培训单位：	
发证单位：	
考核办法：□笔试　□口试　□实际操作　□其他方式 培训经费：	
申请部门意见： 申请部门负责人： 年　月　日	主任意见： 签字： 年　月　日

根据管理人员和检验人员岗位的不同，计划的制订应有不同的专业知识和技能培训，此外还应包括标准化知识，质量控制与管理知识，计量理论知识，误差理论与数据处理技术，数理统计技术，国家有关质量、认证认可、计量以及疾控行业的法律、法规、管理条例，上岗证考核知识、外语知识等的培训。从事检验的人员还应进行实验室安全和防护知识的培训。

（二）学习型组织的实施

坚持以需求为导向、科室主导与个人自主相结合、个人履行义务与自觉自愿学习相结合的原则开展人员能力提升。

1. 科室建设目标的实施

根据科室的建设目标，对每一个专业分解建立专业发展目标和方向，制订中长期发展计划，落实人才梯队建设，将科室目标转化成专业组室的目标，将医疗、科研、教学的目标分解成具体的目标。例如，在医疗上，建立服务能力建设目标，确定检验项目的开展计划，建立室内质控达标率、室间质评参加及合格率、周转时间（turnaround time，TAT）改进目标、危机值报告及时率等质量指标的改进目标；在科研上制定组室的科研方向、基金申请目标、论文发表目标；在教学上，建立人员培养目标、新员工轮转计划等，使科室发展的目标都落实到具体的团队和个人，人人有职责，队队有目标，通过阶段考核监督执行情况并不断修正目标，促进科室的整体能力建设。

2. 人员发展目标的实施

（1）员工在岗培训：员工在岗培训包括新员工轮转培训、员工轮岗培训、离岗 6 个月或以上人员培训、常规培训、外部培训等。除了关注完成检验工作的技术培训，还应关注质量管理、职业道德、生物安全、伦理合规等多维度的培训，使员工安全、合规地完成检验服务。还应制订配套培训计划与考核方法，对每一项培训确定专门的培训人员，建立培训指南，落实培训考核制度，并对培训效果进行定期评价。

（2）员工继续教育：为员工制定继续教育目标，采取"走出去，请进来"的方式进行培训，主要方式有：①参与专业学术会议交流，完成规定的继续教育学分。②选派各专业组技术骨干到国内先进实验室进行中短期进修。③选派科室技术人员参加卫生健康委及省临床检验中心举办的质控会议，厂家举办的各种学术交流会议等。④总结常规与科研工作，撰写和发表学术论文，申请科技奖励。落实各项培训考核制度。例如，对外部培训的考核要求：外出学习、培训、进修的人员在外出参加培训学习后，应向实验室负责人汇报学习情况，主动到教学秘书处登记，并将外出学习的资料、获得的学分证交到文本主管处，文本主管在进行归档资料登记及学分证复印后，将资料存放在实验室的阅览室中以供科室员工阅读学习；外出参加培训的工作人员返回后，须在科内以多媒体教学的方式对科内其他员工讲授学习内容及体会。

（3）员工职业规划：根据科室以及专业的发展需求，对不同层次的员工提出和制定职业发展规划，使每一个员工了解自己的定位，建立上升的通道和考核机制，形成团结奋进的组织文化，提升科室的凝聚力。为科室的发展建立人才梯队，使科室保持长期发展的内生动力。

三、学习型组织的自我评估

（一）科室能力评估

定期对学习型组织建设的成果进行评估。通过临床满意度、员工满意度、患者满意度评价，全面了解科室建设的阶段性成果，通过医疗服务能力评价，对质量目标的达成情况，对质量指标的达标状况，对科研任务的完成情况等多方面进行评价，分析科室发展目标的执行情况，对科室的整体能力做出评价。在同地区、同级别、同行业中选择标杆科室，将自身的各项指标与标杆科室进行比较，寻找差距和不足，不断修正和改进科室发展目标。

（二）人员能力评估

结合常规工作、科研工作、教学工作，基于每一个员工的职业规划，定期对每一位员工的能力进行评估（参考表 6-11）。

表 6-11 人员能力评估表

表格编号：XX-XX

姓名		工号		岗位	
专业组 （ ）	岗位技能培训（次）		考核评估成绩（分）		
	执行能力			签名	
科室	质量体系培训（次）		业务培训（次）		
	外出培训（次）		继续教育（学分验证）		
	理论考核成绩（分）		技能考核成绩（分）		
	年终绩效成绩（分）		述职成绩（分）		
	带教	科内讲课（次）		大学内及其他讲课（次）	
	论文（篇 / 级别）	课题（项 / 级别）		签名	

总分：
能力评估结论：
能力评估成员：
实验室主任：

日期：

1. 专业组人员能力评估

专业组"考核评估成绩"为组内多次考核的全年平均分。"执行工作能力"方面由各专业组组长根据岗位职责说明书中的要求，从"常规工作、仪器使用维护、报告过程、工作记录、解决问题"5 个方面考核评估员工能力，最终评价合格或不合格。

新进员工在最初 6 个月内，最少进行 2 次能力评估。当员工工作岗位职责变更或离岗 6 个月后再上岗时，按新员工要求对员工进行再培训和再评估。

2. 全科人员能力评估

科室每年由能力评估小组（科室管理层）对员工以客观的计分方式进行能力评估，综合分 >80 分为合格。综合分 = 组内考核成绩 ×50%+（科室理论考核成绩 ×20%+ 技能考核成绩 ×20%+ 年终绩效成绩 ×30%+ 述职成绩 ×30%）×50%，组内成绩和科室成绩各占 50%，说明科室和专业组的培训考核同等重要。

"组内考核成绩"为专业组"考核评估成绩"；"科室理论考核成绩"和"技能考核成绩"为科室每年年终进行的闭卷理论考核和技能考核成绩；"年终绩效成绩"总分 100 分，其中规范服务、团结协作、出勤情况、纠纷投诉、学习授课、科研论文各 10 分，工作质量、任务功效各 20 分，由全科人员互相打分，作为年终科室评优的参考；"述职成绩"为年终全科人员以 PPT 形式汇报全年的工作得失和来年的工作计划，由科室管理层进行评分。计算 5 项成绩总分后对每位员工做出能力评估结论。能力评估不合格者，须进行再培训，或调其至其他岗位，重新评估其是否胜任该岗位。

（三）培训效果评估

每次培训的表现由培训的组织方或科主任进行评价；针对新技术的应用，新项目的开展，由科主任组织质量负责人、技术负责人对项目承担人的工作能力进行评价。

组织培训的部门或人员在完成相应的培训后，应进行培训效果评估，并组织开展培训考核工作。培训效果评估可分为四个递进的层次：①反应层，受训者对培训内容、培训讲师、培训环境等的满意度。②学习层，受训者受训后知识、技能的变化和进步。③行为层，受训者受训后实际工作行为的变化。④效果层，受训者个人行为改变是否对组织业绩产生积极的影响。

培训效果考核有口头提问、笔试、现场操作演示及填写培训反馈表等多种方式。例如：对于熟悉了解、增加知识面内容的培训，教学秘书可以通过汇总分析听课人的培训效果反馈表作为评估的一种手段，该反馈表内容包括听课人对授课人讲授的内容、课件质量等方面的评价；实验室以申请授权为目的的培训就必须进行笔试或实际操作考核；在新仪器投入使用之前，厂家工程师对要授权的人员进行仪器的系统培训，培训合格后由厂家工程师统一颁发仪器操作合格证书，也可作为培训效果评估的凭证。不管以何种方式进行效果评估，均应留下记录作为依据存档。一份完整的培训记录包括：培训通知、培训课件、培训照片、签到表及培训记录表等。

（1）全科培训效果评估：全科每季度进行 1 次培训后考核，考核本季度培训内容。出题和评分都由人员培训组负责，对考试内容进行分析，并公布于科室交流群，对未达到培训效果的内容进行再培训。全科每年年终进行一次闭卷理论考核和技能考核，总结评估全年的培训效果。

（2）专业组培训效果评估：各专业组培训后的考核根据各组要求，至少每半年 1 次，血液体液组规定每季度考核 1 次。若考核不及格，须再培训合格后方能上岗。全年组内考核的平均分数作为专业组人员能力评估的"考核评估成绩"，同时作为科室人员能力评估综合分中的"组内考核成绩"。

【案例】

某医院为促进门诊采血护士能力提升，经过与护理部沟通，将采血护士纳入医学实验室人员管理。一开始，的确得到了很好的效果，由于采血护士的劳务所得由检验科发放，所以在执行检验科相关规章制度、采血规范方面比之前有了明显提升，服务态度、患者抽血等候时间均有改善。但是，随着时间的推移，既有的"大锅饭"劳务分配模式无法再进一步促进采血护士的工作积极性，使采血护士"单位时间采血人次"无法持续提升，遭遇发展瓶颈。因此，实验室为了提升采血护士工作积极性，设计并施行了采血绩效 KPI 考核办法（表 6-12）。

表 6-12　采血人数及对应调整系数

采血人数	初始劳务调整系数	每抽1个患者上调调整系数 （向上取整至百分比2位小数）
若达到该月采血护士抽血平均数	80%	5 000÷该月采血组人员抽血平均数 ×0.005%
若未达到该月采血护士抽血平均数	70%	

注：采血人员抽血平均数＝当月采血护士采血人次 ÷ 采血护士人数。若达到抽血平均数调整系数计算公式：调整系数＝80%＋（5 000÷该月采血组人员抽血平均数 ×0.005%× 当月个人抽血人数）。若未达到抽血平均数调整系数计算公式：调整系数＝70%＋（5 000÷该月采血组人员抽血平均数 ×0.005%× 当月个人抽血人数）。

　　至此，实验室对采血护士实行"多劳多得"的 KPI 考核管理模式，结合有效投诉进行扣罚，并定期进行采血理论、突发事件考核，对采血人员劳务所得进行差异化发放，调动了人员的工作积极性，并提升了科室管理水平。

参·考·文·献 --

[1] 王惠民，王清涛 . 医学实验室管理学 [M]. 2 版 . 北京：高等教育出版社，2016.

[2] 丛玉隆 . 实用检验医学 [M]. 2 版 . 北京：人民卫生出版社，2013.

[3] 杨克明 . OEC 管理——中国式执行 [M]. 北京：中国经济出版社，2005.

[4] 伊恩·麦克雷，艾德里安·弗尔汉姆 . 激励与绩效 [M]. 北京：人民邮电出版社，2020.

[5] 詹姆斯·M. 库泽斯，巴里·Z. 波斯纳 . 激励人心：提升领导力的必要途径 [M]. 北京：电子工业出版社，2019.

（李　敏　李　冬　罗　虎）

第七章

设施与环境的Lab-OEC管理

　　医学实验室的服务链条相对较长，检验工作的开展涉及多个亚专业，是设备高度集群、人员分工细致、生物安全要求严格的作业过程。因此，医学实验室的布局需要在 Lab-OEC 管理下，结合临床服务能力、设备种类、工作人员的数量，同时，结合学科发展的整体情况进行规划和设计，在实验室内规范地做好设施和环境的有效监控，从标本采集到医疗废物处理合理安排流程，才能更好地满足临床服务的需要。同时，借鉴 6S 管理的科学管理方法，更能够促进实验室的设施与环境、检验与安全的全面管理。

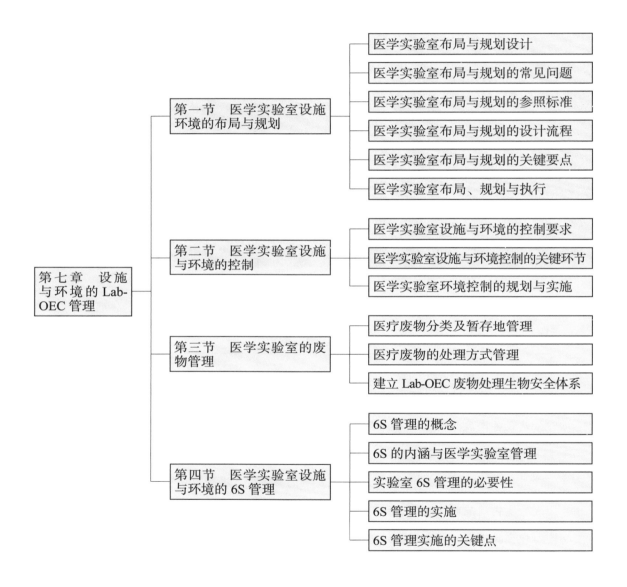

第七章　设施与环境的Lab-OEC管理

第一节　医学实验室设施环境的布局与规划
- 医学实验室布局与规划设计
- 医学实验室布局与规划的常见问题
- 医学实验室布局与规划的参照标准
- 医学实验室布局与规划的设计流程
- 医学实验室布局与规划的关键要点
- 医学实验室布局、规划与执行

第二节　医学实验室设施与环境的控制
- 医学实验室设施与环境的控制要求
- 医学实验室设施与环境控制的关键环节
- 医学实验室环境控制的规划与实施

第三节　医学实验室的废物管理
- 医疗废物分类及暂存地管理
- 医疗废物的处理方式管理
- 建立Lab-OEC废物处理生物安全体系

第四节　医学实验室设施与环境的6S管理
- 6S管理的概念
- 6S的内涵与医学实验室管理
- 实验室6S管理的必要性
- 6S管理的实施
- 6S管理实施的关键点

【案例】

某三甲医院医学实验室在总结实验室职业暴露发生情况时发现，处理医疗废物中的锐器刺伤高居第一位，占 15.6%。发生环节有采血后处理锐器环节和医护协作环节。经询问：该科室每天上午都有 300~400 名患者等待采血，最多甚至达到 800 人，而采血人员仅有 5~6 人；两位采血人员共用一个锐器盒放置废弃采血针。是什么原因导致了如此高的锐器职业暴露发生率呢？

通过观察发现存在如下违规情况：①每天面对繁重的工作量，采血人员为了能及时完成工作，

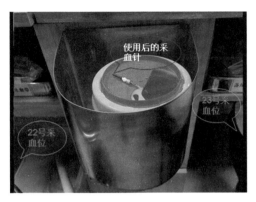

图 7-1　两位采血人员共用一个锐器盒

抱着侥幸心理，急着完成下一位患者的采血工作，随意丢弃使用后的采血针，造成自己被锐器刺伤。②两位采血人员共用一个锐器盒，前一个采血人员随意丢弃的采血针的针头未完全置入锐器盒内，裸露在锐器盒外面，导致后一个采血人员被锐器刺伤（图 7-1）。

医学实验室完成临床检验服务，是将患者标本的生物信息转换成关键诊疗信息的过程，而完成这一过程，需要最基本的资源保障。医学实验室服务的最基本资源包括人员、仪器和检验试剂构成的检验设备，以及设备得以有效运行的实验环境和设施。随着检验医学的快速发展，医学实验室已拥有从小型即时检验设备到大型生化、免疫流水线的大量设备集群，以及标本采集与运送系统、制水系统、不间断电源系统（uninterruptible power system，UPS）、试剂和耗材存储系统等辅助设备和设施。因此，合理规划和设计医学实验室的布局和配套设施，维护和控制实验室的设施与环境，是保证检验结果及时、准确、可靠的前提。

第一节
医学实验室设施环境的布局与规划

实验室的建设是一个复杂的系统工程，不论是新建、扩建或改建，都需进行系统设计和规划，既需要考虑实验室的实验区域，也需要考虑员工办公区域、患者服务区域，同时还需要兼顾供电、供水、通风、生物安全等基础设施和基本条件，实验室的设计者需要现代检验医学、企业管理、经济管理、信息管理、人力资源管理等多方面的知识，因此对实

验室的组建者是一个全新的挑战。

当前医疗服务整体需求的增长，使得大部分医疗机构的场地和设施都处于相对匮乏状态，除了新建的医院可以给予事先的规划和设计外，绝大部分的医院实验室都是在现有环境下进行改造或扩建，只能在原有的建筑结构框架下，优化实验室的布局和设计。

一、医学实验室布局与规划设计

医学实验室的规划和设计要满足实验室服务临床的需求，同时有利于确保检验质量和高效，以及实验室员工、患者和来访者的健康和安全。医学实验室布局和规划的设计理念应体现在下面四个方面。

（一）合规性

应满足相关法律法规、行业规范、检验标准、安全标准等强制要求，以及实验室认可要求等。

（二）安全性

应满足医学检验工作流程及《中华人民共和国生物安全法》的要求。

（三）高效性

高效利用空间，优化实验室内人流及物流流程，提高工作效率。

（四）美观性

实验室办公、实验等区域环境优美，工作舒适，服务患者的窗口形象良好。

二、医学实验室布局与规划的常见问题

实验室的规划和布局从表面上看是对实验室区域、办公区域、患者服务区域及配套区域的布局和设计，但是实际上需要结合当前实验室的服务能力以及未来的学科发展进行规划，同时还必须兼顾生物安全、用电安全、消防安全、给排水处理、信息安全等多方面的因素综合考虑才能制定规范的布局与规划。然而，对于实验室的整体规划和设计，目前缺乏规范和详细的标准，实验室的组建者多数情况下主要考虑实验区域、办公区域等面积的大小，但是对安全和风险防控缺乏全面的认识，造成在实验室布局和规划阶段的一些盲点。

目前，医疗机构医学实验室布局和规划方面的一些常见问题包括：①医院建筑物的空间、进深、层高、走廊尺度、局部承重与抗震级别等没有事先规划医学实验室日常工作的

可能需求。②医院建筑物的专业排风井、排烟井、强电井、弱电井、给水井、供气管井等设计未能规划实际的使用要求。③医院建筑物的配电负荷存在与使用场景配置不合理的状况。④医院建筑物未设独立的实验室排水管网，或位置、数量未充分考虑设备的配套使用要求，存在未建生物污染废水处理池的状况。⑤医院建筑物设计未充分考虑实验室补风、新风和空调系统或设计不足。⑥医院建筑物的设备摆放位置设计不理想，实验室家具缺少或多做，或配套的水、电、气不到位等，为后期的实验室使用造成不便。⑦医院建筑物设计未考虑医学实验室各功能区域需求，人流、物流、污物流难以区分布局，卫生间的设置和使用不合理等。

这些问题往往是设计阶段没有充分论证和评估造成的，同时一旦投入使用也较难更改，会存在较大的使用不便和安全风险，因此在实验室的布局和规划阶段应结合各方面的需求，进行全面的设计才能减少或避免后期问题的出现。

三、医学实验室布局与规划的参照标准

医学实验室的布局和规划应充分考虑实验室的服务流程和临床需求，以及实验室环境和设施对测试结果质量可能带来的行业监管要求。因此，首先应该了解实验室规划可以参照的相关标准，才能规范科学地完成实验室布局和规划设计。

首先，实验室布局和规划应满足法律法规及规范的要求。例如，来自国家卫生健康委员会（以下简称卫健委）所颁布的《医疗机构管理条例》《医疗机构临床实验室管理办法》《临床基因扩增管理办法》《医疗废物管理办法》等，是规划和设计中必须遵守的原则。

其次，一些实验室认可准则、国家及卫生行业标准、相关行业标准以及相关国际标准和指南文件是实验室规划和设计中可以参照的相关标准，例如《生物安全实验室建筑技术规范》《检测实验室安全管理要求》《临床实验室设计总则》《医学实验室设计与建设基本要求》《医学实验室质量和能力认可准则》《实验室设计》《中华人民共和国生物安全法》等，这些标准和法律对实验室布局和规划设计提出了相关具体的要求，可以指导实验室完整规范化的设计规程，满足相关要求。

最后，由于实验室是以医疗机构的建筑主体为载体，因此在设计的过程中还应兼顾实验室运行所需用电、用水、消防等相关要求，例如《建筑给水排水设计规范》《民用建筑电气设计规范》《采暖通风与空气调节设计规范》等，这些标准虽然不是为实验室制定的，但对于实验室的安全运行是至关重要的，因此在设计阶段也必须给予充分考虑。

四、医学实验室布局与规划的设计流程

医学实验室的新建或每一次改建，都是一个繁杂的工作，因此需要一个规范的流程。

作为实验室的管理人员，应该建立一个规范的文件，来指导实验室的布局和规划的设计流程，按照设计流程来组织相关资源，有计划、有目标地完成实验室布局和规划的设计过程。

一般实验室规划设计的过程可以参照图 7-2 的流程图来完成。

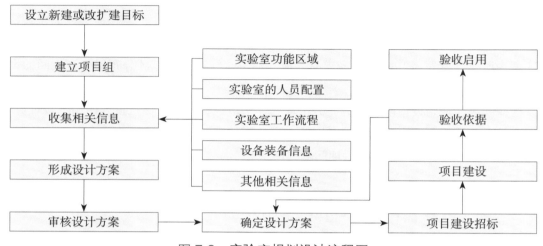

图 7-2　实验室规划设计流程图

五、医学实验室布局与规划的关键要点

医学实验室的规划和设计首先要关注主要工作流程和整体功能区域的划分，应考虑主要的办公区域、常规检验功能区、独立检验功能区、辅助功能区等，覆盖日常检验可能涉及的功能区域（图 7-3）。不同的实验室可能有不同的检验通量，可以根据工作量以及实验室拥有的资源情况规划不同区域的场地占有情况，也可以合并一些区域，以满足

办公区	检验功能区	独立检验区	辅助检验区
办公室	采血区	血库	更衣区
	样本接收		常温库
资料室	样本处理	病理检验区	冷藏库（2~8℃库）
	体液接收		冷冻库（-20℃库）
会议室	体液检验室	微生物检验区	制水间
	血液检验室		洗消间
值班室	免疫检验室	PCR检验区	配电室
	生化检验室		UPS室
等候区	预留检验区	基因测序区	物料室
	样本暂存室		冰柜区
	废物暂存区		

图 7-3　医学实验室主要功能区域的划分

工作需要。

确定了实验的主要功能区域后，在规划布局实验和办公场地时，应以生物安全第一、严格三区分离、布局合理、流程高效、尽可能预留发展空间为原则。将实验室规划、设计的需求、理念、想法最终落实到图纸和书面上，在设计阶段就做好规划，保障后续施工阶段的规范进行。

（一）空间环境的规划设计

实验室的空间和环境的设计包括实验区域、办公区域、患者标本采集区域、试剂耗材及标本的存储区域，同时还应考虑制水设备、UPS 存放区域等辅助功能区域。实验室的空间设计应遵循生物安全的要求，医学实验室应按照二级生物安全实验（BSL-2）标准设计规划，整个实验室应划分为清洁区、缓冲区、半污染区和污染区。对于实验室的空间大小，不同级别的医疗机构有不同的需求，我国医院等级划分中对实验室的面积也有相关建议：一级医院的实验室应 $> 50~m^2$，二级乙等医院实验室应 $> 300~m^2$，二级甲等医院实验室应 $> 500~m^2$，三级乙等医院实验室应 $> 1~000~m^2$，三级甲等医院实验室应 $> 1~500~m^2$。但是这是一个粗略的划分，因为即使是相同级别的医疗机构，在规模和临床服务能力上都存在较大的差别，所以空间的规划整体上应以能够满足临床服务需求为目标，同时预见科室的学科发展的未来空间，规划能够满足 5~10 年检验服务能力增长的需求。一个可行的实验区域大小的规划方法，可以根据实验室设备的清单，计算出所有设备所占面积，加上实验台和通道面积以及辐射设施的面积来规划实验室所需要的空间。

实验区域布局分为开放式和分隔式设计，对于适合于在开放式实验区域安放的设备，例如生化免疫流水线、血液流水线等，集中开放式设计将有利于实验环境的整体控制，同时可减少工作人员走动、提高工作效率，对于有独立生物安全要求或防止污染要求的微生物室、基因扩增实验室需采用分隔式设计，并按照相关监管要求进行实验室设计。

实验室还应根据需求设计物资和样品的存储区域，可以由常温库房、冷库以及冰箱和冰柜组成，一般存储区域的空间应占实验室净面积的 12%~17% 不等。

实验室应根据员工的数量，配备适当的员工生活区域，例如卫生间、休息区等，为员工提供较为轻松的工作环境，减轻工作压力，提高工作质量。此外，在实验室的设计上还应该关注以下几个问题。

（1）采光：一般来说，免疫、生化、临检实验室应该朝向东南向，便于采光。

（2）通风：合理的新风、排风、补风对实验室的安全与舒适性很重要。

（3）水电：根据水电（给水、排水、纯水、强电、弱电、特殊用电等）需求布局，并有一定的预留。

（4）流向：按由洁净—半污染—污染过渡的原则，区分人流（工作人员与病患）与物流

（物品、标本、污物）。

（二）实验用家具的布局和设计

除实验设备之外，实验室还需要布置相应的实验家具，例如实验台、工作椅、水池等家具的选用除了耐腐蚀、易清洁、抗冲击等专用材料外，还应考虑工作人员使用的安全性和舒适性，便于提高工作效率。实验家具的布局和设计应注意设计合理的空间。

（1）走廊宽度应 ≥ 1 800 mm，门框尺寸（宽 × 高）：1 200 mm × 2 100 mm。置物高度约 1 500 mm；操作间隙约 750 mm。

（2）单人单面的工作空间中走道间距约 1 200 mm；双人双面的工作空间中走道间距约 1 500 mm；置物高度约 1 500 mm；操作间隙约 750 mm。

（3）实验工作台与设备的走道间距约 1 800 mm；设备间的走道间距约 1 800 mm。

（三）辅助功能的规划与设计

除了实验室基本空间的设计，从安全的角度出发，实验室的规划设计还需要考虑隐形的安全方面的规划和设计，主要包括以下几个方面。

（1）楼面承重问题：大型设备、UPS、纯水机等较重，对楼面承重要求较高。实验室每个楼层都要设计承重在 800~900 kg/m^2 的楼面和 600~700 kg/m^2 的主次梁。如果实验室所在建筑达不到相应标准，在对实验室改造时应采取补救措施，提高楼面荷载能力。提高荷载能力方法包括：增加设备地面接触面积，如增加承重垫板，分散重力。在楼面上加铺带有钢筋网的细石混凝土（必须深入承重墙内），可大幅度提高承载力和分散负荷，这种方法一般可将承载力提高 200~300 kg/m^2，也可将设备放在下面有单梁的楼面处，并尽可能地靠近梁端。在楼面架设钢梁，将设备放到钢梁上，钢梁将受力传到承重墙上，也可承载较重设备，这种方法缺点在于抬高了楼面，降低了空间。将楼面凿透，加设单梁，可使承载力提高 500 kg/m^2 以上，这种方法缺点在于成本增加。

（2）实验设备物流问题：实验设备上楼一般采用楼梯运输或电梯运输，提前进行测量。如考虑用楼梯运输设备时梯宽不小于 1.8 m，平台不宜小于 1.6 m，负荷不小于 400 kg/m^2，净空不小于 3 m，否则大型设备带包装进入实验室将十分困难。如果用电梯运输，电梯载重应不小于 1 吨，门宽不小于 1.1 m，门高不小于 2.1 m，进深不小于 2 m，这样一般较重、宽高长的设备将可以通过电梯来运输。

（3）实验室内门问题：需进重、高、宽、长设备的实验室，应至少设计一扇供大型设备进入的内门。能事先预见到的，可按实际尺寸设计；不能预见到的，宜采用门宽 1.2 m，门高 2.2 m，为便于整齐划一。

（4）供电及线路问题：电力线路的设计一般与实际使用存在较大差距，能事先预见到的用电，使用大负荷电流或大功率的设备可按实际情况设计和走线。未能预见到的必须另设专线，有所预留。现有实验室空调安装也不能与照明线路争电，必须另设空调专用线。实验室工作用电宜在墙上安装带有 220 V 和 380 V 的配电箱，比分散设计安全又便于施工。另外，实验室用电接地保护也是一个十分重要的问题，应采用多重接地保护措施，不要以接零代替接地。医学实验室的重要设备要求有 UPS，有条件的需配备 UPS 室，铺设专线，为主要设备提供不间断供电。

（5）通风问题：微生物实验室、HIV 实验室及 PCR 实验室标本制备室均须配备生物安全柜，另标本处理时易产生气溶胶，需在生物安全柜内进行。此外，一些不产生有害气体的密闭房间，如暗室、洗消间、医疗废物暂存室也需要经常换气，这些地方可根据空间大小采用不同规格的吸排风扇进行换气。

（6）震动和噪声问题：震动和噪声是实验室认可时必须考核的环境条件。实验室的环境噪声要求不大于 68 dB，有些特殊要求的实验室如显微镜检查实验室等，其背景噪声要求不大于 40 dB，而且越小越好，而临街房间噪声会增大 20~30 dB，很难达到对环境噪声的要求，设计和规定房间用途时应充分考虑到这一点。

六、医学实验室布局、规划与执行

对于实验室的布局与规划设计，实验室的负责人应该是第一责任人，应对实验室的办公区域、实验区域、员工设施、患者样品采集设施的布局和规划提出整体方案。同时，虽然对于建筑安全、电力安全、给排水等方面不要求实验室负责人具备相关的专业知识，但是应能在整体上提出实验室在这些方面的基本要求，交付专业设计和施工监督部门完成相关工作。

实验室布局规划的 Lab-OEC 管理，就是要在实验室规划设计的过程中，采用 Lab-OEC 的管理方法，对整个规划设计的过程建立 Lab-OEC 目标管理体系，将设计过程落实到具体的责任人，并通过日清管理体系建立规划设计过程的监督管理体系，从而高效管理实验室的规划设计，避免出现规划设计的盲点。如下案例示例了如何应用 Lab-OEC 管理体系指导实验室布局和规划的设计过程。

【案例】

张主任是刚刚上任的市中心医院的检验科主任。医院为提升医疗质量和地区的市场竞争力，决定申请医学实验室 ISO 15189 的认可。医院检验科的主实验区目前位于门诊楼 2 楼，占地面积 1 050 m²，微生物和 PCR 实验室位于门诊 3 楼。2 楼主实验室区只有一个出入通道，人流和物流无法明确区分开来，没有明显的三区划分。张主任向医院提出了改造现有实验室的申请，医院要求张主任提出具体的改造方案，张主任应该参照什么标准？如何进行规划和设计呢？

　　对于 2 楼实验室区的改造的设计规划，张主任成立了规划设计工作小组，由李副主任、科室秘书小王组成。张主任将规划设计工作指派给李副主任执行，作为李副主任的创新工作，要求设计工作在三个月内完成。

　　李副主任组织了工作组会议，为了规划的科学规范，工作组决定先收集实验室的设备信息，根据设备信息确定实验室的布局、电力需求、通信接口等设计要求。于是李副主任和工作组制定了如下的实验室设备调查表（表 7-1），下发给各专业组，完成对设备情况的调研。

　　工作组根据收集的设备信息，确定了目前实验室设备所需要占据的空间，以及所用设备的温湿度要求、产热情况，确定实验室所需要的空气调节设备，根据设备的用电功率确定了实验室用电负荷，规划了实验室内插座的数量，根据实验室工作人员的数量规划了办公区域、实验室区域，确定了整个实验室的清洁区、缓冲区、污染区的划分，请专业人员完成了以下设计图纸（图 7-4 和图 7-5）。

表 7-1　实验室设备调查表

序号	设备名称	重量	体积（长 × 宽 × 高）	电压	电流	专用线路	UPS	产热量	温度要求	湿度要求	供水要求	排水要求
1	XXX											
2	XXX											
……	……											

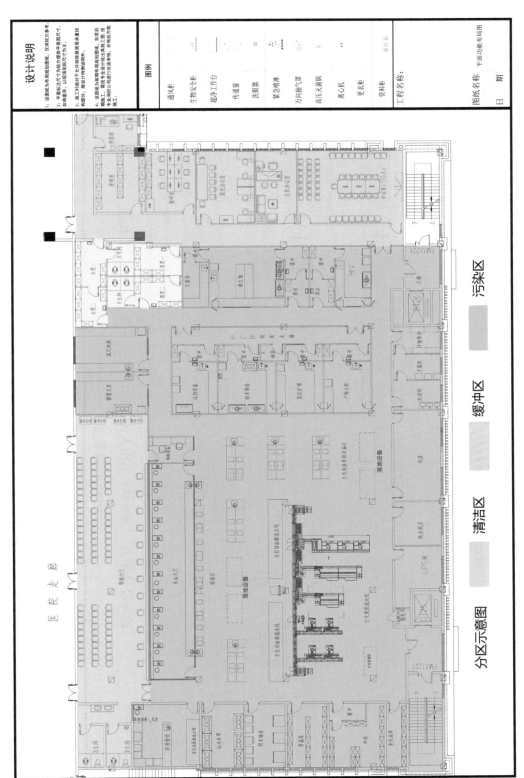

图 7-4　实验室分区设计图

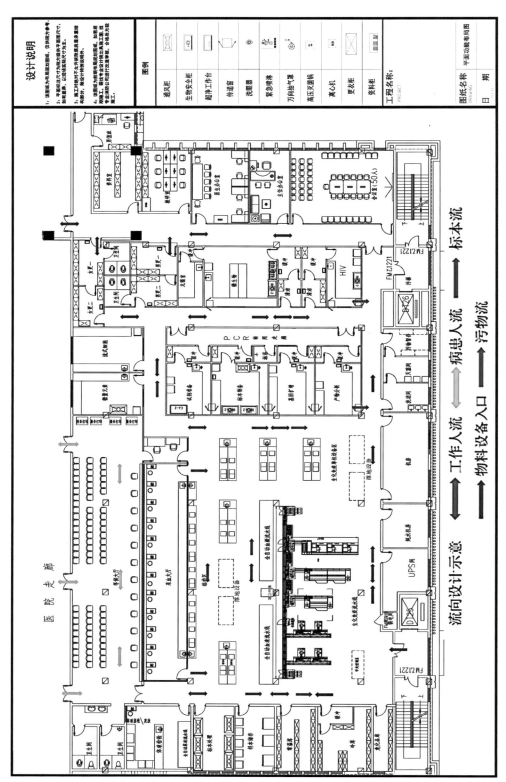

图 7-5 实验室流向设计图纸

第二节
医学实验室设施与环境的控制

医学实验室设施与环境的控制包括设施的控制和环境的控制两部分，是实验室日常管理的关键环节，既涉及实验室生物安全的保障，也关乎设备的正常运行，是保证检验结果准确的基础条件之一，因此也是外部监管机构，包括实验室认可的重点关注问题。在 ISO 15189 的技术要求中，有专门的一节对实验室设施和环境控制提出要求，实验室的设施和环境控制应能保障其提供的服务可靠、安全和有效。

一、医学实验室设施与环境的控制要求

医学实验室是接受人体标本并完成检验服务的专业部门，设施和环境都是为了提供高质量的检验结果服务的。首先，医学实验室是一个独立部门，接受的标本存在潜在的生物安全风险，需要保护患者和工作人员的安全，应该防止未经授权人员的进入，保护医疗信息、患者样品、实验室资源，防止未授权访问。其次，对可能影响检验质量的环境因素加以控制，例如能源、照明、通风、噪声、供水、废物处理和环境温湿度，以保证检验能够正确完成。此外，应对生物安全设施、存储设施等的有效性进行监控，以防止相关的安全隐患。

二、医学实验室设施与环境控制的关键环节

1. 医学实验室进入控制

医学实验室一般为二级生物安全实验室，对实验室的主入口进入应进行相应控制，例如通过门禁系统限制外来人员的进入。对于实验室内部特殊区域，如 PCR 实验室、微生物实验室、危化品仓库等，如果需要进入，应有相应的进入控制措施。进入控制的措施不一定都是门禁，例如警示和进入登记等制度措施亦可达到进入控制的目的，主要是关注外来人员和实验室内部人员的安全。

2. 医学实验室的环境控制

实验室的环境控制包括对温湿度的控制以及对防止干扰的控制。对于温湿度控制，

应结合实验过程的需要，将控制空间内的所有设备的温湿度控制要求摸清，设置一个符合设备运行要求的温湿度控制线，并通过人工或自动化的方式进行监控，医学实验室实验区域的常规温湿度控制要求参考表 7-2。对于防止干扰的控制，应注意避开化学、生物、物理、灰尘等污染源及易燃易爆环境，与外界空气对流的窗户应安装纱窗，防止蚊虫等进入。

表 7-2　实验室温湿度控制表

实验区域	温度控制要求（℃）	湿度控制要求（%）
一般实验室	18~28	35~80
精密设备室	18~22	40~65

实验室的通风与空气调节也是环境控制的关键因素。在实验过程中经常会产生腐蚀性、有毒、易燃易爆的气体或有生物安全隐患的气溶胶，这些气体或气溶胶不及时排出室外，会危及实验室人员的健康和安全。实验室可以采取局部和全实验室通风的方式进行排风。局部排风是对可能产生的有毒有害气体或气溶胶快速产生排出效果，例如生物安全的管道排风，处理标本的通风橱，重点仪器上方的通风罩等，局部排风节能且效果明显，是目前采用比较广泛的排风方式。对于一些局部排风不能满足要求的区域可以采用整体排风，例如特殊要求的 PCR 实验室、实验室内由于建筑格局通风不畅的实验区域等，一般实验室对空气交换的次数标准不同，其要求也不同，主要应该根据实验室内产生的有害物质的风险来制定，美国疾病控制与预防中心（Centers for Disease Control and Prevention，CDC）和美国国土卫生与公众服务部（United States Department of Health and Human Services，HHS）在实验室进行了一项有关分枝杆菌气溶胶的研究，结果显示，每小时 12 次换气可以在 23 分钟内清除 99% 的有害空气微粒，而 6 次换气则需要 46 分钟才能清除相同数量的微粒。国家标准《临床实验室设计总则》（GB/T 20469—2006）推荐在一般实验室，在使用蒸汽和生化危险品的区域通风要求是每小时 12 次，有些区域可以达到 16 次 / 小时，实验室应根据房间的具体用途设计相关通风要求。

3. 医学实验室实验用水的控制

实验室用水是完成检验不可缺少的基础设施。实验室用水的质量达标与否是检验质量的关键因素。当前的实验室都配备有专用的制水设备，应建立制水设备维护制度，对实验用水的水质进行日常监控。监控实验用水的质量，可参照国家标准《分析实验室用水规格和试验方法》提供的标准和方法（表 7-3），也可参照 CLSI 于 2012 年发布的 GP40-A4 指南文件，推荐的实验室试剂级纯水的标准为：电阻率 > 10 MΩ·cm（25℃）；微生物 < 10 CFU/mL；有机物 < 500 ng/g（ppb）；颗粒物经过 > 0.22 μm 微孔膜过滤。

表 7-3 分析实验室用水规格 (GB/T 6682—2008)

名称	一级	二级	三级
pH 范围 (25℃)	—	—	5.0~7.5
电导率 (25℃) / (mS/m)	≤ 0.01	≤ 0.10	≤ 0.50
可氧化物质含量 (以 O 计) / (mg/L)	—	≤ 0.08	≤ 0.40
吸光度 (253 nm, 1 cm 光径)	≤ 0.001	≤ 0.01	—
蒸发残渣 (mg/L)	—	≤ 1.0	≤ 2.0
可溶性硅 (SiO$_2$) 含量 / (mg/L)	≤ 0.01	≤ 0.02	—

4. 医学实验室实验用电的运行维护

实验室是设备集群单位，几乎所有设备的运行都需要电力供应，同时实验室是不间断运行的，因此电力供应不能中断。一般的医疗机构都有备用电力储备，对于实验室而言，能保证在紧急情况下顺利切换到备用电力，因为设备的瞬间断电会使正在检验的实验数据丢失，从而造成无法承受的损失。因此，实验室应该对主要的检验设备提供 UPS，以便在紧急情况下使用。UPS 可为单台设备提供，也可为多台设备提供，后者需要专属的区域存储 UPS，而 UPS 重量较大要评估相关区域的承重能力。应按照 UPS 制造商提供的维护方案进行 UPS 的维护。此外实验室的设备较多，要考虑实验室用电的安全，对于供电线路和插座等均应按照安全的负荷使用，并通过精益管理或 6S 现场管理的方法规范用电安全。

5. 医学实验室洗眼器与冲淋装置的运行维护

实验室的洗眼器和冲淋装置是应对生物安全突发事件的专业设备，在常规状况下很难启用，但是一旦发生生物安全事件，这些设备能否正常使用，将对事件的后果造成重要影响。因此，对于这些设备的运行维护是实验室应该关注的重点问题。对于洗眼器，要求在打开的情况下，在 1 秒内能够出水，水是清洁的，不能有铁锈等污物。CLSI 文件建议洗眼器喷出的水温应该控制在 15~35 ℃之间，水的压力不能太强，应控制在 1.4 L/min 以内。冲淋装置应保证足够的水量，每分钟应能达到 114 L，条件允许时，水温最好能是温水 (40 ± 3 ℃)。洗眼器和冲淋装置应安装在使用者能够在 10 秒内到达的范围。对于洗眼器和冲淋装置应有定期维护的记录，以验证其能安全运行。

三、医学实验室环境控制的规划与实施

医学实验室环境控制的 Lab-OEC 管理，是使用 Lab-OEC 的方法对实验室的设施与环境控制进行针对目标的规范化管理，使实验室的环境控制的各个环节都得到有效控制。在 Lab-OEC 管理过程中，首先是分析需要管理的各个环节，建立规范的管理制度，落实管理职责，为操作人员制定日清和现场管理关键要素，其次是建立监督检查制度，促进每日工

作完成。下面通过案例说明在实验室环境控制中如何应用 Lab-OEC 的管理方法。

【案例】

　　某实验室目前现有 20 台冰箱和一个试剂冷库，为了规范地进行存储设备的监控，实验室购进了医疗温度冷链监控系统。现在实验室主任要求实验室的设备管理员小张，利用 Lab-OEC 的管理方法，建立对这套系统的管理。冷链系统是一套单独的设备，因此小张按照设备管理程序的要求，为冷链系统建立了设备档案，根据设备的使用说明建立了冷链系统 SOP 文件，制定了冷链系统日常维护的表格。对科室相关人员进行相关培训，确定了冷链设备的启用日期，待设备启用后停止目前手工记录的模式。为了做好冷链系统监控，小张设计了冷链报警系统的工作验证程序，并制定了相关表格（表 7-4）。由设备管理员每季度按照验证程序确定冷链系统的工作状态。同时，实验室主任将设备管理员的这项职责添加到小张的 KPI 表格的例行工作当中。

表 7-4　冷链设备报警系统有效性验证记录表

设备名称	设备编号	控制范围	验证温度	报警接受设备（手机号）	验证日期
生化室冰箱	XX-XX	2~8℃	XX	XXXXXX	XX 年 XX 月 XX 日
标本冷库	XX-XX	2~8℃	XX	XXXXXX	XX 年 XX 月 XX 日
低温冷藏冰箱	XX-XX	≤−20℃	XX	XXXXXX	XX 年 XX 月 XX 日
低温冷藏冰箱	XX-XX	≤−80℃	XX	XXXXXX	XX 年 XX 月 XX 日
试剂冷藏库	XX-XX	2~8℃	XX	XXXXXX	XX 年 XX 月 XX 日
……	……	……	……	……	……

第三节
医学实验室的废物管理

　　医学实验室废物处理是控制医院感染及实验室生物安全管理的重要环节。根据 2003 年 10 月原卫生部、原国家环保总局发布的《医疗废物分类目录》，通过不同分类将废物进行安全有效处理，以达到实验室废物管理的目的：①在实验室废物处理的各个环节（收集、运输、处置）对处理者造成的危险减至最低。②将其对环境的有害作用减至最小。随着医疗理念的进步和医疗水平的提高，医学实验室废物处理趋于专业化、集中化和自动化。

在新形势下，通过应用 Lab-OEC 医学实验室废物生物安全管理方法，进一步完善医疗废物管理质量管理体系和质量监督评价机制，能够强化每位成员的管理意识、责任意识，营造一种追求质量、减少错误、提高效率、降低成本、持续改善的人文环境；使每位工作人员主动重视医疗废物的细节管理，有效控制工作中的薄弱环节，对控制院内感染、保护环境起到积极作用。工作人员通过 Lab-OEC 医学实验室废物生物安全管理方法，能增强工作积极性与团队凝聚力，使每位员工获得极大满足感和成就感。

一、医疗废物分类及暂存地管理

（一）医疗废物分类

根据《医疗废物分类目录》，医疗废物分为五类（参考表 7-5）。医学实验室要求每一位实验室工作人员掌握国家相关法律、法规、规章和有关规范性文件的规定，熟悉医疗废物的分类，严格遵守医院制定的医疗废物管理的规章制度、工作流程和工作要求。包括：

（1）掌握医疗废物分类收集、运送、暂时贮存的正确方法和操作程序。

（2）掌握医疗废物分类中的安全知识、专业技术、职业安全防护等知识。

（3）掌握在医疗废物分类收集、运送、暂时贮存及处置过程中预防被医疗废物刺伤、擦伤等伤害的措施及发生后的处理措施。

（4）掌握发生医疗废物流失、泄漏、扩散和意外事故情况的紧急处理措施。

表 7-5 医疗废物分类目录

类别	特征	常见组分或者废物名称
感染性废物	携带病原微生物、具有引发感染性疾病传播危险的医疗废物	1. 被患者血液、体液、排泄物污染的物品，包括： (1) 棉球、棉签、引流棉条、纱布及其他各种敷料 (2) 一次性使用卫生用品、一次性使用医疗用品及一次性医疗器械 (3) 废弃的被服 (4) 其他被患者血液、体液、排泄物污染的物品 2. 医疗机构收治的隔离传染病患者或者疑似传染病患者产生的生活垃圾 3. 病原体的培养基、标本和菌种、毒种保存液 4. 各种废弃的医学标本，如痰液、尿液、粪便等 5. 废弃的血液、血清 6. 使用后的一次性使用医疗用品及一次性医疗器械
病理性废物	诊疗过程中产生的人体废物和医学实验动物尸体等	1. 手术及其他诊疗过程中产生的废弃的人体组织、器官等 2. 医学实验动物的组织、尸体 3. 病理切片后废弃的人体组织、病理蜡块等

（续表）

类别	特征	常见组分或者废物名称
损伤性废物	能够刺伤或者割伤人体的废弃医用锐器	1. 医用针头、缝合针 2. 各类医用锐器，包括解剖刀、手术刀、备皮刀、手术锯等 3. 载玻片、玻璃试管、玻璃安瓿等
药物性废物	过期、淘汰、变质或者被污染的废物药品	1. 废弃的一般性药品，如抗生素、非处方类药品等 2. 废弃的细胞毒性药物和遗传毒性药物，包括致癌性药物，如硫唑嘌呤、苯丁酸氮芥、萘氮芥、环孢素、环磷酰胺、美法仑、司莫司汀、他莫昔芬、噻替派等 （1）可疑致癌性药物，如顺铂、丝裂霉素、多柔比星、苯巴比妥等 （2）免疫抑制剂 3. 废弃的疫苗、血液制品等
化学性废物	具有毒性、腐蚀性、易燃、易爆性的废弃化学物品	1. 医学影像室、实验室废弃的化学试剂 2. 废弃的过氧乙酸、戊二醛等化学消毒剂 3. 废弃的汞血压计、汞温度计

（二）医疗废物收集要求

1. 处理方式

工作人员要明确生活垃圾和医疗垃圾的处理方式不同，需要分开收集。医院应有统一的医疗废物分类收集方法的示意图或文字说明规定。

2. 包装要求与标识

生活垃圾包装袋的颜色采用黑色，医疗废物采用黄色。要保证医疗废物包装袋防渗漏、防破裂、防穿孔。盛装针头、破碎玻璃等锐利器具，必须采用专用利器盒，要保证不会出现破裂、被刺穿等情况。

盛装医疗废物的每个包装物、容器外表面应当有警示标识，在每个包装物、容器上应有中文标签，中文标签的内容包括：医疗废物产生单位、产生日期、类别及需要的特别说明等。盛装医疗废物达到包装物或者容器的3/4时，应当使用有效的封口方式，使包装物或者容器的封口紧实、严密。包装物或者容器的外表面被感染性废物污染时，应当对被污染处进行消毒处理或者增加一层包装。

3. 医疗废物的院内转运

清洁人员收集和运送本科室的医疗废物，用密封车送到院内医疗废物暂时存放地，保障其得到妥善处理。高危医疗废物必须在送出实验室前，进行消毒处理。

4. 医院医疗废物暂时贮存地点

分类收集各科室送交的医疗废物，并负责过程登记。建立医疗废物收集统计表，按日、按月、按科室统计汇总送医院感染管理科备案。

5. 运送人员注意事项

运送人员在运送医疗废物时应当采用专用的医疗废物运送工具，应当检查包装物或者容器的标识、标签及封口是否符合要求，不得将不符合要求的医疗废物运送至暂时贮存地点。应当防止包装物或容器破损造成医疗废物的流失、泄漏和扩散，并防止医疗废物直接接触身体。

6. 日产日清、保持整洁

医疗废物产生地点的医疗废物应日产日清，保持干净整洁，每天运送工作结束后，应当对运送工具及时进行清洁和消毒。

（三）医学实验室废物暂存地管理

（1）必须远离医疗区、食品加工区、人员活动区和生活垃圾存放场所，方便医学实验室废物运送人员及运送车辆等出入；要有封闭的门禁，装监控；不能露天存放医疗废物；严禁无关人员等闯入或误入。

（2）实验室废物暂存地应配备相应的设施：严密的封闭措施，如防鼠、防蚊蝇、防蟑螂的安全措施；防止渗漏和雨水冲刷的安全措施；易于清洁和消毒；设明显的医疗废物警示和"禁止吸烟、饮食"的警示标识等（图7-6）。

（3）暂时贮存病理性废物，应当具备低温贮存或者防腐条件，否则不能存放。

（4）医学实验室废物暂时贮存的时间不得超过 2 天，每次交接后，工作人员要对实验室废物及区域的墙壁、地面或其他相关设施等物体表面使用 500~1 000 mg/L 含氯消毒剂消毒 2 次。

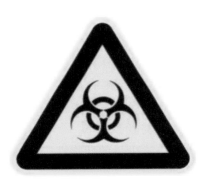

图 7-6　生物危害标识

（5）每日使用紫外线对实验室废物暂存地进行空气消毒至少 30 分钟，定期用 75% 酒精擦拭紫外灯，检验紫外灯的消毒效能并做记录。

（6）医疗废物暂存地应配备空调，每日监测温度并记录，温度要小于 25℃。

二、医疗废物的处理方式管理

1. 感染性废物

（1）可无害化再生利用的回收类的医疗废物，用防渗漏的黄色塑料袋内封扎，并挂放警示标签，由专人收集送交医疗废物暂时贮存地点，并过秤登记，由具有资质的废物处理公司（后称废物处理公司）集中回收。

（2）被患者血液、体液、排泄物污染的固体物品及隔离传染病患者或疑似传染病患者产生的生活垃圾等需焚烧的医疗废物，应直接置于黄色塑料袋内封扎后并挂放警示标签，由专人收集送交医疗废物暂时贮存地点，过秤登记，由废物处理公司集中回收。

（3）医疗废物中病原体的培养基、标本和菌种、毒种保存液等高危险废物，应当首先在产生地点进行压力蒸汽灭菌或者化学消毒处理，然后按感染性废物收集处理。

（4）隔离的传染病患者或者疑似传染病患者产生的医疗废物应当使用双层黄色塑料袋及时封扎并挂放警示标签，注明"感染性废物"及特别说明等，送交医疗废物暂时贮存地点，过秤登记。

（5）以上各种医疗废物当日交由具备资质的废物处理公司集中回收处理，同时做好交接登记。

2. 病理性废物

（1）手术及其他诊疗过程中产生的废弃的人体组织、器官，医学实验动物的组织、尸体，病理切片后废弃的人体组织、病理蜡块等，置于防渗漏的容器内或双层黄色包装袋密封送交医疗废物暂时贮存地点的专职人员，将其浸泡于福尔马林液中固定或冷藏。

（2）定期包装打包封扎过秤登记，送指定地点焚烧处理。

3. 损伤性废物

（1）锐器医疗废物使用后置于防渗漏耐刺的硬质容器，如锐器盒内，由专人收集送交医疗废物暂时贮存地点，过秤登记。

（2）当日由废物处理公司集中回收处理，同时做好交接登记。

4. 药物性废物

（1）少量的药物性废物可以混入感染性废物，并标签注明，按感染性废物的焚烧方法处理。

（2）废弃的麻醉、精神、放射性、毒性等药品及其相关的废物的处置，依照有关法律、行政法规和国家有关规定、标准执行。

5. 化学性废物

根据实验室化学废物的特点，对化学废物的处理一般遵循专人负责、分类收集、定点存放、统一处理的原则。处理方法应简单易操作，处理效率高且耗费较少。根据废物的性质选择合适的容器和存放点，禁止混合储存，以免发生剧烈化学反应而造成事故。

（1）化学性废物中批量的化学试剂、废消毒剂应当交由专门机构处置。

（2）批量含有汞的体温计、血压计等医疗器具报废时，应当交由专门机构处置。少量破损的体温计可置入损伤性医疗废物中处置。

三、建立 Lab-OEC 废物处理生物安全体系

（一）Lab-OEC 管理体系在废物处理生物安全管理中的应用

建立 Lab-OEC 医学实验室废物处理生物安全管理体系，明确各专业小组的目标责任。规范管理细节，及时自我清理。医学实验室主任和生物安全主管根据医学实验室废物处理管理制度、操作流程、制定工作目标和考核标准，制定各专业小组的工作目标和考核标准，

并将其量化。各专业组组长根据每组工作目标制定组员的工作目标和考核标准，并将其量化。将医学实验室废物处理工作标准量化、细化、透明化。医学实验室主任每天对科室存在的问题进行处理，制定废物处理日清表（参考表 7-6），合理地调配人员，更好地进行重点管理。

表 7-6　废物处理日清表

科室：		被考核人：	本日成绩：	日期：
项目编号	项目名称	完成情况 □A　□B　□C		
		自查	互查	管理小组复查

明日工作规划

填写说明：
①每日填写"日清表"，列明今天内的工作项目及工作完成情况，同时对明日工作进行规划。
②日清后进行自评，再交同事互查，最后由管理小组复查。
③A 为优秀，B 为合格，C 为不合格。

（二）落实废物处理的监督机制

落实废物处理的监督机制，需要制定绩效考核表（参考表 7-7）。实行量化考核标准与绩效工资挂钩的劳动分配机制，将实验室人员工作达标考核结果与其职称晋升、奖金奖惩、个人进修挂钩，同时根据实验室人员工作考核成绩及工作质量调整奖金系数。各级实验室人员在任职期间应以量化考核作为参考依据，对于工作中连续获得优秀的实验室人员应优先推荐其晋升，对于连续一个季度考核不合格的实验室人员应让其继续停留在岗位，直至达标后方能允许其参与晋升。对于表现优秀的实验室人员应对其进行重点培养，优先选送其外出培训及学习等。

表 7-7 绩效考评表

科室：	被考评人：		考评日期：	
项目名称	考评标准	自我考评	同事互评	领导考评
综合考评等级 A B C D （请说明理由）				

填写说明：
① 上述项目名称可根据本科室实际情况进行填写。
② 评估标准如下。A，工作绩效始终超越本职位常规标准要求，通常具有下列表现：在规定的时间之前完成任务，完成任务的数量、质量等明显超出规定的标准，得到来自外科室／患者的高度评估；B，工作绩效经常超出本职位常规标准要求，通常具有下列表现：严格按照规定的时间要求完成任务并经常提前完成任务，经常在数量、质量上超出规定的标准，获得外科室／患者的满意；C，工作绩效经常维持或偶尔超出本职位常规标准要求，通常具有下列表现：基本上达到规定的时间、数量、质量等工作标准，没有外科室／患者不满；D，工作绩效显著低于常规本职位正常工作标准的要求，通常具有下列表现：工作中出现大的失误，或在时间、数量、质量上达不到规定的工作标准，经常突击完成任务、经常有投诉发生。

（三）利用日清控制体系加强废物生物安全管理

Lab-OEC 管理模式倡导的"日事日毕，日清日高"管理思想的含义就是当日工作当日完成，有效防止问题堆积。这一思想推广到医学实验室废物生物安全管理可以理解为当日要处理好当日的医学实验室废物。如果没有在当日处理好医学实验室废物，必须查找医学实验室废物处理流程中的各个节点，找到原因和薄弱环节，利用品管圈等持续改进工具进行持续改进，直至达到管理的目标。其中，最常见的问题有：①医学实验室废物处理不及时，应加强相关人员的培训和监管，使其认真履行医学实验室废物管理中的职责。②医学实验室废物未分类，应加强在实验室工作学习的每位人员的培训和监管，使其深入彻底理解自己在医学实验室废物管理中的职责。③医学实验室废物处理后，盛放医疗废物容器未及时清洗、消毒，这个主要是相关人员责任心不强，着急下班，工作态度不端正，应加强培训、监督和教育，并适当予以奖惩措施。④医学实验室废物的暂存地环境未能及时清洗消毒等。通过日清管理，实现医学实验室废物生物安全管理逐渐步入良性循环阶段。随着医学实验室检验技术的不断发展，检验医疗废物数量将会越来越多，成分也越来越复杂，处理难度越来越大。我们必须充分认识到做好医疗废物处理工作的重要性和紧迫性，认真贯彻和执行医学实验室废物生物安全 Lab-OEC 管理模式，切实做好医疗废物各个环节的控制和管理，最大程度保护工作人员安全、控制医院感染和减少医院环境污染。

第四节
医学实验室设施与环境的 6S 管理

6S 管理作为 Lab-OEC 现场管理工具，结合可视化管理，对实验室的物品、设备等进行合理布局，创造整洁清晰的工作环境，暴露浪费并预防潜在问题的发生，使工作人员以更高效的方式为患者提供服务。

一、6S 管理的概念

6S 管理起源于日本企业，是一种广泛使用的科学的现场管理方法。"6S"即整理（Seiri）、整顿（Seiton）、清扫（Seiso）、清洁（Seiketsu）、素养（Shitsuke）和安全（Safety）这 6 个词，因其均以"S"开头，因此简称为"6S"。所谓 6S 管理是指对生产、办公现场的物品、设备、人员、工作流程方法等各生产要素进行有效管理。

二、6S 的内涵与医学实验室管理

（一）整理

整理是将工作场所的物品根据其使用频率进行分类，分为必需物品和非必需物品，并对工作场所的非必需物品进行处理如退回仓库或变卖等，减少不必要的空间占用，腾出更多的空间放置需要的物品，提高工作场所的空间利用率。

医学实验室多数都面临着空间不足的难题，其实多数情况是空间未得到有效的利用，通过整理清除工作场所中的非必需物品，提高空间的利用率、"增大"空间。

（二）整顿

整顿是对留下来的必需物品分类，以流程顺畅和取用便捷为原则，确定其放置的位置数量，并摆放整齐和加以标识。整顿对工作场所中的物品科学布局，减少工作人员查找物品的时间。此外，明确的标识也能有效预防物品误用误送，提高日常工作效率。

实验室的送检标本量是巨大的，在时间短、任务重的情况下，工作人员可能混淆已检验和未检验的标本或不同检验平台的标本，需要重复查看标本条码信息，大大浪费了工作人员的时间。若在整顿过程中，将操作区域按需进行更细致的划分和标识，就能够有效杜绝此类现象的发生。

（三）清扫

清扫是定期将工作场所中看得见和看不见的全部区域加以打扫、清除污物，保持工作场所洁净、明亮，定期对设备进行清洁、例行点检与维护。清扫并不仅仅是常规的大扫除，其重点在于在清扫的过程中，发现存在的问题，并解决问题，运用各种管理工具持续改善。

定期对实验室的设备清洁及维护，减少故障率，避免影响实验室的正常工作，延长仪器使用寿命。清扫可以打造更加干净明亮的工作环境，使得工作人员心情愉悦，达到人造环境、环境育人的良好循环。

（四）清洁

清洁是将整理、整顿、清扫中好的方法、经验、流程等标准化、制度化、规范化，并落实责任到人，以维持前面3S的工作成果。清洁通过制度化以维持成果，促进实验室文化的形成。

有些实验室经过整理、整顿、清扫后略有成效后却无法长时间维持，只有将前面3S过程中有效的经验形成系统而全面的规章制度，工作人员才会有统一的行为准则，才能巩固前面3S的行动成果，保证6S管理的持续性。医学实验室需建立各个工作岗位及各项工作的标准流程，从而使得改善效果得以持续。

（五）素养

素养是使每位成员养成良好的工作习惯，并自觉遵章守纪，进而促进管理水平全面提升。素养的重点在于培养员工的执行力，提高"人的质量"，营造互相协作的团队风气。

工作人员严格遵守执行建立的规章制度是保障自身安全以及检验结果准确的前提，但在实际工作中往往因执行力不足而无法达到期望。素养能够使工作人员具有良好的职业素养，培养良好的执行力，从而提高实验室的核心竞争力。

（六）安全

安全是指消除安全隐患，定期开展安全教育，培养员工"安全第一"的观念，保障患者和员工的人身安全。所有的工作都应建立在安全的前提下，清除隐患，排除险情，从而有效避免安全事故发生。

6S 管理始于安全，也终于安全，安全贯穿于前面 5S 实施的整个过程。例如，在清扫过程中，需要排查设施的线路是否有安全隐患，为了避免安全事故的发生，对线路进行整理，不仅使线路更加整齐美观，更保证了工作人员的人身安全。

三、实验室 6S 管理的必要性

6S 管理是一种现场管理方法，要求全员参与、群策群力，切实把现场管理、现场工作做精做细。对于医学实验室自身而言，实施 6S 管理可以消除浪费、提升效率、保障安全；对于员工而言，改善了工作环境和工作体验，提升了归属感。

（一）6S 管理改善工作环境

6S 管理可以创造更加安全舒适、整洁有序的工作环境。工作人员定期排查实验室是否存在安全隐患，避免发生意外情况和安全事故，制定安全管理制度，创造更安全的工作环境，保障工作人员的安全。6S 管理贯彻执行后，实验室设施摆放有序、标识清晰，工作人员可快速取拿所需物品，提升实验室整体效率。

（二）6S 管理减轻人员压力

6S 管理可以让实验室布局更加合理，工作人员的工作流程更加顺畅，同时减少长时间找不到物品时的焦虑，提高工作效率，降低工作时长，减少工作压力。整洁有序的工作环境也会改善员工的情绪，提升员工的归属感。

（三）6S 管理助力实现实验室管理精益化

6S 管理建立标准的规章制度，大家达成共识后有统一的行为准则。同时与可视化管理相结合，工作场所一目了然，暴露问题，工作人员主动发现问题和解决问题，并持续改进，助力实现医学实验室的精益化管理。

四、6S 管理的实施

6S 管理的实施并不是简单地贴标签、画线、定位，要依据发现问题、制定方案、解决问题的思路来实施，才能持续改善，追求尽善尽美。

（一）分析现状，优化工作流程

首先，分析与评估工作场所中的空间布局和工作流程，判断工作场所的现状是否具有不合理之处，比如在工作人员日常的工作流程中，高频率使用物品地点与物品存放位置相离过远，导致工作人员所需物品经常在两个区域来回搬运，工作人员在完成一个工作流程中需要在工作场所中来回走动。空间布局不合理或工作流程不顺畅，这些情况会导致工作人员的工作效率大大降低，那么应该首先优化工作场所的空间布局和工作流程，且在优化后，还需再次评估，检查是否还有可以改进的空间，在不断的改进过程中，将工作场所的空间布局更加合理，工作人员的工作流程更加顺畅。

（二）对现场物品进一步分类、重新布局

根据现状分析与工作流程需要的差异，清除不需要的物品、调整布局。首先将必需物品根据使用频率进一步分为常用物品和不常用物品，常用物品是指经常使用的物品，或随时可能需要使用的物品，比如一次性橡胶手套等。不常用物品则为使用周期较长的物品，比如打印纸、仪器维修工具等。工作现场的物品区分需由现场工作人员及专业组组长共同商定。常用物品放在易取、易放回的地方，如工作台面、抽屉等，不常用的物品放回柜子或是退回仓库。

（三）对需要物品进行定置、标识管理

分类放置好的物品，要对其进行定置。其中定置管理又包括"三定"，即定位、定量、定容，使工作现场达到目视化和标准化。

1. 定位

以流程顺畅为目标确定物品的放置位置，固定并标识该放置位置。除大型不易移动的物品，其他物品均需定位管理。每次物品使用完毕或工作结束后都要归位，以方便下次使用。物品定位使工作现场整洁有序，提高工作效率（图7-7）。

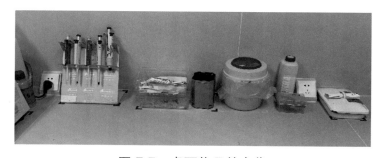

图 7-7　桌面物品的定位

2.定量

规定物品合适的存放数量，对耗材、试剂等物品进行量化管理。一般工作场所中物品存放一周的用量，其余存放于仓库，固定时间开放仓库领用物品，定期检查。通过对放置物品数量标识的可视化管理，存量一目了然，异常存量早期发现，防止短缺或浪费，始终维持存量正常的状态。

3.定容

明确存放物品使用容器的大小、材质，如医用口罩等小件物品定容在塑料盒子里面。

在对物品定置后，需对物品进行标识管理，通过标识能塑造更加一目了然的工作环境，其中，对物品的标识包括以下内容。

（1）设备标识：设备标识内容一般包括设备的名称、出厂编号、设备型号、生产厂家、设备编号、启用日期、验收时状态、放置位置、负责人、校准时间和下次校准时间，以及仪器的状态（合格、准用、停用）（图7-8）。

（2）物品标识：标识物品的名称，并根据物品的种类确定其标识颜色。例如，医疗废弃物的标识为黄色，生活垃圾标识为黑色，消防类物品标识为红色（图7-9）。

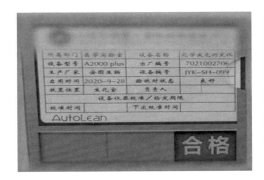
图 7-8　仪器信息和状态标识卡

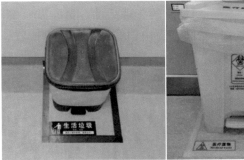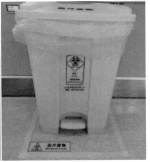
图 7-9　垃圾桶的标识

（3）环境标识：医学实验室分为清洁区、缓冲区和污染区，一般通过不同的颜色和箭头指向标识所处环境（图7-10）。

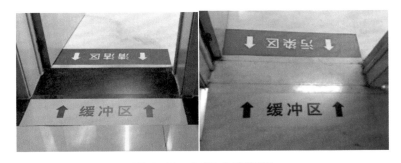
图 7-10　三区分离标识

（四）形成标准

在实施 6S 管理的过程中，将改善中好的方法、操作流程、解决方案等标准化，制定标准文件，所有人员达成共识，严格遵守执行。初期的标准文件要有一个实行期，首先对组内成员详细说明标准的内容，在试行期间若组内成员发现问题，应及时向负责人反馈，负责人汇总所有问题，并根据实际情况，组内成员共同探讨问题的解决方案并做出修改，试行结束后即发出修订版，持续改善，形成一个个更加优化的标准。

（五）考核评比

推行 6S 管理取得阶段性成果时可召开成果发布会，通过对各专业组的考核评价，对改善效果显著的专业组进行奖励，并进行经验分享，显著的效果增加员工的成就感，同时对其他专业组产生影响，激励其他组也做得更好。6S 管理是持续改善的过程，成果发布会不是结束而是循环往复实施的开始。

（六）持续改善

6S 管理是一项长期的管理活动，员工需要定期整理、整顿、清扫，不断发现每个阶段存在的问题，针对问题提出切实有效的改进措施，并将其标准化，直至员工形成一种习惯。通过整理、整顿、清扫及清洁等各要素的循环往复，使员工养成良好的习惯，逐步达到标准化与规范化，最终形成医学实验室管理的文化。

五、6S 管理实施的关键点

（一）调动员工积极性

6S 管理的实施是否得到有效开展，重要的一个指标为能否调动员工的积极性。宣传可使 6S 管理理念深入人心，激发员工参与的热情。同时要对相关奖惩制度进行调整，及时了解员工的学习情况及执行力度。另外，表彰会或是推广活动也可以提高员工参与的积极性，促进 6S 管理活动的深入发展。

（二）培养员工思维和能力

6S 推行失败的主要原因是员工缺乏对工作场所的问题意识和改善意识。问题意识即针对工作现场主动发现问题和提出问题的能力，如果员工不具有问题意识，那么就意味着即使工作场所中有问题，也不能及时发现，该异常问题自然无法解决。唯有员工具有问题意识，才能具有改善意识，寻找对应问题的解决办法。因此，员工具有问题意识和改善意识才是建立 6S 管理长效机制的重要基础。

（三）提升员工职业素养

充分利用实验室的看板或文化墙，将 6S 管理实施过程中所需要注意的问题，以直观的文字或图片展示出来，引起员工注意，同时也是对员工的警醒，做到随时管理，以使员工养成良好的工作习惯。

【案例】

某三甲医院医学实验室在医疗实验室废物生物安全管理方面，把实验室安全手册挂在 LIS 上，工作人员需要时随时都可以找到。制度、流程上墙，让每个实验室工作人员遇到问题随时都可获取处理方法（图 7-11 和图 7-12）。

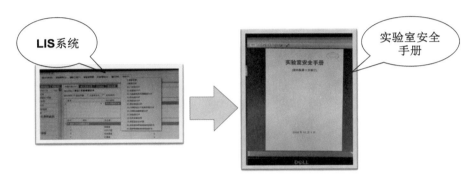

图 7-11 LIS 和实验室安全手册

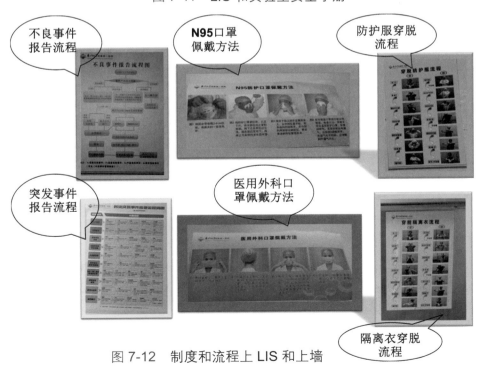

图 7-12 制度和流程上 LIS 和上墙

在员工培训上形式多样，通过多层面，全方位培训内外部员工及相关人员，确保所有员工全面掌握医学实验室废物处理生物安全相关知识。

特别注重环境的消毒，除了开窗通风外，对空气的消毒也要特别重视。经考察，该医学实验室根据具体情况，采取悬挂式紫外消毒灯、壁挂式空气消毒机、移动式紫外车等形式去除气溶胶，并且每周使用75%酒精对灯管进行擦拭，对紫外强度进行检验，并做记录（表7-8）。

表7-8　医学实验室紫外灯使用记录表

专业组：　　　　　年份：　　　　　表单号：

说明：紫外灯使用的监测：①每季度一次星光卡监测强度。②照射时间累计不超过800小时。
紫外灯电源采用自动控制开启程序：①上午5：00—6：00。②中午13：00—14：00。③晚间23：00—00：00。（每天累计照射3小时。）

紫外灯累计使用时间之前（小时）	紫外灯编号（放置位置）				每周检查开关及紫外灯状态				每周95%的酒精擦拭紫外灯				紫外照射强度检测（星光卡）记录
	①	②	③	…	第1周	第2周	第3周	第4周	第1周	第2周	第3周	第4周	
1月													
2月													
3月													
4月													
5月													

该医学实验室特别重视高压灭菌器的管理，制定了相应的操作指导书，详细规定了操作步骤与注意事项。特别重视危化品的管理，针对每一种危化品制定了化学品安全技术说明书。并且配备了危化品溅洒应急处置箱，开放放置，可以随时获取。对于可能发生的血液体液溅洒等职业暴露，专门配备了血液体液溅洒处置工作箱及职业暴露处置箱，每月专人负责检查补充耗材。

问题：

（1）该实验室医疗废物生物安全管理有哪些优秀经验可以借鉴参考？

（2）该实验室医疗废物生物安全管理有哪些不足需要改善提高？

参·考·文·献

[1] 王前, 邓新立. 临床实验室管理 [M]. 3 版. 北京: 中国医药科技出版社, 2015.

[2] 王惠民, 王清涛. 临床实验室管理学 [M]. 2 版. 北京: 高等教育出版社, 2016.

[3] 杨克明. OEC 管理——中国式执行 [M]. 北京: 中国经济出版社, 2005.

[4] 陈瑞霞, 耿军辉, 詹朦, 等. OEC 管理模式在消毒供应中心质量控制中的应用 [J]. 河南医学高等专科学校学报. 2020, 32(2): 224-226.

[5] 唐平静, 罗玉莲. OEC 管理体系对提高手术室护理效果的作用 [J]. 当代护士. 2016, 3: 183-185.

[6] 国家食品药品监督管理总局. 中华人民共和国医药行业标准: 血液分析仪: YY/T 0653—2017[S]. 北京: 国家食品药品监督管理总局, 2018-04-01.

[7] 中华人民共和国卫生部, 国家环境保护总局. 医疗废物分类目录 (2003 年) [S]. 北京: 中华人民共和国卫生部, 国家环境保护总局, 2003-10-10.

[8] 李亚军. "5+1" S 医院精益管理实践 [M]. 世界图书出版西安有限公司, 2016.

（王华梁　张　健　洪国斿　杨　砚　乔亚琴　周碧燕　李　彬）

第八章
设备、试剂与耗材的Lab-OEC管理

摘要

工欲善其事，必先利其器。设备、试剂与耗材是医学实验室的重要资源，也是医学实验室开展各项检测工作的必要保障。随着医疗水平提升，医院建设加速，医学实验室项目不断拓展，实验室需要配置的设备也越来越多，随之需要相应完整的管理体系对设备、试剂与耗材的采购和验收，设备的校准及检定，设备的日常运行等进行管理。

本章介绍了 Lab-OEC 管理模式对设备、试剂与耗材管理采用日清工作法和区域管理法，制定设备、试剂与耗材的选择、购买和管理的相关文件与表格，使设备、试剂与耗材进入实验室的各个环节都受控，以完整的使用记录保障实验室安全、高效、有序运行。

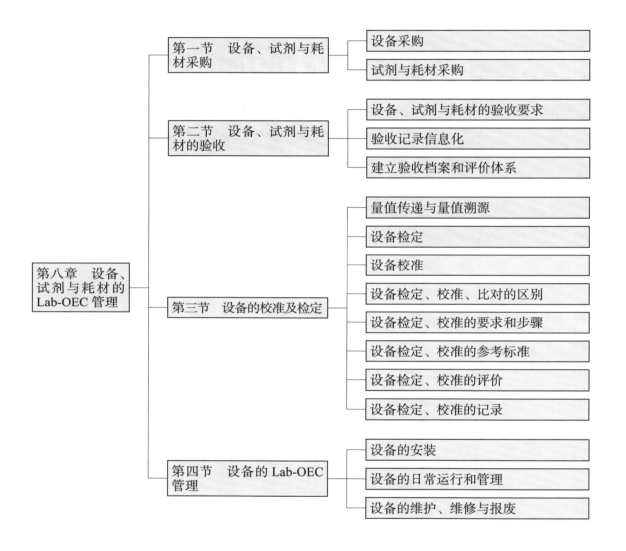

【案例】

某医院检验科"心梗三项"的 TAT 达标率较低，达不到医院的要求。科室认为是分析仪器的通量及速度不足，需要再购入一台分析仪器。于是又采购一台化学发光仪，专用来做急诊标本。新采购仪器安装使用一段时间后，发现"心梗三项"的 TAT 达标率并没有明显改善。科室组织人员分析原因，发现 TAT 不达标的标本，在上分析仪器之前的前处理阶段所花费的时间将近 20 分钟。后来科室对"心梗三项"的前处理流程进行优化，大大提升了"心梗三项"的 TAT 达标率。

科室针对这一问题开会讨论一致认为：对于新仪器的采购，领导做决策时要有数据支持，不能盲目地增加仪器，造成资源浪费。

第一节
设备、试剂与耗材采购

现代化的医学检验必定要配置大量现代化的设备。目前国内外市场上设备种类品牌繁多，档次规格多样，型号复杂，如何选择与实验室规模相匹配的设备，满足日常检测需求并且质优价廉，有效避免医疗资源浪费至关重要。

Lab-OEC 管理中对设备、试剂与耗材的采购按照目标体系的标准和要求，充分调研，从医院到科室，从患者到职工，从硬件到软件，根据设备的需求确定设备和耗材的预期使用目标，以此作为采购的依据，再结合医院的相关采购政策、流程完成实验室设备、试剂与耗材采购。

一、设备采购

设备采购应遵循以下原则。

（一）合规性

医疗设备及利用其所开展的检测项目必须符合国家相关法律法规，符合行业规范及医院规章制度。拟采购设备必须具备相关证件和批文（表 8-1）。国外进口的设备应具备国家药品监督管理局颁发的医疗器械注册（备案）证、国内经销商的授权书、经销商的营业执照、经销商的医疗器械经营资质证明等。国内生产的设备应具备国家或省、市、自治区药品监督管理局颁发的医疗器械注册（备案）证、医疗器械生产资质证明、生产厂家的营业执照，以及生产厂家对经销商的授权书等。

表 8-1　合格的外部供应商和供应品清单

序号	供应品名称	生产厂家	批准文号或注册证号	有效期	供应商资质
1-1	XXX	XXX	XXX	XXX	
1-2	XXX	XXX	XXX	XXX	A
1-3	XXX	XXX	XXX	XXX	
2-1	XXX	XXX	XXX	XXX	
2-2	XXX	XXX	XXX	XXX	B
2-3	XXX	XXX	XXX	XXX	

（二）可行性

实验室应根据医院和科室的规模、工作量和检测项目的需要以及医院的经济状况选定所购设备的品牌、档次和规格，既不能让设备成为掣肘医院科室发展的因素，也不能盲目追求功能齐全。实验室应对所购设备进行充分论证，并形成可行性报告。应按照所在医疗机构的有关规定完成设备购置申请审批表（参考表8-2）。

表 8-2　设备购置申请审批表

设备名称	
购置理由	签名：　　　　日期：
技术参数	签名：　　　　日期：
候选品牌	签名：　　　　日期：
技术小组评审意见	签名：　　　　日期：
实验室负责人意见	签名：　　　　日期：

（三）可比性

俗话说"货比三家，择优而取"，设备采购同样适用。设备的性能质量是选购的关键，也是我们应该关注的重点所在。怎么才能保证充分了解仪器的性能呢？比较是最直观有效的方法。而且，当前各个医院的招标都会要求保证投标厂家的最低个数，在这个前提下，科室可以将同类产品反复比较，甚至建立分解性能指标的比较表，确立最终的招标对象。

（四）可持续性

科室应建立短期目标、中期目标和长期目标，并以此作为设备选购的重要依据。设备的采购既要考虑当前的使用需求，又不能忽略长期的发展需要。所采购的设备不能盲目追求高配，造成长期的资源浪费，同时应考虑不断的发展需求，将设备购置与实验室的中长期目标相结合。

二、试剂与耗材采购

与设备不同，实验室的试剂与耗材存在使用周期短，效期长短不一等特点，这就决定其采购需要更加精细化。试剂与耗材的采购计划除了借助上述设备采购提到的原则外，还可以利用 Lab-OEC 管理的日清工作法和区域管理法，按各专业组进行管理，由每一个工作人员对其所在岗位设备、所使用的试剂与耗材进行日清，并交由科室专门人员（设备管理员、库管员）统一实施、汇总、审核，最终确定采购计划。这其中有几点需要注意，具体如下。

（一）证件齐全

生产试剂与耗材企业应该具有《营业执照》(可生产经营范围内的所有产品)。此外，根据生产产品的分类，生产一类医疗器械的企业需要有《第一类医疗器械生产备案凭证》，生产的产品需要有《第一类医疗器械备案凭证》；生产二、三类医疗器械的企业需要具备《医疗器械生产许可（备案）证》，生产的产品需要有《医疗器械注册（备案）证（体外诊断试剂）》。

经销商在经营或服务时，需要具备以下资质：①一类医疗器械产品免备案。②二类医疗器械产品需要《第二类医疗器械经营备案凭证》。③三类医疗器械产品需要《医疗器械经营许可证》。

医院在采购试剂与耗材时须严格审核生产企业和经销商的证件，确保采购的试剂与耗材合法合规，有源可溯。

（二）质量优先

在采购试剂与耗材的过程中，当价格和质量发生矛盾时，应当优先考虑质量。这是遵守国家法律法规及行业规范的体现，也是对患者健康负责的体现，是实验室从业人员不能逾越的底线之一。

（三）试剂耗材与仪器匹配

很多设备有多种试剂耗材可供选择，采购此类试剂耗材时就需要充分考虑与仪器的匹配程度。

（四）计划采购

由于试剂与耗材都有各自不同的使用效期，这就要求在采购时要有计划。科室应当从岗位的操作人员开始，由下到上预估检测工作量以及试剂与耗材的消耗量，再制订采购计划。这样既能保证耗材不过期，又不会因试剂与耗材短缺影响工作。有计划地采购试剂可以减少库存积压和浪费，有利于节省科室成本。

根据 Lab-OEC 的管理理念，实验室应当制定自身的目标体系，了解自身的工作量需求，同时利用日清工作法和区域管理法，每一个岗位每一台仪器的负责人对检测标本量、消耗量和库存量做到日清日结，并对试剂与耗材的库存定期仔细核查、汇总，制定下个采购周期的采购计划。

核查库存是为了更好地协调确定下个周期试剂与耗材订单，防止出现试剂与耗材过期、支出超限等不良事件。因此，每月均应保证对耗材库存进行初步统计，完成一次详细的库存核查，并填写库存试剂与耗材核查表（参考表 8-3）。

表 8-3　库存试剂与耗材核查表

实验室：					时间：　年　月		
耗材名称	供应商	规格	库存数量	批号	有效期	核查人
稀释液	XXXX 公司	XX				
溶血剂	XXXX 公司	XX				
清洗液	XXXX 公司	XX				
白细胞五分类试剂包	XXXX 公司	XX				
网织红细胞试剂	XXXX 公司	XX				
6C 质控品	XXXX 公司	XX				

第二节
设备、试剂与耗材的验收

【案例】

某医院检验科在每月科室例行的质量监督检查中发现生化组酮体检查项目中有一盒 β-羟丁酸试剂，未开封但已经过期。

为了剖析造成试剂未开封过期的原因，质量控制小组成员和当事岗位人员与小组订购试剂负责人沟通，了解到该项目检测标本数量不多，但该试剂规格较大，上次订购周期期间岗位人员未仔细核查库存，库存未计入已开封试剂，订购负责人采购时未估算标本量和验证试剂效期，导致试剂剩余过多，未开封使用就已过期。后来，该检验科引入了 Lab-OEC 管理，有效规避了上述问题。

当前各个医院、科室的采购招标流程日益成熟标准化，相较之下，设备、试剂与耗材的验收工作常常流于形式。如实验室对某一家供应商过于信任，对其一个品类供应品进行一次验收后就不再对其以后的采购进行仔细验收；又如实验室过分信赖某些品牌，不按正规流程进行验收。这些行为都会给实验室管理带来风险。

Lab-OEC 管理下的设备、试剂与耗材验收工作要求贯彻"日事日毕，日清日高"的工作方法。坚持对设备的投放安装进行监督，严格执行装机性能验证。坚持对试剂与耗材的数量、规格、冷链运输、有效期进行仔细核查，如在真空采血管验收过程中严格按照 WS/T 224—2018《真空采血管的性能验证》，从外观、抽吸量、管体强度、溶血情况、血清分离管纤维蛋白挂壁、抗凝管的凝血情况、结果可比性、无菌等八大指标进行性能验证，同时要对不同货号和批号试剂做验收的比对试验（详见第十章第五节）。

一、设备、试剂与耗材的验收要求

（一）验收责任到人

实验室应该实行岗位负责制度，每一位员工要对所负责设备、试剂与耗材的验收负责，同时科室宜设置设备管理员、耗材库管员，对整个科室的设备、试剂与耗材的验收和验证进行统一管理。

（二）验收即时日清

贯彻 Lab-OEC 管理日清的核心原则，对进入检验科的设备、试剂与耗材做到即时验收。按照事先制定的验收制度，严格对供应品的数量、规格、注册证、包装、冷链和有效期进行核查，并填写验收表（参考表 8-4），保存验收记录。

表 8-4　供应品验收记录表

实验室：								年度：	年　月
日期	供应品名称	规格/数量（与送货单相符否）	批号	有效期	合格证	外包装	验收结果	验收者
XX	XX	XX/ XX / XX	XX	XX	XX	XX	XX	XXX

注：验收合格打"√"；不合格打"×"拒收。

二、验收记录信息化

借助信息化发展，建立设备、试剂与耗材管理系统，运用电子、数据库、统计模型等多学科方法对实验室设备、试剂与耗材进行信息化管理，可以实现对其全方位、全过程的动态管理，提升管理效率，降低不良事件的发生概率。

三、建立验收档案和评价体系

通过建立验收档案和评价体系可总体评价各供应商能否定期对仪器进行维修保养和校准、技术支持及售后服务；维修工程师能否在仪器出现故障的较短时间内对仪器进行维修，在节假日期间仪器出现故障时能否及时到位，保证检验日常工作的正常运行；供应商提供的试剂、标准品、质控品和耗材能否做到在有效期内，所供试剂包装完好、质量可靠；供应的速度、质量、价格和服务能否满足临床工作需求（参考表 8-5）。

表 8-5 外部服务供应年度评价汇总表

序号	合格供应商名称	临床化学组年度评价	临床免疫组年度评价	临床微生物组年度评价	临床基础检验组年度评价	临床基因扩增检验组年度评价	细胞遗传组年度评价	门诊与急诊快速检验组年度评价	年度评价综合结果
	XXXXXX	优秀			优秀	良		优秀	优秀
	XXXXXX		优秀		优秀			良	优秀
	XXXXXX							优秀	优秀
	XXXXXX	一般	优秀					优秀	良
	XXXXXX		优秀						优秀
	XXXXXX								

第三节
设备的校准及检定

实验室设备是进行检验测量的基本工具，也是能够将被测量的量值直观复现的工具。因此，为了保证检验测量结果的准确性，对直接或间接影响测量结果的设备应制订计量学溯源计划，量值传递和量值溯源是实现测量结果准确性的技术保证和措施。

一、量值传递与量值溯源

（一）量值传递

量值传递是指将国家计量基准所复现的计量单位量值，通过高等级计量标准传递给下一等级的计量标准，再传递给工作计量器具，从而保证被测对象量值准确一致的测量活动的全过程。

任何测量活动都存在测量误差，为了保证测量工作的可信度，测量数据、测量结果的量值在要求的特定范围内应当统一、准确。满足这个要求的前提是被测量的量值具有能与国家计量基准直至国际计量基准相联系的特性，即被测量的量值必须具有溯源性。

量值传递一般由政府计量部门组织进行，它在管理方面具有监督的强制性。通过对计量器具的检定或校准，将国家基准所复现的计量单位量值通过各等级计量标准传递到工作计量器具，以保证对被测量对象量值的准确性和一致性，保证全国在不同地区、不同场合，使用不同计量器具测量同一量值能得到相对一致的结果。

（二）量值溯源

量值溯源是指通过连续的比较链，使得测量结果能够与有关的测量标准，通常是国际或国家测量标准联系起来的特性，也称为溯源性、可追溯性。

量值溯源强调的是用测量器具测得的量值，在误差允许的范围内，通过不间断的比较链与参考标准、国家基准相联系的能力。测量的结果必须具有溯源性，被测对象的量值必须能够与国家计量基准或国际计量基准联系起来。也就是要求所用的工作计量器具必须经过相应的计量标准的检定，而该计量标准又能够接受上一等级的计量标准的检定，逐级往上追溯求源，直至追溯到国家计量基准或国际计量基准为止。量值溯源是对测量设备最基本的要求。

量值传递与量值溯源的区别见表 8-6。

表 8-6 量值传递与量值溯源的区别

比较项目	量值传递	量值溯源
方向	自上而下	自下而上
方法	检定或校准	比较链
顺序	按等级传递	可以越级
强调	把有关标准传递到测量仪器	把测量结果与有关标准联系

二、设备检定

检定是指查明和确认计量器具是否符合法定要求的程序，它包括检查、加封标记和（或）出具检定证书，是由国家法制计量部门（或其他法定授权组织）为确定和证实计量器具是否完全满足检定规程的要求而进行的全部工作。

检定具有法制性，其对象是《计量法》法制管理范围内的计量器具，包括计量标准器具及工作计量器具，可以是实物量具、测量仪器或测量系统。检定的依据是按照法定程序审批公布的计量检定规程（JJG）。对检定结果必须给出合格或者不合格的结论，并出具证书或加盖印记，对于合格者要出具检定证书，而对于不合格者则出具不合格通知书。从事检定的工作人员必须经过考核合格，检定结论具有法律效力。

按照管理性质的不同，检定可以分为强制检定和非强制检定，而两者又统称为法制检定。

（一）强制检定

强制检定是指对社会公用计量标准、部门和企事业单位使用的最高计量标准，以及用于贸易结算、安全防护、医疗卫生、环境监测等四个方面，并且被列入国家强检目录设备的工作计量器具，由法定计量检定机构或授权的计量技术机构进行定点定期的检定。目前，我国公布的强制检定目录包含 40 类 62 种计量器具。

强制检定的周期，由计量检定机构依据计量检定规程规定以及计量器具的计量特性来确定。属于强制检定的工作计量器具，任何单位或者个人不允许使用未申请检定或检定不合格的器具。

（二）非强制检定

非强制检定是指使用单位自己依法对强制检定以外的其他计量标准和工作计量器具进行的定期检定，是法制检定的一种形式，其技术行为仍然具有法制性，并受法律约束，同样要按照计量检定的规程来执行。

三、设备校准

校准是指在规定条件下，为确定测量设备或测量系统所指示的量值，或实物量具或参考物质所代表的量值，与对应的由测量标准所复现的量值之间关系的一组操作。

校准的目的是对照计量标准，确定测量设备的示值误差，属于一种自下而上的量值溯源。校准不具有法制性，是一种自愿的溯源行为，其对象是测量设备或者测量系统。校准的依据是计量校准规范或自定义的校准程序文件。校准结果可记录在校准证书或校准报告中，也可以用校准因子或校准曲线等形式表示。

校准可以请计量部门校准或者由厂家校准。

四、设备检定、校准、比对的区别

校准和检定的区别之处是：检定包括计量要求、技术要求、行政管理要求三个方面，具有法制性，必须严格按照检定标准进行；而校准仅仅包含计量要求中与量值有关的计量特性的技术要求，详细区别见表 8-7。

表 8-7　设备检定、校准、比对的区别

比较项目	检定	校准	比对
定义	查明和确认计量器具是否符合法定要求的程序，它包括检查、加封标记和（或）出具检定证书	在规定条件下，为确定测量设备或测量系统所指示的量值，或实物量具或参考物质所代表的量值，与对应的由测量标准所复现的量值之间关系的一组操作	在规定条件下，不同测量设备对同一种技术指标进行测量，并将测量结果予以比较的测量活动
目的	确定是否符合法定要求，属于自上而下的量值传递	对照计量标准，确定测量设备的示值误差，属于自下而上的量值溯源	监控测量设备示值的可靠性
对象	国家强制检定计量器具或企业要求检定的非强制检定计量器具	强制检定之外的测量设备	强制检定之外的测量设备
性质	具有法制性	不具有强制性	不具有强制性
依据	国家计量检定规程（JJG）	国家计量技术规范（JJF）	自行选择比对方法
方式	计量检定部门或法定授权单位	自行校准或外送校准	自行比对
周期	国家法律规定的检定周期	根据需要自行确定	根据需要自行确定
内容	测量设备的全面评定	评定测量设备的示值误差	评定测量设备间的量值差异
结论	判定合格与否	确定示值误差	确定比对对象之间量值的差异程度
操作人员	计量行政部门授权的有资格的组织	评审认可的有资质的组织	设备操作人员
证书形式	检定证书或检定结果通知书	校准证书或校准报告	比对总结
证书效力	具有法律效力	由国家授权机构进行时，具有法律效力；企业或单位自行进行时，仅作为证明	质量考核证明

五、设备检定、校准的要求和步骤

（一）设备检定、校准的要求

设备应至少每年校准一次。符合下列情况之一时，须按规定程序进行校准以确保其性能符合临床标本检测的要求。

（1）新安装后首次投入使用前。

（2）更换测量池／光路检测系统、温育系统和加样系统等关键零部件后。

（3）设备安装场所发生变动时。

（4）长期不用但尚未达到设计使用年限的设备重新投入使用。

设备管理人员制定批准大型设备的校准计划，校准工作须由设备生产厂家具有资质的工程师完成。工程师应重点检查并校正设备的测量池／光路检测系统、温育系统和加样系统等关键零部件系统。校准结束后由工程师出具仪器校准报告，以明确仪器状况并提出相关的使用和维保建议。设备管理人员须跟踪对设备校准的过程，负责校准后的验证工作以核实校准内容是否符合标准，并在校准报告签字后连同校准工程师资质证明以及校准依据存档备查。

仪器校准后要做有关性能验证，性能验证的内容为正确度、精密度等，可视检测设备不同而有所差异。可采用的验证方法有：①分析检测定值校准品、室内质控品以及室间质评标本，验证不准确度范围。②与参考检测系统比对，结果偏倚 <1/2 总误差（TEa）。③对于发生故障修复后的仪器，留样再测偏差 <1/3TEa。

（二）设备检定、校准的步骤

设备在检定／校准过程中，应遵循以下基本步骤和要求。

1. 设备检查

首先是对设备的外观进行检查，仪器应附带制造厂商的技术说明书，附件齐全；应标明仪器名称、型号、编号、生产日期、生产厂家。其次是通电检查，仪器通电后，各个部件能够正常运行。

2. 检定／校准的环境条件

检定／校准环境、设施应满足校准方法的要求，包括电源电压、温度、湿度、照明、灰尘、振动、电磁干扰等因素。

3. 计量特性的检定／校准

依据国家计量检定规程（JJG）或国家校准规范（JJF）或行业标准或满足 CNAS-CL31《内部校准要求》的方法进行有关检定／校准。

4. 检定／校准结果的处理

对实施检定的设备，按规程检定要求合格的仪器，发放检定证书；检定不合格的仪器，发放检定结果通知书。对实施校准的设备，应详细记录校准数据并进行分析，确认是否满足实验室使用要求，只有确认合格的设备才可以投入使用。如果设备在检定或者校准时产生修正因子，则该仪器在以后的使用过程中要予以考虑采用。

如果发现设备校准后校准结果不合格，则可参考图 8-1 进行处理。

当设备经过多年使用后，主要的测量功能丧失，并且无修理价值时，管理部门应申请报废。申请单经批准后，要及时予以报废处理，不可与在用的设备混放。报废申请单参考表 8-8。

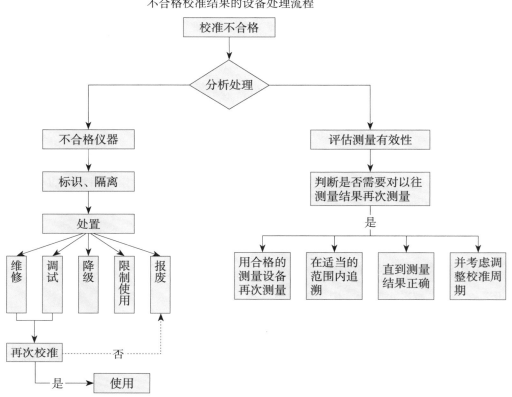

不合格校准结果的设备处理流程

图 8-1　不合格校准结果处理流程

表 8-8　设备报废申请单

设备名称	加样器	验收日期	2019.12.01
设备编号	7011001910	设备价格	XX
型号规格	XXX 加样器	使用部门	医学检验中心
报废原因		超过仪器使用年限	
审批意见		同意报废	

5. 检定 / 校准周期

一般根据检定规程或校准规范的要求来确定复检周期，通常为一年。其实不同设备，使用条件不同，使用频次不一，准确度变化也不一样，规定同样的周期是不合理的。要制定检定 / 校准计划表（参考表 8-9），方便管理。周期过长会使设备准确度超出允许范围，从而可能造成结果误判的风险。但是周期也不能太短，周期太短就要经常校准，可能影响实验室日常正常检测，或者需要配置更多的周转设备，同时还要支付更多的检定 / 校准服务费用。

表 8-9　XXX 医院 XXX 年度仪器检定／校准计划表

使用部门：XXX　　　　负责人：XXX　　　　表号：XXX

仪器名称	制造厂商	机型序号	校准周期	预定校准日期	执行校准日	校准者
全自动发光免疫分析仪	安图生物	XXX	1 年	2019.07.15	2019.06.06	XXX
全自动发光免疫分析仪	安图生物	XXX	1 年	2019.07.12	2019.07.10	XXX
酶标仪	安图生物	XXX	1 年	2019.05.22	2019.04.28	XXX
洗板机	安图生物	XXX	1 年	2019.07.16	2019.07.06	XXX

六、设备检定、校准的参考标准

在设备的检定和校准方面，国家相关部门针对不同的测量设备分别制定了多个检定规程或校准规范，实验室在实际组织实施校准过程中可参照有关检定规程、校准规范或者行业标准。以下举例血细胞分析仪、全自动生化分析仪、全自动免疫分析仪的检定／校准标准供参考。

（一）血细胞分析仪检定规程

血细胞分析仪的检定、校准可参考中国计量科学研究院起草、原国家质量监督检验检疫总局在 2012 年发布的检定规程 JJG 714—2012《血细胞分析仪》，或者可参考原国家食品药品监督管理总局在 2017 年发布的 YY/T 0653—2017《血液分析仪》。

（二）全自动生化分析仪校准规范

全自动生化分析仪的校准可参考中国计量科学研究院起草、国家市场监督管理总局在 2018 年发布的 JJF 1720—2018《全自动生化分析仪校准规范》，或者可参考原国家食品药品监督管理总局在 2017 年发布的 YY/T 0654—2017《全自动生化分析仪》。

（三）全自动发光免疫分析仪校准规范

全自动发光免疫分析仪的校准可参考中国计量科学研究院起草、国家市场监督管理总局在 2019 年发布的 JJF 1752—2019《全自动封闭型发光免疫分析仪校准规范》，或者可参考国家药品监督管理局在 2019 年发布的 YY/T 1155—2019《全自动发光免疫分析仪》。

【案例】- -

某医院检验科在 ISO 15189 评审过程中，按照科室制定的仪器校准程序文件，每年定期都会安排科室实习生对科室使用中的一台全自动发光免疫分析仪进行校准，校准物质采用的是另一个厂家的 AFP 高值标本，校准时只做重复性和携带污染率的特性校准。

对照设备校准要求，该校准行为存在以下几点问题。

1. 校准未按照标准执行。

对于全自动发光免疫分析仪的校准，科室制定的仪器校准程序文件，应参照国家市场监督管理总局在 2019 年发布的 JJF 1752—2019《全自动封闭型发光免疫分析仪校准规范》，或者可参考国家药品监督管理局在 2019 年发布的 YY/T 1155—2019《全自动发光免疫分析仪》。

2. 校准程序文件的内容不全，应包含示值误差、线性等指标的校准。

3. 校准物质应选择能进行量值溯源的标准物质，而不是随便找一个临床标本作为校准物质。

4. 实验室内部校准人员应该是经过校准和计量知识培训并合格的，实习生是不具备校准资质的。

七、设备检定、校准的评价

近年来，在实验室的各种评审考核中，非常强调对测量设备的证书要进行评价，尤其是对其校准证书的评价，是 CNAS 评审中重要的"三评价"之一。

在"CNAS-CL02:2012"《医学实验室质量和能力认可准则》中"5.3.1.2"规定："实验室应在设备安装和使用前验证其能够达到必要的性能，并符合相关检验的要求。"检验检测机构设备定期检定或校准后应进行计量确认评价，确认评价满足要求后方可使用。评价主要有以下几个方面内容。

（一）检定或校准机构资质、能力的评价

对检定或校准机构的资质、能力的确认，应该在把计量器具送去检定 / 校准前完成。在拿到检定 / 校准证书后，也可以做必要的核对。

根据检定 / 校准证书记载的机构名称、政府计量授权序号、实验室认可序号等信息均可以进行查询。直接在网上查询或向检定 / 校准单位索要国家授权的计量授权文件、标准实验认可证书及计量授权范围等，通过确认确保检定 / 校准溯源工作合法、合理和可靠。在计量认证范围内，称为《合格服务商评价》，评价为合格服务商后，才可进行设备的检定 / 校准工作。

（二）检定或校准所采用技术依据的评价

检定 / 校准机构通常在检定 / 校准证书上注明技术要求或校准的技术依据。可对照技术要求或技术依据，确认检定 / 校准结果是否符合相应的规程或规范的要求，这些技术要求主要是仪器的示值误差、重复性、携带污染率、线性等。

（三）溯源性的评价

检定 / 校准过程中应使用经政府计量行政部门批准的有证标准物质，测量结果能溯源到国家计量基准或国际计量基准，标准器具有无过期等，以保证检定 / 校准的溯源性。

（四）对检测结果有重要影响的仪器设备的关键量或值的证书数据及其测量不确定度的评价

1. 仪器设备的检定证书

检定证书的结论合格或符合仪器本身的等级要求，则不需要评价；检定证书的结论符合降级使用的要求，则需要评价。

2. 仪器设备的不合格（检定结果）通知书

其背面一般列有不合格项目的数据，需要对不合格项目进行评价，确认其是否符合实验室预期使用的计量要求。

3. 仪器设备的校准证书

提供测量数据和扩展不确定度，必须进行评价。评价其是否符合仪器设备的准确度等级或技术要求；评价其是否符合实验室预期使用的计量要求。

（五）测量设备是否满足实际工作需要的评价

该项工作是对检定 / 校准证书评价工作的核心内容。首先要清楚，根据检定 / 校准结果确认测量仪器是否符合其说明书规定要求，与根据检定 / 校准结果确认测量仪器是否符合实际工作要求，这是两个不同的概念。是否符合实际工作需要是指测量工作对测量仪器的计量特性要求。

八、设备检定、校准的记录

设备在检定 / 校准结束后，对于实施检定 / 校准的设备要建立评价档案，包括检定 / 校准记录、数据处理、检定 / 校准报告或证书等，并且检定 / 校准记录的内容应符合检定 / 校准方法和认可准则的要求（参考表 8-10 ~ 表 8-13），其他仪器检定标准见本书附录。

表 8-10　全自动发光免疫分析仪校准记录

校准记录
共 2 页，第 1 页

仪器名称	全自动发光免疫分析仪		型号	AutoLumo A2000PLUS
制造厂商	安图实验仪器（郑州）有限公司		出厂编号	XXX
委托单位	名称	郑州安图生物工程股份有限公司	联系人	XXX
	地址	XXX	电话	XXX
温湿度	温度 24.9℃、相对湿度 51%		校准日期	XXX
记录编号	XXX		证书编号	XXX
校准员	XXX		核验员	XXX

一、示值误差

标准物质	测定值	平均值	标准值	示值误差
低值	16.8 pmol/L	17.9 pmol/L	14.8 ± 0.7 pmol/L	3.1 pmol/L
	18.1 pmol/L			
	18.8 pmol/L			
高值	168 pmol/L	165 pmol/L	148 ± 7 pmol/L	17 pmol/L
	163 pmol/L			
	164 pmol/L			

二、重复性

标准物质	测定值		
低值	16.8 pmol/L	18.1 pmol/L	18.8 pmol/L
	19.1 pmol/L	18.2 pmol/L	19.1 pmol/L
	平均值	18.35 pmol/L	
	相对标准偏差 %	4.76%	

三、携带污染率

标准物质	测定值	携带污染率 %
低值	16.8 pmol/L	
	18.1 pmol/L	
	18.8 pmol/L	0%
高值	168 pmol/L	
	163 pmol/L	
	164 pmol/L	

(续表)

共 2 页，第 2 页

四、线性相关性

标准物质	测量值	平均值	标准值	线性相关系数
1	168 pmol/L 163 pmol/L 164 pmol/L	165 pmol/L	148 pmol/L	
2	108 pmol/L 108 pmol/L 108 pmol/L	108 pmol/L	104 pmol/L	
3	78 pmol/L 77 pmol/L 82 pmol/L	79 pmol/L	74 pmol/L	
4	47 pmol/L 48 pmol/L 49 pmol/L	48 pmol/L	44 pmol/L	0.998
5	16.8 pmol/L 18.1 pmol/L 18.8 pmol/L	17.9 pmol/L	14.8 pmol/L	
6	0.1 pmol/L 0.1 pmol/L 0.1 pmol/L	0.1 pmol/L	0.0 pmol/L	

表 8-11 全自动发光免疫分析仪校准证书

校准证书
共 1 页，第 1 页

序号	校准项目	校准结果
1	示值误差	17 pmol/L
2	重复性	4.76%
3	携带污染率	0%
4	线 性	0.998

注：（1）示值误差校准结果测量不确定度：3.0 pmol/L。
（2）线性范围：0.05—250 IU/mL。
（3）校准技术依据：JJF 1752—2019《全自动封闭型发光免疫分析仪校准规范》、YY/T 1155—2019《全自动发光免疫分析仪》。
（4）校准的环境条件及地点：环境温度：24.9℃；相对湿度：51%；校准地点：XXX 医院医学检验中心。

校准员：XXX　　核验员：XXX

表 8-12　血细胞分析仪校准记录表

校准原始数据记录表格

A.1 外观及通电检查

仪器附带的制造厂家说明书及附件齐全，仪器名称、仪器型号、制造日期、编号及制造厂商名称等信息齐全。

仪器通电后，各个部件都能正常工作，各旋钮按键能正常调节，显示单元、显示结果清晰完整。

A.2 空白值

空白稀释液	测量结果				最高值
	1	2	3	4	
RBC/（10^{12}/L）	0.000	0.000	0.001	0.000	0.001
WBC/（10^9/L）	0.03	0.03	0.02	0.04	0.04
PLT/（10^9/L）	2.7	2.7	2.6	2.8	2.8
HGB/（g/L）	1.3	1.2	1.3	1.2	1.3

A.3 携带污染率

校准物质	测量次数	RBC/（10^{12}/L）	WBC/（10^9/L）	PLT/（10^9/L）	HGB/（g/L）
		测量值	测量值	测量值	测量值
高值	1	7.23	30.0	422	228
	2	7.25	30.1	420	229
	3	7.24	30.3	424	232
低值	1	0.71	1.5	31	14
	2	0.70	1.4	31	13
	3	0.70	1.5	30	14
携带污染率		0.15%	0.0%	0.25%	0.0%

A.4 示值误差

校准物质	测量次数	RBC/（10^{12}/L）		WBC/（10^9/L）		PLT/（10^9/L）		HGB/（g/L）	
		测量值	平均值	测量值	平均值	测量值	平均值	测量值	平均值
1	1	0.71		1.5		31		13	
	2	0.70		1.4		31		14	
	3	0.70	0.70	1.5	1.5	30	31	14	14
	4	0.69		1.6		33		15	
	5	0.70		1.5		30		14	

（续表）

校准物质	测量次数	RBC/（10^{12}/L）		WBC/（10^9/L）		PLT/（10^9/L）		HGB/（g/L）	
		测量值	平均值	测量值	平均值	测量值	平均值	测量值	平均值
1	标准值	0.67		1.6		29		15	
	相对误差	4.47%		−6.25%		6.89%		−6.66%	
2	1	1.80		3.4		74		47	
	2	1.79		3.3		72		47	
	3	1.80	1.81	3.3	3.4	73	72	48	48
	4	1.83		3.5		70		49	
	5	1.83		3.5		71		49	
	标准值	1.9		3.2		78		46	
	相对误差	−4.73%		6.25%		−7.69%		4.34%	
3	1	4.02		9.2		222		120	
	2	4.03		9.2		221		118	
	3	4.02	4.03	9.1	9.2	219	220	119	120
	4	4.04		9.1		218		120	
	5	4.04		9.4		220		123	
	标准值	4.18		9.7		206		126	
	相对误差	−3.58%		−5.15%		6.79%		−4.76%	
4	1	5.27		21.8		307		175	
	2	5.29		21.7		309		174	
	3	5.28	5.28	21.5	21.6	312	310	177	176
	4	5.28		21.4		312		175	
	5	5.28		21.6		310		179	
	标准值	5.51		23.4		340		165	
	相对误差	−4.17%		−7.69%		−8.82%		6.66%	
5	1	7.23		30.0		422		228	
	2	7.25		30.1		420		229	
	3	7.24	7.25	30.3	30.1	424	422	232	230
	4	7.27		29.8		421		231	
	5	7.26		30.3		423		230	
	标准值	7.62		32.3		400		243	
	相对误差	−4.85%		−6.81%		5.5%		−5.34%	
	示值误差	−0.37		−2.2		22		−13	

A. 5 重复性

测量次数	RBC/（10²/L）		WBC/(10⁹/L）		PLT/（10⁹/L）		HGB/（g/L）	
	测量值	重复性	测量值	重复性	测量值	重复性	测量值	重复性
1	4.512		12.00		274.9		145.5	
2	4.519		11.87		268.5		145.3	
3	4.524		11.82		272.3		145.3	
4	4.511		11.95		270.2		146.7	
5	4.524	0.349%	11.86	0.527%	280.6	1.66%	146.1	0.421%
6	4.526		11.79		270.1		145.1	
7	4.521		11.85		263.0		146.1	
8	4.563		11.93		271.6		145.9	
9	4.531		11.86		269.9		146.5	
10	4.506		11.87		270.1		146.8	

表 8-13　血细胞分析仪校准证书

证书编号：XXXX--XXXX

第 1 页共 1 页

序号	校准项目	技术要求	校准结果
1	空白值	RBC：$\leqslant 0.02 \times 10^{12}$/L WBC：$\leqslant 0.2 \times 10^{9}$/L PLT：$\leqslant 10 \times 10^{9}$/L HGB：$\leqslant 2$ g/L	RBC：0.001×10^{12}/L WBC：0.04×10^{9}/L PLT：2.8×10^{9}/L HGB：1.3 g/L
2	携带污染率	RBC：$\leqslant 2\%$ WBC：$\leqslant 2\%$ PLT：$\leqslant 3\%$ HGB：$\leqslant 2\%$	RBC：0.15% WBC：0% PLT：0.25% HGB：0%
3	示值误差	RBC：$\pm 6\%$ WBC：$\pm 10\%$ PLT：$\pm 15\%$ HGB：$\pm 7\%$	RBC：-4.85% WBC：-6.81% PLT：-8.82% HGB：6.66%
4	重复性	RBC：$\leqslant 2.5\%$ WBC：$\leqslant 3.5\%$ PLT：$\leqslant 5.0\%$ HGB：$\leqslant 2.0\%$	RBC：0.349% WBC：0.53% PLT：1.7% HGB：0.4%

注：（1）校准的环境条件及地点：环境温度：<u>26.9℃</u>；相对湿度：<u>61%</u>；校准地点：<u>XXX 医院医学检验中心</u>。
（2）校准技术依据：<u>YY/T 0653—2017《血液分析仪》</u>、<u>JJG 714—2012《血细胞分析仪》</u>。

校准员：<u>XXX</u>　　　　核验员：<u>XXX</u>

第四节
设备的 Lab-OEC 管理

随着医学科学进步、医学检验理论与实践的不断创新以及多学科交叉融合，越来越多的大型先进精密仪器进入实验室，为临床标本检测提供有力的硬件和技术保障。但是，各种类型的先进设备的引进必然对设备的日常运行管理提出了更高要求，需要更加完善而科学的设备管理体系。如何加强设备的管理，健全实验室设备的日常运行管理体系，以保证检测数据的准确可靠，是实验室管理人员和技术人员需要面对的现实问题。

一、设备的安装

（一）设备验收

设备到货后，实验室人员配合医院工程或设备管理部门按协议进行验收，清点设备主机与配件名称、制造商名称以及型号或编号是否与协议和装箱清单一致。设备管理人员保管或委派专人保管设备配件、合格证、操作手册、说明书、操作电脑等重要资料。

（二）设备调试

设备管理人员按照设备运行环境和水电供应需求以及实验室总体布局安排确定设备安装位置，由专业工程师负责进行安装、调试和校准。小型简易的设备如水平震荡仪、水浴箱等也可由医院工程或设备管理部门负责安装。安装调试验收合格后由工程师填写《设备安装调试报告》，并经实验室设备管理人员签字。

（三）保存记录

实验室工作人员对新安装的设备进行性能验证，验证合格后填写《设备验收记录》，与《设备安装调试报告》一起交由设备管理员保存。

二、设备的日常运行和管理

设备管理人员应与设备生产厂商密切配合，在维修工程师的指导下掌握设备的型号、性能、故障率和售后服务等各方面状况。设备运行过程中及时动态掌握仪器运行状态，部件磨损与使用寿命，及时与售后工程师沟通以保证设备的售后服务和配件供应。在维修工程师的培训指导下，实验室工作人员能胜任一般故障的处理工作，以及仪器每天、每周、每月、每季及每年的维护工作。

如果管理人员工作变动，应该对新接替的人员有明确要求，并在人员调换前及时进行培训，确保实验室设备管理工作的平稳交接，尽量避免因为人员衔接不到位而出现工作失误。

（一）制定奖惩制度

设备运行管理人员应具备一定的理论知识和基本素质，持证上岗，明确相应的管理制度，做到责、权、利三者结合，并制定完善设备使用年终评优和考核激励机制以及惩处机制，提高工作人员对设备日常运行管理的责任心。

（二）实验室设备管理制度和平台建设

建立完善的实验室设备使用管理办法和管理制度，对设备的招标采购、安装建档、使用操作、人员职责等做出明确规定，做到有章可循；建立设备专人负责管理制度，职责到人，有限许可，严格操作，维保规范，记录完整；制定设备的日常维护和保养制度，保持设备良好的运行状态，确保临床标本检测的准确率，提高仪器的安全性，延长仪器的使用周期。

1. 制定严格的设备档案管理制度

规范档案材料的收集、立档、使用、销毁等工作流程，建立完整的设备档案，台账式管理，实时更新。设备档案的记录内容包括仪器品牌、制造商名称、型号、购买与安装时间、配件类型与数量、合格证、操作手册、说明书、设备校准报告（附校准工程师资质证明和校准依据）、性能验证报告、归档时间等。应强化工作人员对设备档案的管理能力，制定监督和考核机制，强化对设备档案管理工作的检查和督促。

2. 设备状态标记采用"三色标识"

"三色标识"中，绿色标识为正常使用状态，黄色标识为降级使用状态，红色标识为停止使用状态。须根据各仪器的状态及时更换标识，对于绿色标识的仪器实验室技术人员每日、每周、每月、每季和每年定期进行保养和技术性能测试，做到每日和每周维护严格到位、每月和每季度维护及时补漏、年度维护重在性能达标，以制度落实促进设备管理到位。

3. 检定或校准对结果准确性有影响的检验设备

强制检定仪器必须按检定规程实施定期送检，大型设备严格执行定期校准工作，检定和校准合格后方可使用。要制定设备年度计量检定和校准计划，委托当地具有强检资质的计量检定部门检定或生产厂商具有资质的工程师进行校准。

4. 建立完善设备管理平台

信息化是设备日常运行管理的发展方向，应借助互联网和信息化的工具和方法，促进设备和日常管理逐步向系统化、网络化、数字化的方向迈进。建立完善的设备管理平台，促进管理工作更加规范化和标准化，有助于实现设备管理工作的全自动化运行，全面掌握实验室设备的各项数据和状态，减少设备管理中由于人为因素、环境因素或设施因素等对工作质量造成的影响。

（三）设备运行环境监测和管理

医学实验室设备具有特殊的性质要求，实验室环境条件和水电供应因素都对设备的性能状态、测量结果的准确度和可靠性以及仪器使用周期产生决定性影响。因此，必须为检测设备提供良好的工作环境条件和水电供应。

1. 应确保设备用电和实验室用水达到规定的质量要求

实验室须配备交流稳压电源或 UPS，保持设备的电源电压稳定，具备良好可靠的接地性。设备操作人员应每日检查 UPS 的工作情况，发现异常及时报修和更换。应定期检查水净化系统的性能以确认制备的纯水满足设备的标本检测要求，通过检测电导率、吸光度和可溶性硅等技术指标鉴定实验室用水的水质是否达到一级用水标准，同时注意记录和保存水质检查记录。实验室用水的鉴定和验收可参考 GB/T 6682—2008《分析实验室用水规格和试验方法》进行检验。

2. 环境条件管理

为满足设备运行环境要求，避免环境因素对检测质量产生影响，应通过系列的环境控制设备和措施实现对环境条件的监测、控制和维持，切实将设备"三防"（防尘、防潮、防蚀）工作落到实处。可通过安装空调、加湿器、通风装置、除尘装置、防电磁干扰装置等实现环境条件管理，确保实验室的环境条件如温湿度、声级、振级、灰尘、大气压、电磁干扰等符合相关的环境监测要求。

三、设备的维护、维修与报废

（一）设备的维护

仪器操作人员在操作仪器的过程中按照 SOP 要求做好每日、每周、每月、每季或年度维护，及时填写体现设备使用及维护记录的《设备日清台账》，确保设备处于良好的运行状态。以 AutoLumo A2000 Plus 全自动发光免疫分析仪日清台账为例，见表 8-14。

（二）设备的维修

对于不能自行解决的设备故障须及时联系厂方工程师进行维修，设备管理人员或其指

表 8-14　AutoLumoA2000 Plus 全自动发光免疫分析仪日清台账

年　月　日

日期	补消耗品		测试项次	UPS运行	仪器状态	检测结束		管路冲洗	日保养	双周执行LFC	双周仪器内部清洁	故障与维修情况（描述故障、维修、及修后仪器状态）	操作人
	时	分				时	分						

注：管路冲洗、按系统提示执行；日保养，按系统提示在保养菜单中执行保养程序。

定的工作人员协助工程师检修并做好记录。维修涉及更换设备的关键检测部件（如测量池 /
光路检测系统、温育系统和加样系统）时须重新进行性能验证后方可投入使用。相关记录
包括《设备维修申请表》《设备故障和维修记录》，仪器维修后投入使用前须填写《设备启
用申请表》。

（三）设备的报废

实验室设备达到设计使用年限后，由生产厂家工程师进行鉴定并经医院工程或设备管
理部门维修人员确认后，经实验室主任审核，上报医院设备管理部门办理资产报废手续。

参·考·文·献

[1] 丛玉隆, 王前. 临床实验室管理 [M]. 2 版. 北京：中国医药科技出版社, 2012.

[2] 王惠民, 王清涛. 临床实验室管理学 [M]. 2 版. 北京：高等教育出版社, 2016.

[3] 苗瑜. 计量管理基础知识 [M]. 3 版. 郑州：黄河水利出版社, 2010.

[4] 杨惠, 王成彬. 临床实验室管理 [M]. 北京：人民卫生出版社, 2015.

[5] 中国合格评定国家认可委员会. 检测和校准实验室能力认可准则：CNAS-CL-01[S]. 北京：中国合格评
定国家认可委员会, 2006-07-01.

[6] 中国合格评定国家认可委员会. 医学实验室质量和能力认可准则：CNAS-CL-02[S]. 北京：中国合格评
定国家认可委员会, 2014-11-01.

[7] 中国合格评定国家认可委员会. 测量结果的溯源性要求：CNAS-CL-06[S]. 北京：中国合格评定国家认
可委员会, 2014-11-01.

[8] 欧阳能良, 王伟佳, 温冬梅, 等. 临床实验室信息管理系统设备管理模块的建立 [J]. 临床检验杂志,
2018, 36(03): 210-212.

[9] 张志强, 王新锋. 日常监督常态化在检验科质量管理体系运行中的应用 [J]. 国际检验医学杂志, 2014,
35(07): 939-940.

[10] 周维新, 刘增勇, 鲁君艳. 临床实验室设备管理 / 维护与保养的探讨 [J]. 中外医学研究, 2010, 8(17): 51-
52.

[11] 汤敏英, 江树勋, 郑晶, 等. 浅谈如何做好实验室设备管理工作 [J]. 现代测量与实验室管理, 16(06): 54-
55, 2008.

（李一荣　冯忠军　冯彦蕊　耿　辉　周　强　李　彬）

—— 第九章 ——

检验前过程的Lab-OEC管理

　　检验前过程是指按时间顺序自医生申请至分析检验启动的过程，包括检验申请、患者准备和识别、原始样品采集、运送和实验室内传递等。检验前过程的质量管理是整个临床检验质量管理中最薄弱、最易出现问题，也是最难控制的环节；在临床反馈不满意的检验结果中，经追踪调查约60%~80%为标本质量不符合要求。因此，检验前过程质量管理十分重要。

　　Lab-OEC管理需要在检验前过程做好统筹，将检验前过程质量的监控指标列入部门关联人员绩效考核，涉及业务工作的关联部门需提交月度评价报告。

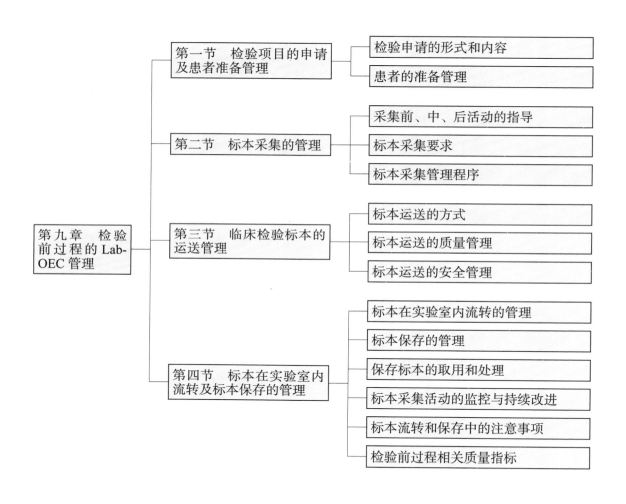

【案例】

某医院检验科在做血液常规检验时，大屏幕出现白细胞危急值报警，显示一位住院患者的白细胞计数结果为 $0.1×10^9/L$，而红细胞、血红蛋白、血小板等参数正常，经复检、复片等确认患者白细胞确实很低，电话与护理沟通，没有发现违规采血的情况。因此，电话报告主管医生"危急值"并了解患者情况，医生的回复是不太可能，与临床表现并不相符。检验人员考虑很有可能是标本出现了问题，因此建议重新采血复查。经过对再次送检的血常规标本进行检验，白细胞计数显示为 $7.5×10^9/L$。检验人员遂打电话找护士长沟通，告知两次检验结果的差异，请护士长配合一起查找问题的源头，最后得知：最先送检的标本是实习护士抽的血，患者刚刚输完浓缩红细胞，因为患者血管不好找，拔针的护士就在输血的针头上接上注射器抽的血。

在《护理技术操作规范》"静脉采血技术"这一节中，静脉采血注意事项中明文规定：当肢体正在进行静脉输液时，不宜由同一静脉采集标本。在最新颁布的《静脉血液标本采集指南》中提到：宜在输液结束 3 小时后采血；对于输注成分代谢缓慢且严重影响检验结果（如脂肪乳剂）的宜在下次输注前采血。紧急情况必须在输液时采血，宜在输液的对侧肢体或同侧肢体输液点的远端采血，并告知检验人员。同样，因为静脉输液端采血而导致血糖、电解质等检验结果异常的例子也不在少数，因此，规范标本前处理操作流程，做好检验前过程管理对检验结果的准确性尤为重要。

有文献报道，近 20 多年，检验前、中、后过程发生差错频率分布变化不大，大概是 65%、15%、20%。在所有检验前过程差错中，标本溶血占 58%，标本量少占 17%，标本容器差错占 12%，异常凝血占 8%，其他原因占 5%。这些差错或多或少会影响分析结果的质量。如溶血，可明显干扰临床生化、血液常规、凝血功能的分析结果，对临床免疫及分子生物学分析结果的影响也有不少报道。溶血干扰或影响检验结果的原因有：会增加胞内物质在血清或血浆中的浓度；会干扰分析方法；会导致光谱重叠；会干扰生物学通路；会稀释标本。国内有关检验前过程的差错还缺乏长期的大数据统计分析，根据已有的报道，检验前、中、后过程中发生差错的频率与国外类似。

按照 Lab-OEC 管理理念，对人、机、料、法、环在检验前过程中所有环节（检验项目的申请及患者准备、标本采集、标本运输、标本在实验室过程中流转及标本储存等）制定严格而适宜的制度、程序、标准操作流程并进行有效管理，从而减少检验前过程差错的发生。如对血液标本采集人员，应进行相应的岗位培训，熟知标本采集手册的要求，按规定时间、用规定容器、用合适力度扎紧止血带，用规定针头对正确患者采集适量的血液，并做好相应记录或电子确认。而标本接收的实验室人员，是保证合格标本进入检验分析过程的关键人员，不仅要熟知相关程序、标准操作流程，更要具备认真负责的工作责任心，应逐一核查标本，并按规定接收或拒收标本。

第一节
检验项目的申请及患者准备管理

当前医学实验室有多种检验项目，不同检验项目有不同临床意义，所以，确保检验质量的关键是能够结合患者自身情况，正确且合理地选择检验项目，即必须综合患者发病症状、时间、经济条件、病情进展、检验项目敏感度等因素选择必要检验项目，以便尽量减少就诊费用，提升检验价值。另外，检验单必须完整、正确，包括：填写规范，字迹清晰可读，并且有姓名、年龄及住院号等基本资料，而且还需有检验方法、标本采集时间、标本类型等。此外，检验医生必须熟练掌握所用检验项目，包括检验方法、适用范围、注意事项、意义、采样要求等，以便能够获得准确且满意的检验结果。

一、检验申请的形式和内容

（一）申请单内容

（1）患者身份识别，包括性别、出生日期、患者地点、详细联系信息、唯一标识；唯一识别可包括字母和（或）数字的识别号，例如住院号或个人保健号。

（2）医师、医疗服务提供者或其他依法授权人可申请检验或可使用医学资料者的姓名或其他唯一识别号，以及报告的目的地和详细联系信息。

（3）标本的类型，以及解剖部位（相关时）。

（4）申请的检验项目。

（5）与申请项目相关的临床资料，用于检验操作和解释检验结果。检验操作和解释检验结果需要的信息可包括患者的家系、家族史、旅行和接触史、传染病和其他相关临床信息，还可包括收费信息、财务审核、资源管理和使用的审核。患者应知晓收集的信息和目的。

（6）标本采集日期和时间。

（7）标本接收日期和时间。

（二）标本标识

标本标识的标签宜由放入冰箱后仍能粘牢的材料制成。标签贴在容器上，而非容器盖上。标签上提供的信息至少包括（但不限于）下列内容：①患者姓名和患者唯一标识。②标本采集日期和时间。③检验项目。④标本类型。⑤急查标本相应的标识（适用时）。

二、患者的准备管理

临床检验对标本都有专门的要求，操作者必须明确患者在受检前要注意或禁忌的事项，这是保证检验合理性的前提。医生或护士在标本采集前应与患者进行充分沟通，告知患者有关注意事项，做好标本采集前的准备，尽可能减少检验前因素对结果的影响。

（一）提供给患者的信息

1. 医学实验室基本信息
（1）实验室地址。
（2）实验室开放时间。
（3）实验室保护个人信息的政策。
（4）实验室处理投诉的程序。
2. 医学实验室提供的服务信息
（1）实验室提供的临床服务种类，包括委托给其他实验室的检验。
（2）实验室提供的检验项目，适当时，包括标本所需的信息、原始标本的量、特殊注意事项、周转时间（可在总目录或检验组合中提供）、生物参考区间和临床决定值。
（3）已知对检验性能或结果解释有重要影响因素的清单。
（4）检验申请和检验结果解释方面的临床建议。

（二）静脉血液标本采集前的准备

1. 患者状态
一般需在患者安静状态下采集标本。采血前 24 小时，患者不宜剧烈运动，采血当天患者宜避免情绪激动，采血前宜静息至少 5 分钟。若需运动后采血，则遵循医嘱，并告知采集人员。

2. 饮食
（1）患者在采血前不宜改变饮食习惯，24 小时内不宜饮酒。
（2）需要空腹采血的检验项目包括（不限于）：①糖代谢。②血脂。③血液流变学（血黏度）。④骨代谢标志物。⑤血小板聚集率（比浊法）。空腹要求至少禁食 8 小时，以 12~14 小时为宜，但不宜超过 16 小时。宜安排在上午 7∶00~9∶00 采血。空腹期间可少量饮水。

3. 采血时间
采血时间有特殊要求的检验项目包括（不限于）以下内容。
（1）血培养：寒战或发热初起时，抗生素应用之前采集最佳，其他特殊要求见 WS/T 503。
（2）促肾上腺皮质激素及皮质醇：生理分泌有昼夜节律性，常规采血时间点为 8∶00、16∶00 和 24∶00。

（3）女性性激素：生理周期的不同阶段有显著差异，采血日期需遵循医嘱，采血前与患者核对生理周期。

（4）药物浓度监测：具体采血时间需遵循医嘱，采血前与患者核对末次给药时间。

（5）口服葡萄糖耐量试验：试验前 3 天正常饮食，试验日先空腹采血，随后将 75 g 无水葡萄糖（相当于 82.5 g 一水葡萄糖）溶于 300 mL 温水中，在 5 分钟内喝完。在第一口服糖时计时，并于 2 小时采血，其他时间点采血需遵循医嘱。

（6）其他功能试验：根据相关临床指南推荐的功能试验方案所设定的时间采血。

（7）血液疟原虫检查：最佳采血时间为寒战发作时。

4. 采血体位

门诊患者采用坐位采血，病房患者采用卧位采血。体位对某些检验项目（如肾素、血管紧张素、醛固酮等）的检验结果有明显影响，需遵循医嘱要求的体位进行采血。

5. 输液

宜在输液结束 3 小时后采血。对于输注成分代谢缓慢且严重影响检验结果的（如脂肪乳剂）宜在下次输注前采血。紧急情况必须在输液时采血，宜在输液的对侧肢体或同侧肢体输液点的远端采血，并告知检验人员。

6. 生理差别的影响

不同年龄组的个体及妇女的妊娠期、月经期，血液成分有一定的生理性差异，应注意与病理情况区别，所以检验申请单中必须注明患者的性别，以便于参考不同性别的生物参考区间。

（三）尿液检验前的准备

1. 患者在做尿液检查前准备

清洁标本采集部位；避免月经、阴道分泌物、粪便、清洁剂等各种物质的污染；使用合格容器，细菌培养的标本应使用无菌、干燥、有盖的容器。

2. 清洁尿

包括中段尿、导尿标本或耻骨上膀胱穿刺尿。

（四）粪便检验前的准备

（1）盛标本的容器应清洁、干燥、有盖，无吸水和渗漏。细菌学检查时，粪便标本应采集于无菌、有盖、干燥的容器内。

（2）一般采集满一勺的新鲜粪便盛于清洁、干燥、无吸水性的一次性使用粪便采集标本盒内；细菌培养检验时的粪便标本应收集于无菌容器内；脓血便时应取脓血黏液部分的粪便。

（3）隐血试验时，嘱咐患者素食 3 天后留取标本，禁服维生素 C 及铁剂等。

第二节
标本采集的管理

【案例】

某患者需要进行口服糖耐量试验，需要分别检验空腹、喝糖水后 30 分钟、1 小时、2 小时、3 小时后的血糖水平。检验共需 5 个采血管，分别对应以上五个时间点。检验科在查看检验结果时却发现，患者第 1 小时的结果是空腹水平，第 3 小时的血糖结果高于 7.8 mmol/L，这与正常情况正好相反，正常情况下喝糖水后 1 小时血糖应高于 7.8 mmol/L，喝糖水后 3 小时血糖会恢复至空腹血糖水平。怀疑检验结果有问题，于是第二天再次抽血检验，结果显示正常。对采血护士及运送标本人员进行询问，最后证实是护士在抽血时弄错了采血管，导致结果异常。

标本的采集错误是很难在进行标本检验之前被发现的。例如：标识的张冠李戴，不规范的采血操作和不适当的标本处理造成标本成分及临床指标的变化等。采集标本必须以保证质量为前提。实验室应有正确采集和处理原始标本的程序并制定成文件。文件化程序应可供负责原始标本采集者使用，无论采集者是否为实验室的员工。

一、采集前、中、后活动的指导

（一）采集前活动的指导

实验室对采集前活动的指导应包括下列内容。

（1）申请表或电子申请表的填写。

（2）患者准备（例如：为护理人员、采血者、标本采集者或患者提供的指导）。

（3）标本采集的类型和量，并描述标本采集所用容器及必需添加物。

（4）特殊采集时机（需要时）。

（5）影响或与标本采集、检验操作或结果解释相关的临床资料（例如用药史）。

（6）患者自采标本的说明。

（7）患者知情同意的要求：对患者执行的所有程序需患者知情同意。应向患者和用户提供包括需进行的临床操作的解释等信息，以使其知情同意。对于大多数常规实验室程序，当患者携带申请单自行到实验室并愿意接受通常的采集程序如静脉穿刺，即可视为患者已同意。对于住院患者，正常情况下，应给予其拒绝医疗操作的机会。特殊程序，包括大多数侵入性程序或有增加并发症风险的程序，需有更详细的解释。在某些情况下，需要书面同意；紧急情况下，不可能得到患者的同意，此时只要对患者最有利，可以执行必需的程序。

（8）必要时，应向患者和用户解释提供患者和家庭信息的重要性（例如：解释基因检验结果）。

（二）采集活动的指导

实验室对采集活动的指导应包括下列内容。

（1）确定接受标本采集患者的标识。

（2）确认患者符合检验前要求，例如：禁食、用药情况（最后服药时间、停药时间）、在预先规定的时间或时间间隔采集标本等。

（3）血液和非血液标本的采集说明、标本容器及必须添加物的说明。

（4）当标本采集作为临床操作的一部分时，应确认与标本容器、必需添加物、必需的处理、标本运输条件等相关的信息和说明，并告知相关临床工作人员。

（5）标本标记方式可明确溯源到被采集患者的说明。

（6）标本采集者识别、采集日期的记录，以及必要时采集时间的记录。

（7）采集的标本运送到实验室之前的正确储存条件的说明。

（8）采集标本所用材料的安全处置。

（三）采集后活动的指导

（1）标本运送说明，包括运送标本的包装和特殊处理要求。

（2）实验室接收和拒收标本的标准。

（3）对同一标本申请附加检验或进一步检验的时限。

二、标本采集要求

（1）制定《标本采集管理程序》，确保标本的正确采集。

（2）制定的程序应满足以下要求：①制定标本正确采集的文件化程序供标本采集者使用。②当按照用户要求，文件化采集程序的内容发生偏离、省略或增加时，应记录并纳入含检验结果的所有文件中，并通知相关人员。③对采集前活动进行指导。④对采集活动进行指导。

三、标本采集管理程序

（一）《临床检验标本采集手册》的编写

（1）由医学实验室质量负责人负责组织编写。

（2）《临床检验标本采集手册》的内容应包括本章第二节"一、采集前、中、后活动的指导"的内容。

（二）《临床检验标本采集手册》的发布

由授权人在 LIS 中导入电子版内容或上传至院内网站发布，导入的内容视为受控且不能被非授权人修改。当内容有改动时，应在 LIS 中或院内网站上公告相关更新内容。

（三）《临床检验标本采集手册》的培训

1. 培训时机

（1）《临床检验标本采集手册》新发布或改版时。

（2）新入职的护理人员上岗前。

（3）标本错误率明显升高时。

2. 培训内容

培训内容应包括《临床检验标本采集手册》中详细的操作步骤、注意事项等，必要时可现场演示。

3. 培训讲师

由医学实验室质量负责人或其指定人员进行培训。

4. 培训方式

（1）集中授课：要求护士长或责任护士参加，其他非当班护理人员参加。

（2）内部传达：对于因工作原因不能参加集中授课培训的护理人员，由参加过培训的护士长或责任护士将培训内容进行传达，传达时可参考 LIS 中上传的培训课件。

5. 培训记录及保存

填写《培训记录表》记录培训情况，参考表 9-1。培训记录应由医学实验室质量负责人或其指定人员保存在医学实验室培训档案中。

表 9-1　培训记录表

培训主题					
培训目的			培训讲师		
培训时间			培训地点		
备注					
参训人员签到					
序号	签名	部门	序号	签名	部门

（四）《临床检验标本采集手册》的考核

1. 考核方式

理论考核。

2. 考核的组织

由医学实验室质量负责人或其指定人员编制考核试卷，护士长或责任护士根据日常工作情况组织考核。

3. 考核不合格的处理

考核不合格人员由护士长或责任护士组织再次培训和组织考核。

4. 考核记录及保存

由质量负责人或其指定人员对答卷进行评分和成绩汇总，保存答卷和成绩汇总表，并将电子版的成绩汇总表发送护理部，告知考核结果；也可采用医学实验室提供答案，护理部批改后将成绩汇总表加盖护理部印章后交医学实验室存档的方式。

（五）《患者留取标本须知》的编写与提供

1. 文件的编写

由医学实验室质量负责人根据《临床检验标本采集手册》中的内容组织整理，内容应包括患者自我准备的说明和自行留取标本事项的说明，例如住院患者自行留取大小便标本后，应及时通知当班护士收取，当班护士在接到通知后应及时到病房收取标本，并登记标本采集日期和时间。

2. 文件的提供

上传 LIS，由护士告知患者或将纸质版内容发给患者。

第三节
临床检验标本的运送管理

【案例】

某检验科收到一份脑脊液的标本，检验结果显示氯化物为 1 300 mmol/L，在确认质控在控，试剂正常的情况下又复查一遍之后，结果为 1 356 mmol/L。于是立即联系科室医生，可是医生却说患者并没有氯化物异常增高的临床表现。后经调查为送检人员在送检过程中不慎打翻标本管，导致脑脊液溢出，擅自用自来水充当脑脊液标本。后重采标本，结果显示各方面都正常。针对这起恶性事件，相关医疗机构对责任者进行了严厉处罚。

标本运送环节也是检验前过程质量控制的关键因素之一，本节将阐述标本运送的方式、标本运送的质量管理、标本运送的安全管理等内容。

一、标本运送的方式

（一）人工运送

人工运送为传统的运送方式，也是最常见的标本运送方式。优点：人与人面对面交接，易于沟通，溶血率比气动运送方式低。缺点：效率低、成本高、易溢洒。同时，用标本试管架、篮子或纸盒等承载标本的运送方式易引发院内感染，是对医院内感染管理与控制的挑战。该方式适用于小型医院和第三方检测机构。

（二）气动运送

气动运送又称为气动物流传输系统（pneumatic tube system，PTS），是以压缩空气为动力，在气流的推动下，通过专业管道将药品、病历、标本等装入传输瓶，实现小型物品的站点间智能双向点对点传输。市面上有些气动运输是单管气动运输，标本传输和自动化流水线可以无缝连接，实现自动进样，无须人工操作。自动或手工分拣后的标本，通过单管气动运输，直接传输到自动化流水线进样模块，避免了工作人员频繁取送标本，有效缩短了检验周转时间。同时，单管运输无须批量等待，传输过来一个标本就直接进入流水线，可以做到先采血先出报告，保证了"先进先出"的原则。

气动运送的优点：效率高、准确性高、不易溢洒、成本低等。缺点：对某些生化指标和肿瘤标志物检验结果产生影响。原因为 PTS 传送速度快以及传送时加速、减速过程等因素有可能会对血标本中的血细胞造成一定破坏，尤其是红细胞破坏后其内容物进入血浆，会对临床血标本的检验结果带来一定程度影响，因此，在使用 PTS 之前要进行验证。该方式适用于各级医院和检测机构。

（三）轨道式运送

轨道式物流传输系统是指在计算机控制下，利用智能轨道载物小车（采用不倒翁设计，试管架永远朝上）在专用轨道上传输物品的系统。优点：可用来运送相对较重和体积较大的物品，如批量的检验标本、供应室的物品等；同时兼具 PTS 的优点。缺点：传输速度相对较慢、造价较高，繁忙时易造成交通阻塞。该方式适用于新建大型医院。

（四）智能机器人运送

优点：兼具 PTS 和轨道运送方式的优点。此外，在业务能力方面，物流机器人载重可达 200 kg，适合院内 90% 以上的药品、耗材、检验标本、器械、无菌物品、污物回收等物资的配送，单次可满足大部分科室的医疗物品运送需要；且具有运送平稳、无须铺设轨道、站点修改方便、易于维护等优点。缺点：新生事物，大家对其了解尚浅。该方式适用于各级医院。

二、标本运送的质量管理

（一）血液标本的运送

如果实验室就在附近，标本的运送并不构成很大困难。如果标本必须送到很远的实验室，或标本等待检验的时间预计大于 2 小时，应该在采血后 1 小时内离心标本，制成血浆或血清，血涂片应该在采血后 2 小时内完成制片。在运送血液标本的过程中，一定要按照血液运送的要求密封包装。一般情况下，采集标本到检验的时间越短，血液标本存放温度越低（高于 0 ℃），检验的结果越可信，但要注意温度降低会影响白细胞和血小板的检验结果，且放置时间越长，红细胞、血小板数量下降越多，所以要尽快送检。运送过程中应严防剧烈振动和日光直射。血液标本在运送过程中，为防止蒸发、异物污染和气体交换，一定要密封保存。密封保存还可以保护工作人员不受感染。对光敏感的标本要进行避光处理。在室温下，Na, K-ATP 酶的活性较低，红细胞释放 K^+ 进入血清或血浆的效应较小；当温度低于 4 ℃或高于 30 ℃时，Na, K-ATP 酶的活性增强，血钾会假性升高。

血氨测定极易受到外界因素的干扰，如含氨的抗凝剂、未去氨材质做的试管、测量器具被氨污染等，另外，溶血标本也会使血氨的检验结果升高。用于血氨检验的全血标本在室温下存放不能超过 1 小时，如果不能及时检验，应放置在 2~8 ℃冰箱保存，并在 2 小时内完成检验。因此在运送过程中宜将采血管绑在冰袋上一同送至检验科，并尽快检验，否则将影响血氨检验结果。

血气标本采集后，严格隔绝空气，充分混匀立即送检。采集的标本若不能在 10 分钟内检验，应放入 2~8 ℃冰箱或 0~4 ℃冰水中，但严禁冰冻，否则会造成溶血。据报道，标本置于 2~8 ℃环境中的 pH 1 小时内稳定，PaO_2 及 $PaCO_2$ 在 2 小时内稳定。在 37 ℃环境中，PaO_2 每小时降低 0.63 ± 0.65 kPa（4.7 ± 4.9 mmHg），$PaCO_2$ 每小时增加 1.1 ± 0.13 kPa（8.3 ± 1.0 mmHg）。血标本放置温度越高、时间越久则 pH 和 PaO_2 降低越多，$PaCO_2$ 升高也越明显，原因是血液中有核细胞进行耗氧代谢（成熟红细胞无需有氧代谢）。有核细胞增多时，如白血病、感染等情况下 PaO_2 降低速率更快。

（二）尿液标本的运送

按规范化的要求留取尿液后，应在 2 小时内完成检验，如果标本收集后 2 小时内无法完成分析，可 2~8 ℃冷藏，6 小时完成检验；如仅做尿沉渣检查，可在尿标本中加适量防腐剂。

在具备 PTS 系统的单位，尿常规标本在运送过程中经物流系统交换器的换向（物流筒的容积较大）和终端工作站的冲击，对细胞有较强的挤压变形作用直至破坏。经研究发现，试管未注满尿液采用 PTS 运送时，由于气送子在管道中高速前进，尿液在试管中形成剧烈的振荡、摇晃，极易造成尿液标本中有形成分的破坏，而尿液中 RBC 和 WBC 浓度越高，破坏程度越大。可将试管注满尿液，同时将海绵垫与塑料垫作为气送子的保护垫，利用 PTS 进行尿液标本的运送。

（三）微生物标本的运送

临床微生物标本的质量，会严重影响临床致病菌检验的阳性率。应避免无菌标本管的保管不善，如与其他有菌物品混放在护士办公室的抽屉里。采集的标本应在规定时间内（一般不超过 2 小时）送达实验室，特殊标本应使用运送培养基或在特殊环境（冰瓶或其他冷藏器具）中运送。

尿液标本采集后如不能及时送检，应放在 2~8 ℃冰箱内保存，但不超过 8 小时；粪便标本由于留取后没及时送检，因 pH 及消化酶等影响而使粪便中细胞成分破坏分解、霉菌生长；脑脊液采集后立即送检，不得将其置于冰箱内保存；腹水、胸水、羊水、胆汁、关节液、心包液等标本采集后立刻注入培养瓶内，标本采集量为细菌培养 ≥ 1 mL，真菌培养 ≥ 10 mL，注入标本后的培养瓶如不能及时送检，应在室温存放，切勿放冰箱保存。

（四）核酸标本的运送

在核酸检验中，标本的采集、运送和保存对检验结果往往有决定性的影响。这是由于核酸检验对象的特殊性，即检验的靶核酸 DNA、RNA 极易降解。有研究表明，标本在室温放置一段时间后，核酸的检出率较存于 2~8 ℃环境中的同浓度标本，有一定比例的下降。对核酸检验影响最大的是标本溶血产生的 RNase、DNase 等酶类，可直接降解标本中的病毒颗粒和从病毒颗粒中释放出的核酸。所以保障核酸检验的质量，首先要保障核酸标本的质量。通常在转运箱中放置试管架和冰袋，以保证标本无溢洒，温度保持在 2~8 ℃左右，并注意转运后转运箱的消毒处理。

（五）高致病性病原微生物菌（毒）种的运送

从事疾病预防控制、医疗、教学、科研、菌（毒）种保藏以及生物制品生产的单位，因工作需要，可以申请运输高致病性病原微生物菌（毒）种或标本。运输高致病性病原微生物菌（毒）种或标本，应当经省级以上卫生行政部门批准，未经批准，不得运输。在固定的申请单位和接收单位之间多次运输相同品种高致病性病原微生物菌（毒）种或标本的，可以申请多次运输。多次运输的有效期为 6 个月，期满后需要继续运输的，应当重新提出申请。

申请在省、自治区、直辖市行政区域内运输高致病性病原微生物菌（毒）种或标本的，由省、自治区、直辖市卫生行政部门审批。申请跨省、自治区、直辖市运输高致病性病原微生物菌（毒）种或标本的，应当将申请材料提交运输出发地省级卫生行政部门进行初审。对符合要求的，省级卫生行政部门会在 3 个工作日内出具初审意见，并将初审意见和申报材料上报国家卫健委审批。国家卫健委会在收到申报材料后 3 个工作日内做出是否批准的决定。符合法定条件的，颁发《可感染人类的高致病性病原微生物菌（毒）种或样本准运证书》；不符合法定条件的，会出具不予批准的决定并说明理由。

运输高致病性病原微生物菌（毒）种或标本的容器或包装材料应当达到国际民航组织《危险物品航空安全运输技术细则》（Doc 9284 号文件，包装说明 PI602）规定的 A 类包装标准，符合防水、防破损、防外泄、耐高温、耐高压的要求，并应当印有国家卫健委规定的生物危险标签、标识、运输登记表、警告用语和提示用语。申请单位应当凭省级以上卫生行政部门或中国疾病预防控制中心核发的《可感染人类的高致病性病原微生物菌（毒）种或样本准运证书》，到民航等相关部门办理手续。

运输高致病性病原微生物菌（毒）种或标本，应当有专人护送，护送人员不得少于 2 人。申请单位应当对护送人员进行相关的生物安全知识培训，并在护送过程中采取相应的防护措施。

通过民航运输的，托运人应当按照《中国民用航空危险品运输管理规定》（CCAR 276）和国际民航组织文件《危险物品航空安全运输技术细则》（Doc 9284）的要求，正确进行分类、包装、加标记、贴标签，并提交正确填写的危险品航空运输文件，交由民用航空主管部门批准的航空承运人和机场实施运输。如需由未经批准的航空承运人和机场实施运输的，应当经民用航空主管部门批准。

高致病性病原微生物菌（毒）种或标本在运输之前的包装以及送达后包装的开启，应当在符合生物安全规定的场所中进行。申请单位在运输前应当仔细检查容器和包装是否符合安全要求，所有容器和包装的标签以及运输登记表是否完整无误，容器放置方向是否正确。在运输结束后，申请单位应当将运输情况向原批准部门书面报告。

高致病性病原微生物菌（毒）种或标本的出入境，按照原卫生部和原国家质检总局《关于加强医用特殊物品出入境卫生检疫管理的通知》进行管理。

三、标本运送的安全管理

（一）标本运送流程的信息化管理

标本采集后能否及时检验对检验结果有一定影响，急检标本以往采用电话通知运送，容易出现信息传达误差，现在通过智能调度系统可了解标本运输情况，及时采取临时调度措施，持续跟进整改，保障标本及时、准确送达。

【案例】
近 2 年来某检验科采取"区域负责与智能调度"相结合的方法，实行病区送检员每小时巡回收取标本，急检标本由护士站电脑录入信息，通过智能调度系统，信息直接发送到送检员手机，从而优先运送急检标本。调度中心在电脑系统监控送检员执行任务情况，发现无及时响应时，立即沟通，并采取临时调度措施。运送中心及时根据临床科室及检验部门反馈问题，通过信息化流程查找原因，纠正错误，制定持续整改措施，以达到各环节质量控制的目标。

（二）标本运送流程

通过扫描条形码，电脑系统确认交接，使患者的标本从"采集→运送→接收→出报告"全程清晰，可追溯。整个流程包括：医生在电脑开医嘱；护士打印条形码、采集标本、扫描条形码进行采集确认；送检员到病区收取标本，扫描条形码进行收取确认；送检员送标本到达检验科前台，扫描条形码进行送达确认；检验人员扫描条形码进行签收确认，并把标本分类到各个检验台；检验报告发送到医院各工作电脑，供临床医护人员查阅。

特殊检验标本应当面交接，签收确认。如部分病理标本、科研、临床试验等特殊标本采集困难，但临床意义重大，绝不能出现错失，因此，运送时应当面交接、检查、签收，严防损坏、丢失、送错地点等不良事件发生。

（三）标本运送时限

应根据临床实际情况及需要，设定各类标本的运送时限。医生根据患者病情、检验目的、标本特点，要求标本运送有急缓之分，运送中心为了满足临床需求，要求紧急标本 10 分钟内送达，例如紧急配血、急诊七大病种（急性脑卒中、左心衰竭、呼吸衰竭、中毒、脑创伤、心肌梗死、主动脉夹层）等；次急标本要求 30 分钟内送达，例如血气生化、血细胞分析等；普通标本每小时收取运送，从而保证标本及时送达检验部门。

（四）外送标本要求

部分标本需要送往医院外的疾病控制中心或上级部门检测，例如新型冠状病毒患者鼻/咽拭子、人感染禽流感患者痰及咽（鼻）拭子标本、登革热病毒血液标本等。

1. 标本包装

物流收取的所有标本应统一使用印有生物危害标识的可密封的塑料标本袋进行包装。按照"标本独立隔离、标本与申请单分开"的原则，每份标本独立使用标本袋包装。传染性标本或存在潜在传染风险的标本需要3层包装：第一层应防水防漏保证密封并贴上指示内容物的标签；第二层与第一层之间要填充足够的吸水材料，主要用来包裹并保护内容容器；第三层用来保护二层包装，避免在运输过程中受物理损坏。包装好的所有标本按照标本储存要求分类存放于相对应温区的标本专用运输箱内。

2. 外送安全要求

标本的运送应遵守国家和地方相关法规，应使用专用的标本转运箱，并注意容器的密封性，确保运送者、公众和实验室的安全。对于高致病性病原体标本，应按相关要求运送，由专人护送，护送人员不少于2人，并制定相应的防护措施，确保所运输的高致病性病原体标本的安全，严防发生被盗、被抢、丢失和泄露事件。若运输可感染人类的高致病性病原微生物菌（毒）种或标本，例如，运输新型冠状病毒患者标本、人类免疫缺陷病毒（human immunodeficiency virus，HIV）筛查抗体待复检的标本、结核分枝杆菌阳性标本等，需在当地卫生主管部门办理准运证书。

3. 专人专车运送

应由经过培训并考核合格的物流人员负责收取、转运和交接，并使用专门的标本运送车。

4. 外送温度要求

将包装好的标本放入专门运输箱内冷链运输（常温标本除外），使标本保存在合适的温度范围内。在运送中应全程监测温度变化，当发现温度即将失控时，则可采取更换新冰袋、转移标本到合适的专用运输箱等措施。如果温度已经超出控制范围，应及时采取应急措施（更换新冰袋、转移标本到合适的专用运输箱等），并对标本质量进行评估和记录，确保检验前标本贮存温度始终满足检验质量的要求。

5. 其他

标本专用运输箱轻拿轻放，不可倾斜、颠倒和抛接。运输箱在车厢中要固定，运送途中车辆应平稳行驶，尽量减少颠簸，防止标本泄露、溶血和污染。运送时间应适合申请检验的性质和医学实验室专业特点，保证运送的及时性。标本运送人员需及时填写《标本运送生物安全监控记录表》，参考表9-2。

表9-2 标本运送生物安全监控记录表

年度： 年

日期	标本运送人	标本运送时间	标本存储温度	不符合要求情况	记录人	备注

（五）运送人员的培训管理

运送人员专业知识相对缺乏，入职培训、定期教育十分重要。应通过对运送人员进行检验标本运送技能培训、生物安全培训，以及定期的思想素质教育、电脑知识培训等，提高运送人员的专业能力，并提升运送人员的责任感与执行力。

第四节
标本在实验室内流转及标本保存的管理

【案例】

实验室应建立严格的标本接收制度，工作人员在接收标本时，必须检查标本容器是否符合要求，例如接收尿液标本时，条码标记信息是否完整，从留尿到接收标本的时间是否过长，标本是否被污染，尿标本量是否不足等，在特殊病例不可能达到此要求时，如小儿、烧伤、肾衰无尿期，应在检验报告单上注明收到的尿量、检查方法、离心或未离心。

本章将阐述标本在实验室过程中流转的管理、标本保存的管理、保存标本的取用和处理、标本采集活动的监控和持续改进、标本流转和保存中注意事项以及检验前过程相关质量指标等。

一、标本在实验室内流转的管理

流转即流动转移。标本流转是指标本采集后运输到实验室，实验室进行标本接收并分发到各专业实验室，各专业实验室根据各自要求对标本进行接收管理，合格的标本予以接收，进行后续的检验或分析；不合格的标本予以拒收，并做好相应记录。接收的标本完成检验后进行标本保存，保存期满后将标本作为医疗废物进行处理。

关于标本在实验室过程中流转，实验室应建立相应的程序文件或标准操作流程。在标本流转过程中，应符合实验室生物安全要求，保证标本信息正确完整，保证标本质量不受影响，从而确保检验质量和检验周转时间。下面主要阐述标本的接收和分发。

（一）标本的接收管理

标本的接收是指标本的交接和验收。实验室人员对运输采集后的标本进行核对，无论标本是否符合要求，都应做好书面的或 LIS 中的标本接收或拒收记录，拒收时还应注明拒收原因。

1. 标本验收合格予以接收的要求

①检验申请单信息清楚，包含下列内容：患者姓名、性别、科别、床号、住院号、申请者、申请日期、标本类型、临床诊断、标本采集日期和时间、申请检验项目。②标本容器标识与检验申请要求的内容一致。③血液标本的采血量符合所申请检验项目的要求。④申请检验的标本种类与实际采集的标本一致。⑤标本及时送检，并实施相应的正确保存和运输措施。⑥采集血液标本的真空管、采集血液标本的操作过程，要符合行业标准和实验要求。⑦检验标本管无破损和溢漏。

2. 标本验收不合格予以拒收的原则

①条形码字迹不清或脱落、丢失。②标本容器与要求不符，或容器破损导致标本被泄露、污染。③标本量过多或过少。④标本送检时已放置过久。⑤检验项目与标本类型不符。⑥标本留取方式与检验项目不符。⑦标本未进行采样确认、无采样日期和时间。

3. 实验室应制定不同类型标本的拒收细则

以下举例说明。①血液标本：严重溶血或脂血；未按要求选用抗凝管，或抗凝血中有凝块；或与抗凝剂比例不正确者。②尿液标本：一些特殊项目未按要求记录，如 24 小时尿量；未在规定时限内及时送检。③粪便标本：检验阿米巴病原体时未采取保温措施；未在规定时限内及时送检。④脑脊液、浆膜腔积液（胸水／腹水）标本：未在规定时限内及时送检；标本容器错误或被污染。⑤痰液标本：标本混入太多唾液或鼻咽分泌物；未在规定时限内及时送检。⑥阴道分泌物、前列腺液标本：未在规定时限内及时送检；有外源性污染。

（二）标本的分发管理

标本的分发是指实验室接收标本后，进行分类并发送到专业实验室。各专业实验室也应按标本接收的要求进行再次验收，不合格的标本应予以拒收，并做好相关记录。

如采用智能分杯系统，实验室应根据检验项目数、检验标本用量以及相应分析仪的死腔量，计算好分杯量。以便达到标本使用最大化，减少标本污染。

二、标本保存的管理

实验室应按要求及时完成标本的处理和检验，尤其是特殊的标本，如脑脊液、血气及细菌培养标本等。对不能立即进行分析检验的标本或分析后需要重新检验的标本，应制定相应的程序文件或标准操作流程进行保存，并明确保存的合适温度、场所及时间。

（一）标本保存种类

待保存的标本分待检验和已检验标本。两种不同性质的标本应在不同地方保存，并标识清楚，标本保存场所应能防止私访和窃取。在标本管理的全过程中，应遵守信息保密程序，保护受检对象的隐私，遵守实验室医学伦理制度。

1. 待检验标本保存

由于种种原因，标本不能立即检验，必须对标本进行预处理，或以适当方式保存，防止标本遗失或变质。凝血标本，若不能在 4 小时内检验，则需分离血浆，并转移至洁净干燥的符合要求的试管中，加盖保存于 2~8 ℃，并于当天完成检验。静脉血标本检查疟原虫，应在采集后 1 小时内制备血液涂片等，存放地点有显著标识，并与已检验标本保存处相分隔。

2. 已检验标本保存

检验工作完成后，按下列要求存放标本：①采用整架密封或分管密封保管，要做到"三不"管理，即不损坏、不丢失、不混淆。②存放标本要按日期存放，便于查取。③标本在规定或特殊的环境条件下存放时，应配备必要的环境条件和设备，如冷藏柜、恒温恒湿、防光照等，并进行维护、监控和记录，保证标本在保存期间不发生非正常损坏和变质。④各专业根据项目对标本的要求，规定具体保存时间。⑤易腐败变质、易分解的标本均不作留样保存。

（二）标本保存时间

不同检验亚专业应根据相关规定，制定标本保存的程序或标准操作流程，保存过程中应注意避光及隔绝空气，保存期限视标本种类及检验项目而定。

检验后的原始标本要按序摆放，注明日期加盖，冰箱（2~8 ℃冰箱最佳）保存，以备复查和有争议申诉时复核。不同标本保存温度和时间各不相同，以下是常规标本保存条件举例。

1. 血常规标本

血细胞分析仪对血细胞分类，由于不同分析系统对标本保存时间要求各异，但都不应超过 8 小时。分类计数、涂片应在标本采集后 5 小时内完成。检验完毕后要注明日期，放入有显著标识的专用冰箱（2~8 ℃）内，保存时间为 4 天，以便核查。复查血涂片保存至少7 天，异常或疑难血涂片保留半年。

2. 尿液、粪便标本

检验完毕发出检验报告后，按有害废物或生物污染物处理程序执行。

3. 胸腹水、脑脊液标本

检验完毕后注明日期，放入有显著标识的专用冰箱（2~8 ℃）内，保存时间为 1 天，以便核查，异常涂片保留半年。

4. 凝血标本

如果没有纤维蛋白原项目的标本，检验完毕后注明日期，放入有显著标识的专用冰箱（2~8 ℃）内，保存时间为 1 天，以便核查；有纤维蛋白原项目的标本，检验完毕后注明日期，放入有显著标识的专用冰箱（2~8 ℃）内，保存时间为 3 天，以便核查。

5. 生化和免疫标本

类固醇和肿瘤标志物是比较稳定的，在室温下可保存 3 天，冰箱（2~8 ℃）内保存 1 周。要在 1 周内进行免疫学检验的血清标本可存放于 2~8 ℃；需要 3 个月以内保存的，应冻存于－20 ℃以下冰箱；需要 3 个月以上保存的，应冻存于－80 ℃以下低温冰箱。

三、保存标本的取用和处理

临床追加检验、对检验结果有疑问或有争议或被投诉时，取用保存标本进行复检，并做记录（在复查报告中注明）；利用保存标本进行流行病学调查或科学研究等出于检验申请之外的目的时，应遵循伦理学，以匿名方式或隐去其他识别特征。

取用保存温度低于－20 ℃的标本，溶解时必须缓慢，如在 2~8 ℃过夜或在水浴箱中不断搅动复溶，通常在溶解中会形成浓度梯度，所以分析前必须充分混匀，并注意试管底部是否存在沉积物，如有沉积物，其可能是由冷球蛋白或冷沉淀纤维蛋白原引起，必要时用加热法将这些沉淀重新溶解。

当标本保存期限满后，由相关人员按生物安全条例规定按医疗废弃物进行处理，并做好处理记录。

四、标本采集活动的监控与持续改进

由医学实验室授权人每月初对上月不合格标本数据进行统计分析。

（1）按《质量指标管理程序》中的要求统计不合格标本拒收率。

（2）按以下不合格标本的类型进行分析：标本与检验项目不符，申请表信息不全，标本标识不当，标本容器不当，血液标本凝固，标本抗凝剂比例不当，脂血、溶血，标本受污染，采集量不足，送检时间超时，运送保存温度不当，采集部位不当，采集时间不当，患者自我准备不当时采集，痰标本质量不合格，其他不适合检验的标本。不合格标本需按照要求进行统计，可参考表 9-3。

表 9-3 不合格标本及处理情况登记表

科室　　　　　日期：　　年　月

日期	患者姓名	科室	ID 号	标本类型	检验项目	不合格原因	处理情况	被通知者	通知时间	通知人

（3）针对各类型的不合格标本，对涉及的医学实验室具体统计其占某类型不合格标本的比例。

（4）以科室为单位进行分析，统计某科室不合格标本数占总不合格标本数的比例。将以上统计结果发送护理部，必要时（不合格标本拒收率超标时、某科室连续 2 个月不合格标本比例排名前三时），由护理部协助医学实验室与相关科室沟通，进行原因分析和采取纠正措施。

五、标本流转和保存中的注意事项

根据文献报道，近 20 多年来，有关检验差错在检验前、中、后过程中发生的频率基本维持在 65%、15% 和 20% 左右。这里的差错是指影响检验质量的检验前、中、后整个过程中的与标本有关的任何缺陷。差错的同义词还有：错误、失误、误差、缺陷、离群值、不可接受结果、质量不合格等。以下主要论述按照 Lab-OEC 管理理念如何解决检验前过程的差错。

（一）凡事都要"日事日毕、日清日高"

按照 Lab-OEC 管理理念，实验室在标本流转和保存环节中，应做到每天每时有关标本流转和保存的所有事都有人管，而所有涉及标本流转和保存的实验室人员也均有相应的管理、控制内容，并依据工作标准、程序文件或标准操作流程对各自控制的事项，按规定的计划执行，每日把实施结果与计划指标进行总结、纠偏，达到对标本流转和保存过程时时控制、事事控制的目的，确保杜绝或减少检验前过程的差错发生而影响检验结果。

而检验前过程的差错无疑与标本本身有关，并主要反映在标本信息差错和标本质量差错。要树立"只有合格的标本才有合格的检验"的观念，标本一旦出现差错，再好的检验仪器、再好的检验人员都无法保证正确的检验结果。

（二）明确差错责任人、原因及其解决方案

实验室应建立严格而适宜的制度、程序和标准操作流程，对每一份标本核查，按照标本拒收标准对不合格标本进行拒收，并做好记录，通知采样单位重新采集标本。如果标本核查人员没有按照标本接收程序核查标本，或工作责任心不强、粗心大意，未能拒收本该拒收的标本，就很难保证后续检验结果的正确。对于拒收标本，如有可能，进行检验前过程相关质量指标的计算，对重点标本采集单位的不合格标本定期汇总、沟通和反馈。以发现什么人容易出差错、差错的原因是什么，从而力争杜绝类似的差错再次发生。

六、检验前过程相关质量指标

检验前过程相关质量指标包括标本类型错误率、标本容器错误率、抗凝标本凝集率、血培养污染率、检验前周转时间等。具体计算方法见表9-4。

表 9-4　检验前质量指标

质量指标	计算方法
标本标签不合格率	标签不合格的标本数 / 标本总数 ×100%
标本类型错误率	类型错误或不适当的标本数 / 标本总数 ×100%
标本容器错误率	采集容器错误的标本数 / 标本总数 ×100%
标本量不正确率	量不足或过多（抗凝标本）的标本数 / 标本总数 ×100%
标本采集时机不正确率	采集时机不正确的标本数 / 标本总数 ×100%
血培养污染率	血培养污染标本数 / 血培养标本总数 ×100%
标本运输丢失率	丢失的标本数 / 标本总数 ×100%
标本运输时间不当率	运输时间不合理的标本数 / 标本总数 ×100%
标本运输温度不当率	运输温度不合理的标本数 / 标本总数 ×100%
抗凝标本凝集率	凝集的标本数 / 需抗凝的标本总数 ×100%
标本溶血率	溶血的标本数 / 标本总数 ×100%
检验前周转时间	标本采集到标本接收时间中位数（分钟）和第 90 位百分数（分钟）

参·考·文·献

[1] 中国合格评定国家认可委员会 . 医学实验室质量和能力认可准则：CNAS-CL-02[S]. 北京：中国合格评定国家认可委员会 , 2014-11-01.

[2] 王伟佳 , 黄福达 , 温冬梅 . ISO15189 医学实验室认可质量手册与程序文件 [M]. 北京：科学出版社 , 2018.

[3] Lippi G, von Meyer A, Cadamuro J, et al. Blood sample quality[J]. Diagnosis. 2019, 6(01): 25–31.

[4] Lippi G, Simundic AM. The EFLM strategy for harmonization of the preanalytical phase[J]. Clin Chem Lab Med, 2018, 56(10): 1660–1666.

[5] 王惠民 , 王清涛 . 临床实验室管理学 [M]. 2 版 . 北京：高等教育出版社 , 2016.

[6] Mrazek C, Lippi G, Keppel MH, et al. Errors within the total laboratory testing process, from test selection to medical decision-making – A review of causes, consequences, surveillance and solutions[J]. Biochem Med(Zagreb), 2020, 30(2): 020502.

[7] 关明 , 侯彦强 , 孙杰 , 等 . 区域医学检验中心建设与管理 [M]. 北京：人民卫生出版社 , 2021.

（马万山　郝明巨　高春波　仲人前　申倩倩　孙静静）

第十章

检验过程的Lab-OEC管理

检验过程是指从检验开始至获得检验结果的整个过程，是决定医学实验室获得可靠检验结果的中间环节，其执行主体是实验室人员，是实验室可控制部分，对检验结果影响较大，因此加强检验过程的管理尤为重要。

Lab-OEC 管理的核心是对检验程序与结果的管理，本章节从新项目开展、方法学评价和质量控制等几个方面进行相关阐述，通过 Lab-OEC 管理，使检验过程标准化，确保检验结果质量。

	第一节　检验程序的选择及开展新项目的管理	检验程序的选择
		开展新项目的管理

第二节　检验程序的方法学评价与参考区间的验证和建立
- 检验程序方法学评价的文件化
- 检验程序方法学评价的时机
- 检验程序方法学评价的选择
- 检验程序方法学评价的实施
- 参考区间的验证和建立

第三节　室内质量控制与Lab-OEC 管理
- 基于质控样品的室内质量控制方法
- 基于患者标本数据的室内质量控制方法
- 室内质量控制的 Lab-OEC 管理

第四节　室间质量评价与Lab-OEC 管理
- 室间质量评价的目的与作用
- 室间质量评价计划的运作与实施
- 应用室间质量评价结果改进分析质量
- 无室间质量评价计划检验项目的评估
- 实验室室间质量评价的 Lab-OEC 管理

第五节　实验室内部检测结果的可比性与Lab-OEC管理
- 实验室内部检测结果可比性的要求
- 实验室内部检测结果可比性的评估方法
- 实验室内部检测结果可比性的 Lab-OEC 管理

第十章　检验过程的Lab-OEC管理

　　检验过程也称分析中阶段，不同文件对检验过程的界定略有不同。根据 ISO 15189:2012 对"检验前过程"和"检验后过程"定义推断，检验过程指自实验室接收标本开始，直至获得检验结果的过程；而 CLSI GP26-A3 提出，标本的接收和处理属检验前过程，检验过程指自检验开始至获得检验结果并对结果进行分析的整个过程。检验过程的 Lab-OEC 管理涉及"人、机、料、法、环"等多方面因素，这些都需要实验室具备完整的质量管理体系以及标准化、规范化管理程序。

【案例】

　　某医院检验科值班人员在生化检验过程中，发现一急诊标本结果显示 ALT 356.2 U/L，AST —5.6 U/L，引起值班人员重视。查看当日质控结果无异常，仪器报警显示 ALT 速率法线性错误，AST 结果低于测量区间下限。用缓冲液稀释 5 倍，ALT 387.1 U/L，AST 978.2 U/L，仪器报警显示结果超出测量区间上限。稀释 20 倍，ALT 101.2 U/L，AST 321.3 U/L，仪器未再报警。稀释后结果均在线性范围内，以 20 倍稀释倍数换算，最终报告结果为 ALT 2 024 U/L，AST 6 426 U/L。

　　检验结果出现负值有很多种情况，例如灯泡老化或质量问题，反应杯污染或者损坏，清洗针、标本针堵塞或者漏气，搅拌棒不干净，严重黄疸或脂血，加错试剂，长时间未定标或未做试剂空白等。因此，日常应做好实验室仪器维护，注意试剂的质量、试剂与仪器之间的匹配度，认真评估试剂的线性范围，完善室内质量控制和室间质量控制。新型设备安装、调试后厂家技术支持以及工程师应对所有使用人员进行培训，检测设备应有固定人员负责日常使用、维护等。

　　本案例检测酶时，出现了底物耗尽情况，底物耗尽指的是在动力学法检测中，由于标本中酶含量过高，导致反应体系中酶的底物短时间内消耗殆尽，使得之后的反应吸光度变化近乎为零，反应曲线成为一段较为平坦的曲线，其斜率不符合实际情况，所得结果也不符合真实值（图 10-1）。底物耗尽的处理很简单，只需要用缓冲液进行适当稀释，检测结果乘以相应稀释倍数。但是，标本稀释倍数并不是无限制的，稀释倍数越大引起的稀释效应和误差可能就越大，稀释后的结果仍需在线性范围内。因此，仪器在投入使用前应对试剂最大稀释倍数进行有效评估，提前设置好仪器性能参数，完善底物耗尽监测和报警提示功能。

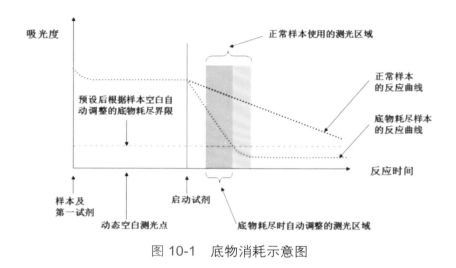

图 10-1　底物消耗示意图

第一节
检验程序的选择及开展新项目的管理

　　检验程序的选择和管理是临床检验的关键步骤，医学实验室检验程序来源广泛，合理的检验程序不仅可以为临床诊疗提供正确的参考，也可以为实验室节约时间及人力物力。

一、检验程序的选择

　　ISO 15189 规定医学实验室应选择预期用途经过确认的检验程序，并且其性能特征应与该检验的预期用途相关。目前，大多数医学实验室均使用厂商提供的试剂盒，试剂盒所应用的检验程序多源于公认 / 权威教科书或专业杂志、国际标准或指南、国家或地区法规中的程序，或厂商自行建立的程序。实验室也可按规定方法建立自己的检验程序。检验程序的选择需要科学、严谨的态度。选择合适的检验程序时，应从临床应用价值、方法学性能等方面评估，并考虑其是否具有合适的性价比。

（一）临床应用价值

　　首先，实验室应该明确候选检验程序在健康评估以及疾病的预防、诊断、治疗等方面的预期用途。如糖化血红蛋白可以反映 2~3 周前的血糖水平，是血糖控制的短期评估指标，不受血糖短暂波动的影响；荧光原位杂交检测乳腺癌患者的 *Her-2* 基因拷贝数，可为乳腺癌靶向治疗、疗效判断和随访监测提供依据。

（二）方法学性能

常用检验程序的方法学性能应符合 WS/T 403—2012 及 WS/T 406—2012 标准，应选择性能指标较优异的检验程序。如电化学发光法检测血小板压积变异系数均小于 10%，而免疫层析法测得的结果变异系数可高达 30%~60%。由此可见，尽管 POCT 检测法更快速便捷，但医学决定浓度范围内的精密度差，可能无法正确指导临床决策。

临床诊断效能可以概括为诊断准确率和诊断效率两大类，即检验数据的实际临床应用价值。选择检验程序时应了解其临床应用的有效性、时效性和实用性，其任何项目的诊断敏感度和诊断特异度都有一定的限度。如在上皮型卵巢癌的诊断中，糖类抗原 125（carbohydrate antigen 125，CA125）的敏感度是 78%，特异度是 79%，但在 I 期卵巢癌中仅有 50%~60% 的患者出现 CA125 升高；而人附睾蛋白 4 敏感度为 79%，特异度达 93%，但在 I / II 期卵巢癌中人附睾蛋白 4 的特异度高达 95%~98%，对 I 期卵巢癌的敏感度是 78.8%。由此可见，人附睾蛋白 4 在早期卵巢癌中的诊断价值高于 CA125。除此之外，实验室应与临床保持沟通，征求相关临床科室的意见，才能及时了解医生和患者的需求，为检验程序的选择提供参考。

（三）适宜技术

科学技术日新月异，大量自动化、智能化的分析仪逐步应用于医学实验室，为临床诊疗提供了更多的实际数据和诊断指标。但是，随着医疗制度的改革，检验成本的控制也越来越重要。医学实验室在追求高诊断效能和方法学性能的同时，也要考虑患者的经济承受能力以及实验室的人力、物力等成本因素，选择最适合的检验程序。例如，酶联免疫吸附试验（enzyme-linked immunosorbent assay，ELISA）法检测乙肝"两对半"的方法已基本满足临床需求，其优点在于灵敏度较高、操作简单、成本低廉，适用于大批标本筛查、术前检测及健康体检等。但 ELISA 法手工操作时由于步骤多、各个标本的距离近等原因容易造成污染，所以需要对阳性标本进行复查，减少误报。而发光技术使用全自动仪器降低人为因素的影响，提高灵敏度和稳定性，并且其定量检测结果可为临床提供更详细的诊疗参考，更适用于抗病毒治疗的疗效监测及提供疫苗注射建议。检验程序的选择还要紧跟科学热点和新技术。比如，绝大多数实验室使用免疫抑制法测定肌酸激酶同工酶（creatine kinase-MB，CK-MB）活性，免疫抑制法是建立在肌酸激酶脑型同工酶（creatine kinase-BB，CK-BB）可忽略的基础上的，当 CK-BB 升高时容易出现 CK-MB 活性高于肌酸激酶（creatine kinase，CK）活性。目前已有的质量法检测 CK-MB 可从根本上解决酶法的不足，如需测定 CK-MB 建议测定 CK-MB 质量，不要用免疫抑制法测定。检验程序的选择需要考虑医生、患者和实验室三者之间的需求，并对其进行性能验证或确认试验。

二、开展新项目的管理

开展新项目的 Lab-OEC 管理具体内容见第十六章第三节。

第二节
检验程序的方法学评价与参考区间的验证和建立

【案例】

检验程序的方法学评价可以保证该程序满足临床和预期用途。烟台毓璜顶医院某个通过 ISO 15189 认可的实验室所做血细胞计数分析仪的性能验证情况如下：

该实验室规定了血细胞计数仪分析性能验证的质量要求及验证方法，以保证血液计数分析结果的质量。验证项目包括：血细胞分析中 WBC、RBC、Hb、HCT、PLT、MCV、MCH 和 MCHC 8 项及白细胞分类。评价内容：

（1）在人员要求、试剂仪器均满足条件的基础上开展性能验证。

（2）性能验证指标包括精密度验证（批内精密度、日间精密度）、线性验证、可报告范围验证、正确度验证、不同吸样模式的结果可比性、实验室内不同仪器的结果可比性、白细胞分类验证、干扰因素评估。

随着检验医学的发展，越来越多的分析方法或检测系统被应用于临床。但是，不同的医疗机构的规模、其所针对的患者人群的差别，决定了其对临床检验需求的差异。因此，如何根据医疗机构自身的实际需求，选择合适的分析系统，并对检测系统的分析性能进行验证，以确定其是否符合预期的使用目的，对于保证分析质量具有重要的作用。

实验室对检测系统进行的方法学评价，首先应该明确方法性能评价的目的。检测系统的分析性能评价，是实验室了解检测系统能够满足预期临床要求的主要质量管理措施。通过对检测系统的分析性能评价，可以了解检测系统存在的误差来源。例如，方法学比较实验可以了解和评估检测方法的不准确度或偏差，体现的是系统误差；精密度实验可以估计方法的重复性和稳定性，体现的是随机误差；可报告范围实验可以估计检测方法的线性范围；干扰实验可以评估检测方法恒定系统误差；回收实验可以评估可能的比例系统误差。因此，分析性能评估实验的本质是了解检测系统或分析方法的误差来源。

一、检验程序方法学评价的文件化

1. 实验室应该只用确认过的方法学评价程序来评价检验程序

实验室负责人应组织各专业组人员编制方法学评价的标准操作规程使之文件化，经技术负责人审核，实验室负责人批准后由专业组实施验证。

2. 实验室负责人或其指定人员对评价结果定期评审

制造商提供的使用说明书和附加信息应成为检验程序文件的必要组成部分。

3. 方法学评价完成后应形成报告

报告内容包括但不限于以下内容：检测项目的应用范围是否合适；设备的校准和溯源情况；检测程序执行过程中出现的不符合项；检测项目的参考区间是否合适；检测方法的性能参数（包括线性、检测限、特异性、精密度、准确度等）是否满足要求；是否存在检测方法的干扰因素等。

4. 需制订对检验程序方法学评价的定期评审计划

相关负责人应制定对检验程序方法学评价的评审计划，并按计划进行定期评审。

二、检验程序方法学评价的时机

《医疗机构临床实验室管理办法》规定，医学实验室在开展新项目之前应开展方法学评价，证明所选用的检测系统的性能符合要求。

除了引进新的检验方法之外，发生下列情况时也需要启动对检验程序的方法学评价：①当确认过的检验程序进行变更时，如试剂种类、来源更换时，仪器更新时，仪器维修后及环境发生改变时。②当实验室采用自己制定的方法、非标准方法，或超出预定范围使用的标准方法时。③实验室文件中明确要求的，如参加 ISO 15189 实验室认可，按照文件要求的时机和频率进行检验程序的方法学评价。④当临床科室或实验室自身对检验结果产生异议，实验室认为有必要进行验证时。

三、检验程序方法学评价的选择

医学实验室对检验程序进行方法学评价包括两个层面：确认和验证。

（一）确认

确认通过提供客观证据对特定的预期用途或应用要求已得到满足的认定。确认是对检验程序的预期临床用途的认定，通常是由检验程序的制造商或实验室自建系统的开发人员来完成的，需要对检验程序的性能进行完整评价，这种方法获得的数据准确、可靠，但是操作复杂，耗费大量的人力、物力和财力。

（二）验证

验证是通过提供客观证据对规定要求已得到满足的认定。实验室使用的经过国家药品监督管理局批准的检测系统或试剂盒，只需对其声称的主要性能进行验证，以证实在本实验室能够达到厂家声明的分析性能，从而保证检验结果的准确可靠，这是医学实验室常用的评价方法。

四、检验程序方法学评价的实施

（一）实验室人员

1. 人员的基本要求

熟悉检验仪器、方法、原理，富有责任心，能够进行方法学评价的实施；熟悉评价方案，能够严格按照程序操作。

2. 人员的培训和定期评价

人员评价是为了保证从业人员有能力按照规范检验方法进行操作，发出合格准确的检验报告，并且保证本实验室报告结果的一致性。实验室检验人员需经过上岗前培训、能力考核合格和每年至少一次人员能力评估。

（二）检测系统和环境准备

（1）方法学评价前应该系统地检查仪器性能，进行仪器校准，使其处于良好状态。

（2）检测试剂在有效期内配套使用。非配套试剂应有程序进行评价。

（3）环境温度、湿度、空气等因素保持在检验系统允许的范围内。

（三）方法学评价内容

检验程序的方法学评价应包括但不限于测量正确度、测量精密度、线性、参考区间、特异性和灵敏性、符合率等。具体到不同的定量分析和定性检验方法学，评价内容有所不同，各性能参数的评价应具体参照相应的 SOP 执行。

1. 定量检验方法学评价内容

定量检验的方法学评价包括正确度、精密度、线性、可报告范围和不确定度。

（1）正确度验证

正确度可用偏倚表示。

一般常用两种方法验证正确度：用患者标本与其他方法 / 试剂盒进行正确度验证；用参考物质进行正确度验证。

利用患者标本将待用检验程序与其他方法 / 试剂盒进行正确度验证：常见于验证制造商的产品声明，验证的判定标准（允许偏倚）应参考有关行业标准、指南、公认的文献。

用有证参考物进行正确度验证：①有证参考物质的来源包括国际公认的参考物质（如 JCTLM 列表中的参考物质），国家标准物质管理委员会公布的关于临床检验的一、二级标准物质；厂家提供的验证正确度的物质；第三方有证物质等。②选择至少含两个浓度，最好涵盖测量区间，其中之一应为医学决定水平。

(2) 精密度确认和验证

精密度：通常用不精密度表示，如变异系数、方差、标准偏差。

批内精密度是指在相同条件下，对同一被测物进行连续测量所得结果间一致程度，相当于重复条件下精密度，即重复性。

批间精密度是指不同批间对同一被测物进行连续测量所得结果一致程度，是期间精密度的一种。

精密度的确认：参考 CLSI 文件 EP05-A3 进行评估。①标本准备，可以是厂家质控品 / 校准品或自制标本，浓度至少两个，尽可能选用接近医学决定水平浓度。②方法是一般需要 20 天重复测量，每天测两批次，每批次重复测量 2 次。③计算并确认重复性和实验室内精密度。

精密度的验证：参考 CLSI 文件 EP15-A3 进行评估。①标本准备，可以是厂家质控品 / 校准品或自制标本，浓度至少两个，尽可能选用接近医学决定水平浓度。②方法是一般需要 5 天重复测量，每天一个批次，每个批次对各浓度标本分别重复测量 5 次。③计算重复性和实验室内精密度，应小于等于行业标准或厂家声明的精密度。

(3) 测量区间的验证

线性是在给定的测量区间内，使测定结果与标本中分析物的含量成正比的能力。测量区间是当测量系统的误差处于规定的极限内时，被测量值分布的高低界限值的范围。结果可报告范围指定量检测项目向临床报告的检测范围，患者标本可经稀释、浓缩或其他处理。

检测方法的准确度与所测物的含量范围有关，超过一定范围会影响准确度，所以应进行线性验证。验证条件应与制造商声明的尽可能一致，至少使用五个浓度，并尽可能在一个批次内完成，减少误差。

线性验证的过程：①标本准备，所用标本应尽可能与所测量标本有相同或相似的基质，并避免黄疸、乳糜血、溶血等。一般选择高、低浓度的患者标本，理想的高、低浓度应该在测量区间的高低两端。若不易得到，高浓度标本可以考虑向患者标本中添加高浓度被测物（应尽可能少添加以减少对标本基质影响）；低浓度标本可以用稀释液（生理盐水或厂家推荐的稀释液）进行稀释。不同浓度的标本宜采用高低两个浓度标本按照不同比例准确稀释（量具需经校准）的方法制备，并充分混匀，防挥发。各浓度间距应适宜平均，并涵盖制造商声明的测量区间，可在医学决定水平处设定测量点。②验证方法是，仪器状态良好、室内质控合格情况下进行测量，每一浓度测量 2~5 次。以稀释度为横轴，每个稀释度的测量均值为纵轴做线性回归分析，求出线性回归方程 $y=b_0+b_1x$ 和相关系数 r^2；根据线性回归方程求出每一稀释度符合线性的理论浓度，计算每一稀释度实测值和计算理论值的差异，以理论浓度值为横轴、差值为纵轴作图。③判断，实验结果符合厂家声称的方程式 $y=b+ax$，相关系数 $r^2 > 0.995$，则可以初步判断厂家提供的测量区间符合要求；不同浓度处差异值都在厂家声称的允许差异百分数（差异限）内，可确认厂家声称可测量区间是可接受的。

（4）可报告范围的验证

临床可报告范围是针对临床诊断、治疗有意义的分析物浓度或活性范围。在临床测量过程中，可能会出现检测浓度或活性超出测量区间的情况，为得到相对准确的结果，以便帮助临床医生进行临床判断，需通过对检测样品进行必要的预处理，包括稀释、浓缩等，使分析物浓度处于测量区间内。

可报告范围验证：①标本准备，所用标本应尽可能与所测量标本基质相同或相似，应至少使用 1 份测量区间内高值标本。在制造商声明的最大可稀释倍数处，以及上下至少各选择一个稀释度，使用制造商给定的稀释液对高值样品进行稀释，记录稀释倍数。②验证方法是，对原倍标本及各稀释比例标本至少检测 1 次，记录结果。③结果判定，以相对偏差不大于制造商给定的偏差限所对应的最大稀释比例为判断依据，若此比例不小于制造商声明的最大可稀释倍数，则制造商给定的临床可报告区间符合要求。

（5）测量不确定度

测量不确定度（measurement uncertainty，MU）简称不确定度。可以假定在一定的包含概率下测量真值在 $(X-U) \sim (X+U)$ 之间（X 为测量值，U 为不确定度）。可通过内部质量控制和其他可获得数据来评估 MU，而不一定需要根据测量模型进行复杂的计算。

2. 定性检验方法学评价内容

定性检验被广泛用于疾病的筛查、诊断、监测和确证，医学实验室可以对定性检验方法进行性能验证或方法学评价来保证检验结果的一致性和可比性。

（1）重复性试验

定性实验由于不精密度（随机误差）的存在，对同一标本进行多次重复检测可能得到不完全一致的结果，可用 $C_5 \sim C_{95}$ 区间描述分析物浓度接近 C_{50} 标本重复检测结果的不一致性。$C_5 \sim C_{95}$ 区间反映了重复检测可能获得不一致结果的浓度范围，区间越小，检测方法越好。

临界值（cut off value）是由制造商根据检测目的及临床敏感性、特异性确定的。在理想条件下对临界值浓度标本进行重复性检测，会有阴性和阳性结果各 50%，此浓度称为 C_{50}。C_5、C_{95} 则是分别产生 5% 和 95% 阳性结果的分析物浓度，小于 C_5 浓度标本重复测将得到阴性结果，大于 C_{95} 浓度标本重复测将得到阳性结果。

进行重复性实验时，根据制造商声明的临界值浓度，建立一个浓度范围（根据实验目的和可接受的精密度选择）包含 $C_5 \sim C_{95}$ 区间，一般会用 $C_{50}-20\%$ 浓度和 $C_{50}+20\%$ 浓度。此 20% 浓度或距离 C_{50} 更远浓度的标本会得到一致的检测结果，即小于 $C_{50}-20\%$ 浓度标本将持续得到阴性结果，大于 $C_{50}+20\%$ 浓度标本将持续得到阳性结果。选取标本各测 20 次，记录结果。

（2）靠近临界值的精密度验证

对于以临界值来判断阴阳性的检测方法，其精密度的意义是，在尽可能窄的范围内给出一致的结果，即希望以临界值为分割点，区分不同的阴阳性结果。但是，不可能做到以临界值完全分割不同的结果，存在着临界值附近的灰区范围，因此对应这个灰区范围的存在，其范围越窄，则给出一致结果的可能性越大，也就是该定性方法的精密度越好。当前，约定的这个可以接受的范围是临界值的 ±20%。实验室现有检测条件下依据制造商临界值确定方案进行验证接近临界值的精密度。候选方法的厂商说明书如果有提供临界值，则可将其作为代替 C_{50} 的近似值；如果没有提供临界值，则可以从阳性标本中进行系列稀释，并且重复检测稀释度标本，以估计产生 50% 阳性和 50% 阴性结果的浓度，对应于该稀释度浓度即为 C_{50}。

精密度验证有以下 4 种情况：①低于 87.5%（35/40）的 C_{50} 样本 +20% 浓度值的样本阳性和 -20% 的样本阴性，表明 C_5 和 C_{95} 浓度区间没有包含在 C_{50} 样本 +20% 浓度和 -20% 浓度区间之内，则 C_{50} 样本 +20% 浓度和 -20% 浓度的样本不能给出一致性的结果，需要采用较宽的浓度范围来评估，例如 30% 浓度范围，这应该结合方法的预期使用目的和可接受的性能再进行讨论。②高于 90%（36/40）的 C_{50} 样本 +20% 浓度值的样本阳性和 -20% 的样本阴性，表明 C_5 和 C_{95} 浓度区间包含在 C_{50} 样本 +20% 浓度和 -20% 浓度区间之内，则 C_{50} 样本 +20% 浓度和 -20% 浓度的样本能给出一致性的结果，按照 20% 的标准，精密度是可以接受的。③高于 90%（36/40）的 C_{50} 样本 +20% 浓度值的样本阳性而低于 87.5%（35/40）的 C_{50} 样本 -20% 的样本阴性，表明 C_5 和 C_{95} 浓度区间部分包含在 C_{50} 样本 +20% 浓度和 -20% 浓度区间之内，则 C_{50} 样本 +20% 浓度的样本可给出一致的结果而 -20% 浓度的样本不能给出一致性的结果。④低于 87.5%（35/40）的 C_{50} 样本 +20% 浓度值的样本阳性而高于 90%（36/40）的 C_{50} 样本 -20% 的样本阴性，表明 C_5 和 C_{95} 浓度区间部分包含在 C_{50} 样本 +20% 浓度和 -20% 浓度区间之内，则 C_{50} 样本 +20% 浓度的样本不能给出一致的结果而 -20% 浓度的样本可给出一致性的结果。

需要注意的是 ±20% 的范围是常规约定的范围，对于不同的方法，可以根据临床的需求选择需要的范围，以能够满足临床的预期用途为主。

（3）方法学比较

在新的定性检验方法的评价中，比较方法可以是实验室中正在使用的方法，也可以是金标准、定量方法或明确的临床诊断。①标本准备：标本最好选择新鲜患者标本，或是参考标本盘。标本数量应该足够多，满足评价比较方法和实验方法之间统计学需要，测定的阴性和阳性结果标本数量分别在 50 例以上。用临床标本进行比较应在 10~20 天内完成。②当标本的临床诊断未知时，待评价方法与对比方法比较，由于对比方法的准确度不是 100%，此时不能用敏感性、特异性来评价，可以用"符合率"对待评价方法和对比方法结果的一致性进行评估，如表 10-1。③当标本的临床结果已知时，用敏感性、特异性来评价性能，如表 10-2。

表 10-1　标本临床诊断未知时符合率计算表

		对比方法		总计
		阳性	阴性	
待评价方法	阳性	a	b	$a+b$
	阴性	c	d	$c+d$
总计		$a+c$	$b+d$	标本总数 n

注：阳性符合率 $= a/(a+c)$；阴性符合率 $= d/(b+d)$；总符合率 $= (a+d)/n$。

表 10-2　标本临床诊断已知时符合率计算表

		临床结果		总计
		阳性	阴性	
待评价方法	阳性	a	b	$a+b$
	阴性	c	d	$d+d$
总计		$a+c$	$b+d$	标本总数 n

注：敏感性 $=a/(a+c)$；特异性 $=d/(b+d)$；阳性预测值 $=a/(a+b)$；阴性预测值 $=d/(c+d)$；若敏感性和特异性均接近 100%，则该待评价方法有较高的诊断价值。

五、参考区间的验证和建立

实验室参考区间的使用，一般来自行业标准、检验操作规程、制造商提供、指南共识、同行公认的杂志或其他实验室，也可以建立符合自身服务人群的参考区间。

1. 引用参考区间的验证

对于来自行业标准、检验操作规程、制造商提供、指南共识等引用参考区间的验证，可以从接收实验室样品中抽出一小部分参考个体样品进行，最少 20 个标本。用于调用验证的参考个体必须在选择条件上与参考值获得一致。这 20 个标本应合理代表接收实验室选择的健康总体，并且恰当地满足其排除和分组标准。检验完这些标本的结果，剔除离群值。如果 20 例受试者中不超过 2 例的观测值在参考区间之外，则参考区间可以采用。

2. 参考区间的建立

参考区间的建立至少需要 120 个观测值，这样可以计算出每个参考限的 90% 的可信限，如果要估计 95% 的可信限，则需要 153 个观测值，99% 的可信限则需要 198 个观测值。作为标准的程序，推荐至少 120 个观测值。如果有离群点被删除，应补足 120 个。如果要建立不同分组的参考区间如儿童、老年人，则每组个数均应满足至少 120 个。具体建立参考区间的方法可参考 CLSI-C28 文件提供的方案。

3. 注意事项

参考个体的选择是一个重要的核心步骤。但是，在很多情况下很难评估进入评估的个体的真实健康状态，一般"表观健康"是一个可以接受的标准。在选择样本时并没有完全统一的标准，要根据具体的情况做出分析，没有必要选择年轻人作为参考个体，应该根据检测项目制定健康标准来评估个体健康状态后确定参考个体，在很多情况下，与年龄相关的参考区间更适合临床工作。如表 10-3 列出了常用的可能的分组和排除标准。

表 10-3　常用参考区间建立的可能分组和排除标准

可能的排除标准		可能的分组标准	
酗酒	哺乳	年龄	采样时体位
献血	肥胖	生理节律	月经周期
血压	职业	饮食习惯	民族
服用处方药	避孕药	种族	采样时间
服用非处方药	妊娠	运动	吸烟
进食与禁食	吸烟	性别	地理分布
遗传因素	输血	血型	
近期医疗情况	维生素使用		

第三节
室内质量控制与 Lab-OEC 管理

医学实验室要获得可靠的检测结果，需要建立一个完善的质量管理体系。其中，实验室内质量控制（以下简称室内质控）是一个重要环节，目的是监控测定过程的稳定性和可靠性。为了保证结果的分析质量，需要检测已知浓度的控制样品，即质控品，也可使用患者数据进行质量控制。根据《医疗机构临床实验室管理办法》的要求，向患者提供报告的所有测定项目均应开展室内质控。

一、基于质控样品的室内质量控制方法

（一）室内质量控制目标的制定

测定结果的稳定和可靠包括两方面的含义，一是精密度高，即测定结果的重复性好，实验室每天测定的质控品结果变化很小，主要消除或减小随机误差的影响，这主要靠建立健全的室内质控措施来保障；另一个方面是正确度高，即测定结果正确，接近真值，主要消除或减小系统误差的影响，这可以通过正确的校准及参加室间质评等活动来保证。对检测结果的精密度和正确度的要求就构成了检测结果的质量要求，即检测结果的允许总误差。

但是如何确定测量结果所要达到的质量水平，即质量规范呢？以血糖测定为例，2020版《中国 2 型糖尿病防治指南》中空腹血糖参考区间上限确定为 6.1 mmol/L，诊断糖尿病的空腹血糖值为 ≥ 7.0 mmol/L。因此，对于一个真实浓度是 6.1 mmol/L 水平的患者，如果其检测结果受到各种因素的影响而被表征为 7.0 mmol/L 浓度水平，那么将对患者的病情做出误判，而导致临床做出错误的临床决策。因此，换言之，真实浓度 6.1 mmol/L 和 7.0 mmol/L 之间的差距可以看成是对测量结果的质量要求，即 6.1 mmol/L 真实浓度的样品其测量结果不能 > 7.0 mmol/L，就是 6.1 mmol/L 的测量误差不能 > 0.9 mmol/L，换算成相对百分数表示就是在 6.1 mmol/L 浓度水平的误差应该 < 14.75%。因此，如果实验室所服务的医疗机构采用《中国 2 型糖尿病防治指南》要求对糖尿病进行诊疗和管理，就应该使实验室对患者的检测结果的误差满足不能 > 14.75% 的基本要求。就目前的行业标准 WS/T 403—2012《临床生物化学检验常规项目分析质量指标》来看，血糖的总误差要求是 7%，因此完全能够满足临床预期用途。

上述的例子是从临床情况出发确定的质量规范，并不是所有的项目都能够找到对应的临床指南（专业建议），因此，有些需要从人类的个体内及个体间的生物学变异推导出，或根据法规机构或管理机构的要求确定以及根据当前的技术水平确定等多种方式对规定的质量规范进行确定。国际理论和应用化学联合会（International Union of Pure and Applied Chemistry，IUPAC）、国际临床化学与检验医学联合会（International Federation of Clinical Chemistry and Laboratory Medicine，IFCC）和世界卫生组织（World Health Organization，WHO）于 1999 年 4 月对质量规范的分级发表了一致性声明，将质量规范的等级确认为 5 个等级，如表 10-4 所示。

表 10-4　设定质量规范的分等级结构

等级	条款	策略
1	特定临床情况下的质量规范	评价分析性能对临床决策的影响
2	A. 基于生物学变异的一般质量规范 B. 基于医疗观点的一般质量规范	评价分析性能对一般临床决策的影响
3	A. 国际或国家专家小组指南 B. 专家个人或学会工作组专家指南	专业建议
4	A. 法规机构制定的质量规范 B. 由室间质量组织者制定的质量规范	由法规机构或质量评价组织者制定的质量规范
5	A. 已发表的室间质量评价数据 B. 已发表的特定的方法学	已发表的当前技术水平数据

这一层次划分中高级的模式优于低级的模式，其依据是以服务临床为目标，因此满足临床特定需求的质量规范是第一层次的，然后是专业机构的建议和管理机构的要求，其次是当前的技术水平能达到的要求。然而，这些建议并不是固定不变的，可以根据学科的发展及实际需求选择适合的分析质量要求。2014 年，IFCC 在米兰召开会议，对 TEa 的层级进行了简化，主要分为三个层级，见表 10-5。

表 10-5　设定质量规范的分等级结构

等级	条款	策略
1	特定临床情况下的质量规范	评价分析性能对临床决策的影响
2	A. 基于生物学变异的一般质量规范 B. 基于医疗观点的一般质量规范	评价分析性能对一般临床决策的影响
3	A. 法规机构制定的质量规范 B. 由室间质量组织者制定的质量规范	由法规机构或质量评价组织者制定的质量规范

质量规范是实验室确定质量控制目标的依据，实验室可以根据临床要求，选择适合的质量规范来制定适合的质量控制措施。

（二）质控品的选择

1. 室内质控品种类

用于质量控制目的的标本被称为质控品。IFCC 对质控品的定义为：专门用于质量控制目的的标本或溶液，不能用作校准品。质控品有不同的分类，例如根据性状分，可分为冻干质控品和液体质控品，根据赋值情况分，可以分为定值质控品和非定值质控品等。根据 CLSI C24-Ed4，根据质控品的来源不同，可以将质控品分为 4 个主要的类别，分别是：①制造商自身制备生产的质控品，主要用于自身诊断试剂或设备的配套使用。②制造商委托其他机构定制的质控品，也主要用于自身诊断试剂或设备的配套使用。③由第三方独立制备生产的质控品，这种质控品独立于诊断试剂和仪器的生产厂家，可以适用于多个检测平台使用。④实验室自制的质控品，主要在实验室内部使用。

此外，在特殊情况下，有证参考物质也可以用于室内质量控制，但是由于价格和数量的限制，因此这种情况极少发生。但是，由一级标准物质量值传递制备的国家二级标准物质，由于数量较多，价格相对合理，也可以作为室内质控样品用于室内质量控制。但是，不论是一级还是二级参考物质，都需要注意这些物质与临床标本的可互换性，只有标准物质与临床标本比较其基质效应是可以接受的，才能用于室内质量控制。

2. 质控品的主要性能特征

（1）均一性：质量控制的目的是控制检测结果的重复性。质控品需要在一个较长时间范围内进行检测，因此，不同包装单元的不均一性将影响质量控制的有效性。因此，合格的质控品在生产过程中应极其注意样品的均一性，在制备过程中应充分混匀。在使用过程中，防止相关因素引起的非均一性，例如冻干的质控品，在复溶过程中应严格控制加样的准确，以减小复溶操作对均一性的影响。

（2）稳定性：质控品是人工制备的样品，有一定的有效期，因此，质控品出现变化、不稳定是难以避免的。稳定只能控制在一定的时间内，质控品生产厂家应严格评价其稳定性及产品的有效期。不同专业使用的质控品稳定时间不同，一般生化、免疫质控品大多可保存2~3年，而血细胞计数质控品大多只能保存3~6个月。医学实验室应尽量采购稳定期较长的同一批号质控品，这样可在较长的时间内观察和控制过程的质量变化。

（3）可互换性：质控品在使用中与临床标本一起测定，并且通过质控测定值判断临床标本的检测质量，因此，应该尽量保持质控品与临床标本在基质上的一致性。由于质控品中通常加入防腐剂、稳定剂，这些添加成分会对分析测量产生影响，有可能产生与患者标本不同的基质效应。因此，在选择质控品时应充分考虑基质带来的影响。

目前，商品化的质控品大多以人血清为基质，主要有液体和冻干的两种制备方法。冻干品或冷冻干燥品，在使用时需要加入水或特殊的稀释液复溶。同样也可获得以尿、脑脊液和全血为基质的质控品。液体质控品可排除复溶产生的误差，然而，液体质控品可能稳定性稍差或可产生与患者标本不同的基质效应。

（4）适用性：质控品测定是用来预测临床标本的测定质量，因此，应充分考虑到质控物的浓度水平设置，所选择的质控品应在检测方法的测量区间内，最好能覆盖医学决定水平。通常对于定量检测项目使用两个水平的质控物，包括正常浓度和病理浓度。但对于浓度升高和降低均有临床意义的检测项目，例如促甲状腺激素等应考虑使用三个浓度水平的质控品，以覆盖具有不同临床意义的测量区间。

（5）定值与非定值：质控品可以是定值，也可以是非定值。定值质控品标有预期的浓度水平。所标出的值通常包括一些常规分析方法的均值和标准差。由于需要确定这些值的工作，定值质控品会更昂贵些。必须注意的是，除非特别说明，质控品的定值及其范围只是告诉用户测定值在预期范围内，质控品是可以使用的，不能认为预期范围是质控的允许范围，并以该范围作为控制限。

（三）室内质量控制方案的策划

质量控制的执行包括测定质控样品并应用质控规则进行判断，实验室人员可以选择不同的测定次数以及不同的质控规则进行组合开展质量控制。但是，是否这种组合适合需要进行控制的项目呢？或这一组合是否适合同一台仪器上的所用项目呢？因此，这是一个对质控方法自身质量的评价和确认过程。这一点非常重要，实验室工作人员，应对采用的质量控制策略进行评价，使其达到需要的误差检出概率，同时又能达到可以接受的假失控概率。

1. 质控图与质控规则的基本原理

室内质量控制工作的开展是以质控图为载体。质控图建立的基本原理包括四个方面：①正态性假设：质控品的测量数据的分布服从或近似服从正态分布。② 3σ 准则：控制限的建立以 ± 3 倍标准差为基础， $\pm 3\sigma$ 的数据包含了 99.73% 的测试数据。③小概率事件：质控数据服从正态分布，超出 $\pm 3\sigma$ 的数据只占 0.27%，是非常小的概率事件。④反证法思想：对于小概率事件，一旦发生即认为系统可能出现问题，因此判定为一种失控状态。

对于质控图的深入理解，需要注意的是 3σ 准则。 σ 是标准差的期望（理论值），临床上常用估计值 SD 表示标准差，因此，质控品测量结果超出 $\overline{X} \pm 3SD$ 的概率是 0.002 7，是一个小概率事件，超出 $\overline{X} \pm 3SD$ 即可判定为失控。但是，即使在某些没有超出 $\overline{X} \pm 3SD$ 的情况下，而质控数据的排列却出现了小概率事件，也应判定为失控。例 $9_{\overline{x}}$ 如规则的概率计算方法如下。

P（中心线一侧出现 9 点的链） $= 2 \times (0.997\ 3/2)^9 = 0.003\ 8$ 。0.003 8 的概率与超出 $\overline{X} \pm 3SD$ 的概率 0.002 7 接近，所以 $9_{\overline{x}}$ 规则也是小概率事件，1 000 次只会出现大约 3 次，也是一种失控状态。因此，每一个质控规则的建立均是基于 3σ 准则。表 10-6 显示了常用质控规则的概率计算方法。

表 10-6 常用质控规则的概率计算方法

质控规则	测定次数 N	概率	概率计算方法
I_{3s}	1	0.002 7	$P = 2 \times 0.001\ 35$
2_{2S}	1	0.001 0	$P = 2 \times (0.022\ 8)^2$
4_{1S}	1	0.001 3	$P = 2 \times (0.158\ 66)^4$
R_{4S}	2	0.002 1	$P = (0.045\ 6)^2$
$9_{\overline{x}}$	1	0.003 8	$P = 2 \times (0.997\ 3/2)^9$
T_6	1	0.002 7	$P = 2 \times (0.997\ 3)^6/6!$

2. 建立室内质控方案的流程

建立室内质量控制方案的传统方法需要结合检测项目的允许总误差、检测方法的分析性能以及误差检出能力和假失控概率，而误差检出能力和假失控概率又决定了可以采用的质控规则和质控品的测定频率。其基本的设计流程如图 10-2 所示。

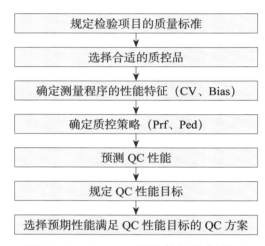

图 10-2　C24-A3 质量控制策划程序

注：CV，变异系数（coefficient of variation）；Bias，偏倚；Pfr，假失控概率（probability for false rejection）；Ped，误差检出率（probability for error detection）；QC，质量控制（quality control）。

决定测定频率涉及"分析批"的概念，分析批为一个区间（一段时间或测量标本量），预期在此区间内检测系统的精密度和正确度是稳定的。在检验工作中每一个分析批都应该测量质控品以评价该批次的检测结果的可接受性。美国学者 Parvin 设计了新的控制目标统计量 E（Nu）用于决定分析批的大小，E（Nu）即不可接受的报告数量。不可接受的报告是患者诊疗的风险因素，因此降低不可接受的报告数量，即可以减低患者风险，这是基于风险管理的室内质量控制方法。如用下列公式计算 E（Nu）。

$$E（Nu）= \Delta PE \times ANPreported \tag{式 10-1}$$

式中，E（Nu）：不可接受的报告数量；ΔPE：系统误差期间出现不可接受的报告的比率；ANPreported：系统误差期间出具的检测报告总量。

从上面的公式看出，E（Nu）受两个因数影响，即 ΔPE 和 ANPreported。ΔPE 与方法性能相关，在一定的总误差要求下，检测方法的性能越低，即值越低，在系统误差出现时，ΔPE 就会越高，即出现不可接受报告的概率越高。ANPreported 是系统误差区间检测报告总量，而系统误差是质控测试时通过质控规则检测出来的，因此与两次质控检测之间分析的标本数量有关。所以，通过控制这两个变量可以建立基于风险管理质量控制策略。当检测方法的性能较低时，应增加质控品的检测频率，即减少质控品测试之间检测的患者样品数量，当方法性能较高时，可以降低检测的频率，即增加质控品检测之间检测的患者标本数量。在实际应用中，某一测量程序的总误差是确定的，选定的分析方法在一定的时间内分析性能基本稳定，因此，可用 E（Nu）确定两次质控品检测之间可以分析的最高标本数，从而定量确定分析批的长度，即多少个患者标本之间插入一次质控。

由于计算 E（Nu）、ΔPE 和 ANPreported 比较复杂，2018 年，Westgard 在其新版的 Westgard 质量控制推荐方案中，引入了定量化的分析批概念。例如，对于 6σ 的检测能力，可以 1 000 个标本检测一次质控品，使用 1_{3s} 规则，2 个浓度水平的质控品即可满足要求，但是对于 3σ 的分析方法，除了需要采用多规则进行控制外，还需要每 45 个标本检测一次质控，才能满足控制要求。为了避免 Parvin 复杂的计算，实验室可方便地利用 Westgard 质量控制推荐方案，具体参考图 10-3。

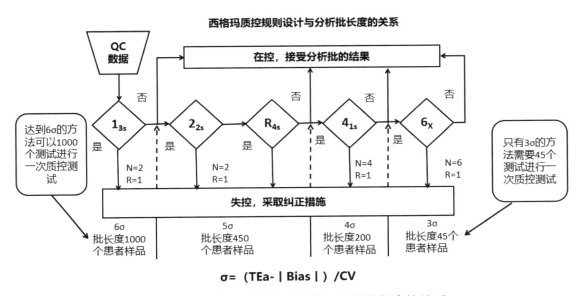

图 10-3　西格玛质控规则设计与分析批长度的关系

3.质控规则的选择与应用

质控规则是质控操作中判定检测结果是否在控的判定标准。每一个检测项目的质控方案的建立，需要确定质控测试水平数、测试的频率以及采用的质控规则，这三者构成了诊断一个检验项目的质量控制策略。质量控制策略的建立方法包括功效函数图法、质控方法选择和设计表格、操作过程规范图法以及西格玛度量值等 QC 策划工具。

（1）功效函数图法

功效函数图的定义和特征：质量控制方法的性能特征，即假失控概率和误差检出概率可由失控概率（y 轴）与分析误差大小（x 轴）关系图来概括，这就是功效函数图。如图 10-4 所示，功效函数图描述了质控方法的统计功效。

其中 y 轴为误差检出概率 Ped，x 轴为临界误差大小。在图中，Ped 作为质控测定个数 n 与

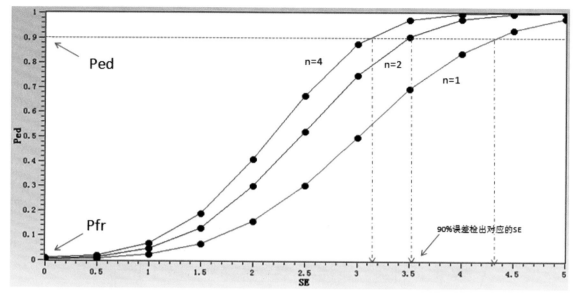

图 10-4　功效函数图示例

注：y 轴是误差检出概率，x 轴是系统误差，n 代表质控测定值。

检出分析误差大小的函数，y 轴的截距为假失控概率 Pfr。功效函数图的前提是假设分析过程处于稳定状态且系统误差为零。当系统的稳定状态波动时，此时的系统误差称为临界系统误差（critical systematic error，SEc，也可称为可容忍系统误差指数），其波动大小以 $\Delta SEc = SEc - SE$ 表示，功效函数图表达了当分析过程有波动时（$\Delta SEc > 0$）误差检出概率与 ΔSEc 的关系。

图上的不同的曲线代表不同的质控测定结果个数（n），例如，在图上的三条线是 n 分别为 1、2 和 4 时的曲线。假失控概率由 y 轴上的截距给出，该点是每一条线与 y 轴的交点。对于 $n=1 \sim 4$ 的质控方法，Pfr 是 0.002~0.007 或 0.2%~0.7%。每一质控规则结合质控测定值 n 都可以得到一条曲线。通过确定所需要的误差检出概率，可以从 x 轴得到能够检出的临界系统误差。如图 10-5 所示，如果所需要的是 90% 的误差检出，$n=1$ 时的临界系统误差（ΔSEc）为 4.3 时，$n=2$ 时为 3.5，$n=4$ 时为 3.15。说明当使用较多的质控测定值时，较小的 ΔSEc 也能够被检出，因而提高了误差的检出效率。

不同的质量控制规则和不同的质控结果测定个数，可以表现出不同的功效函数图，需要使用专业的质量控制软件绘制不同的功效函数图，例如 Westgard 开发的 EZ rule3 等。

功效函数图的应用：功效函数图可以评价不同质控方法的性能特征以及设计质控方法，功效函数图同时亦是建立操作过程规范（operational process specifications，OPSpecs）图的基础，进而可选择和建立合适的质控方法。利用功效函数图进行质控方法设计，主要的设计步骤如下：①确定质量目标，这是设计质控方法的起点。质量目标可以用允许误差的形式表示。目前可采用美国 CLIA'88 能力验证计划的分析质量要求，同时也采用室间质量评价国家标

准中的评价限作为允许总误差的标准。②确定分析方法性能，按照方法评价方案对本实验室定量测定的项目逐一进行评价，以确定每一项目的不精密度（用 CV% 表示）和不准确度（用 bias% 表示）。③计算临界系统误差，临界系统误差 $\Delta SEc = [(TEa - |bias|)/s] - 1.65$。④绘制功效函数图，功效函数图描述了拟采用的质控方法的统计"功效"，其中 y 轴为误差检出概率 Ped，x 轴为临界误差大小。⑤评价质控方法的性能特征，通过功效函数图确定质控方法的性能特征，包括误差检出概率和假失控概率评价。⑥选择质控规则及质控测定值个数，根据质控方法的性能，选择既要有高的误差检出概率和低的假失控概率的质控方法，同时兼顾简单、方便计算的原则。通常误差检出概率达 90% 以上，而假失控概率在 5% 以下的质控方法一般就可满足医学实验室的要求。

（2）质控方法选择和设计表格

质控方法的选择和设计需要仔细计划，要考虑方法的性能、误差检出概率和假失控概率等，但是也应该考虑质控设计的成本效益。分析过程成本-效率的执行依赖于最低的缺陷率（高质量）和最大的实验有效比（高的实验效率），两者受到选定的质控规则及质控测定个数的影响。因此，质控方法的选择和设计需要用系统的方法考虑所有这些因素以及他们之间的交互作用。

可以使用表格形式执行实际质控设计的方法，用它来选择质控规则和质控测定值个数 (n)。

质控选择表格是一种 3×3 的表格，其确定了适合于九种不同分类测定方法的质控方法（质控规则和 n）。对单规则固定限的质控方法建立质控选择和设计表格，如 Levey-Jennings 质控图；以及对多规则控制方法建立质控选择和设计表格，如 Westgard 多规则质控方法。表 10-7 和表 10-8 分别显示出两种质控方法设计表格。表格的行使用医学上重要的系统误差大小（ΔSEc）来描述质控方法的过程能力；表格的列由误差发生率（f）描述过程的稳定性。

表 10-7　单规则固定限质控方法设计表格

过程能力（ΔSEc）	过程稳定性（误差发生率，f）		
	差 >10%	中等 2%~10%	良好 <2%
< 2.0 s	1_{2s} N=3~6 $1_{2.5s}$ N=6~8 1_{3s} N=6 1_{2s} N=2	1_{2s} N=2 $1_{2.5s}$ N=4 1_{3s} N=4 1_{2s} N=1	1_{2s} N=1 $1_{2.5s}$ N=2 $1_{3.5s}$ N=6 $1_{2.5s}$ N=1
2.0~3.0 s	$1_{2.5s}$ N=4 1_{3s} N=6	$1_{2.5s}$ N=2 1_{3s} N=4 $1_{3.5s}$ N=6	1_{3s} N=2 $1_{3.5s}$ N=4
> 3.0 s	1_{2s} N=1 $1_{2.5s}$ N=2 1_{3s} N=4 $1_{3.5s}$ N=6	$1_{2.5s}$ N=1 1_{3s} N=2 $1_{3.5s}$ N=4	1_{3s} N=1 $1_{3.5s}$ N=2

表 10-8　多规则方法质控设计表格

过程能力（ΔSEc）	过程稳定性（误差发生率，f）		
	差 >10%	中等 2%~10%	良好 <2%
< 2.0 s	$1_{3s}/2_{2s}/R_{4s}/4_{1s}/12_{\bar{x}}$ N=6	$1_{3s}/2_{2s}/R_{4s}/4_{1s}/8_{\bar{x}}$ N=4	$1_{3s}/2_{2s}/R_{4s}/4_{1s}$ N=2
2.0~3.0 s	$1_{3s}/2_{2s}/R_{4s}/4_{1s}/8_{\bar{x}}$ N=4	$1_{3s}/2_{2s}/R_{4s}/4_{1s}$ N=2	$1_{3s}/2_{2s}/R_{4s}/(4_{1s}W)$ N=2
> 3.0 s	$1_{3s}/2_{2s}/R_{4s}/4_{1s}$ N=2	$1_{3s}/2_{2s}/R_{4s}/(4_{1s}W)$ N=2	$1_{3s}/(4_{1s}W)$ N=2

（3）操作过程规范图法

OPSpecs 图显示的是测定方法的不精密度、不准确度和需要采用的质控方法之间的一种线条图。它表述了为达到允许的不精密度和不准确度所应采用的统计质控方法，以及保证常规操作能达到的预期质量要求的概率。OPSpecs 图可用于证实当前统计质控的方法是否适当，或选择新的质控方法是否能达到分析质量要求。由于不需计算临界误差，并减少了不必要的操作，应用 OPSpecs 图可简化设计质控方法的过程。

图 10-5 为 OPSpecs 举例示意图，此示意图能保证 90% 的测定结果不超过 10% 的允许总误差。OPSpecs 图中的 y 轴为允许的不准确度，x 轴为允许的不精密度。图中最上面的斜线（实线）表示不精密度和不准确度的最大允许限，此总误差也常用于方法评价时该方法性能是否可接受的判定标准。下面的各条斜线（虚线）分别表示当测定方法不稳定、存在系统误差时，需要用不同的质控方法（每条斜线代表一种质控方法）进行质控时的常规操作限。使用

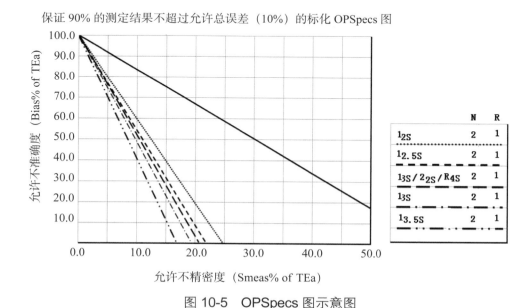

图 10-5　OPSpecs 图示意图

注：直线与 x 轴的截距为不同质控规则 90% 误差检出概率时对应的临界系统误差。

OPSpecs 图时，将测定方法的不精密度和不准确度标在图上，确定实验室的操作点，然后将它与不同质控方法的常规操作限做比较。常规操作限高于操作点的质控方法是可采用的，它们可以达到所规定的质量保证水平，成为候选的质控方法。但质控方法的选择还要考虑所需质控测定值个数、失控概率及执行的难易程度。

利用 OPSpecs 图选择质控方法应用举例如下。

分析系统：以全自动免疫分析仪进行质控方法的设计为例，其分析项目有甲胎蛋白（alpha fetoprotein，AFP）、癌胚抗原（carcino-embryonic antigen，CEA）、前列腺特异性抗原（prostate specific antigen，PSA）、糖类抗原 15-3（carbohydrate antigen 15-3，CA15-3）、糖类抗原 19-9（carbohydrate antigen 19-9，CA19-9）、CA125。不同国际标准中常用肿瘤标志物的允许总误差见表 10-9。

表 10-9　不同国际标准中常用肿瘤标志物的允许总误差要求

项目	TEa-Rili（%）	TEa-RCPA（%）	TEa-Bio（%）
AFP	24.00	20.00	12.80
CEA	24.00	20.00	24.70
PSA	25.00	20.00	33.00
CA19-9	27.00	15.00	39.00
CA15-3	—	15.00	20.90
CA125	—	20.00	35.40

注：TEa-Rili 表示德国 Rilibak 质控指南；TEa-RCPA 表示澳大利亚皇家病理学会；TEa-Bio 表示生物学变异数据计算的允许总误差要求。

肿瘤标志物性能指标示例见表 10-10。根据各医学实验室的长期室内质控测定值可估计出测定方法的固有不精密度或随机误差（CV%），根据参加权威临床室间质量评价的测定结果与该室间质量评价靶值之间的偏倚得到方法的不准确度。

表 10-10　某实验室肿瘤标志物分析性能汇总

检验项目	单位	质控物浓度	CV（%）	Bias（%）
AFP	ng/mL	48.0	4.37	3.3
CEA	ng/mL	22.0	3.18	4.2
PSA	ng/mL	13.0	3.90	2.3
CA19-9	U/mL	66.5	5.60	11
CA15-3	U/mL	40.6	5.20	8.5
CA125	U/mL	77.9	3.80	4.1

　　可以从 OPSpecs 应用专业计算机软件（如 QC Easy TM、EZ rule3 等）得出不同允许总误差条件下，保证 90%（或 50%）误差检出的 OPSpecs 图，再将表 10-10 中每个检测项目的不精密度和不准确度填入得到 OPSpecs 图。例如图 10-6 和图 10-7 是以德国 Rilibak 质控指南总误差要求建立的 AFP 和 PSA 的标化 OPSpecs 图，标化过程分别以偏倚和变异系数除以总误差要求建立操作点的坐标。

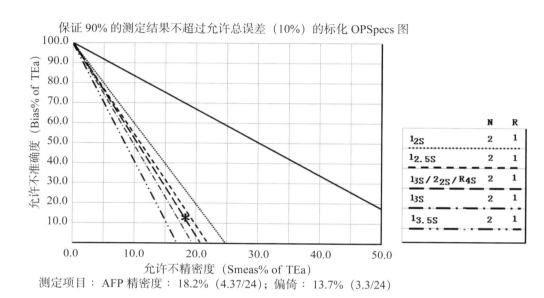

测定项目：AFP 精密度：18.2%（4.37/24）；偏倚：13.7%（3.3/24）

图 10-6　AFP 项目质控规则选择 OPSpecs 图

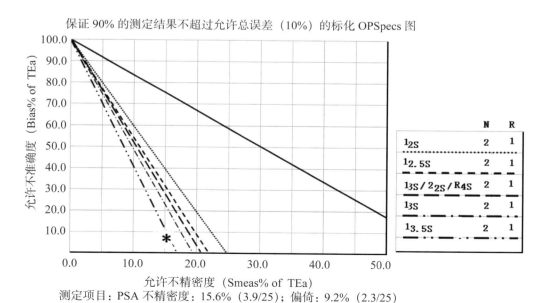

测定项目：PSA 不精密度：15.6%（3.9/25）；偏倚：9.2%（2.3/25）

图 10-7　PSA 项目质控规则选择 OPSpecs 图

同样方式可制作出其余项目的 OPSpecs 图，每一检测项目的操作点位于质控规则直线左下方的，该质控规则适用于该检测项目的质量控制。

（4）西格玛度量值 QC 策划工具

同时，CLSI C24-A3 文件还介绍了基于 6σ 度量值的 QC 策划工具。根据检验程序的西格玛水平确定满足要求的 QC 策划程序。西格玛度量值的计算方法如下：

$$西格玛度量值 =（TEa\% - Bias\%）/CV\% \qquad （式 10-2）$$

其使用方法如下：

1）计算西格玛度量值。

2）在西格玛尺度轴上点出该度量值。

3）自度量值点画直线与功效函数图中质控规则的曲线相交。

4）垂直线与曲线的交点读取误差检出概率。

5）确定满足预期误差检出概率（Ped ≥ 90%）的候选质控规则。

6）比较各候选规则的假失控概率（曲线在 Y 轴截距）。

7）选择最适合的质控规则用于质量控制。

图 10-8 是 C24 文件提供的示例。胆固醇的允许总误差 TEa=10%，Bias 为 0，CV 为 2%。

$$西格玛度量值 =（10\% - 0\%）/2\% = 5 \qquad （式 10-3）$$

图中显示，该测定方法的西格玛值是 5.0，对应的 Ped ≥ 90% 的曲线包括：$1_{2.5s}$，$n=2$ 其 Ped 为 0.96，Pfr 为 0.03；$1_{3s}/2_{2s}/R_{4s}$，$n=2$，其 Ped 为 0.94，Pfr 为 0.01；1_{3s}，$n=2$，其 Ped 为

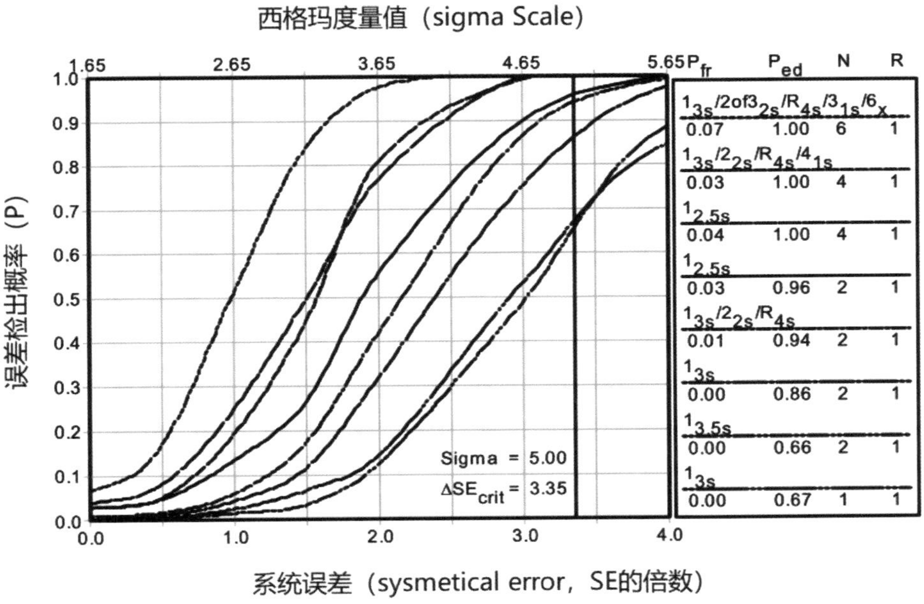

图 10-8 胆固醇西格玛度量值 QC 计划策划程序示例

0.87，Pfr 为 0.01。这 3 个候选的规则可以由实验室取舍。最方便的选择是在 Levey-Jennings 质控图上使用 1_{3s}，$n=2$ 每批测定一次的方案，其 Ped 近似于 0.90。

（四）室内质量控制方案的实际应用

1. 控制图中心线（均值）的建立

在开始室内质量控制时，首先要建立控制图的中心线，即确定质控品的均值。由于检验项目质控品稳定性的差异，控制限的建立分为稳定性较长的质控品均值的建立和稳定性较短的质控品均值的建立。

（1）稳定性较长的质控品均值的建立：对于初次开展检验服务的项目，为确定中心线，至少需要 20 或更多批次测定的剔除离群值后的 20 个数据计算均值，作为暂定中心线。对于已经开展的检验项目，新批号的质控品应与现有批号的质控品同时测定，并在现有质控品在控的情况下获得 20 个检测数据，建立新批号质控品的均值。如果需要在 20 天内或更短的时间完成均值的建立，可以采用 5 天内每天进行不少于 4 次的方法。

（2）稳定性较短的质控品均值的建立：对于稳定性较短的质控品，例如血细胞分析的质控品，由于质控品批号更换的频率比较高，可以在较短的时间内建立新批号的均值。可以在 3~4 天内，每天分析 2~3 次，收集数据，剔除离群值后计算均值，待后期累积次数够 20 次再重新计算均值。

2. 控制图控制限的建立

（1）稳定性较长的质控品控制限的建立：对于初次开展检验服务的项目，为确定中心线，至少需要 20 个或更多批次测定的剔除离群值后的 20 个数据计算标准差，作为计算暂定控制限的标准差。对于已经开展的检验项目，新批号的质控品应与现有批号的质控品同时测定，并在现有质控品在控的情况下获得 20 个检测数据，剔除离群值后建立新批号质控品的标准差并计算控制限。

由于不到一个月的数据可能低估测量程序的精密度，需要累积后续的测量数据来客观地体现标准差的大小。因此，当质控数据累积一个月后，重新计算标准差，作为下一个月的控制限的计算依据。重复操作 3~5 个月，作为该批号质控品的控制图的常规控制限。

对于实验室有长期累积获得的标准差的检验程序，在更换新批号的质控品时，在新批号质控品的均值与旧批号质控品的均值差别不大时，可以使用实验室累积的标准差作为新批号质控品的控制限，待新批号质控品的数据累积到足够的数量时，再计算新批号质控品的标准差，构建新的控制限。

（2）稳定性较短的质控品控制限的建立：稳定期较短的质控品需要经常更换质控品批号，较难通过累积获得单个批号的质控品的标准差，可以使用实验室以前的变异系数来估计新的标准差。为了增加标准差估计的可靠性，可以计算前几个批号质控品的加权 CV，再通过加权 CV 估计标准差。加权平均的不精密度是基于累积的长期 CV，累积的不精密度包含了不同时间同一仪器相同质控品不同批次之间的预期变异。对每一批号质量控制批的数量不同，可以参考表 10-11 示例进行计算。

表 10-11 加权平均的 CV（%）计算示例

批号	均值（×10⁹/L）	批的数量	CV（%）
123	7.8	30	2.3
124	8.0	22	4.6
125	8.1	41	2.1

注：加权平均的 CV% = $\dfrac{30 \times 2.3 + 22 \times 4.6 + 41 \times 2.1}{30 + 22 + 41}$ × 100% = 2.76%。

3. 质控品的检测

（1）质控品检测的频率

实验室应根据检验程序的性能、检测标本的数量等建立适宜的分析批，并在每一个分析批至少检测一次质控品，实验室可以根据质控品或检测仪器制造商规定的频率要求确定质控品的检测频率。

同时，实验室应该在质量控制的相关关键节点检测质控品，以保证检测结果的可靠性。这些关键的节点包括：

1）每一次设备或项目的校准之后。

2）每一次设备的维修或重要的维护之后。

3）新的试剂批号更换。

4）同一批号新的包装使用。

实验室可以从患者风险的角度确定分析批的长度，从而确定质控品的检测频率，这部分内容见本节"建立室内质量控制方案的流程"部分。

（2）质控品检测的位置

实验室应确定每一分析批内质控品放置的位置，原则是在报告一批患者检测结果前，应对质控结果做出评价，才能放行报告。确定质控品的位置须考虑分析方法的类型及可能产生的误差类型。例如，进行非连续样品检测，质控品放在标本检验结束前，可监测偏倚；将质控品平均分布于整个批内，可监测漂移；随机插于患者样品中，可检出随机误差。对于多个通道检测信号的测量程序，例如 ELISA 微孔板，应使质控品的检测能够周期性地对不同的检测通道都进行覆盖，以保证检测结果的可靠性。

（五）失控的分析与处理方法

1. 失控情况的处理

当质控规则提示失控信号时，应立即停止检测或发放检测报告，对于连续测定的场景，应通过使用中间件或实验室信息系统功能，或通过使分析仪/测量程序离线并退出来实现停止测试。在使用自动审核报告的实验室中，一旦发生失控信号，应立即停止自动审核。

失控的处理应避免两种错误的做法。在大多数的实验室，发现失控后采取的行动是重测质控品，当质控品在控后就认为失控问题解决了，而这种简单重复检测质控品的行为丧失了第一时间发现问题的机会。如图 10-9 所示，假使由于系统的问题出现了一个 3SD 的偏倚，测定结果仍有 50% 的概率会落在 3SD 的范围以内。因此，简单的重复测定很容易使测定结果显示正常，但是失去了纠正真正的系统误差的机会。即使后续的下一个批次的检出机会增加，但由于本次的假性误差纠正对测定结果的影响已经产生。

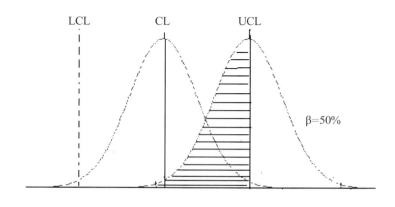

图 10-9　偏倚 3SD 的正态分布的概率分布

注：LCL，质控下限（lower control limit）；CL，质控（control limit）；UCL，质控（upper control limit）。

另一种错误的方法是使用新的一瓶质控品，认为质控品的"变质"造成结果失控。的确有时质控品会发生由于保存不当导致稳定性的变化，但只要实验室按照要求对质控品的复溶、使用、保存和稳定性等都进行了适当的培训，出现这种状况是偶然事件。重新检测新的质控品只是简单重复，希望侥幸发现问题。而且质控品的成本通常比重复检测的成本高，会造成无谓的浪费。

2. 失控原因分析

失控信号的出现受多种因素影响，这些因素包括操作上的失误，试剂、校准物、质控物变性以及仪器的维护不当等。由于失控的原因复杂，因此，失控原因的查找过程并无固定模式。一般原则是由易到难、由近到远地查找。

（1）根据质控规则大体判断引起失控的误差类型：不同的质控规则对不同的误差检出具有不同的敏感性。1_{3s} 规则对随机误差和系统误差均敏感，4_{1s}、$10_{\bar{x}}$ 和 2_{2s} 规则对系统误差敏感。R_{4s} 规则对随机误差敏感。根据所违背的具体规则对误差来源做出大致判断。

（2）分析原始数据初步估计失控原因：这里"原始数据"是指未经过计算或换算的检测

数据，如分光光度法检测中的吸光度读数、校准品、试剂空白或质控品及患者标本结果等。结合近期室内质控图和平时的经验进行分析，可有助于估计失控原因的大体方向，提示误差类型和失控原因，使查找原因的工作更有重点。

（3）对具体检测过程进行回顾性分析：失控后，应对检测的过程进行迅速、仔细地回顾。分析有无变动因素，如电压波动、仪器不稳、试剂的在机使用时间、试剂放置位置不符合要求、质控品瓶盖松动、复溶过程异常，等等。并应检查使用的容器、量器是否正确、仪器有无变动、校准品或试剂有无变更生产厂家、批号或接近失效期等情况，同时复查计算结果。

对于认为上述"失控原因初步估计"中可能性较大的方面，在回顾分析过程中应特别加以注意。

（4）建立故障排查指南：不同的分析方法的误差来源不尽一致。制造商会提供故障排查指南，也可以由实验室根据自身的经验建立故障排查指南，使操作熟悉人员帮助操作同一设备的工作人员。通过不断地积累建立起完整的故障排查指南，指导对失控问题的处理。图10-10 和图 10-11 是 Westgard 在《质量控制实践》一书提供的对化学分析仪的故障排查指南的示例。

3. 失控分析报告

应对失控处理进行详细记录。每次失控都应该填写失控分析报告，包括失控情况的描述、失控原因分析、失控结果的纠正及对患者结果是否受到失控影响的评价。失控分析报告的示例见图 10-12。

4. 对失控所造成影响的评估

失控原因得到解决后，通过质控品的重新检测确定检测程序的在控状态，可以恢复对患者样品的检测。同时，应该评估本次失控和上次在控之间所检测的患者样品是否受到本次失控因素的影响。因此，应该对这些样品检测结果的有效性进行评估。常规的做法是对样品进行抽样检测评估，

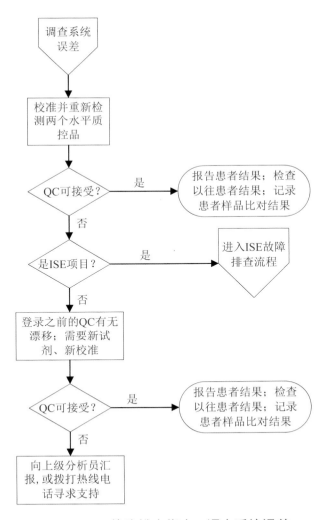

图 10-10 故障排查指南：调查系统误差

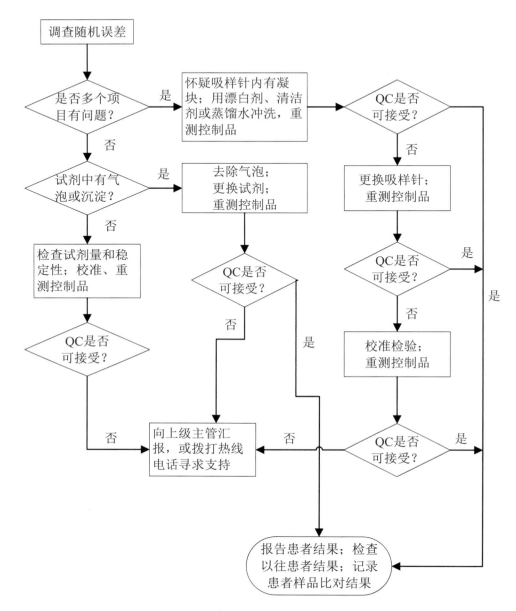

图 10-11　故障排查指南：调查随机误差

根据评估结果决定是否重新检测样品以及收回已经发放的检测报告，并对可能的影响与临床进行沟通。

（六）室内质量控制数据的管理

1. 每月室内质控数据统计处理

每个月的月末，应对当月的所有质控数据进行汇总和统计处理，内容至少应包括：①当

失控分析报告

科室名称：_____

失控项目：_____

失控日期：_____年_____月_____日

质控品名称：_____

质控品批号：_____

质控范围：_____

仪器名称和型号：_____

试剂品牌和批号：_____

失控情况：_____

失控原因分析：_____

_____

_____

_____

_____

纠正日期：_____年_____月_____日

纠正措施：_____

_____

_____

纠正结果：_____

_____

_____

_____

操作人员签字：_____ 日期：_____

组长/质量负责人员签字：_____ 日期：_____

图 10-12 失控分析报告的示例

月每个测定项目原始质控数据的均值、标准差和变异系数。②当月的均值、标准差和变异系数。③当月及以前每个测定项目的累积均值、标准差和变异系数。

2. 每月室内质控数据的保存

每个月的月末，应将当月的所有质控数据汇总整理后存档保存，存档的质控数据包括原始质控数据、质控图及失控报告单（包括违背哪一项失控规则、失控原因、采取的纠正措施）。

3. 质控数据汇总整理后，应将以下汇总表上报实验室负责人

①当月所有测定项目质控数据汇总表。②所有测定项目该月的失控情况汇总表。

4. 室内质控数据的周期性评价

每个月的月末，都要对当月室内质控数据的均值、标准差、变异系数及累积均值、标准差、变异系数进行评价，查看与比对以往数据。如果发现质控方法有显著性的变异，要对质控方法重新进行设计。

二、基于患者标本数据的室内质量控制方法

通过质控品检测的质量控制方法是研究最透彻、逻辑最严密、使用最广泛的质量控制形式。但是，质控物进行质控的方法也存在一些局限性，例如有些项目的质控品无法用接近患者标本的基质制备，比如血气质控品，质控品的不稳定及价格因素等问题。此外，质控品是以分析批的形式间断检测，对失控的检出可能存在滞后性，因此，使用患者数据进行质量控制是一种有益的补充方法。

（一）应用患者标本进行室内质控的方法

1. 移动均值法

设计原理是鉴于血液红细胞计数可因稀释、浓缩、病理性或技术性因素而有明显的波动，但是每个红细胞的体积、血红蛋白含量变化很小。故通过监测红细胞三个平均值平均红细胞体积（mean corpuscular volume，MCV）、平均红细胞血红蛋白量（mean corpuscular hemoglobin，MCH）、平均红细胞血红蛋白浓度（mean corpuscular hemoglobin concentration，MCHC）的均值变化来进行质控。不仅可以监测红细胞，也可以连带监测白细胞甚至血小板。移动均值法，又称 XB 分析和 Bull 计算法，是建立在连续的 20 个患者红细胞指数 MCV、MCH、MCHC 的多组均值基础上，控制限一般定为 ±3%。

应用患者数据平均值的方法还包括正态均值、指数加权移动均值等方法。在过去计算机算力较低的情况下，这种复杂的算法没有得到较好的推广，但随着计算机性能的进步，特别是随着智能化实验室和大数据的应用，这种应用患者数据的方法出现了新的热点。使用患者数据均值的方法，能够对较小的偏倚产生敏感的信号，因此对常规质量控制是一种很好的补充。

2. 差值检查法

通常被用于识别特定患者结果，因为同一患者偏离了前面的结果。尽管差值检查法是用作为一种备选的评价方法，但其通常被认为是常规质量控制的一部分。对某一个具体患者的检测来说，如果检测系统稳定，则连续检查数次，结果应当基本一致，也就是说它们之间的差值，即 delta 值应当很小。如果 delta 值很大并超过预先规定的界限，则表明存在以

下三种情况：①患者标本的检测结果确实有了变化。②标本标记错误。③计算 delta 值的两结果值之一有误差。在血液学检查中，特别在输血或出血时，很可能遇到第一种情况。

3. 双份质控法

每份标本做 2 次测定，每天至少连续测定 10 份标本，按公式计算 SD 和 CV 值。要求 CV 越小越好，而且每双份测定值之差不能超过 2SD，否则提示检测结果不精确，应当纠正。

4. 总误差判断

制定允许总误差，既反映临床应用的要求，又应不超过实验室所能达到的技术水平。Tonks 于 1963 年从理论上根据参考区间设计了一个计算公式：

允许总误差（%）＝±（1/4）（参考值上界－参考值下界）/ 参考值均值　　　　（式 10-4）

5. 患者结果多参数核查法

这在血球分析上极为有用，直方图可以起到重要作用。比如红系统检查，血球分析仪报告的 MCV 应和红细胞直方图峰值一致；红细胞体积分布宽度（red blood cell distribution width，RDW）应和红细胞直方图曲线的宽度基本符合。白细胞分类计数应和白细胞直方图的"两峰一谷"相一致。血小板直方图呈现一个偏态分布的曲线。如果上述各种细胞的直方图发生形态变化，第一要考虑到疾病所致，如小细胞性贫血红细胞直方图左移，急性白血病时白细胞直方图出现单峰图形；第二还要考虑到病理因素的影响，如小细胞贫血可使血小板直方图曲线尾部上扬，血小板聚集时使血小板直方图后抬高等。

（二）应用患者标本进行室内质控的利弊

应用患者数据质控的方法是常规以质控品检测的质控方法的有益补充。其不需要使用质控品，因此可以降低实验室在质控品使用方面的成本，同时由于标本是实时检测的，能够及时发现检测过程的问题，亦能够覆盖部分检验前分析中的问题，例如患者标本差值检验法。

但是使用患者标本数据的方法也有一些局限性。首先，患者标本数据是非均一性的，数据的波动性较大，门诊、住院、急诊人群数据分布不均一，对判定规则的制定要求比较复杂；其次，对于实验室的标本量要求比较高，需要较大的标本量来计算相关数据，对于小型实验室不适用；第三是对质控软件的性能要求比较高，需要比较专业的软件人才进行调试和管理，而这是一般实验室所欠缺的。

三、室内质量控制的 Lab-OEC 管理

实验室室内质量控制的 Lab-OEC 管理，是将 Lab-OEC 管理的理念和方法结合到实验室室内质量控制的实践中，通过目标体系建立、实施过程管理、不断优化的原则，实现实验室质量的不断改进。

（一）质量控制制度和文件的建立

室内质量控制是检验结果质量保证的重点工作，是实验室日常管理的关键环节。为了规范地开展室内质量控制，不留管理的死角，实验室的管理层应就室内质量控制的工作制定详细的制度和程序文件，对质控品的采购验证、质控方案的建立、质控性能的评价、失控分析与处理、质控数据的保存与使用制定规范的文件体系，应覆盖不同专业的质控要求，关注门诊、住院、急诊的不同应用场景。通过制度落实室内质控的执行和监督。质量控制的文件应包括室内质量控制程序文件、各专业或部门的室内质量控制作业指导书，同时应包括室内质量控制数据记录表等完整的文件体系。表 10-12 示例了室内质控记录表的基本内容。

表 10-12　肿瘤标志物室内质控记录表

质控品	名称：免疫标志物；批号（中）：xxx；效期：xxx；来源：上海标源						仪器：安图 A2000Plus		年　月	
检测日	AFP	CEA	CA15-3	CA19-9	CA125	CA50	Ferritin	NSE	SCCA	HE4

注：CA50，糖类抗原 50（carbohydrate antigen50）；Ferritin，铁蛋白；NSE，神经元特异性烯醇化酶（neuron-specific enolase）；SCCA，鳞状细胞癌抗原（squamous cell carcinoma antigen）；HE4，人附睾蛋白 4（human epididymis protein 4）。

（二）质量控制目标的管理

室内质量控制是一个长期运行并持续改进的过程，实验室应首先分析目前的所有检测项目的精密度水平，阶段性地制定不同检测项目的分析质量的改进目标。实验室不精密度包括期间精密度和重复性，对于日常的室内质控数据，反应的是期间精密度。期间精密度应该达到的最低标准是室间质量评价标准的 1/3，实验室应调查和汇总室内所有项目的精密度情况，分析是否达到标准，以及今后的改进目标。某生化专业组检测项目不精密度的汇总情况以及达标情况参考表 10-13。

表 10-13　检验项目的不精密度（CV）评价（生化组）

检测项目		引用的 TEa（%）	1/3TEa（%）	低水平质控		高水平质控	
仪器	项目			累计 CV（%）	结果（Y/N）	累计 CV（%）	结果（Y/N）
	K	6.70	2.2	1.23	Y	1.42	Y
	Na	3.50	1.2	0.88	Y	1.02	Y
	CL	5	1.7	1.98	N	2.48	N
	Ca	10	3.3	1.3	Y	1.47	Y
	P	10.70	3.6	1.13	Y	1.75	Y
	GLU	10	3.3	1.44	Y	1.48	Y
	Urea	9	3	2.5	Y	2.18	Y
仪器 1	Crea	15	5	2.96	Y	1.57	Y
	UA	17	5.7	1.47	Y	1.55	Y
	TC	10	3.3	2.43	Y	2.35	Y
	TG	25	8.3	1.73	Y	1.51	Y
	ALT	20	6.7	3.24	Y	3.93	Y
	AST	20	6.7	1.82	Y	3.01	Y
	ALB	10	3.3	1.55	Y	1.75	Y
	TBIL	20	6.7	1.7	Y	2.02	Y

注：GLU，谷氨酸（glutamic acid）；Urea，尿素；Crea，肌酐（creatinine）；UA，尿酸（uric acid）；TC，总胆固醇（total cholesterol）；TG，甘油三酯（triglyceride）；ALT，丙氨酸氨基转移酶（alanine aminotransferase）；AST，天门冬氨酸氨基转移酶（aspartate aminotransferase）；ALB，白蛋白（albumin）；TBIL，总胆红素（total bilirubin）。

（三）室内质量控制的过程监督

室内质量控制是每天质控管理的例行工作，应按照 Lab-OEC 管理的严、细、实、恒的标准进行实施，关注每一个检测项目，每一台检测仪器，经实际操作落实到具体的工作岗位，切实做好每日质控工作，做到日事日毕、日清日高。

实验室的质量监督人员应根据文件制度要求，对每日的质量控制操作进行监督，工作人员在质控审核之后才能开展标本检测及结果发放。对于失控的情况，及时进行纠正，填写失控分析报告等质控记录，评估失控对患者的风险。质量控制应形成在科室文化建设中，使检验人员充分认识到做好日常检验中室内质量控制的重要性，才能从根本上提高质量意识，提高对检测质量的管理。

（四）室内质量控制的持续改进

室内质量控制是质量管理工作的重要抓手，实验室的管理层应把达成质量控制的目标作为重点的考核目标，将目标分解到各专业组。周期性地回顾和分析质量控制数据，应用偏倚和允许总误差评价每一个检测项目的西格玛值，应用6σ方法持续考核和调整质量控制策略，不断改进分析质量。

实验室应定期汇总和分析失控分析报告，对于失控原因进行分类汇总，对于造成失控的高频因素，如试剂稳定性、校准频率、质控品稳定性等，建立相应的预防措施，并通过跟踪验证，改善实验室的内部操作流程，更换或淘汰不合格的检测试剂或质控品，从而对整体分析质量进行持续改进。

第四节
室间质量评价与 Lab-OEC 管理

实验室的质量管理水平决定了检测服务的质量，同时也间接决定医疗服务水平的质量。在实验室的管理中，室间质量评价（external quality assessment，EQA）是指多家实验室分析同一标本并由外部独立机构收集和反馈实验室上报结果以此评价实验室操作的过程。EQA 也被称作能力验证（proficiency testing，PT）。EQA 计划通过评价实验室检测结果与指定靶值之间的差异，评价检测结果的准确性。国家卫健委《医疗机构临床实验室管理办法》（卫医发〔2006〕73号）第二十八条指出：医疗机构临床实验室应当参加室间质量评价机构组织的临床检验室间质量评价。医学实验室参加 EQA 计划是医学实验室管理办法的要求，即强制性要求，只要有可供参加的 EQA 计划，实验室均应参加室间质量评价，以证明自身检测结果的可靠性。

一、室间质量评价的目的与作用

（一）室间质量评价的目的

保证实验室检测的准确度；帮助实验室考察其检验质量，并与其他实验室比对；为评审/注册、发证提供依据；考察评价检测系统的质量。

室间质量评价作为一种质量控制工具可以帮助实验室发现实验中存在的质量问题，促使医学实验室采取相应的措施提高检验质量，避免可能出现的医疗纠纷和法律诉讼。

（二）室间质量评价的主要用途

1. 识别实验室间的差异，评价实验室的检测能力

EQA 报告可以帮助实验室发现和其他实验室检测水平的差异，客观地反映出该实验室的检测能力。

2. 识别问题并采取相应的改进措施

帮助实验室发现质量问题并采取相应的改进措施是 EQA 最重要的作用之一。EQA 结果的比较是每个参评实验室检测项目终末质量的综合比较，这种比较可以帮助实验室确定自己在参评实验室中检测水平的高低，如果自身检测结果与靶值或公议值有显著差异，则需认真分析每一实验过程，找出存在的问题并采取相应的改进措施。

3. 改进分析能力和实验方法

如果实验室拟改变实验方法和选购新的仪器，EQA 有关信息就可以帮助实验室做出正确选择，如可识别出较准确、较可靠和较稳定的实验方法和（或）仪器。选择新的检测系统时，可做如下考虑：①找出多数实验室使用的检测系统。②比较不同系统的靶值或公议值，比较不同系统 EQA 的变异系数。③调查了解不同实验室检测系统的区别。

4. 确定重点投入和培训需求

EQA 可以帮助实验室确定需要加强培训的检测项目。如实验室参加细菌鉴定的 EQA，若多次检测结果与预期结果不符，说明该实验室在细菌学检测上存在问题较多，需要予以更多的关注和投入，并加强对细菌室技术人员的培训。

5. 实验室质量的客观证据

EQA 结果可以作为实验室质量稳定与否的客观证据，特别是在 2002 年 9 月 1 日国务院颁布《医疗事故处理条例》后，实验室更加需要参加 EQA 计划证明自己已采取各种质量保证措施，并以获得满意的 EQA 结果证明实验室检测系统的准确性和可靠性。即使 EQA 成绩不理想，但若实验室分析了实验过程，查找到问题，采取了改进措施并加以记录，也可以作为检验质量保证的有利证据。

6. 支持实验室认可

在实验室认可领域中，EQA 活动越来越受到国际实验室认可组织及各国实验室认可组织的重视，成为实验室认可活动中不可或缺的一项重要内容。在实验室认可的主要依据 ISO/IEC 17025 和 ISO 15189 的文件中，多处提到了"能力验证"，即室间质量评价。EQA 之所以受到认可组织的重视，主要因为 EQA 本身可反映实验室是否有胜任从事某项检测的能力，也可以补充实验室认可评审员和技术专家进行实验室现场评审的不足。成功的 EQA 结果是实验室认可中所需的重要依据。

7. 增加实验室用户的信心

作为检测质量重要标志的 EQA 成绩可以反映实验室检测水平的高低，满意的 EQA 成

绩可以鼓励实验室的用户——医师和患者充分利用实验室提供的检测信息帮助临床诊断和治疗。当然，无论是满意的还是不满意，一次 EQA 成绩的解释具有一定的局限性，但利用多次 EQA 结果分析实验室检测水平就比较客观和准确。

二、室间质量评价计划的运作与实施

（一）室间质量评价的组织方式

根据使用方的需求、EQA 样品的性质、所用方法及参加者的数量，EQA 计划会有所不同。但是，大部分 EQA 计划具有的共同特征，即将一个实验室所得的结果与一个或多个不同实验室所得的结果进行比较。

目前，根据检测的需求，ISO 17043 认可准则将 PT 或 EQA 计划划分为 5 种常见的类型，包括顺序进行计划、同步进行计划、解释性计划、样品复查计划、分割样品计划。其类型和组织方式见图 10-13。

目前国内 EQA 最主要的组织方法是模式 2 的实验室间同步检测计划，而已知值计划和分割样品检测计划也有部分应用。

国内医疗机构的医学实验室的 EQA 工作由各个省、直辖市和自治区的临床检验中心负责组织实施，并参照相关的国家标准完成评价工作。

EQA 计划的实施主要包括以下几个方面：确定 EQA 方案；EQA 标本的制备与发放；指定值的确定；能力统计量的计算；参评实验室测定能力的评价；EQA 报告的发放。室间质量评价工作的基本工作流程见图 10-14。

依据 ISO 17043 准则对于 EQA 计划的运作与执行规定的要求，合格的能力验证或 EQA 运作应满足以下的要求。

1. EQA 方案制订

EQA 提供者应在 EQA 计划开始之前制订文件化的方案，说明本次 EQA 计划的目标、目的以及基本设计情况，包括计划开始和截止的时间、样品的发放、可以采用测定的方法、统计方法等等。

2. EQA 标本组织

用于质评的标本应符合下面几个条件：①标本基质、被测量的浓度或量等应与临床患者标本尽量一致。②标本浓度与试验的临床应用相适应。应根据临床上最为常见的浓度范围设计质评标本浓度水平。③标本应有规定的稳定性。应事先评估标本的稳定性，以及标本所需的稳定条件，并保证标本分发过程满足规定的稳定性要求。④标本应有规定均一性。应事先评估标本的均一性，保证质评结果不受标本非均一性的影响。⑤标本应有生物安全性。这一点与室内质控标本相同，也就是说要求质评标本是经过灭活处理的，没有已知的病原体如乙型肝炎病毒、丙型肝炎病毒和 HIV1/2 等的传染危险性。

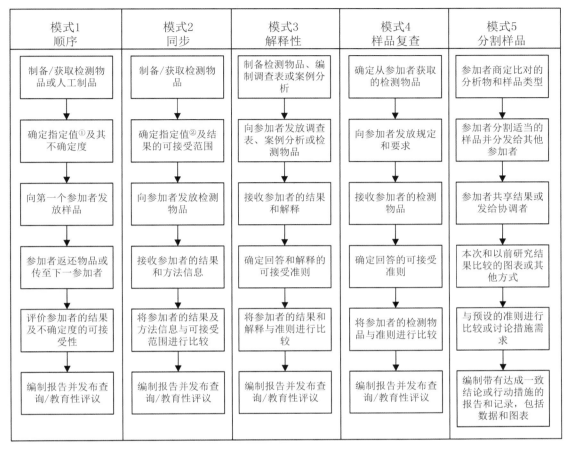

图 10-13　常见 PT/EQA 计划的模式

注：①②根据指定值确定的方式，指定值在能力验证物品分发之前或在参加者结果反馈之后确定。

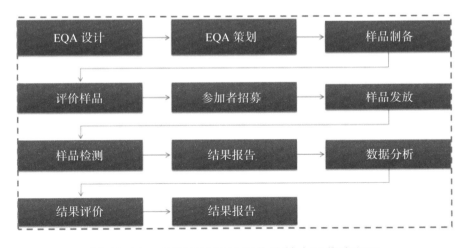

图 10-14　室间质量评价工作的基本工作流程图

（二）室间质量评价的数据处理

1. 室间质量评价结果靶值的确定方式

靶值的建立有各种程序，以下按次序列出一些最常用的程序。在大多数情况下，该次序表明靶值的不确定度在逐渐增加。这些程序分别使用下列各值。①已知值：根据特定 EQA 质控配方（例如用制造或稀释）确定的值。②有证参考值：根据参考测量程序确定的值。③参考值：与可溯源至国家或国际标准的参考物质或标准并行进行分析、测量或比对所确定的值。④从专家实验室得到公议值：专家实验室利用已知的具有高精密度和高正确度的，并可与通常使用的方法相比较的有效方法所得到的值；某些情况下，这些实验室是参考实验室。⑤从参加实验室得到公议值：定性值，一个预定的多数百分比的公议值（经常表示在标称或次序刻度尺上）；定量值，对适当比对组的"平均"，诸如可以是加权或变换（例如，修剪平均或几何平均）的平均值；中位值、众数或其他稳健度量值。基于对极端值的考虑，中位值是比较常用的稳健统计值。

2. 室间质量评价结果允许范围的确定方式

EQA 结果的可接受范围通常参照国家或行业标准的要求执行。我国按照《临床实验室室间质量评价要求》（GB/T 20470—2006）和《临床检验室间质量评价》（WS/T 644—2018）执行。GB/T 20470—2006 主要采用美国 CLIA'88 所提供的 TEa 作为评价标准，相对比较宽泛。2012 年更新了卫生行业标准，例如 WS/T 403—2012《临床生物化学检验常规项目分析质量指标》和 WS/T 406—2012《临床血液学检验常规项目分析质量要求》等，依据国内医学实验室分析质量的水平提出了适合我国医学实验室的 EQA，目前不少省级临床检验中心的评价标准已经采用这些行业标准给出的 EQA。

对于国家或行业标准没有给出 EQA 的检测项目，一般采用参加者回报数据的 ±3SD 的范围作为评价结果的可接受范围。

（三）室间质量评价成绩的评价方式

单个检测项目的 EQA 结果的评价标准参照美国 CLIA'88 对分析质量的要求。根据以下要点评价实验室结果的准确度。

（1）为了确定实验室定性和定量的某一检验项目检测结果的准确度，必须将该检验项目的检测结果与靶值进行比较。

（2）对于定量的检验项目，应计算该检验项目的偏倚：偏倚＝（测量结果－靶值）／靶值 × 100%。

（3）对于定性的检验项目，可接受的预期结果为阳性（有反应性）或阴性（无反应性）。

（4）在每次 EQA 活动中，某一检验项目的得分计算公式：某一专业检验项目的得

分 = 该项目的可接受结果数 / 该项目的总的测定标本数 × 100%。

（5）对某一专业的全部检验项目，其得分计算公式：某一专业的全部检验项目得分 = 全部项目可接受结果总数 / 全部项目总的测定标本数 × 100%。对于细菌学则考虑是否为正确的鉴定及正确的药敏结果。

（四）各专业和亚专业室间质量评价计划的要求

（1）每次活动实验室某一检验项目未能达到至少 80%（血型为 100%）可接受结果则称为本次活动该检验项目 EQA 成绩不合格。

（2）每次活动实验室所有检验项目未达到至少 80%（血型为 100%）可接受结果则称为本次活动该实验室 EQA 成绩不合格。

（3）微生物检验项目必须包括细菌的分离、鉴定、革兰染色和药敏试验质评物，以确定参加者鉴定试验及药敏试验结果的准确性。

（4）在规定的回报截止日期前实验室未能将 EQA 的结果回报给 EQA 组织者，则该实验室的 EQA 成绩不合格，该次活动实验室的 EQA 成绩得分为 0。

（五）其他类型的室间质量评价计划

1. 正确度验证计划

正确度验证计划属于定量计划的一种，其特点如下：①质评物为新鲜（如血细胞计数正确度验证计划）或新鲜冰冻标本（如小分子代谢物、脂类正确度验证计划等），与常规临床标本性质接近，无不同的基质效应。②采用参考方法确定靶值，而非公议值。对参加者不分组。③验证参加者测量结果的正确度和量值溯源性。

2. 质量指标调查计划

质量指标的定义是一组固有特性满足要求的程度的度量。质量指标可测量一个机构满足用户需求的程度和所有运行过程的质量。在医学实验室的应用场景，质量指标包括了检验过程的室内质控开展率、EQA 合格率，也包括了标本合格率、血培养污染率等检验前、检验后过程的指标，可以反映实验室的整体检测质量。在这类室间质量评价计划中，与传统 EQA 计划所用质评物的性质可能有很大差异，这些"质评物"可以是一个调查表或分析案例，由 EQA 提供者发放给每个参加者，并要求其反馈特定的答案。

三、应用室间质量评价结果改进分析质量

实验室在收到 EQA 反馈结果后应对其进行分析，包括接受和不可接受的结果。不可接受的结果可表现为多个测定结果的不可接受而使该检验项目的 EQA 评价结果不满意，也可表现为单个测定值的不可接受但并不影响该项目的 EQA 评价结果。但是，不管是哪种

情况，只要有不可接受的结果，实验室都应进行彻底调查，以提高对潜在问题的发现机会。同时，对于合格的EQA成绩，实验室也应该对结果认真分析，因为尽管结果满意，但测定结果的趋势性改变，例如多个测定结果可能偏向了靶值的同一个方向，则提示有可能存在潜在的系统误差。因此，对于EQA结果，实验室应有相应的程序保证实验室人员能认真总结和分析，以期发现潜在的系统误差。

对于不可接受的结果应进行仔细调查，可通过以下几方面。

1. 数据的收集与核查

对EQA标本测定过程的相关信息的收集，包括各种记录，例如室内质控的情况、设备运行记录及EQA标本接收和处理的相关情况，还可以回顾前一轮次的EQA结果的状况等，为原因分析提供调查基础。

2. 问题分类

根据调查结果对不可接受结果的可能原因进行分类，例如粗大误差（单位、小数位数错误、标本顺序错误等）、方法问题（方法的特异性、携带污染、校准偏倚等）、设备问题（设备功能故障、维护不当等）、技术问题（操作失误、未按程序执行等）、EQA材料问题（基质效应、干扰物质等）、评价方法问题（靶值设置不当、分组不合适等）等。应该了解，在问题查找过程中，仍有19%~24%的不可接受结果是无法追踪到可能的原因的，可能由随机误差引起，也可能由系统误差引起，对于这种情况可以暂时不做处理，进一步观察。

3. 问题根源分析与补救措施

对查找到的不可接受原因，应该分析产生问题的根本原因，以便制定补救措施和预防措施。例如，"笔误"的表象可能是对操作人员的培训不到位、对设备的读数理解不当等，因此，只有制订详细的培训计划和评估培训效果才有利于解决根本问题。对于不可接受的结果，应考虑与EQA水平接近的患者标本是否受到不可接受的相同影响，因此应对这一期间的结果进行评价，对于可能产生的临床后果应积极与临床沟通，降低检测结果的不利影响。

四、无室间质量评价计划检验项目的评估

EQA计划是第三方机构组织开展的，不是实验室自身能够完成的。由于样品来源或其他一些原因，由第三方开展的EQA计划未必能覆盖实验室开展的所有检测项目。目前开展EQA项目较多的有国家卫健委临床检验中心、上海市临床检验中心等，他们开展的EQA计划可覆盖约400余项检验项目，而由国家卫健委颁布的《医疗机构临床检验项目目录（2013版）》涉及的检验项目多达1 600余项，而实际目前一般三级医院开展的项目在500~700项之间，因此有一部分项目没有可供参加的EQA计划。在无EQA计划的检验项目，实验室

可以采用替代评价方案（alternative assessment procedure，AAP）。

实验室可采用的 AAP 主要包括以下几种方法。

（一）分割标本比对

1. 实验室内部分割样品比对

用不同的方法重复检测患者标本，对于依赖于人员的检测，可以采用不同人员进行检测（例如形态或细菌染色等）。

2. 实验室间分割样品比对

将实验室检测的样品等分后送给其他实验室进行检测，评估检测结果的一致性。这种方法只能评估检测结果的一致性，除非外送的实验室采用参考方法分析外送的样品，才能评估实验室自身的正确度。外送的标本数，实验室可以自行决定，一般而言，对于大多数项目，外送 2 份样品基本能够满足要求。

（二）厂家正确度控制物或校准品分析

检验程序的制造商能够提供正确度验证样品的，可以采用厂家的正确度验证品评估正确度。无法提供的，可以采用校准品进行评估，但应使用与当前校准品不同批号的产品进行验证。

（三）复审样品程序

对于稳定的分析物，实验室可以将一份患者样品进行分装保存，定期用于检测校准的重复性和稳定性评估。这种方法不能评估正确度。

（四）患者数据分析

1. 患者数据均值

当检验程序稳定时，一组结果的平均值将会相对恒定，这种方法适合短时间进行大量检测的项目，并且受试人群分布较为一致。一些变化较大的人群，例如急诊、肿瘤门诊、透析等应该去除。

2. 参考区间

实验室使用参考区间为每一个测量结果提供评估信息，参考区间相对恒定。因此，可对参考区间进行定期评估来验证检测系统的稳定性。要求最少使用 20 例患者的检测结果，90% 应该在规定的参考区间内。

（五）结果重新评估

通过第二人对已经给出的解释性结果的报告进行重新评估，这种方法适合于形态学、电泳图谱、色谱分析等项目。

（六）临床相关研究

如果检验项目的特异性很强，当检测结果超出阈值时，可以强烈建议或诊断某种疾病，并且可以在检测后的一个合理时间点独立确定是否存在疾病，可以采用临床相关研究确认方法的可靠性。

（七）定性项目评价

对于具有明确诊断（如阳性或阴性）的定性方法，很容易进行确认。如果无法进行确诊或者需要进行方法间或实验室间比对时，可以使用分隔样品比对，以便于评估定性项目检测结果的一致性。

五、实验室室间质量评价的 Lab-OEC 管理

实验室 EQA 的 Lab-OEC 管理，是将 Lab-OEC 管理的理念和方法结合到实验室 EQA，通过建立目标体系、实施过程管理、不断优化的原则，实现对 EQA 过程的管理，提高检测结果外部监督的有效性，不断改进检测质量。

（一）室间质量评价的制度与文件建立

1.建立室间质量评价的目标

实验室应对科室的所有检测项目建立 EQA 目标，包括 EQA 参加率、EQA 结果合格率等，对于没有能够参加 EQA 计划的检测项目，应定期采用替代方案进行评估，确保所有检测项目准确性都能得到外部或自身的评估。

2.建立规范的室间质量评价程序文件

应建立 EQA 的程序文件，对科室参加 EQA 的计划、项目、过程进行管理，对 EQA 样品的处理、软件的操作、检测结果的复核与上报、结果反馈后的分析等过程提出明确要求。各专业应建立 EQA 的 SOP，关注 EQA 的检验前、检验中、检验后过程，建立 EQA 相关记录的保存要求，确保 EQA 活动在实验室内规范有序进行。

3.落实规范的室间质量评价操作培训

对 EQA 标准的检测，按要求应用日常检测标本相同的方式、由当天进行操作的工作人员完成检测，才能反映实验室的检测能力。因此，应对所有人员进行 EQA 相关文件的培训，将 EQA 样品的检测作为人员能力评估的组成部分，使所有操作人员对 EQA 的目的意义、操作方法、注意事项都能充分了解，对于 EQA 检测结果能够进行正确分析和处理，从而提高整个科室的质量意识和检测能力。

（二）室间质量评价结果分析与质量改进

1. 应用室间质量评价材料提升人员的能力

EQA 结果是对实验室检测能力最直接的第三方证明。在日常的 EQA 操作中，除了由当值的人员按照患者标本一致方式完成 EQA 操作外，EQA 的剩余标本可以作为分隔测试标本对人员能力进行考核，特别是一些电子载体形式的质评样品，例如形态学的图片、电泳图谱、染色片等，通过这种培训和考核能够迅速提升工作人员能力，从而提升实验室的整体分析质量。

2. 应用室间质量评价结果数据改进分析质量

对 EQA 结果的分析是改进实验室检测质量的重要抓手。对于不合格的 EQA 结果分析，可以发现检验程序的问题，及时纠正可能发出的错误结果。对于合格 EQA 结果的分析，也能够评估方法的性能，在一些趋势性的改变中，提前发现检测系统问题，尽早采取措施，通过积极的预防来保证检测结果的可靠性。同时，正确度 EQA 结果可以用来统计计算检测项目的相对偏移，为检测项目的 σ 值计算提供依据。

第五节
实验室内部检测结果的可比性与 Lab-OEC 管理

近年来，实验室的检测标本量逐渐增大，对于一个检测项目可能需要多套检测设备才能够完成检测需求。此外，同一检测项目可在中心检验室、门诊检验室或者急诊检验室同时开展。但是，在一个医疗机构内，不同的检测设备提供的检测结果的可比性应该得到保证，才能保证临床诊疗决策的一致性。因此，医学实验室有责任保证其提供的检测结果用在相同或不同的程序、设备、不同地点或所有这些情况下结果的可比性。

一、实验室内部检测结果可比性的要求

检测结果的可比性是指使用不同检测程序测定某种分析物获得的检测结果间的一致性。结果间的差异不超过规定的可接受标准时，可认为结果具有可比性。医学实验室对相同检验项目使用多套检测设备，或在多个地点检测相同的检验项目时，应建立临床适宜区间内患者样品结果可比性的方法，评价检测结果的一致性，达到检测服务的同质化。

在下列情况下，也需要进行检测结果的可比性验证：①室内质控结果有漂移趋势时。②EQA 结果不合格，采取纠正措施后。③更换试剂批号（必要时）。④更换重要部件或重大维修后。⑤软件程序变更后。⑥临床医生对结果的可比性有疑问时。⑦患者投诉对结果可比性有疑问（需要确认时）。⑧需要周期性比对时（如半年或一年）。

当不同检测系统对同一被测量（如葡萄糖）给出不同测量区间以及变更检验方法时，实验室应告知临床在结果可比性方面的任何变化，并讨论其对临床活动的影响。

二、实验室内部检测结果可比性的评估方法

（一）定量项目可比性评估方法

实验室使用两套及以上检测系统检测同一项目时，应有比对数据表明其检测结果的一致性，实验方案可参考 WS/T 407—2012《医疗机构内定量检验结果的可比性验证指南》。其基本流程是使用患者标本，在确定的精密度条件下，确定比对标本的浓度范围以及重复检测次数，将比对偏差与规定的分析质量要求进行比较，确定检测结果的可比性。具体比对方法见下一页的案例。

也可使用简化流程进行比对。比对频次每年至少 1 次，标本数量不少于 20 个，浓度水平应覆盖测量区间；计算回归方程，计算在医学决定水平下的系统误差（偏倚%），应 < 1/2 TEa。比对结果不一致时，应分析原因，并采取必要的纠正措施，以及评估纠正措施的有效性。使用不同参考区间的检测系统间不宜进行结果比对。比对记录应由实验室负责人审核并签字，并应保留至少 2 年。

（二）定性项目可比性评估方案

同一项目使用两套及以上定性检测系统时，应至少每年 1 次进行实验室内部比对，包括人员和不同方法/检测系统间的比对，至少选择 2 份阴性标本（至少 1 份其他标志物阳性的标本）、3 份阳性标本（至少含弱阳性 2 份）进行比对，评价比对结果的可接受性。出现不一致，应分析原因，并采取必要的纠正措施，以及评估纠正措施的有效性。应有相应的记录。

（三）手工操作的方法人员比对

应定期（至少每 6 个月 1 次，每次至少 5 份标本）进行形态学检验、细菌染色检查等手工操作检测项目的结果比对，考核并记录；应定期进行仪器法与人工检查的比对，例如仪器与人员间白细胞分类计数正常标本的结果比对。

三、实验室内部检测结果可比性的 Lab-OEC 管理

（一）实验室结果可比性验证的制度与文件建立

实验室应制定可比性验证的程序文件，依据各专业的技术要求，建立各专业的定量、定性的可比性验证的 SOP，确定具体的岗位职责，建立可比性验证的记录格式，确定可比性验证计划。

（二）实验室结果可比性验证的跟踪与落实

实验室应对有检测项目的检验程序进行确认，归类所有可能用于同一检测项目的检验程序，包括相同方法的不同设备、不同方法的设备、不同地点的设备，建立可比性验证计划。对进行验证的操作人员进行培训，考核合格者予以授权。定期按相关程序要求，完成所有实验室内可比性验证计划。

【案例】 --

某实验室有 2 台凝血分析仪，对检测项目凝血酶原时间参考 WS/T 407—2012《医疗机构内定量检验结果的可比性验证指南》进行可比性验证。首先，收集 2 台仪器半年室内质控数据，估算检测程序间检测结果的不精密度，数据见表 10-14。

表 10-14　两台凝血分析仪检测结果不精密度

检测仪器		仪器 1		仪器 2		总结果	
检测项目	质控品浓度	均值（M_1）	CV_1（%）	均值（M_2）	CV_2（%）	$m_总$	$CV_合并$（%）
PT	浓度 1	14.25	1.71	14.18	1.60	14.22	1.65
	浓度 2	22.32	2.42	22.16	2.00	22.24	2.22

然后，根据表 10-14 有关数据确定比对标本浓度范围。标本 1 浓度选择范围：14.22×（1±20%），即（11.37~17.06）；标本 2 浓度选择范围：22.24×（1±20%），即（17.79~26.69）。实验室选择 2021 年国家卫健委临床检验中心 EQA 允许总误差的 1/2 作为比对实验结果的可接受标准，即 5% 作为比对标准。

根据表 10-14 数据和比对判定标准在表 10-15（临界值数据来源于 WS/T 407—2012 附录 A）中查询标本比对所需的重复测量次数：标本 1 估算的 $CV_合并$ 为 1.65%，介于 1%~2% 之间，比对标准为 5%，介于重复 2 次的范围内（4.30% < 5% < 8.60%），故标本 1 需重复检测 2 次；标本 2 估算的 $CV_合并$ 为 2.22%，介于 2%~3% 之间，比对标准为 5%，介于重复 3 次的范围内（4.53% < 5% < 6.80%），故标本 2 需重复检测 3 次。

表 10-15　确定比对标本重复检测次数临界值表（部分）

检测系统数量	检测次数	CV$_{合并}$			
		1%	2%	3%	4%
2	2	4.30	8.60	12.90	17.20
	3	2.67	4.53	6.80	9.07
	4	1.73	3.46	8.19	6.92
	5	1.46	2.92	4.38	5.83

挑选符合要求的标本进行检测，统计并分析检测结果（数据见表 10-16），2 个浓度标本的比对偏差均小于比对标准 5%，故认为本实验室 2 台凝血分析仪检测 PT 的结果具有可比性。

表 10-16　比对标本检测结果和结果分析

检测次数	标本 1		标本 2	
	仪器 1	仪器 2	仪器 1	仪器 2
1	12.8	12.5	23.4	23.4
2	12.7	12.8	23.3	23.2
3	—	—	23.2	23.1
均值	12.75	12.65	23.30	23.23
总均值	（12.75+12.65）/2=12.70		（23.30+23.23）/2=23.27	
极差	12.75−12.65=0.10		23.30−23.23=0.07	
比对偏差 R	（0.10/12.70）×100%=0.79%		（0.07/23.27）×100%=0.29%	
比对标准（≤）	5%		5%	
结论	比对评价通过		比对评价通过	

【案例】

某实验室的生化检测项目使用 A 和 B 两台不同品牌的自动生化分析仪完成检测，试剂均为原装试剂，校准物均为原装冻干校准物，质控物为 C 厂家液体质控物（Leve2、Leve3），使用 Levey-Jennings 质控图监测质量控制程序。实验室工作人员及工程师定期对每台仪器进行每日、每周、每月维护和保养。某日，工作人员发现仪器 A 电解质模块镁离子和钙离子均失控，重新测定同一质控物后重测结果仍不在控制范围，且仪器 B 检测项目均在控，可排除质控物引起的失控，使用校准物校准后重新测定仍失控。

经其他工作人员提醒，得知昨日工程师更换了纯水机的过滤元件但未进行记录，考虑实验室水质问题引起失控。遂取实验室自来水、仪器 A 纯水、仪器 B 纯水在仪器 B 上测定镁离子和钙离子。结果发现仪器 A 纯水中的离子浓度与自来水相差无几，因此判断室内质控失控是由水质不合格引起的。工作人员立即将在仪器 A 测定的患者标本放到仪器 B 上重新测定镁离子和钙离子，确保患者的结果能够准确及时发出。水质不合格可能由于新元件质量不合格或安装不到位导致，因此也同时联系了仪器工程师对纯水机过滤功能进行调整，纯水质量合格后重新校准并做质控，结果在控制范围内可正常进行标本检测。

参·考·文·献

[1] 尚红，王毓三，申子瑜．全国临床检验操作规程 [M]. 4 版．人民卫生出版社，2014.

[2] Measurement Procedure Comparison and Bias Estimation Using Patient Samples, 3rd Edition: CLSI EP09A3[S]. [2013-08]. https://clsi.org/standards/products/method-evaluation/documents/ep09/.

[3] User Verification of Precision and Estimation of Bias, 3rd Edition: CLSI EP15-A3[S]. [2014-09-11]. https://clsi.org/standards/products/method-evaluation/documents/ep15/.

[4] Evaluation of Precision of Quantitative Measurement Procedures；Approved Guideline—Third Edition: CLSI EP05-A3[S]. [2014-09]. https://webstore.ansi.org/Standards/CLSI/CLSIEP05A3.

[5] In vitro diagnostic medical devices-Requirements for establishing metrological traceability of values assigned to calibrators, trueness control materials and human samples: ISO 17511: 2020 [S]. [2020-04]. https://www.iso.org/standard/69984.html.

[6] In vitro diagnostic medical devices-Measurement of quantities in samples of biological origin-Requirements for certified reference materials and the content of supporting documentation: ISO 15194: 2009 [S]. [2009-05]. https://www.iso.org/standard/42022.html.

[7] In vitro diagnostic medical devices-Measurement of quantities in samples of biological origin-Requirements for content and presentation of reference measurement procedures: ISO 15193: 2009 [S]. [2009-05]. https://www.iso.org/standard/42021.html.

[8] 王前，邓新立．临床实验室管理 [M]. 3 版．北京：中国医药科技出版社，2015.

[9] 王治国．临床检验质量质控技术 [M]. 3 版．北京：人民卫生出版社，2013.

（曹颖平　孙成铭　赵　琪　尤崇革　张　健　路延征　申倩倩）

—— 第十一章 ——

检验后过程的Lab-OEC管理

　　检验的最终目的是为临床提供准确、及时、可靠、真实的检验报告，以有效辅助临床诊治疾病。检验后过程主要指的是患者标本检验后检验结果的审核和发放直至临床应用这一阶段，是检验工作服务于临床的延伸。检验后过程的质量管理是检验质量控制过程中的最后一道环节，是全面质量控制的进一步完善，也是提升检验数据在临床上有效利用的重要保障，这一环节的疏漏将有可能导致检验前和检验过程的质量保证有始无终，甚至前功尽弃。

　　Lab-OEC管理能够在检验后阶段做好统筹，通过对检验后过程质量监测指标的统计分析，对部门关联人员进行能力评估并列入绩效考核项，实施激励机制，不断优化检验后过程，以确保其持续的适宜性、充分性和有效性。

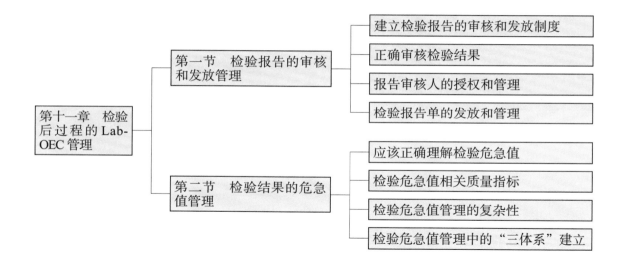

【案例】

陈某，女，68 岁，慢性乙型肝炎 10 年，此次因感冒引起肝炎复发入院，门诊进行血氨检验，结果为 45 μmol/L，收入肝病感染科住院治疗。早晨按医嘱复查血氨，结果为 212 μmol/L，患者一般情况可，回答自如，无任何肝性脑病表现，主治医生感觉与病情不符，再次开医嘱让患者立即复查血氨，这次血氨为 41 μmol/L。主治医生和患者一致认为是实验室把标本弄错了，才造成早上的检验结果如此高。

是什么原因造成血氨前后结果出入如此之大？实验室人员考虑到在短短的几个小时内，患者病情没有发生明显变化的情况下，血氨的检验结果不会前后差距如此大，于是到临床科室向相关医护人员仔细询问两次标本的留取时间、方法及送检等环节。患者标本采集时间是早晨 06：15，实验室接收时间是上午 10：28，运送时间长达 4 个多小时，询问标本运送人员，终于找到答案：标本运送人员将标本放在口袋里忘记及时送检，10 点多才意识到口袋里有标本，导致标本检测前放置过久。如果标本放置过久，血浆中谷酰胺和多肽易水解释放出氨，此外红细胞比血浆中氨含量高 2.8 倍，长时间放置红细胞会释放出氨，故导致血氨浓度升高。

通过这一案例我们可以总结出 3 条教训：①检验前过程对检验结果影响重大。②检验报告的审核是实验室对检验质量的最后把关，审核人必须具备强烈的责任感、扎实的理论基础和丰富的工作经验，遇到前后差距大的检验结果一定要分析原因，切不可轻易审核发出。③实验室与临床的有效沟通至关重要，遇到不合理或无法解释的现象时，及时有效的沟通可以减少不必要的漏诊或误诊，增加患者的满意度和信任度。

检验后过程也称分析后阶段，是指患者标本检测后检验结果的审核发出直至临床应用这一过程。ISO 15189:2012《医学实验室　质量和能力的要求》对检验后过程的定义为：检验之后的过程，包括结果复核、临床材料保留和储存、样品（和废物）处置，以及检验结果的格式化、发布、报告和留存等。为使检验数据准确、真实、无误地为临床提供疾病诊疗信息而确定的措施和方法称为检验后质量管理。它是保证检验结果准确、可靠地应用于临床的重要环节，是医学实验室质量管理关注的重点。

第一节
检验报告的审核和发放管理

检验报告审核是实验室检验人员在报告发放之前对检验结果的进一步核对，因此，合格的报告审核人尤为重要。检验报告的发放是实验室将患者标本转化为检验数据后反馈给临床，为临床提供疾病诊疗信息的过程，在此过程中必须保证临床接收数据与实验室发放数据的一致性，否则即便实验室检验的数据绝对真实可靠，一旦发送环节出了问题，实验室检测过程中所付出的努力也将付诸东流。

Lab-OEC 管理模式通过全方位的检验后过程控制方法，将检验结果的正确、及时发出作为检验后过程工作的核心目标，要求实验室内部的所有人各司其职，做到"事事有人管，人人都管事"，按照规定流程做事，结果质量以监测指标的形式展现，达到对检验报告的审核和发放时时控制、事事控制的目的，确保检验报告审核和发放工作按规定程序执行。

一、建立检验报告的审核和发放制度

检验报告的正确审核和发放必须要有切实可行的制度来规范，制度是为实现目标而建立的，Lab-OEC 管理模式的目标体系在明确目标后需要结合实验室内外客观条件对制度的制定、论证、分解、执行和控制不断完善。

（一）检验报告审核制度

为规范检验结果的报告程序，确保检验报告完整、准确、及时、有效，实验室应制定检验报告审核制度，明确本制度的适用范围及审核人的职责。审核的基本内容包括：

（1）报告单上申请的检测项目是否已全部检测、有无漏项。

（2）检验结果填写是否清楚、正确。

（3）有无异常、难以解释、不合逻辑的检验结果。

（4）特殊标本的性状，若存在与报告结果质量有关的问题时，是否已在报告中描述（如脂性混浊、黄疸等）。

（5）判断检验结果是否需要复查。

无论是行业标准还是等级医院评审标准都要求检验报告单实行"双签字"制。除操作人员签字外，还应由另一位经验丰富、技术水平和业务能力较强的检验人员核查并签名，审核无误后，方可发出报告。但在危急情况下或单独一人值班时（如夜班）除外。实习生、见习生无报告权，需由带教老师审核后签发。新员工或离岗 6 个月以上再上岗的员工，经过培训和能力评估考核合格后，通过医学实验室负责人批准后可获得相应的报告权。审核中发现检验结果可疑时应分析原因，必要时进行复查，不得草率发出。

（二）异常检验结果复查制度

实验室应建立异常检验结果复查制度，确保异常检验结果在被授权者发布前得到复核。

异常检验结果包括以下情况。

(1) 异常偏高或偏低的检验结果。

(2) 与临床诊断不相符的检验结果。

(3) 与以往结果相差较大的检验结果。

(4) 与相关联实验结果不相符的检验结果。

(5) 有异议的检验结果，如一些处于灰区的酶免结果，形态学不典型的细胞、寄生虫、微生物的识别鉴定等。

医学实验室遇到上述异常结果，首先应检查标本是否存在质量问题；其次检查当天室内质控是否在控、操作是否规范；再次与历史结果进行比较，观察当前检测的结果及其变化是否符合规律，能否解释，必要时可联系临床、查阅患者病历或询问患者的状况等；最后决定是否对原标本复查，或重新采集标本复查。

(三) 危急值报告制度

危急值的报告是医学实验室认可中关注的重点，同时也是《医疗事故处理条例》解读中的经典案例。我国制定的各种医疗管理相关文件中经常涉及医学实验室的危急值报告制度，制定并严格执行危急值报告制度的重要性可见一斑。危急值报告制度包含结果的复核、结果报告的方式（电话报告，通过 LIS 报告，向主管医师发手机短信等）及规定的结果报告时间。出现危急值时可能危及患者生命，实验室必须在规定时间内尽快将结果报告给临床，以便临床医生评估后给予及时、有效的干预措施以挽救患者生命，并记录危急值项目、危急值结果、报告时间、报告人及接收人。

(四) 特殊项目检验报告制度

某些对临床诊断具有重大意义的检验结果，如新型冠状病毒核酸检测阳性的报告单、抗 HIV 抗体阳性的报告单、抗酸染色阳性的报告单、检出罕见病原体的报告单等，由具有相应上岗证同时得到实验室主任授权的人员复核无误并签名后尽早发布，必要时同时电话报告给临床。

(五) 检验报告发放制度

医院应建立检验报告的发放制度，患者取报告单应有相应的凭据，一方面可以避免报告单的错拿、漏拿，另一方面可以保护患者隐私。现大多数医院凭取单条形码或刷卡在自助取单机取单，可以同时解决这两个方面的问题。

制度的生命力在于执行，再好的制度如果不去执行也形同虚设。如何有效地执行已建立的制度是实验室管理关注的重点。Lab-OEC 管理模式的日清体系为制度的有效执行提供了保障，实验室根据制度制定日清表，参考表 11-1。实验室工作人员根据日清表逐条执行，在平时的清理工作中善于总结，对执行力不足的条款进行深入分析，通过以点带面、以下联上的思维寻找导致该结果的根本原因，然后针对性地制定纠正措施，并定期跟踪验证纠正措施的实施情况及效果，通过 PDCA 的方式不断优化结果审核和发放制度。

表 11-1　日清表

科室：_____　考核人：_____　被考核人：_____　本日成绩：_____　日期：_____

编号	时间区间	工作项目	完成情况
*	*	*	*
N001			
N002			
N003			
……			
提呈的问题工作（明确症结所在，写明解决措施及何时完成何样的目标）(*)			
明日重点工作（*）			
自评分			□ A □ B □ C
考核人评分			□ A □ B □ C

填写说明：
(1) 打 "*" 栏为必填项。
(2) 每日填写 "日清表"，列明在一定时间区间的工作项目及工作完成情况，如本日发现问题可在提呈问题工作栏填写发现的问题，明确症结所在，写明解决措施、完成时间及目标。同时对明日工作进行规划，找到明日工作重点。
(3) 日清后进行自评，评出 A、B、C，再交由主管评级。

二、正确审核检验结果

检验结果的正确审核是检验后过程的主要目标，通过 Lab-OEC 管理模式建立目标体系来实现检验结果的审核。常见审核方式可分为以下几种。

（一）对照室内质量控制进行的审核

检验项目在实验室检测完成后，需要对检验结果进行审核，审核的实质就是对检验结果的可接受性进行分析，Lab-OEC 管理理念提出分析问题从 "人、机、料、法、环" 五个维度切入。

1. 人
检验人员培训到位，考核合格，技术熟练，操作正规，经过授权。

2. 机

检测仪器工作运转正常，检测系统的性能已验证并在可接受范围内，仪器已校准并在有效期内，同时应对仪器进行定期维护。

3. 料

使用新批号或新货运号的试剂盒之前，应进行验证，保证检测试剂无质量问题，且在有效期内。

4. 法

实验室制定标本采集和运送作业指导书，保证标本的采集和运送符合要求，否则应将标本退回重采。在某些特殊情况下，不合格的标本而临床要求进行检验，则必须在检验报告中加以说明。制定检验项目的作业指导书，保证标本处理得当，避开干扰检测的因素，否则会影响检验结果。在此基础上该批次检测的室内质控"在控"，检验结果计算准确无误。

5. 环

排除在整个检测过程中可能存在的影响因素，如环境温湿度过高或过低、突发停水停电等。

（二）根据临床信息进行的审核

检验结果最终服务于临床，不断地满足临床需求是实验室的工作目标，审核检验结果时必须满足临床的要求，从 Lab-OEC 管理三大体系的目标体系出发，首先制定审核内容，保证临床医生所申请的检测项目无漏项，检验结果填写清楚、正确。其次审核是否存在极端异常、难以解释的结果，对于极端异常结果，审核人应及时与临床联系，询问患者病况，有条件的实验室可通过不同仪器重复检测以确保检验结果的可靠性；对于难以解释的结果，如与病情不符、与相关联的其他检验项目结果不符等，应查明原因，必要时再重采标本检测。

（三）根据历史结果进行的审核

基于 Lab-OEC 管理的比较分析原则，检验结果审核时需与以前的检验结果进行比较。如患者不是初诊，审核人可通过 LIS 或者 HIS 与以前的检验结果进行回顾性对比，确认符合病情变化或正常波动后发出报告。否则，应分析原因，必要时复查后再做决定。

（四）结果自动审核

自动审核是在遵循操作规程的前提下，计算机系统按照医学实验室设置的已通过验证的规则、标准和逻辑，自动对检测结果进行审核并发布检验报告。随着实验室信息自动化的发展，许多实验室将具有自动审核功能的软件与 LIS 相连，实现了检验结果的自动审核。

遵循 Lab-OEC 管理比较分析原则，将患者检验结果发送至 LIS 并与实验室规定的接收标准比较，在规定标准内的结果自动输入到规定格式的患者报告中，自动审核，无须任何外加干预。

1. 自动审核的设计流程

（1）数据选择：自动审核程序的设计流程从选择数据开始，这些数据包括检验前、检验中和检验后。检验前数据主要包括患者信息和标本信息，特别是标本性状（如溶血、脂血、黄疸、有无凝块等）。检验中数据包括仪器运行状态、室内质控情况、试剂相关信息、方法分析性能等。检验后数据包括结果警告提示符号、同一患者相同检测项目的前一次测定结果、同一标本其他检测项目的结果、同一检测仪器上不同患者的结果等。实验室可根据本医疗机构的工作流程选择适宜的数据作为自动审核程序分析的对象。

（2）数据分析：Lab-OEC 管理模式中自动审核这一目标体系建立的论证过程即为数据分析，是自动审核程序设计的关键环节，将不同来源的数据根据某一属性进行综合分析，找出相互间的关联性。可通过以下几个方面进行分析：①检验结果与患者信息结合进行分析，例如患者的年龄、性别、送检部门、诊断等。②对标本信息进行分析，能识别出不符合要求的标本，例如溶血、标本量不足、送检时间过久的标本。③对检测系统状态进行分析，能识别检测系统、LIS、自动审核软件等发送或生成的与检验结果准确性相关的各类警告符号，例如结果超出分析测量区间、受干扰、质控失控等警告符号。④检验结果与设定的范围进行比较，针对不同的人群可以设定不同的比较范围，例如体检人群与疾病人群，门诊患者与住院患者；同一个项目的比较范围也可因患者科室来源不同而不同，例如来源于胸外科与肾内科标本的血肌酐比较范围可分别设置；数据比较时应能够识别不可能的结果，例如肌酸激酶结果为负值或非数字型符号。⑤实验室可通过分析患者历史结果的变化，结合临床经验设置差值比较的时间间隔和接受范围，在应用过程中进行必要的调整，以识别不同患者之间标本混淆、手工输入数据错误、仪器分析过程异常等。⑥实验室将不同项目的结果按照一定的方式进行比较，比较结果应符合逻辑要求，例如某一类型的白细胞计数不应超过白细胞总数；也可将检验结果结合临床诊断进行符合性分析，例如慢性肾功能不全患者的血肌酐水平是否与诊断相符；还可对项目之间的关联进行分析，例如全血血红蛋白浓度与红细胞计数之间的关联性。⑦程序应能够将实际报告项目与医嘱申请项目进行比较，识别少项、多项、错项等情况。

（3）绘制流程图：流程图用于描述自动审核程序执行数据分析的步骤及功能。流程图应尽可能体现对影响检验结果准确性和可靠性相关的检验前、中、后过程各环节可能存在问题的识别。自动审核流程设计示例见图 11-1。

（4）报告签发：自动审核程序的报告签发有自动签发和人工签发两种。当自动审核程序判断的结果符合预设规则时，由 LIS 直接签发该报告，不再实施人工干预，但实验室应

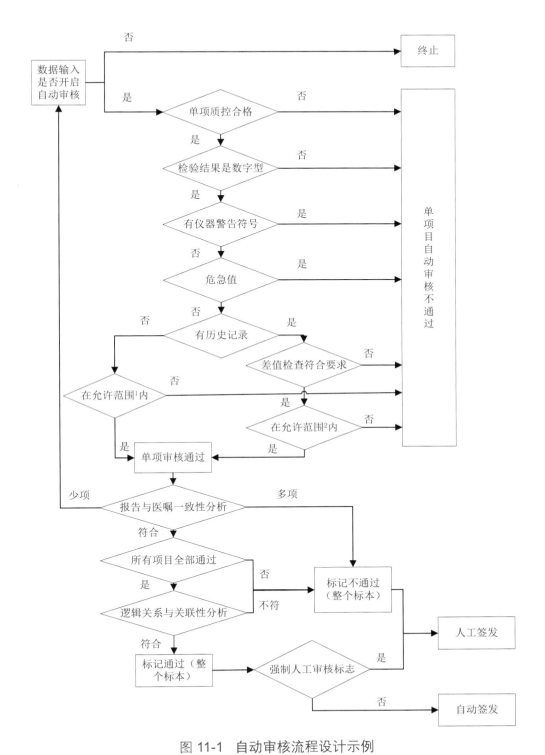

图 11-1　自动审核流程设计示例

注：1、2 两处的允许范围可以相同或不同，位置 2 的允许范围通常可以比 1 处设置更宽，用于识别不可能或显著异常结果，可参照线性范围或可报告范围设置。

对自动签发检验报告单的审核人有相关规定。当自动审核程序判断结果不符合预设规则时，程序对该标本进行标记，报告将被保留，由人工进行必要的信息核对、标本性状核对、重测、稀释等处理后签发，必要时联系临床医护人员。

2. 自动审核程序的验证

自动审核程序正式实施前，实验室应对程序的功能、参数、规则进行验证，确保其性能满足实验室审核检验报告的要求。验证的内容与要求应包含但不限于：①应对自动审核程序涉及的所有功能、规则及参数都进行验证，保证该程序的性能符合实验室对结果审核的要求。②应验证自动审核程序所涉及的每一个检测项目、每一种标本类型。③应验证检验报告中的每一个项目均实施了自动判定。④应验证自动审核的报告无多项、少项或错项。⑤应验证程序可识别报告中哪个项目未通过自动审核及其原因。⑥建议验证时间不少于 3 个月或报告数量不少于 50 000 份。

在使用自动审核程序过程中，若发生仪器设备更新、自动审核参数变更、信息系统升级等可能影响自动审核功能的改变都应对其进行验证，确保符合要求后方可继续使用。验证内容、报告数量和时限可由实验室根据变更内容确定。此外，实验室还应对自动审核程序进行定期验证，建议周期为 1 年，验证时间不少于 10 个工作日和（或）报告数量不少于 5 000 份。验证的正确率应达到 100%，若正确率未达到 100%，则应根据发现的具体问题修改程序、调整参数或规则，并针对问题进行验证。

3. 自动审核程序的评审

实验室应定期对自动审核程序进行评审，以保证其功能持续符合要求。Lab-OEC 管理注重闭环、比较分析和不断优化，若在应用自动审核过程中出现检验报告与临床诊断不符合的情况增加时，应启动评审。若评审过程中识别到自动审核程序或参数、规则的局限性，应适时修改并重新确认或验证，不断改进自动审核程序。

自动审核程序的评审分定期评审和必要时评审，建议每年定期评审一次自动审核通过率，同时分析未通过原因，评估其对诊疗的影响及未通过时所采取措施的必要性和有效性。在确保检测分析性能满足要求、保障医疗安全的前提下，可通过调整参数、规则对程序进行优化以提高自动审核通过率。当临床投诉、咨询涉及自动审核报告时，应启动必要时评审，分析其与自动审核程序、参数、规则的关系，识别医疗安全隐患，必要时修改程序并重新验证。

三、报告审核人的授权和管理

医学实验室检验报告的审核要对检验全过程每一环节进行质控分析审核，确保检验结果的真实性和可靠性。检验报告的审核人要有强烈的责任感、扎实的理论基础、过硬的检验技术及丰富的工作经验，由其审核签发的检验报告才会获得临床医生和患者的信任。需要注意的是，室内质控或室间质评成绩不能完全代表该实验室所有检验结果均真实可靠，质控工作只是手段，目的是保证患者标本检测结果的准确性。

检验报告的审核人应取得临床检验专业技术职称资格，并经过实验室主任授权，熟悉检验管理的流程，有运用相关的临床知识对检验结果的准确性和可靠性进行判断的能力。当测定结果与临床病情不符时，应该采取必需的措施，以保证检验报告的准确性。

检验报告单的质量由报告审核人负责，这需要审核人在审核报告时，根据自己的专业知识和工作经验，按实验室的报告审核制度严格执行。检验结果检出后当日审核完成，做到"日事日毕"，避免检验报告积累，缩短检验周转时间。为保证检验报告的质量，对报告审核人的管理尤为重要，实验室可通过 Lab-OEC 管理模式中的绩效考核和激励体系相结合的方式，同时可借助相应表单进行评估，参考表 11-2~ 表 11-4。实验室通过定期统计报告审核质量相关的监测指标，如检验报告不正确率、检验报告当日审核完成率等，将统计结果输入到报告审核人绩效考核中，考核结果公平、公正、公开。绩效考核优秀者，实验室可根据审核人的能力及所做出的成绩给予相应激励。运用绩效考核和激励体系相结合的 Lab-OEC 管理模式，不仅能让报告审核人知晓自己的职责，更能提高他们做事情的积极性，以"日清日高"的理念要求自己，成为一名合格的报告审核人。

表 11-2　报告审核人绩效考评表

报告审核人		科室	科室主任
绩效考核总得分 （满分 100 分）		例行工作得分 （满分 100 分）	创新改进工作得分 （满分 100 分）
条目	衡量标准	自我对工作完成情况进行评估	上级对工作完成情况进行评估
如：1. 检验报告不正确率			
如：2. 检验报告日审核完成率			
如：3. 检验报告审核改进			
……			
杰出案例说明			
结合评估等级 （请说明理由）			

填写说明：
(1) 上述指标名称或内容科主任可根据本科室实际情况进行修改。
(2) 字体加粗且倾斜项需考评人填写，其余项由被考评人填写。
(3) 评估标准见表 11-3。

表 11-3　绩效考评表评估标准

标准	分值区间	标准说明
出色	100	工作绩效始终超越本职位常规标准要求，通常具有下列表现：在规定的时间之前完成任务，完成任务的数量、质量等明显超出规定的标准，得到来自外科室／患者的高度评价
优良	90	工作绩效经常超出本职位常规标准要求，通常具有下列表现：严格按照规定的时间要求完成任务并经常提前完成任务，经常在数量、质量上超出规定的标准，获得外科室／患者的满意
可接受	80	工作绩效经常维持或偶尔超出本职位常规标准要求，通常具有下列表现：基本上达到规定的时间、数量、质量等工作标准，没有外科室／患者不满
需改进	70	工作绩效基本维持或偶尔未达本职位常规标准要求，通常具有下列表现：偶有小的疏漏，有时在时间、数量、质量上达不到规定的工作标准，偶尔有外科室／患者的投诉
不良	60 30 0	工作绩效显著低于常规本职位正常工作标准的要求，通常具有下列表现：工作中出现大的失误，或在时间、数量、质量上达不到规定的工作标准，经常突击完成任务，经常有投诉发生

表 11-4　报告审核人个人发展表（科主任与报告审核人双方沟通填写）

科主任对该报告审核人主要优缺点的总结
报告审核人 20** 年上半年绩效改进情况和存在问题
报告审核人 20** 年下半年绩效改进计划

四、检验报告单的发放和管理

　　检验报告单是临床医生对患者做出诊断、治疗及判断预后的重要依据，同时也是司法鉴定、医疗保险理赔以及医疗纠纷和医疗事故处理的重要法律依据。检验报告单的发放和管理可直接反映医学实验室乃至整个医院的管理水平，不仅影响患者对医院的满意度，还关乎医院的声誉，从 Lab-OEC 管理模式中的目标导向出发，为了提高患者的满意度及医院的声誉，实验室必须建立完善的检验报告单发放及管理制度。

（一）明确发放程序与责任

　　随着信息系统的发展，检验报告单已不限于以往的纸质版，电子检验报告单已成为趋势，通过 HIS、微信、支付宝等网络平台可随时查看，实现检验信息的无纸化传递，保护了患者的隐私，避免了检验报告单实验室内的交叉污染。但是，这对检验人员来说无疑是一种巨大的挑战，检验报告一旦发布，患者或者临床医生可以通过信息系统实时查看，这就要求发出的检验报告必须准确、真实、可靠，同时定期验证各网络平台上检验报告的一致性。

纸质版报告单通常可凭取单条形码或刷卡在自助取单机上打印领取，有些特殊的报告可能还须去实验室领取，针对此种纸质版检验报告单的发放与管理，医学实验室应指定专人负责，避免患者自行翻阅、取拿，以免检验报告单的错拿和丢失，防止患者信息的泄露。

（二）规定检验报告时间

对于检验项目报告期限应有明确规定，并向临床和患者公示。急诊检验项目应在最短时间内报告。日常检验以不影响临床及时诊断和治疗为原则。如医学实验室有特殊情况不能按时发出检验报告，应及时与申请医生取得联系，说明原因。如结果需要以临时报告形式发送，则最终报告还是要发送给检验申请者，形成闭环。

（三）检验报告单的内容

检验报告单至少应包括：检验结果、参考区间、检测方法。根据情况也可增加：结果解释、临床意义、对于临床医生的建议。

（四）检验报告单签收

建立检验报告单签收制度，患者领取报告单应有相应的凭据，如病案号、回执单和身份证，以避免拿错报告单，同时也可以保护患者的隐私，防止检验报告单的错拿和丢失。

（五）委托检验

委托实验室应公示委托检验的项目、报告时间、报告方式及报告途径，并负责将委托检验的报告提供给申请者，委托检验的报告如果通过委托实验室自己的信息系统发布，则报告中应包括受委托实验室的所有必需要素，不应做任何可能影响临床解释的改动，同时必须注明是由受委托实验室实施的检验。

第二节
检验结果的危急值管理

【案例】

　　某医院检验科工作人员在检测血常规项目时发现血红蛋白 52 g/L，达到危急值报告范围（该医院规定血红蛋白 <60 g/L 须报危急值）。检验人员立即将标本复测，结果仍为危急值，在检查仪器设备、试剂、质控品均处于良好状态后，立即报送危急值，同时与医生、护士电话联系，得知患者因急性腹膜炎入院留观，患者面色红润，无贫血貌，既往无贫血性疾病，患者临床情况明显与危急值报告不符，因此，建议重新采血复查。复查结果血红蛋白 105 g/L，符合临床。

　　为何患者短时间内两次抽血检测结果差异如此之大？通过与值班护士深入沟通后得知，原来护士在第一次采血时，由于第一针未能成功，第二针便在输液同侧手臂进针，并采血成功。很明显，第一次的危急值结果是因为输液的稀释引起的。

　　这一案例至少说明 3 点情况：①该院危急值管理流程是做得比较好的，避免了不良后果的发生。②检验分析后发送危急值报告时，与临床及时沟通是必要的一个环节。③检验结果包括危急值的影响因素很多，检验前因素不容忽视。

　　某些检验项目的检测结果出现明显异常，包括过高和过低，患者处于生命危险之中，此时该项目的检验数值即为检验危急值。一旦出现危急值，就意味着患者处于生命危急状态，须及时进行处理和治疗，以有效控制病情，挽救生命。因此，危急值的准确、及时传递尤为重要。2018 年 4 月，国家卫健委发布的《医疗质量安全核心制度要点》中专门列出危急值报告制度，并明确提出：医疗机构应当分别建立住院和门急诊患者危急值报告具体管理流程和记录规范，确保危急值信息准确，传递及时，信息传递各环节无缝衔接且可追溯。危急值报告制度的提出，对危急值管理提出了严格的要求，即至少做到全流程、可追溯的闭环管理。

一、应该正确理解检验危急值

　　实际上，危急值的定义目前尚未完全统一。1972 年，危急值首次被定义为"如果临床不及时进行干预，可直接危及患者生命的实验室检测值"。《临床检验危急值规范化管理京冀专家共识》中也使用了这一定义。中华医学会检验医学分会、中国医师协会急诊医师分会、全军急救医学专业委员会联合出版的《急诊检验能力建设与规范中国专家共识》中将检验危急值定义推而广之为：能够提示患者生命处于危险/危急状态的极度异常的检验结果；与疾病转归有密切联系的检验结果；国家重大传染病，需要引起医护人员足够重视的检验结果。尽管定义不尽相同，但从每个定义中都能看到检验危急值临床价值的极端重要性。

检验项目很多，但不是所有项目都有危急值，只有危及患者生命的项目检验数值才称为危急值。危急值可以是定性的结果，也可以是定量的结果，与医学决定水平有联系但又不完全等同。危急值的制定需要实验室与临床医师共同协商完成，包括确定关键检验项目及其"警告/危急"区间。不同医疗机构制定的危急值可能不尽相同，相同医疗机构不同临床科室相同检测项目的危急值也可能不同，主要是由临床科室的病种所决定的。而且，相同检验项目的危急值也可能因年龄差异和检测系统的不同而有所不同。尽管如此，国际上仍然比较公认各医疗机构应采用一致化的危急值项目，因为不同医疗机构虽然患者人群不同，医护人员处置能力可能存在差异，但对于同一疾病的危急期，临床上所采取的处置方法应该是相似的。需要注意的是，在判断是否出现危急值时，应首先排除检查仪器或试剂等技术原因所造成的"假性"危急值。

含有危急值的项目与急诊项目需要加以区分，不能混淆。急诊项目的检验结果无论正常与否，都必须按规定时间及时报告，至于临床医护人员是否及时确认和处理，并未要求实验室人员必须密切关注；而含有危急值的项目只有在检测结果达到"警告/危急"区间时，才需要实验室人员立即通知相关医师或其他相关医护人员，而且要求相关医护人员进行及时确认和处理，形成闭环，实验室人员才算结束危急值报告任务。

检验危急值并不是一成不变的，随着临床病种的变化、临床诊治水平的提高、检验指标的发展等，适时适度地调整危急值项目和危急值范围是非常必要的，因此，临床机构需要定期对检验危急值进行评估，做好危急值项目和限值的优化，以更好地满足临床需求。危急值项目和限值应适度，危急值项目过多，限值过宽，会明显提高危急值出现频率，造成过多的假危急值，降低临床对危急值的敏感度，延误对真正危急值的处理。危急值项目过少，限值过窄，会遗漏部分处于生命危险的患者，影响医疗安全。

二、检验危急值相关质量指标

检验危急值相关质量指标包括检验危急值预警时间、检验危急值临床确认时间、检验危急值平均通报时间、危急值通报率、危急值通报及时率、危急值临床确认及时率、危急值成功报告率、危急值临床干预率、危急值复测率、危急值假阳性率。这些检验危急值相关质量指标具体含义如下：

检验危急值预警时间是指 LIS 接收危急值并显示报警的时间点。

检验危急值通报时间是指实验室向临床通报危急值的时间点。

检验危急值临床确认时间是指临床确认接收到危急值的时间点。

检验危急值平均通报时间（分钟）＝全部（检验危急值通报时间—检验危急值预警时间）总和／同期需要通报的危急值检验项目总数。

危急值通报率（％）＝已通报的危急值检验项目数／同期需要通报的危急值检验项目总数 ×100％。

危急值通报及时率（％）＝危急值通报时间符合规定时间检验项目数／同期需要通报的危急值检验项目总数 ×100％。

危急值临床确认及时率（％）＝临床及时确认的危急值检验项目数／同期需要通报的危急值检验项目总数 ×100％。

危急值成功报告率（％）＝在规定时间内危急值已通报且在规定时间内临床确认接收的危急值检验项目数／同期需要通报的危急值检验项目总数 ×100％。

危急值临床干预率（％）＝按抽样规则抽取的且临床医师认可的危急值检验项目数／同期抽取的危急值检验项目数 ×100％。

危急值复测率（％）＝复测的危急值检验项目数／同期需要通报的危急值检验项目总数 ×100％。

危急值假阳性率（％）＝危急值假阳性的检验项目数／同期需要通报的危急值检验项目总数 ×100％。

以上检验危急值相关质量指标是检验危急值报告流程管理过程中需要重点监测和持续改进的指标。

三、检验危急值管理的复杂性

检验危急值的极端重要性决定了各医疗机构对其管理必须高度重视。国家卫健委 2018 年发布的《医疗质量安全核心制度要点》中明确规定，医疗机构应当统一制定临床危急值信息登记专册和模板，确保危急值信息报告全流程的人员、时间、内容等关键要素可追溯。这个"全流程"是指从实验室人员发现危急值并立即通知相关临床医护人员，到相关临床医生确认收到危急值通知并进行相应处置。由此可见，检验危急值的报告流程既涉及检验人员，也涉及临床医护人员。因此，检验危急值的管理是一个复杂的过程，需要实验室、临床科室、护理部等多个部门沟通协作，而且需要医疗机构管理部门进行协调和监督，唯有如此，才能做好这项重要工作。

首先，医疗机构必须建立危急值报告制度和危急值报告处理程序，并组织实验室与临床科室通过沟通、协商，确定危急值项目及危急值界限值。实验室在做好检验质量控制、确保检验结果准确性的基础上，发现危急值结果时，通过复检等手段确认无误后，立即向临床报告危急值。报告模式包括电话通知、实时发送至电子病历系统、实时手机短信通知、实时手机 APP 通知、实时微信、"钉钉"通知、护士站消息平台实时弹窗提醒等。危急值报告过程中，可能会出现由于实验室人力资源短缺、部分时间工作过于繁忙、缺少危急值提醒系统、实验室人员疏忽等原因引起的危急值漏报或报告不及时的情况。因此，这一环节需要加强对检验人员的监管，努力实现危急值通报率和通报及时率都达到 100%。危急值报告的最终对象是相关责任医生，提醒其需要对相关患者及时进行处理，以挽救生命。这里的责任医生所在的部门分为门诊、急诊和住院病房三种情况。急诊和住院病房的责任医生相对比较固定，通常能够及时收到并确认检验危急值，并进行及时处理，而门诊的责任医生在检验危急值发送时常出现门诊下班或医生换岗的情况，造成门诊的责任医生没能及时收到并确认检验危急值，或尽管及时收到并确认危急值但不能及时进行处理，从而引起医疗安全隐患。这种情况须引起高度重视，一方面需要多种检验危急值报告模式同时使用，保证门诊责任医生能够及时收到检验危急值报告；另一方面，医疗机构应明确指定检验危急值第一接收人和第二接收人，在第一接收人（相关责任医生）无法及时联系到时，能够保证相关患者得到及时处理，保障医疗安全。

【案例】

某医院检验科工作人员在检测血糖时发现结果为 2.5 mmol/L，达到危急值报告范围（该医院规定血糖 ＜ 2.8 mmol/L 须报危急值）。复测后结果仍为危急值，检查仪器设备、试剂、质控均处于良好状态。该检验人员及时同急诊医生电话联系。临床医生反馈，该中年患者因头晕入急诊诊治，患者病情与该危急值结果相符合，需要及时对症治疗，但患者已经离开诊室，电话联系不上。检验人员也尝试与患者电话联系，提示患者号码错误。检验人员电话联系门诊部护士长，协调联系患者。据了解，患者在等待电梯时候，突然晕倒，周边的医务工作者及时将其送到抢救室。

为何会联系不到患者？后续得知，该患者在办理就诊卡时，故意填错联系方式，而医院没有验证手机号码是否真实。同时，医院监控未全覆盖，不能及时发现患者。

这一案例说明，在危急值流程管理中，检验人员、临床相关医生、护士及患者或其家属都是重要环节，每一环节都不能留有死角，否则无法形成闭环，可能会造成严重后果。

四、检验危急值管理中的"三体系"建立

鉴于检验危急值管理的复杂性，一方面需要医疗机构高度重视检验危急值的管理，另一方面也需要通过适当、合理的方式，提高检验危急值的管理水平。Lab-OEC 管理模式倡导的"日事日毕、日清日高"管理思想体现了一种闭环管理和持续改进的思想，非常适合

检验危急值的闭环式、持续改进的管理。检验危急值管理中应用 Lab-OEC 管理模式的必要性和可行性主要体现在以下三个方面。

（一）目标计划体系建立

检验危急值管理的目标是实现检验危急值报告的闭环，若要实现这一闭环，需要将危急值报告流程的各个节点责任细化，做到可控、可查、可溯。医疗机构相关职能部门的责任主要有：①组织实验室和相关临床科室通过讨论、协商确定危急值项目及危急值界限值，并根据实际需求和发展进行及时修订。②根据不同类型患者（如门诊、急诊和住院患者）规定危急值报告流程，包括第一接收人、第二接收人等信息。③针对检验危急值回报中常出现的问题，做好医护人员的培训工作，提高医护人员对检验危急值的重视和相关知识的了解。④监督管理，通过一定的奖惩机制保证危急值报告流程的顺利执行。

实验室相关人员的责任主要有：①做好检验质量控制，保证检验结果准确可靠，出现的危急值是"真危急值"。②及时发现危急值，并及时向临床医生报告，力争做到危急值通报率和危急值及时通报率"两个百分百"，避免漏报、错报。③在得到临床相关人员关于检验危急值收到和确认的回馈后，做好并保存危急值相关记录，包括但不限于：科室、患者姓名、病案号、检验危急值标本唯一标识信息、危急值项目及检测结果、报告时间、报告人、接收人等。

需要注意的是，这一过程会出现临床医生，特别是门诊的临床医生没有收到或收到危急值报告后没有确认的情况，实验室人员在规定时间（通常为 5~10 分钟）内没有得到临床医生关于检验危急值收到和确认的回馈，必须通过多种方式确保临床医生或相关的第二接收人收到并确认检验危急值。对于同一患者同一检测项目在一段时间内多次出现危急值，实验室应保存所有检测结果，并可追溯到该标本的相关信息，包括检测仪器、试剂批号等。相关临床医护人员的责任包括：责任医生接收到危急值后，首先确认危急值已接收，然后根据危急值情况，判断、评估患者病情，及时采取措施，挽救患者生命或保障患者安全，并记录；护士站的护士接收到危急值，应及时通报责任医生并记录，避免延误治疗和安全隐患。如责任医生（特别是门诊的责任医生）因下班或换诊未及时接收到危急值报告或接收到危急值报告但无法及时处理时，第二接收人须转告责任医生或代为及时处理并记录，以挽救患者生命，避免医疗安全隐患。

随着我国信息化技术的发展，信息化几乎在所有医疗机构中得到了普及，已经成为医疗机构质量与安全管理的一个基本工具。《临床检验危急值规范化管理京冀专家共识》中明确指出，信息系统可以实现危急值个性化管理，能够更好地满足临床需求。信息系统在检验危急值管理中应该发挥的功能包括：按照科室、性别、年龄分层设置并识别检验危急值项目及其界限值；能够记录检验危急值预警时间、通报时间和临床确认时间；LIS 在出现危急值后能够进行提示（如闪屏等），并且在检验人员没有进行相应处理时持续提示；能够回馈临床是否确认接收检验危急值，如临床未在规定时限（通常为 5~10 分钟）内确认接收到危急值，能够同时提示实验室和临床科室；记录科室、患者姓名、病案号、危急值标本唯一识别编码、危急值报告人、接收人、危急值项目及检测结果等信息；能够按照年、月、日、临床科室、检验专业组、医生、护士、检验人员等查询并统计危急值平均通报时间、危急值通报率及通报及时率、危急值成功报告率、危急值临床确认及时率、危急值复测率、危急值假阳性率等。

（二）日清控制体系建立

Lab-OEC 管理模式倡导的"日事日毕、日清日高"管理思想的含义就是当日工作当日完成，有效防止问题的堆积。这一思想推广到检验危急值管理可以理解为一旦出现检验危急值，这一危急值的报告就应该在规定时间内实现闭环。如果没有在规定时间内实现危急值报告的闭环，必须查找危急值报告流程中的各个节点，找到原因和薄弱环节，利用根本原因分析（root cause analysis，RCA）、PDCA 等持续改进工具对危急值管理进行持续改进，直至达到危急值报告在规定时间内实现闭环的目标。其中，最常见的问题包括：检验人员漏报和报告不及时，应加强检验人员的培训和监管，使其真正担负起本节前文所述的检验人员在危急值管理中的责任；患者或临床医生流动性大，无法做到及时接收到危急值或无法及时干预处理；检验与临床缺乏沟通，临床医生接收到危急值后需结合患者实际情况进行判断，如危急值与实际情况不相符，应及时与检验科沟通、反馈，并及时做好标本重新采集和复查核对工作，确保危急值的"真实性"；检验前标本存在问题，须做好相关护士的培训工作，做到标本采集和运送的规范化和标准化。通过"日清控制体系"实现检验危急值报告闭环管理的过程中，患者的生命能得到及时挽救，或者患者可能面对的重要、危急的健康问题能得到及时解决，不仅会提高患者的满意度，而且也将大大增强检验人员和临床相关医护人员参与危急值管理的积极性、主动性和责任心，获得成就感，实现"日清日高"的目标。

（三）激励考核体系建立

Lab-OEC 管理模式中"激励考核体系"若要见效，需要首先建立完善的检验危急值管理制度，并且在管理制度中明确体现出严格监管和绩效考核，且绩效考核可借助相应表单进行评估，参考表 11-5。在检验危急值管理持续改进以实现危急值报告在规定时间内闭环的过程中，如果没有监督管理及其与绩效考核相结合，实现对存在问题的反馈和督促整改，则很难实现对危急值报告流程各个节点中存在问题的持续改进，如此，检验危急值的闭环管理很难实现持续性。因此，在检验危急值管理中，医疗机构需要根据危急值管理制度加强对检验危急值报告流程中的各个节点进行严格的监督管理，遇到问题责任到人，并与人员的绩效考核挂钩，优者赏、差者罚，并定期进行通报。

表 11-5　危急值管理绩效考评表

员工		科室	科室主任
绩效考核总得分 （满分 100 分）		例行工作分 （满分 100 分）	创新改进工作得分 （满分 100 分）
条目	衡量标准	自我对工作完成情况进行评估	上级对工作完成情况进行评估
如：1. 危急值平均通报时间			
如：2. 危急值通报率及通报及时率			
如：3. 危急值成功报告率			
如：4. 危急值临床确认及时率			
……			
杰出案例说明			
结合评估等级 （请说明理由）			

填写说明：
（1）上述指标名称或内容科主任可根据本科室实际情况进行修改。
（2）字体加粗且倾斜项需考评人填写，其余项由被考评人填写。
（3）评估标准见表 11-3。

　　总之，在检验危急值管理中，引入 Lab-OEC 管理模式中的目标计划体系、日清控制体系和激励考核体系，并有效融合，对于提高检验危急值管理水平具有重要意义。

参·考·文·献

[1] Medical laboratories-Requirements for quality and competence: ISO 15189: 2012 [S]. [2012-11-1]. https://www.iso.org/standard/56115.html.

[2] 丛玉隆. 实用检验医学 [M]. 2 版. 北京：人民卫生出版社，2013.

[3] 杨惠，王成彬. 临床实验室管理 [M]. 北京：人民卫生出版社，2015.

[4] 王前，邓新立. 临床实验室管理 [M]. 3 版. 北京：中国医药科技出版社，2015.

[5] 周睿，王丹，郭健，等. 临床检验危急值规范化管理京冀专家共识 [J]. 中华检验医学杂志，2016, 39(03): 158-164.

[6] 赵鸿梅，刘红升. 急诊检验能力建设与规范中国专家共识 [J]. 解放军医学杂志，2020, 45(01): 21-42.

（张　钧　代广卫　杨再兴　王梦寒）

第十二章
检验服务临床和患者的 Lab-OEC管理

检验与临床沟通是检验科重要的工作内容之一。检验前过程如何选择检验项目、正确获取检验标本，检验过程如何获得准确结果，检验后过程如何高效为临床提供结果解释等服务，需要与临床进行充分沟通。检验服务临床应以患者为中心，主动了解患者需求，重视患者需求，采取优质服务措施，使临床检验工作获得增值。

引入 Lab-OEC 管理可有效提升检验与临床沟通、检验与患者沟通的积极性和效率，使检验更好地服务于临床，使患者利益最大化。

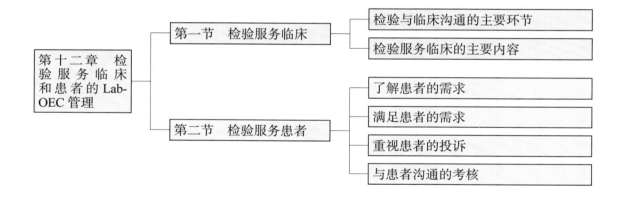

【案例】

患儿，女，8 岁，2019 年 10 月 9 日检验大便常规。标本外观黄软，无明显异常。显微镜下查见大量运动活泼的线虫，怀疑粪类圆线虫。立刻查看该患儿的其他检验结果，均无异常。患者家属称患儿未饮用过生水或污水，无腹痛腹泻，联系管床医师得知患者呼吸道感染、无寄生虫感染体征。镜下的虫子该如何报告？

检验师将标本加上碘液，仔细观察这些线虫，头端可见两个球状物，生殖原基大，尾端尖细，与钩蚴、粪类圆线虫的特征都不符，查找资料并咨询寄生虫教研室老师，最终确定其形态特征与艾氏小杆线虫基本符合。该虫主要为自生生活，偶尔寄生人体和动物，若患儿没有症状，首先考虑粪便污染所致。又从患儿家属处得知大便标本取自便池，可能是取标本时受便池边缘污染所致。建议严格按规范重新取标本，及时送检。第二天、第三天复检标本的性状、镜检均正常，证实为标本污染。在这个案例中检验师主动求证，认真核实，最终"水落石出"。

检验人员不仅需要丰富的专业知识，更需要高度的责任心，只有经常与临床和患者沟通，才能赢得临床信任，获得第一手资料，更好地服务于患者。

第一节
检验服务临床

对检验结果进行解释、提出进一步检查的建议以及如何开具检验单的咨询服务都属于医学实验室的业务范围，检验人员应积极主动地参与到临床疾病的预防、诊断、管理、治疗、预后评估等医疗活动中，加强与临床的沟通和交流。

一、检验与临床沟通的主要环节

医学实验室与临床的沟通涉及检验的全过程，应与临床科室在检验前过程、检验过程和检验后过程进行有效沟通。

（一）检验前过程与临床科室的沟通

围绕检验项目如何设置和选择以及如何获得合格的检验标本与临床进行沟通，包括：①医学实验室在开展新项目前，应征求临床意见，进行检验项目的诊断性能评价和成本效益分析，合理设置检验项目或项目组合。②建立适合本地区患者群的参考区间，并获临床认可。③医学实验室应与临床医师讨论检验项目的检验周期、报告时间，以满足临床需求，必要时设立"快速通道"，保证特殊患者的需求。④制定详细的标本采集手册，并设法让医护人员和标本运送人员掌握，应加强对送检标本的质量评估和考核，定期向医院管理层和临床各科反馈，不断提高标本送检合格率。⑤向临床医师介绍检验项目的临床意义、诊断性能等信息，帮助临床医师正确选择检验项目或项目组合。

（二）检验过程与临床科室的沟通

围绕如何获得准确可靠的检验结果与临床进行沟通，包括：①在签发如骨髓检查、细胞学检查或需要在结果报告中附加解释性评论和（或）描述性分析的检验报告时，医学实验室应主动向临床了解患者病史和诊治资料，以便给出正确的实验室诊断信息。②医学实验室可通过多种途径让临床了解检验质量保证的各种措施，消除部分人员认为检验标本只要放入自动化设备就自行出结果的误解，增强对检验质量的信任。

（三）检验后过程与临床科室的沟通

围绕如何利用好检验结果将检验信息转化为高效的疾病诊治信息与临床进行沟通，包括：①医学实验室应向临床医师提供对检验结果进行解释的咨询服务，当检验结果与临床表现不符时，应积极查找原因，排除检验前过程的影响，检查实验室质量控制程序，必要时重新采样检验。②医学实验室可以派检验医师参与临床各项诊疗活动，协助临床医师充分利用检验结果，为疾病诊治服务。③广泛征询临床意见，设立适合本院的危急值项目、危急值界限值、危急检验标本的周转时间、危急值报告方式等，并严格执行危急值报告制度。

二、检验服务临床的主要内容

（一）医疗质量方面

1. 向临床科室提供标本采集指南

标本采集指南应包括医学实验室检验项目目录，纸质或网络申请单的填写方法，患者采样前准备如生理、食物、药物等因素对检验结果的影响，各类标本的采集时机、采集方法、采集量及采集次数，所用采样的容器及添加剂，标本运送要求，延迟运送时标本的贮存方法，已检标本复查时限，申请增加检验项目的时限，不合格标本拒收标准等。定期对标本质量进行评估，包括适宜的标本量、标本采集部位、标本收集容器、标本的质量、标本污染情况等。

2. 临床沟通小组应开展的工作

该小组分别负责若干个临床科室的沟通任务。经常性地参加临床科室早交班、学术活动等，及时对临床科室要求开展的新项目进行评估，对于确实对临床诊治工作有帮助的检验项目，条件具备的应尽快开展，条件不具备或因其他原因暂不能开展的应报医务处，申请委托检验。

3.病原微生物检验的定期报告制度

定期向临床提供病原菌检出的构成情况（参考表 12-1）、常见病原菌耐药率预警信息（参考表 12-2）、病原菌耐药率分析（参考表 12-3 和表 12-4）、耐药菌变迁等信息。

表 12-1　病原微生物检出情况表

排序	名称	检出数（株）	检出率（%）
1	肺炎克雷伯菌		
2	大肠埃希菌		
3	铜绿假单胞菌		
4	金黄色葡萄球菌		
5	鲍曼不动杆菌		
6	肺炎链球菌		
7	嗜麦芽窄食单胞菌		
8	阴沟肠杆菌		
9	洋葱伯克霍尔德菌		
10	屎肠球菌		

表 12-2　常见病原菌耐药率预警信息

病原体	抗菌药物耐药率				
	小于 30%	超过 30%	超过 40%	超过 50%	超过 75%
肺炎克雷伯菌	米诺环素 xx%	氯霉素 xx%	亚胺培南 xx% 美罗培南 xx% 阿米卡星 xx% 复方新诺明 xx%	庆大霉素 xx% 呋喃妥因 xx% 头孢西丁 xx% 左氧氟沙星 xx% 头孢曲松 xx% 头孢吡肟 xx% 头孢他啶 xx% 环丙沙星 xx% 头孢呋辛 xx% 氨苄西林 / 舒巴坦 xx% 头孢唑林 xx% 替卡西林 / 棒酸 xx% 哌拉西林 / 他唑巴坦 xx% 头孢哌酮 / 舒巴坦 xx%	氨苄西林 xx%

（续表）

病原体	抗菌药物耐药率				
	小于 30%	超过 30%	超过 40%	超过 50%	超过 75%
鲍曼不动杆菌	多黏菌素 B xx% 米诺环素 xx%			头孢哌酮 / 舒巴坦 xx% 美罗培南 xx% 亚胺培南 xx%	阿米卡星 xx% 氨苄西林 / 舒巴坦 xx% 头孢吡肟 xx% 妥布霉素 xx% 环丙沙星 xx% 左氧氟沙星 xx% 哌拉西林 / 他唑巴坦 xx% 头孢他啶 xx% 哌拉西林 xx% 庆大霉素 xx% 头孢曲松 xx% 复方新诺明 xx% 替卡西林 / 棒酸 xx%
铜绿假单胞菌	多黏菌素 B xx% 诺氟沙星 xx% 环丙沙星 xx% 庆大霉素 xx% 阿米卡星 xx% 左氧氟沙星 xx% 妥布霉素 xx% 头孢吡肟 xx% 哌拉西林 / 他唑巴坦 xx% 头孢他啶 xx% 哌拉西林 xx%	氨曲南 xx% 美罗培南 xx% 替卡西林 / 棒酸 xx% 亚胺培南 xx%			
大肠埃希菌	呋喃妥因 xx% 亚胺培南 xx% 美罗培南 xx% 阿米卡星 xx% 哌拉西林 / 他唑巴坦 xx% 米诺环素 xx% 头孢哌酮 / 舒巴坦 xx% 头孢西丁 xx% 氯霉素 xx% 头孢他啶 xx% 替卡西林 / 棒酸 xx%	氨苄西林 / 舒巴坦 xx%	头孢吡肟 xx% 庆大霉素 xx%	左氧氟沙星 xx% 环丙沙星 xx% 复方新诺明 xx% 头孢唑林 xx% 头孢呋辛 xx% 头孢曲松 xx%	氨苄西林 xx%
金黄色葡萄球菌	利奈唑胺 xx% 替加环素 xx% 万古霉素 xx% 替考拉宁 xx% 复方新诺明 xx% 氯霉素 xx% 利福平 xx% 莫西沙星 xx% 庆大霉素 xx% 苯唑西林 xx% 左氧氟沙星 xx% 四环素 xx% 呋喃妥因 xx% 诺氟沙星 xx%			克林霉素 xx% 克拉霉素 xx% 红霉素 xx% 阿奇霉素 xx%	青霉素 xx%

表 12-3 XXXX 年第 X 季度多重耐药菌菌株分布

病原体	菌株总数	院内感染例数	感染部位										
			败血症	泌尿系统	导尿管相关尿路感染	血管内导管相关血流感染	呼吸机相关肺炎	表浅切口	深部切口	皮肤软组织	腹腔	下呼吸道	器官腔隙
耐碳青霉烯类鲍曼不动杆菌（CR-AB）													
产超广谱 β- 内酰胺酶（ESBLs）肺炎克雷伯菌													
产超广谱 β- 内酰胺酶（ESBLs）大肠埃希菌													
耐甲氧西林金黄色葡萄球菌（MRSA）													
泛耐药铜绿假单胞菌（PDR-PA）													
耐碳青霉烯类铜绿假单胞菌（CR-PA）													
耐碳青霉烯类肠杆菌（CRE）－肺炎克雷伯菌													
耐碳青霉烯类肠杆菌（CRE）－大肠埃希菌													
耐碳青霉烯类肠杆菌（CRE）－阴沟肠杆菌													
耐碳青霉烯类肠杆菌（CRE）－黏质沙雷菌													
合计													

表 12-4 XXXX 年第 X 季度多重耐药菌检出率

菌种	该病原体检出菌株总数	多重耐药菌检出菌株数	检出率（%）		
			本季度	上季度	去年同期
耐碳青霉烯类鲍曼不动杆菌（CR-AB）					
产超广谱 β- 内酰胺酶（ESBLs）肺炎克雷伯菌					
产超广谱 β- 内酰胺酶（ESBLs）大肠埃希菌					
耐甲氧西林金黄色葡萄球菌（MRSA）					
泛耐药铜绿假单胞菌（PDR-PA）					
耐碳青霉烯类铜绿假单胞菌（CR-PA）					
耐碳青霉烯类肠杆菌（CRE）－肺炎克雷伯菌					
耐碳青霉烯类肠杆菌（CRE）－大肠埃希菌					

（二）检验结果解释方面

倾听临床医师的意见，论证生物参考区间是否适合本单位，为临床讲解检验方法的局限性以及药物、饮食、采样时体位等对检验结果的影响。

根据患者病情和检验结果对疾病的诊断、鉴别诊断、疗效观察、预后判断、疾病预防和疾病管理等方面的意义进行解释，为临床医师的临床决策提供进一步检验的建议。

（三）医疗服务方面

1.参与查房、会诊、病例讨论

侧重于从实验诊断角度解读检验结果，阐明实验室结果与临床表现的内在联系，提出进一步检查的建议。通常血液分析或骨髓形态检查、止血与血栓检验、微生物检验、自身抗体检验等领域涉及临床会诊较多，检验医师的会诊意见对临床诊疗帮助较大。

2.邀请临床医师为实验室人员讲课

讲解常见病、多发病的基本诊疗规律，通过收集整理典型病例的检验结果，分析检验结果变化与疾病表现的内在联系，归纳常见病、多发病的实验室检查特点，并反馈于临床。

3.召开临床科室座谈会

调研和征询临床对实验室检验质量的意见和建议，向临床发放征求意见表或满意度调查表，不断改进医学实验室服务质量。医学实验室应建立处理投诉的政策与程序，可由专人负责质量投诉的调查和处理，一旦投诉的问题被确认为检验质量有问题时，应抓住造成问题的根本原因，针对性地制定纠正措施，并对纠正措施的效果进行有效性评价。

4.参加多学科疑难病例讨论会、举办学术交流会

目前新技术、新项目不断应用于临床，临床医师难免在检查项目的选择、方法学评估、结果解释、标本种类、采样方法、复查次数等方面存在疑问，检验医师通过参加疑难病例讨论会、学术交流会等活动，向临床医师介绍最新的检验项目，选择检验项目组合。

5.利用内部刊物或电子工具进行沟通

发行《检验通讯》之类的刊物，帮助临床了解新项目意义、注意事项和研究进展等。利用电话、网络等电子工具，解答临床提出的检验医学相关问题。这种咨询不仅仅是在医师或患者得到检验结果后提出来，也可以是在检验开始之前。

（四）沟通情况记录方面

应做好临床沟通的各种记录，并定期检查和评价沟通是否能正常进行及沟通的有效性。

微生物室是与临床沟通较多的科室，做好各种相关记录并向临床发布有关信息，有利于临床及时了解院内感染情况，采取有效措施及安排合理用药（参考表12-1~ 表12-4）。

每一次的临床沟通都应有记录（参考表12-5），各个专业组和实验室的管理人员都应配备或保留《临床沟通记录表》，每月或每季度由授权人员（如科秘书或文件管理员）将各方面的临床沟通表进行汇总（参考表12-6），将重要问题向管理层汇报，必要时由管理层决定是否集体讨论解决。应定期（如每季度或每半年）向临床科室发放满意度调查表，在

两年内发放调查表的范围应覆盖机构内所有临床科室，回收的调查表应认真分析（参考表12-7），临床反映的普遍性问题或重大问题应认真组织讨论解决。

表 12-5　临床沟通记录表

年：　　　　流水号：

问题项目讨论内容：

时间　　　　　　　　　　　地点（科室）　　　　　　　联系人

参加人员　　　　专业人员：
　　　　　　　　各组组长：
　　　　　　　　临床医护：

内容记录：

改进建议：

处理结果：

表 12-6　医学实验室与临床科室沟通月度考核表

日期：　　年　月　日—　　年　月　日

序号	日期	沟通科室	沟通项目名称及编号	项目负责人	临床满意度（考核情况）	建议整改措施	考核人

表 12-7　临床科室对医学实验室满意度月度纠偏考评表

日期：　　年　月　日—　　年　月　日

序号	日期	沟通科室	项目名称及编号	项目负责人	临床满意度（考核情况）	整改措施	整改进度	整改情况评分	考核人

应制订年度临床咨询计划（参考表 12-8），该计划应包括新项目新技术的临床介绍、护理人员培训等内容，这些咨询服务也应及时记录（参考表 12-9），并进行年度评审。

表 12-8　咨询服务计划表

年：　　　　　流水号：

序号	咨询服务对象	咨询服务内容	咨询服务方式	咨询服务日期	提供咨询人员
制表人及日期			批准人及日期		

表 12-9　咨询服务记录表

年：　　　　　流水号：

咨询部门		咨询者		咨询日期		咨询方式	
咨询事项							
咨询内容							
咨询结果							
被咨询者							
接待日期							
咨询服务效果评价							
审核人							
审核日期							

【案例】

某三甲医院从 2014 年始检验科全体人员在工作日 7：25 进行晨交班，用 5~10 分钟交流前一天运行状况和典型病例，接着小讲课。

微生物专业组人员每天每人各去一个临床科室，就前一天发放微生物检验报告单是否与患者病情相符、是否有深部组织标本微生物培养、是否需要微生物工作人员现场接种厌氧菌培养等进行沟通。这些沟通产生了明显效果，微生物室人员了解临床需求后相继增加了厌氧培养、真菌培养、分枝杆菌培养、分子诊断技术等，完善了血清学实验，显著提高了微生物的检出率，仅 2018 年度就分离出少见菌如具核梭杆菌、犬巴斯德菌、苏黎世放线菌、毗邻颗粒链菌、脑膜脓毒伊丽莎白菌、苏云金芽孢杆菌、皮疽诺卡菌、产气荚膜梭菌、侵蚀艾肯菌、阿萨西毛孢子菌等 139 株，临床送检的积极性增高，2019 年全年微生物的送检标本较 2014 年前增加了 4 倍。

出凝血与血栓组就不明原因出血、反复血栓形成、年轻患者血栓形成、抗凝药物监测等病例与临床进行研讨，讲解了凝血因子、抗凝物质、抗凝药物等检验的临床意义，4 年时间凝血特殊实验标本量就达到一万多份，其中 30% 来自周围三十多家医疗单位，形成了有一定影响力的特色亚专业。

自身免疫性疾病实验组就自身抗体应用，与临床经常进行交流，临床化学组抽取前一天异常结果病例与临床沟通，均获得良好效果。近年来医院委托第三方评价，对检验科满意度达 99%。

第二节
检验服务患者

以患者为中心是医院的工作重点，主要体现在提高患者满意度、加强医务人员与患者的沟通、实现个性化医疗服务、保障患者对病情和疗效的知情权。医学实验室应充分发挥主观能动性，为提高患者满意度作出应有的贡献。

一、了解患者的需求

患者满意度是评价医院服务水平的重要指标之一。医学检验工作流程环节较多，除检验报告的准确性之外，标本采集、报告时间和服务态度等都是影响患者对检验工作满意度的因素。应通过精细化管理改善服务细节，充分了解患者需求，如可通过问卷调查等方式进行（参考表 12-10）。

表 12-10　XX 医院检验科患者满意度调查表

年度：　　　　流水号：

调查内容	调查结果
1. 检验科标识清楚，容易找到	□是　□否
2. 等候环境整洁舒适，设施齐全	□是　□否
3. 采血室环境整洁规范	□是　□否
4. 留取标本用卫生间标识清楚，易找到	□是　□否
5. 采血室椅子舒适	□是　□否
6. 采血部位消毒规范，严格执行"一人一针一巾一带"	□是　□否
7. 采血人员尊重患者隐私	□是　□否
8. 采血人员能正确回答问题	□是　□否
9. 准确告知检验报告发放时间和地点	□是　□否
10. 取报告途径多样方便	□是　□否
11. 有问题时能及时找到检验科工作人员	□是　□否
12. 有检验结果咨询	□是　□否
13. 检验人员服务态度良好	□是　□否
14. 其他需求或建议	□是　□否

二、满足患者的需求

　　和谐的医患关系是医患双方在疾病的诊治过程中以相互尊重、信任、理解、支持和爱护为基础，以道德和法律这一双向双重规范为依据而建立的一种特殊人际关系。为满足患者心理需求，需要实验室工作人员不断强化"人性化服务"意识，使患者在接受检验服务的过程中获得良好体验。采取的服务可有多种措施，表 12-11 列举了一些常见的措施。

表 12-11　服务患者常见措施

采取措施
1. 开设咨询服务台，公布服务电话
2. 通过人工或自助机现场打印纸质检验报告单、邮寄纸质检验报告单
3. 开通网上及手机 APP 获取检验报告的平台
4. 利用微信平台负责检验报告的解释及咨询服务
5. 缩短急诊检验时间，设置专门的红色急诊检验标本放置筐，快速识别急诊标本，提供 24 小时急诊检验绿色通道
6. 卫生间标识清楚，宜紧邻体液检验窗口，方便患者留取和送检体液标本
7. 患者抽血坐的凳子宜带靠背，防止晕针时摔倒

三、重视患者的投诉

投诉是患者和临床或其他相关方对医学实验室提出的较正式的批评或意见，以表达其对检验结果的异议或对服务工作的不满。

投诉按内容可分为工作质量投诉和服务质量投诉，按性质可分为有效投诉（与事实相符）和无效投诉（与事实不符），按程度可分为重大投诉和一般投诉。

（一）投诉的受理

（1）由投诉服务组专职人员受理投诉，并及时记录（参考表 12-12）。

表 12-12　投诉登记单

年：　　　　　流水号：

投诉人姓名 / 单位：　　　　　　　　　投诉人电话：

投诉受理人：　　　　　　　　　　　　投诉受理时间：

投诉分类：内部 □　　外部 □

投诉方式：信函 □ / 公文 □ / 传真 □ / 电话 □ / 口头 □ / 其他 □

投诉内容及事情经过：

事实确认：

结论：有效 □　　　　　　　　　　　无效 □

处理时间：　　　　　　　　　　　　处理人：

解决方式：
1. 解释 □ 道歉 □ 赔款 □
2. 上报 □
3. 其他 □

根本原因调查：

专业组：　　　　　　　　　　　　　日期：

拟采取的纠正措施：

专业组：　　　　　　　　　　　　　日期：

纠正措施跟踪验证情况：

投诉受理员：　　　　　　　　　　　日期：

检验科主任：　　　　　　　　　　　日期：

（2）受理人员对投诉情况做初步分析，写出处理方案，交专业组长处理。若投诉内容涉及其他专业组，则交质量负责人处理。

（3）投诉内容中涉及投诉受理人的，当事人应回避。

（二）投诉的处理

（1）投诉处理人对投诉内容认真分析，若确为有效投诉，则立即纠正，并制定和采取纠正措施，防止类似问题再度发生；若为无效投诉，则给予解释或说明。

（2）投诉处理人将处理意见报质量负责人，质量负责人认为问题严重则还须报医学实验室主任审查。

（3）审查通过后，由原受理人将处理结果通知投诉人。

（4）若投诉人对处理结果不满意，提出二次投诉，则报请医院有关部门进行复议直至法律解决。

（5）被投诉的责任人，若确有过失或不当，医学实验室将根据情节严重程度给予相应处罚或处分。

四、与患者沟通的考核

由授权人员定期（如每月）对患者沟通情况进行月度考核（参考表 12-13），月考核表应交科主任审阅，并作为风险评估的重要资料，普遍性问题或趋势性问题应研究采取相应的纠正措施和预防措施。

表 12-13　医学实验室与患者沟通月考核表

日期：　　年　月　日—　　年　月　日

	考核标准	实际得分	相关负责人	建议整改措施	考核人
患者满意度月调研次数					
患者投诉次数					
患者投诉项目					
患者整体满意度评分					
患者意见及建议汇总					

【案例】

某地市级医院调查 2016 年 6~11 月 8：00~10：00 门诊抽血患者平均等候时间为 22.26±8.62 分钟，患者满意度 75%，运用鱼骨图对门诊抽血患者高峰期等候时间长的原因和满意度进行分析，找出主要原因并经讨论制定出具体的实施方案。

1. 合理调备人员

抽血室根据不同时间段患者数量进行弹性排班，7：00~7：30 四名工作人员采血，7：30~8：00 六名工作人员采血，8：00~10：30 八名工作人员采血，10：30~11：30 四名工作人员采血，11：30~12：30 两名工作人员采血。因采血者均为检验科工作人员，不在窗口抽血时可到血清免疫室、分子实验室和细胞形态室工作，减少人员浪费。

2. 加强人员培训

组织采血人员学习静脉血标本采集要求，掌握试管类别、各检验项目报告时间，反复练习静脉采血技能和贴条码的技巧。每季度评选静脉血采集标兵，优胜者给予奖励。

3. 简化抽血流程

原流程：患者凭就诊卡、检验指引单到分诊台打条码，核对指引单项目和条形码是否一致→抽血窗口→工作人员核对检验信息无误→抽血、再次核对→交代注意事项和取报告时间。新流程：患者凭就诊卡至抽血窗口打条码、核对信息→抽血→交代注意事项。

4. 改进检验标识

为使患者能配合好标本采集工作，抽血窗口上方增加滚动式显示屏，循环播放各项检验血标本的要求及报告时间、地点。在采血室的醒目位置提示抽血流程及采血后的按压方式和按压时间。自助报告机的显示屏循环播放各项检验项目的报告时间。抽血室的健康宣教栏张贴糖耐量试验方法及注意事项。安排导诊员指导患者如何做好采血前准备、维护好采血室秩序。

5. 提高沟通能力

请有经验的护理人员到科室讲课，提高采血人员沟通技巧。

6. 完善物品管理

做到物品放置有序、紧凑，方便采血人员操作。

7. 及时评价效果

改善措施后门诊患者抽血等候时间缩短至 8.3±1.69 分钟，患者满意度提高至 99%。

参·考·文·献

[1] 丛玉隆，王前．实用检验科管理学 [M]．北京：人民卫生出版社，2011.

[2] 尚红，王毓三，申子瑜．全国临床检验操作规程 [M]．4 版．北京：人民卫生出版社，2015: 1058.

[3] 王前，邓新立．临床实验室管理 [M]．3 版．北京：中国医药科技出版社，2017: 160-169.

[4] 赵秀英，郭爽．从医学实验室质量和能力认可准则 (ISO 15189) 角度看检验与临床沟通 [J]．北京医学，2020, 42(02): 142-144.

[5] 李林海，李贵星，许建成，等．检验与临床沟通及融合发展路在何方?[J]．国际检验医学杂志，2020, 41(17): 2049-2056.

（谢林森　许　颖）

第十三章
医学实验室安全的Lab-OEC管理

医学实验室安全管理是实验室管理的一个重要分支，是运用现代安全管理的原理、方法和手段，分析和研究实验室各种不安全因素，从组织上、思想上和技术上采取有力措施，解决和消除实验室中的各种不安全因素，防止各类实验室安全事故的发生。实验室安全事故会直接影响检验结果质量，还可能造成实验室及实验室周围生命和财产损失，因此，医学实验室安全管理是实验室管理工作中的重要内容。

将Lab-OEC管理引入医学实验室安全管理之中，可使安全管理有章可循，保证实验室人员、设备、技术以及实验室周边的生命财产安全，杜绝实验室安全隐患或减轻安全事故造成的危害。

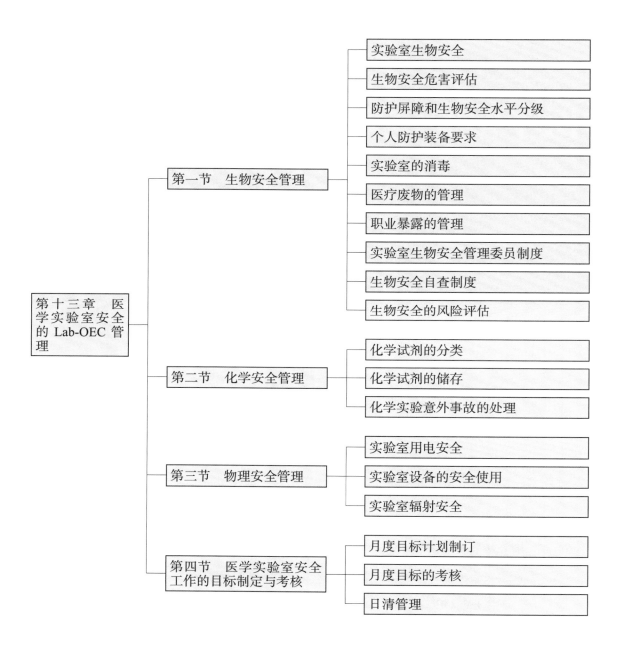

实验室安全是指实验室没有危险、无直接的安全威胁、实验前后无安全事故发生。在生物、化学、放射等不同类型的实验室中，实验室工作人员不可避免地接触或使用某些病原微生物、危险化学试剂、放射性物质和特殊设备，在进行相关实验操作时存在一定风险。而实验室安全事故不仅会直接影响实验室工作质量，还可造成实验室及实验室周围生命和财产损失。因此，全方位地保障实验室安全是实验室日常工作的重要内容之一。本章重点为生物安全、化学安全和物理安全管理，信息安全将在第十四章第三节做详细介绍。

第一节
生物安全管理

随着生物、医疗、卫生事业的快速发展，生物安全问题也越来越突出。如果病原微生物从实验室泄漏，可在实验室及其周围，甚至更广的范围内造成疾病传播或流行，因此，加强实验室的生物安全尤为重要。我国政府已充分认识到加强实验室生物安全工作的重要性，相继出台了各种相关的法律法规，对医学实验室环境、设施、设备及生物安全管理等均提出了明确要求。从事医学实验室工作的技术人员应该了解我国生物安全的法律法规，熟悉实验室生物安全的相关知识，掌握医学实验室的生物安全操作规程，最大程度避免生物安全事件的发生。

一、实验室生物安全

生物危害源是指对人类和动物有危害或潜在危害的传染源。在医学实验室中，生物危害源主要指来自患者各种标本中的病原微生物或其他生物因子，主要包括细菌、真菌、病毒和寄生虫等。当医学实验室工作人员所处理的实验对象含有致病微生物或毒素时，通过使用个体防护装置，严格遵从标准操作程序，从而确保实验室工作人员不受试验对象侵染，周围环境不受污染。

新版《中华人民共和国生物安全法》于 2021 年 4 月 15 日起正式实施，这也是我国生物安全领域的一部基础性、综合性、系统性、统领性法律。主要包括总则、防控重大新发突发传染病 / 动植物疫情、生物技术研究 / 开发与应用安全、病原微生物实验室生物安全、人类遗传资源与生物资源安全、防范生物恐怖与生物武器威胁、生物安全能力建设、法律责任及附则等十章内容。

二、生物安全危害评估

当实验室活动涉及传染或潜在传染性生物因子时，应进行危害程度评估。危害程度评估应至少包括下列内容：生物因子的种类（已知的、未知的、基因修饰的或未知传染性的生物材料）、来源、传染性、致病性、传播途径、在环境中的稳定性、感染剂量、浓度、动物实验数据、预防和治疗。

危害程度评估应由适当的有经验的专业人员进行，首先应认真分析实验室标本中可能存在的病原微生物及其特征，根据识别出的主要病原体特征，确定医学实验室的生物安全等级。

三、防护屏障和生物安全水平分级

（一）防护屏障

1. 一级防护屏障

实验室的生物安全柜和个人防护装备等构成的防护屏障。

2. 二级防护屏障

实验室的设施结构和通风系统等构成的防护屏障。

（二）生物安全水平分级

根据所操作的生物因子的危害程度和采取的防护措施，把生物安全防护水平（biosafety level，BSL）分为 4 级，Ⅰ 级防护水平最低，Ⅳ 级防护水平最高。以 BSL-1、BSL-2、BSL-3、BSL-4 表示实验室的相应生物安全防护水平；以 ABSL-1、ABSL-2、ABSL-3、ABSL-4 表示动物实验室的相应生物安全防护水平。

（三）生物安全要求

医学实验室要求按二级生物安全防护，即 BSL-2 或 P2。有以下具体要求。

（1）满足一级生物安全防护实验室的要求。

（2）实验室门应带锁并可自动关闭，实验室的门应有可视窗。

（3）应有足够的存储空间摆放物品以方便使用。在实验室工作区域外还应当有供长期使用的存储空间。

（4）在实验室内应使用专门的工作服、戴乳胶手套。

（5）在实验室的工作区域外应有存放个人衣物的条件。

（6）在实验室所在的建筑内应配备高压蒸汽灭菌器，并按期检查和验证，以保证符合要求。

（7）应在实验室内配备生物安全柜。

（8）应设洗眼设施，必要时应有应急喷淋装置。

（9）应通风，如使用窗户自然通风，应有防虫纱窗。

（10）有可靠的电力供应和应急照明。必要时，重要设备如培养箱、生物安全柜、冰箱等设备应用电源。

（11）实验室出口应有在黑暗中可明确辨认的标识。

特别注意：高致病性病原微生物的病原学的分离鉴定工作应当转移到三级以上的实验室中进行。

四、个人防护装备要求

实验室所用任何个人防护装备应符合国家有关标准。在危害评估的基础上，按不同级别的防护要求选择适当的个人防护装备。个人防护装备包括：

（一）实验室防护服

每隔适当的时间应更换防护服以确保清洁，当防护服被危险材料污染时应立即更换。离开实验室区域之前应脱去防护服。如必要，还应穿戴其他的个人防护装备，如手套、防护镜、面具等。

（二）面部及身体保护

处理标本的过程中，对有可能产生生物因子的气溶胶的操作，应在适当的生物安全柜中进行。在处理危险材料时应有许可使用的安全眼镜、面部防护罩或其他的眼部面部保护装置可供使用。

（三）手套

手套应在实验室工作时可供使用，以防生物危险、化学品、辐射污染、冷和热、产品污染、刺伤、擦伤和动物抓咬伤等。

应按所从事操作的性质选择舒服、合适、灵活、握牢、耐磨、耐扎和耐撕的手套。应对实验室工作人员进行手套的选择、佩戴和摘除的培训。

使用手套应保证：①所戴手套无漏损。②戴好手套后可完全遮住手及腕部，如必要，可覆盖实验室长罩服或外衣的袖子。③在撕破、损坏或怀疑内部受污染时更换手套。④手套为实验室工作专用，在工作完成或中止后应消毒、摘掉并安全处置。

（四）鞋

防护鞋应舒适，同时鞋底应防滑。推荐使用皮制或合成材料的不渗液体鞋类。在从事可能出现液体材料漏出的工作时，可穿一次性防水鞋套。在实验的特殊区域（如有防静电要求的区域）或 BSL-3 和 BSL-4 实验室内要求使用专用鞋（如一次性防护鞋或橡胶靴子）。

（五）呼吸防护

进行容易产生高危害气溶胶的操作时，要求同时使用适当的个人防护装备、生物安全柜和（或）其他物理防护设备。

五、实验室的消毒

实验室分污染区、半污染区和清洁区，各区域的消毒处理方式各不相同。

（1）应定期对实验室的物体表面、空气、贵重仪器、实验器材进行消毒。消毒的方式有含氯消毒剂、过氧乙酸溶液、紫外线、高压蒸汽灭菌等方式。不同的物品种类处理方式不同（如塑料制品等不耐高温的不能用高压蒸汽灭菌的方式），不同污染程度的物品种类处理方式和剂量也会不同（如物品台面消毒剂的剂量可低一些，生物标本剂量会大一些）。

（2）应用单独塑料袋装高危传染病（如艾滋病、梅毒等）标本。

（3）所有直接或间接接触病原微生物的仪器、设备、器具、器皿、包装物、运输工具、实验环境均视为被污染，必须进行及时、彻底、有效的消毒处理。

（4）所有被污染的仪器、设备、器具、器皿、包装物、运输工具在清洗、储存或丢弃之前必须经过适当的消毒或灭菌。

（5）根据病原体危害和污染程度选择适宜的消毒、灭菌方法。

（6）根据需要应对消毒工作进行记录，记录内容应包括消毒对象、消毒时间、消毒方法、消毒人员等。

（7）标本泼洒应严格按照实验室溢洒与暴露应急预案处理。

（8）对操作环境进行消毒时应避免对环境造成化学性污染。

（9）对消毒、灭菌后的物品须妥善保存，确保在使用之前不被污染，否则应重新消毒。

（10）带出二级生物安全防护实验室的物品应进行密闭包装，外包装必须保持清洁，必要时对外包装进行彻底的消毒处理。

（11）因发生生物安全事故被封闭的实验环境（包括运输工具等）在消毒后必须通过消毒效果评价，确认达到相应要求后方可重新投入使用，消毒效果评价报告应包括评价工作的方法、时间、参加人员、评价意见等。

六、医疗废物的管理

详见第七章第三节。

七、职业暴露的管理

职业暴露是指医务人员从事诊疗、护理等工作过程中意外被 HIV、肝炎病毒等感染的患者血液、体液（羊水、心包液、胸腔液、脑脊液、滑液、阴道分泌物等）污染了皮肤或者黏膜，或者被含有病毒的血液、体液污染了的针头及其他锐器刺破皮肤，有可能被病毒感染的情况。工作人员应将所有患者的血液、体液及被血液、体液污染的物品均视为具有传染性的病源物质，工作人员接触这些物质时，必须采取防护措施。

（一）针刺伤

（1）被血液、体液污染的针头或其他锐器刺伤后，应立即用力捏住受伤部位，向离心方向挤出伤口的血液，不可来回挤压，同时用流动水冲洗伤口。

（2）用 75% 乙醇或安尔碘消毒伤口，并用防水敷料覆盖。

（3）意外受伤后立即汇报科室负责人，必须在 2 小时内报告医院有关部门如感染管理科，领取并填写《医疗锐器伤登记表》，必须在 72 小时内作感染性基础水平检查，如 HIV、HBV 等。

（4）可疑被 HBV 感染的锐器刺伤时，尽快注射抗乙肝病毒高效价抗体和乙肝疫苗。

（5）可疑被 HCV 感染的锐器刺伤时，应尽快于被刺伤后做 HCV 抗体检查，并于 4~6 周后检测 HCV-RNA。

（6）可疑被 HIV 感染的锐器刺伤时，应及时找相关专家就诊，根据专家意见预防性用药，并尽快检测 HIV 抗体，然后根据专科医生建议行周期性复查。

（7）可疑被 COVID-2019 感染的锐器刺伤时，应立即报告，及时找相关专家就诊，根据专家意见预防性用药，并尽快检测 COVID-2019 核酸和抗体，然后根据专科医生建议进行周期性复查。

（二）皮肤、黏膜、角膜被污染

（1）皮肤若意外接触到血液、体液或其他化学物质时，应立即用肥皂和流动水冲洗。

（2）若患者的血液、体液意外进入眼睛、口腔，立即用大量清水或生理盐水冲洗。

（3）及时到急诊室就诊，请专科医生诊治，48 小时内向有关部门报告，并报告感染管理科，领取并填写相关登记表。

（三）物体表面污染

（1）各种物体表面若被明显污染用 1 000~2 000 mg/L 有效氯溶液撒于污染表面，并使消毒液浸过污染表面，保持 30~60 分钟再擦除，拖把或抹布用后浸于上述消毒液内 1 小时。

（2）棉质工作服、衣物有明显污染时，可随时用有效氯 1 000~5 000 mg/L 的消毒液浸泡 30~60 分钟，然后高压灭菌处理，按医疗垃圾处理。

（3）仪器污染应考虑消毒方法对仪器的损伤和对检验项目的影响，选用适当的方法。

八、实验室生物安全管理委员制度

（1）实验室生物安全管理委员会负责组织、制定、完善、审核实验室生物安全管理的规章制度，制定应急处理措施，督导检查制度的审批程序，审核与完善实验室使用及实验废物处理的操作指导书，审核并批准风险评估报告。

（2）组织落实与贯彻执行国家、部委、省、市及医院各项实验室生物安全管理法律、法规、规章制度、规范、工作方案及应急预案。

（3）组织实验室生物安全设施、实验环境及个人防护用品的配备与维护，确保实验室生物安全设施、环境条件及个人安全防护符合相关技术要求和规定。

（4）组织实验室专业人员的各种实验室生物安全知识培训与考核，决定进入生物实验室控制区工作人员的资格。

（5）组织层层签订责任书，落实实验室生物安全责任制。定期组织实验室生物安全管理督导检查。

（6）负责生物实验室实验方法、技术规范、操作规程进行修改与更新及新安全防护设施、仪器投入使用前的安全性评价审核。

（7）负责组织处理生物安全应急事件，及时了解应急情况事态，执行应急处理预案，发布应急命令，将事态控制在最小范围，将危害降低到最低程度。

（8）为实验室工作人员健康监测和就医工作提供咨询，参加相关的督导和评估工作，负责实验室生物安全突发事件的调查与处理。

九、生物安全自查制度

（1）实验室负责人定期组织生物安全全面检查，检查内容包括生物安全管理体系运行情况，生物安全管理制度是否完善、是否落实，实验室设施、设备和人员的状态，应急装备、报警体系和撤离程序功能及状态是否正常，可燃易燃性、传染性以及有毒物质的防护、控制情况，废物处置情况等。

（2）实验室负责人负责实验室生物安全的全面管理，检查、督促生物安全监督员工作，每天进行实验室生物安全工作检查，检查内容包括生物安全监督员工作记录，菌（毒）株、标本的运输、保存、使用、销毁情况，生物安全实验室的消毒和灭菌情况以及感染性废物的处理情况，生物安全设备的运行、维护情况，防护物资的储备情况。

（3）生物安全监督员负责实验室日常工作的生物安全监督，检查内容包括生物安全管理制度执行情况、个人防护要求执行情况、实验室人员的生物安全操作是否规范等，及时发现、纠正违规行为以避免生物安全事故发生。

（4）对于检查中发现的问题及时纠正，必须立即制定纠正措施或实施整改并进行跟踪验证。

（5）按照资料、档案管理制度保存所有检查记录，及时归档。

（6）将自查发现的问题作为实验室生物安全培训计划解决。

十、生物安全的风险评估

ISO Guide51 将风险评估过程分为风险分析和风险评价，前者又可分为危害识别与风险评定。应定期评估实验室的生物安全风险。生物安全风险评估是在考虑病原体危害、实验室本身存在固有危害等前提下，由专业人员做出判断的过程。

生物安全风险评估时，首先应认真分析实验室标本中可能存在的病原微生物及其特征，包括病原体的传染性、致病性、易感人群等，了解这些对病原微生物可采取的预防措施和有效处理办法。

根据识别出的主要病原体特征，确定实验室的生物安全等级。在评估过程中应特别关注可通过气溶胶和微小液滴传播的病原体，分析实验室的设施设备是否符合相应的生物安全等级。医学实验室生物安全风险评估的目的是使病原体的危害等级和医学实验室的生物安全等级之间建立联系。

评估过程中应考虑到实验室内个体间易感性的差异。应认识到有基础疾病的、正在进行临床干预治疗的、免疫系统功能低下的、处于孕期或哺乳期的女性等在实验室内感染的概率可能增加。此外，还应评估工作人员是否正确掌握了操作病原体标本和使用防护设备的方法，员工是否有处理感染性病原体的经验和消毒技能，是否能熟练使用生物安全柜，是否具有应对突发事件的能力及在工作中自我保护和保护他人的责任感等。

医学实验室的生物安全风险评估报告应由医疗机构内的生物安全委员会审核、批准生效。

第二节
化学安全管理

【案例】

　　某实验室一名新来的实习生，在实验操作中不慎碰翻桌面的一个玻璃瓶，瓶内液体流出，因瓶身试剂标签较模糊，该同学以为是普通试剂，只是用纸巾擦干流出的液体后扔到垃圾桶，也未告知老师。其后不久，实验室内人员均出现不同程度的头晕头痛，后追查发现该同学打翻的试剂为甲醇，实验室人员疑为少量吸入甲醇中毒的表现。请问造成此次中毒事故的原因是什么？

　　原因分析：①甲醇作为一种危险的化学试剂，存放和取用都有严格要求，而该实验室将其随意摆放在实验台面，造成了试剂容易被碰翻。②实验室的所有试剂的标签必须清晰，且危险化学品一定要有相应的危险标识提示，该实验室的试剂标签模糊未及时更换，导致新来的实验室人员不能意识到危险的存在而当成普通试剂处理。③所有进入实验室的人员都应进行安全培训，完成考核方可开展实验，该实验室对人员的安全培训不到位，学生发生事故时未及时上报，缺乏安全意识。

　　在日常实验操作接触或使用的化学试剂中，有一些试剂不仅对工作人员健康有很大危害，还可能造成重大的安全事故。因此，必须加强对实验室化学试剂的安全管理。

一、化学试剂的分类

　　化学试剂分类的方法多样，按状态可分为固体试剂、液体试剂；按用途可分为通用试剂、专用试剂；按类别可分为无机试剂、有机试剂；按性能可分为危险化学品、非危险化学品等。按照安全管理的需要，危险化学试剂包括易燃试剂、易爆试剂、毒害性试剂、氧化性试剂、腐蚀性试剂。

二、化学试剂的储存

　　大部分的化学试剂都具有一定的毒性，因此必须由专人保管。根据《全球化学品统一分类和标签制度》（GHS）规定，化学品存放时，非危险化学品按分类特点存放于一般的柜体中；危险化学品一般应储藏在地下室或增设特殊柜放在其他房间。挥发性组分较多的样品，需要低温储存，以最大限度地减少挥发。易发生危险反应及相抵触的试剂应隔开存放，并且药品柜外应按种类分别标明柜内所存放的试剂，标签应书写工整。要保护好试剂瓶的标签，如果标签脱落，应照原样贴牢，分装或配置试剂后应立即贴上标签，没有标签的试剂，在未查明前不可使用。各类危险化学试剂的保存和使用注意事项如下：

1. 自燃品

放在盛水的瓶中，白磷全部浸没在水下，加塞，保存于阴凉处。使用时注意不要与皮肤接触，防止体温引起其自燃而造成烧伤事故。

2. 遇水燃烧物

放在坚固的密闭容器中，存放于阴凉干燥处。少量钾、钠应放在盛煤油的瓶中，使钾、钠全部浸没在煤油里，加塞存放。

3. 易燃液体

要密封防止倾倒和外溢，存放在阴凉通风的专用橱中，要远离火种和氧化剂。

4. 易燃固体

跟氧化剂分开存放于阴凉处，远离火种。

5. 易爆试剂

装瓶单独存放在安全处。使用时要避免摩擦、震动、撞击、接触火源。为避免造成有危险性的爆炸，实验中尽可能减少用量。

6. 毒害性试剂

根据我国 2011 年修订的《危险化学品安全管理条例》规定，剧毒品必须锁在固定的铁橱中，实行双人收发、双人保管制度，购进和支用都要有清晰的记录，一般毒品也要妥善保管。使用有毒化学试剂必须在通风橱中完成，并采取必需的防护措施，严防摄入和接触身体。实验结束后，要及时洗手、洗脸、洗澡、更换工作服，同时要保持实验室环境卫生。反应剩余物倾倒在指定的废物缸中，由专管人员进行处理。

7. 氧化性试剂

与酸类、易燃物、还原剂分开，存放于阴凉通风处，室温 < 30℃。有条件时，氧化剂应分区或分库存放。使用时要注意其中切勿混入木屑、碳粉、金属粉、硫、硫化物、磷、油脂、塑料等易燃物。

8. 腐蚀性试剂

此类化学试剂储存温度应 < 30℃，应放于耐腐蚀材料（如耐酸水泥或陶瓷）制成的料架上，存放于阴凉、干燥、通风处，酸性与碱性腐蚀试剂、有机与无机腐蚀试剂应分开存放。另外需与氧化剂、易燃易爆试剂分开储存。还应根据不同化学试剂的性质，分别采取相应的避光、防潮、防冻、防热等措施。使用时勿接触衣服、皮肤，严防溅入眼睛中造成失明。

三、化学实验意外事故的处理

实验过程中，违反操作规定、试剂用量不当或试剂中混入杂质都有可能会引发意外事故，造成化学试剂中毒或灼伤。

（一）化学试剂中毒

呼吸道吸入有毒物质的气体或蒸汽、有毒药品通过皮肤吸收、误食有毒药品或被有毒物质污染的食物或饮料等都可能引起化学试剂中毒。实验中若出现咽喉灼痛、嘴唇发绀、胃部痉挛或恶心呕吐、心悸等症状，可能系化学试剂中毒所致。化学试剂的急性中毒往往发展非常迅速，必须及时抢救。不同类型化学试剂引起中毒的应急处理方法不尽相同，常见化学试剂中毒的应急处理方法如下：

1. 强酸

误食后，应立即服氧化镁悬浮液、牛奶及水等，迅速将毒物稀释。然后再吃十几个生鸡蛋作为缓和剂。不得使用碳酸钠或碳酸氢钠。

2. 强碱

误食后，应立即服用稀释的食用醋（1 份食用醋加 4 份水）或鲜橘子汁。

3. 汞

误食后，应立即洗胃，也可先口服生蛋清、牛奶或活性炭；用 50% 的硫酸镁导泻。

4. 氰化物

吸入氰化物后，应立即将患者转移到室外空气新鲜的地方，使其横卧；然后将沾有氰化物的衣服脱去，立即进行人工呼吸。误食后，用手指或匙子柄摩擦患者喉头或舌根进行催吐。无论吸入或误食，每隔 2 分钟给中毒者吸入亚硝酸异戊酯 15 ~30 秒，重复 5~6 次；再给中毒者饮用硫代硫酸盐溶液进行解毒。

5. 氯气

立即将患者转移到室外空气新鲜的地方。若眼睛受到刺激，可用 2% 的苏打水冲洗；咽喉疼痛时可吸入含 2% 苏打水的蒸气。

6. 硫化氢

立即将患者转移到室外空气新鲜的地方。若眼睛受刺激，可用 2% 的苏打水冲洗，湿敷饱和的硼酸液和橄榄油。

7. 酚类

误食后，应立即让患者饮用自来水、牛奶或吞食活性炭；然后反复洗胃或进行催吐；再口服 60 mL 蓖麻油和硫酸钠溶液（将 30 g 硫酸钠溶于 200 mL 水中）。不可服用矿物油或用乙醇洗胃。

8. 甲醛

误食后，应立即服用大量牛奶，再用洗胃或催吐等方法进行处理，待吞食的甲醛排出体外，再服用泻药。也可服用 1% 的碳酸铵水溶液。

（二）化学灼伤

化学灼伤是因为皮肤直接接触强腐蚀性物质、强氧化剂、强还原剂，如浓酸、浓碱、氢氟酸、溴等引起的局部外伤。被化学试剂灼伤时，应先对灼伤部位及周围皮肤进行冲洗，再用中和剂进行中和，以去除化学试剂对皮肤的影响。同时注意保护创面，不要弄破水疱。根据试剂性质及伤者灼伤程度的不同，采取的处理措施略有不同。伤势严重者，处理后还应立即送往医院。常见的化学试剂灼伤的应急处理方法：

1. 酸类

用大量水冲洗 10～15 分钟，再用饱和碳酸氢钠溶液或肥皂液进行洗涤，最后再用水冲洗。但当皮肤被草酸灼伤时，应当使用镁盐或钙盐进行中和。

2. 碱类

尽快用水冲洗至皮肤不滑为止，再用稀醋酸或柠檬汁等进行中和。但当皮肤被氧化钙灼伤时，则应先用油脂类的物质除去生石灰，再用水进行冲洗。

3. 氢氟酸

先用大量冷水冲洗至伤口表面发红，然后用 50 g/L 的碳酸钠溶液洗，再以 2:1 的甘油和氧化镁悬浮剂涂抹，并用消毒纱布包扎。

4. 溴

应立即用 2% 硫代硫酸钠溶液冲洗至伤处呈白色；或先用乙醇冲洗，再涂甘油。

5. 酚类

应先用酒精洗涤，再涂上甘油。

第三节
物理安全管理

一、实验室用电安全

医学实验室用电安全主要指在用电过程中应保障实验人员的人身安全和实验室设备安

全。医学实验室是用电比较集中的地方，人员多、设备多、线路多，若电器使用不当，容易引发触电或产生大量静电，导致火灾或造成设备损坏。因此，实验室的用电安全管理是一个非常重要的问题。

（一）触电及其预防

触电是指人体接触带电体时，电流快速通过人体的过程。当微弱电流通过身体时，就会触电，当电压超过安全电压时，可能导致死亡。触电的种类包括电击和电伤两种，电击指触及带电物体时，电流持续通过人体造成的伤害，可损伤心脏、肺及神经系统，危险性大；电伤指电流的热效应、化学效应和机械效应所致的电弧烧伤等。

常见的引发触电的原因包括不懂安全用电常识、不遵守安全用电操作规程以及违规操作；电器设备安装不规范；线路断裂、损坏或设备本身存在缺陷、绝缘体破损等。

医学实验室日常工作中应加强安全用电教育，掌握基本用电常识，有效预防触电。常用的预防触电的方法包括：①勿用潮湿的手接触电器、灯头、插头等。②所有电源的裸露部分都应有绝缘装置，电器外壳应接地、接零。③已损坏的接头、插座、插头或绝缘不良的电线应及时更换。④安装漏电保护装置，小型电器设备采用安全电压。⑤维修或安装电器设备时，必须先切断电源。⑥如遇人触电，应切断电源后再进行处理。

（二）静电及其消除

静电是一种处于静止状态的电荷，是由不同物体间接接触后分离、相互摩擦或感应而产生的。当两个不同的物体相互接触时，其中一物体会失去一些电子而带正电，另一物体会得到一些剩余电子而带负电，如果在分离的过程中电荷难以中和，电荷就会积累使物体带上静电。

静电通常可能会危及大型仪器的安全，也可能会发生电击危害，如果静电得不到控制，就可能酿成事故。减少静电的产生、设法导走或防止静电放电，是防止静电危害的主要途径，可采取的措施包括：①采用导电性地面，可以铺设防静电地板，不使用塑料地板、地毯或其他绝缘性好的地面材料。②在易燃易爆场所，应穿导电纤维及材料制成的防静电工作服、防静电鞋、戴防静电手套，不穿化纤类织物、胶鞋及绝缘鞋底的鞋。③高压带电体应有屏蔽措施，以防止人体感应产生静电。④进入实验室前，可通过徒手接触金属接地棒，消除人体从外界带来的静电。⑤保持环境湿度 65%~70% 以上，便于静电逸散。⑥必要时可使用抗静电添加剂、静电中和器用以消除静电危险。

（三）电起火及其预防

医学实验室的电线、电器老化、散热不佳或超负荷使用电器设备时可能会造成电起火，引发火灾。预防电起火的措施包括：①保险丝型号与实验室允许的电流量必须相配。②负荷大的电器应使用较粗的电线。③生锈的仪器或接触不良处，应及时处理，避免产生电火花。④如遇电线走火，应立即切断电源，用沙或干粉灭火器灭火。

（四）医学实验室安全用电原则

（1）医学实验室根据工作需要进行改、扩建或搭建各种临时用电线路时，应经后勤及水电科同意并由专业人员施工，不得私拉乱扯电线。新的用电系统建成后，废弃不用的旧线路、旧装置都需要立即拆除。

（2）医学实验室内的用电线路和配电盘、板、箱、柜等装置及线路系统中的各种开关、插座、插头等均应保持完好可用状态。实验室内不应有裸露的电线头，电源开关箱内，不准堆放物品。熔断装置所用的熔丝必须与线路允许的容量相匹配，严禁用其他导线替代。室内照明器具都要经常保持稳固可用状态。

（3）医学实验室内可能产生静电的部位、装置要心中有数，要有明确标记和警示，对其可能造成的危害要有妥善的防护措施。

（4）医学实验室内所用的高压、高频设备要定期检修，要有可靠的防护措施。凡设备本身要求安全接地的，必须接地。自行设计、制作的对已有电气装置进行自动控制的设备，在使用前必须经实训中心组织的验收合格后方可使用。自行设计、制作的设备或装置，其中的电气线路部分，也应请专业人员查验无误后再投入使用。

（5）医学实验室应有严格的用电管理制度并认真落实，对进实验室工作或学习的学生、教师、实验技术及其他人员，应经常进行安全用电教育。

二、实验室设备的安全使用

设备是现代医学实验室开展工作的必备物质条件和重要技术手段，安全使用设备对保证工作质量和技术水平发挥关键作用。

（一）医学实验室仪器使用原则

（1）新购设备必须经过验收，严把质量关。设备到货后，及时组织安装、调试、验收，经检验人员签署验收报告的设备才能投入使用。

（2）对万元以上设备，要有固定人员负责定期检查、清洗、维护、维修和保养，确保设备安全正常使用。一般仪器每月保养一次，大型和精密仪器每半年保养一次。每个操作人员必须做到严格遵守操作规程，严格交接手续。非授权人员使用设备，必须经过培训并获得授权后才能使用，按设备标准操作规程进行。

（3）设备发生故障或损坏，应做好记录、及时报告，并认真查清原因。凡属使用者违反操作规程而引起的故障或损坏，应承担相应责任。

（4）对长期不用或已损坏并无修复价值的设备应主动向保管员通报，经专家组确认后，履行报废手续。

（5）对丢失的设备，一经发现要立即汇报，认真查找。如不能找到，应说明原因，并追查有关责任者。

（6）医学实验室应定期（3~18个月）对设备的使用、管理及保养进行检查。对于严格执行操作规程，精心维护保养，在设备管理中表现突出的个人予以表扬或奖励。对由于责任心不强，违反操作规程或管理不善、玩忽职守而使设备发生严重故障、损坏、丢失、提前报废者，按其情节程度和经济损失情况给予行政或经济处罚。

（二）常用危险设备的使用

1. 离心机

离心机是医学实验室较常用的仪器，大多为电动离心机，因其转动速度快，使用时要注意安全。特别要防止在离心运转期间，由于不平衡或吸垫老化而使离心机边工作边移动，从实验台上掉下来；或因盖子未盖严，离心管因振动破裂后，碎片旋转飞出，造成事故。

离心机使用时需注意：①启动离心机前，必须将其放置在平稳、坚固的地面或台面上，盖上离心机顶盖后，方可慢慢启动。②不仅要保证静平衡，还要保证动平衡，即平衡物需要质量和比重均相等。③离心过程中如有噪声或机身异常振动现象时，应立即切断电源，及时排除故障。④离心结束后，应待离心机自动停止转动后，方可打开顶盖，取出标本，不可用外力强制其停止运动。

2. 高压蒸汽灭菌器

高压蒸汽灭菌器是在密闭的容器内，利用高温高压的饱和压力蒸汽对物品进行消毒灭菌的设备。使用灭菌器的工作人员必须经过严格培训、持证上岗并严格遵守操作规程，否则容易发生爆炸、烫伤等意外事故。

使用高压蒸汽灭菌器时应注意：①每次灭菌前，应检查灭菌器是否处于良好的工作状态、安全阀性能是否良好、水位是否符合要求等。②在灭菌器内摆放灭菌物品时，不宜过多过挤，严禁堵塞安全阀的出气孔，应保证其通畅放气。③忌用高压蒸汽灭菌器消毒可燃物质、易燃易爆物质、氧化性物质和含碱金属成分的物质，否则会导致爆炸、腐蚀内胆和内部管道、破坏垫圈等。④含有盐分的液体漏出或溢出时，一定要及时擦干，密封圈一定要彻底擦干净，否则会腐蚀容器和管道。⑤灭菌完毕后，减压不要过快过猛，以免引起激烈的减压沸腾，使容器中的液体四溢。在打开盖子前，应确认压力已经归于"零"位。⑥绝对不允许擅自改造高压蒸汽灭菌器。⑦不要在爆炸性气体或易燃液体附近使用此类设备。⑧除蒸馏水外，不要向容器内加入任何液体。⑨移动此类设备时，应将盖子锁上。

3. 玻璃器皿

医学实验中经常使用各种玻璃器皿，由于玻璃质地脆弱，导热和导电性能差，因此，在使用过程中容易破碎，造成割伤、试剂泄漏而引发感染、中毒、起火、爆炸等事故。使用玻璃器皿时需要注意：①在容易引起玻璃器皿破裂的操作中，如减压处理、加热容器等，要戴上安全眼镜。②不要使用有缺口或裂缝的玻璃器皿。③持取大的试剂瓶时，应一只手握住瓶颈，另一只手托住底部。④需要高温高压时，应选取耐高温高压的玻璃器皿。

三、实验室辐射安全

电离辐射是指能引起其所作用的物质发生电离的射线，放射性物质释放的放射线及实验过程中产生的放射线废物等，会对人体产生危害，对环境造成污染。操作不当或管理不善等因素都可能导致放射性事故的发生。因此，需要严格执行操作规程，加强对放射性物质的管理，做好放射性防护，避免事故发生。

（一）电离辐射的分类

电离辐射的种类很多，有电磁波型电离辐射（X 射线和 γ 射线）和粒子型电离辐射（α粒子、β 粒子、质子、中子等）。按照辐射的来源，电离辐射可分为天然辐射和人工辐射。目前人工辐射已广泛应用于医学、核工业及其他工业等多个领域。

（二）电离辐射的危害

电离辐射可破坏人体内蛋白质、DNA 等生物大分子，导致细胞功能受损、诱发基因突变和染色体畸变等。人体受到电离辐射照射后，可能导致放射病，放射病是人体的全身性反应，几乎所有器官、系统均会发生病变，尤其以造血器官、神经系统和消化系统的病变最为明显。

（三）电离辐射的防护

1. 外照射的防护措施

为了尽量减少外照射对人体的伤害，在辐射防护管理工作中，应主要考虑时间、距离和屏蔽防护三方面因素：①尽可能减少辐射暴露时间。②尽可能增大与辐射源之间的距离。③屏蔽辐射源。

2. 内照射的防护措施

要减少内照射对人体造成的损伤，应尽可能防止或减少放射性核素对工作环境和人体的污染，切断放射性核素进入人体的途径，加速体内放射性核素的排出。具体措施有：①养成良好的工作习惯，做好个人防护。②遵守操作规程，降低空气中放射性核素浓度，防止放射性核素由呼吸道进入人体。③降低表面污染水平，一旦放射性核素对环境和人体造成污染，必须尽早去除污染。去污处理后，应及时对除污后的表面进行放射性检测，表面污染水平应符合国家相关规定。

（四）放射性污染物的处理

在医疗活动中产生的含放射性物质的粉尘、废水和废物均为放射性污染物，可通过物理、化学和生物的方法改变放射性核素存在的形式和位置，从而去除或降低放射性污染，达到去污效果。主要的去污方法有机械—物理法（如高压射流、超声等）、化学法（如化学凝胶去污法、泡沫去污法、可剥离膜去污法、超临界萃取去污法等）、电化学去污、生物去污法等。对于人体因接触放射性物质而造成的体表污染可以通过擦洗、刷洗、冲洗等方法去污。

第四节
医学实验室安全工作的目标制定与考核

医学实验室的工作范围通常会比较广，应结合实验室的实际情况，对实验室进行分区管理，建立相应的管理制度。在管理过程中要做好安全教育的灌输，使其作为实验室日常管理工作的一部分。在医学实验室的各项生物检验工作进行的过程中，建立责任制管理制度，优化操作流程，加强对生物安全的监管力度，贯彻落实各项安全预防措施。同时，医学实验室的相关管理人员要保证操作人员进行综合知识的培训，以提高工作人员的安全意识。

一、月度目标计划制订

医学实验室的安全管理，是重大传染性疫情及物理、化学安全防控的需要，是医院安全管理的需要，事关医学实验室工作人员和公众的健康。医学实验室管理层应负责安全管理体系的设计、实施、维持和改进，安排有能力的人员，依据医学实验室人员的经验和职责对其进行必要的培训和监督。从制度上，应为安全管理人员和执行人员设置清晰的月度计划。通过设置月计划，了解每月在实验室安全方面的重点工作，通过月总结，对每月的安全工作，尤其是潜在问题隐患，进行及时整改。

二、月度目标的考核

实验室安全总责任人统筹设计安全月计划，将安全分为生物安全、化学安全和物理安全三个板块，分别设置分板块责任人（参考表 13-1）。

表 13-1　实验室安全月计划及总结表

日期：　　年　月			总责任人：		
安全板块	安全内容	所占权重 %（合计 100%）	完成情况	分板块责任人	问题整改情况
生物安全	1. 实验室人员防护状况 2. 实验室消毒灭菌情况 3. 实验室生物废物的管理情况 4. 实验室人员暴露情况 5. 实验室标本安全管理情况				
化学安全	1. 易燃易爆品使用安全 2. 废液处理安全 3. 化学灼伤或中毒事件发生率				
物理安全	1. 用电安全 2. 设备安全 3. 辐射安全				
安全管理监督	1. 日清表情况 2. 安全员监督情况				

三、日清管理

针对实验室安全，对管理人员用月度台账加日清表来进行控制，即每天一张表，明确一天的检查任务，下班时交上级领导审核，有问题的要说明原因以及解决的办法（参考表 13-2）。

表 13-2　实验室安全日清表

序号	检查项目	是 / 否安全	存在问题	结论
1	实验室门窗状况	是□　否□		□ 安全
2	水、电、气、排风状况	是□　否□		
3	实验室办公用品、资料等	是□　否□		
4	消防器材状况	是□　否□		
5	设备安全使用状况	是□　否□		□需要整改
6	试剂、菌株状况	是□　否□		
7	废弃物处理状况	是□　否□		
8	人员操作状况	是□　否□		

日期：

检查人：

审核人：

【案例】

新冠疫情期间，某医院检验科的标本接收室接到发热门诊电话，告知有来自中风险地区的发热患者，需送检核酸标本。挂断电话后，该检验科处理流程如下：

一、接收前准备

1.标本接收室工作人员立即电话通知核酸检验组人员准备检验新冠标本。

2.个人防护准备：

（1）标本接收室人员采用二级生物安全防护：工作服→隔离衣→一次性工作帽→N95口罩→内层手套→医用鞋套→护目镜→外层手套。

（2）核酸检验人员采用三级生物安全防护：工作服→一次性工作帽→N95口罩→内层手套→防护服→防水靴套→护目镜→外层手套。

3.试剂准备

核酸检验人员在试剂准备区配制好所需试剂，盖好盖子后转移至标本制备区。

二、接收标本

标本送至检验科标本接收室后，工作人员用75%的酒精喷洒标本密封袋表面，并做好接收登记。待酒精挥发干后，将标本转移至检验科内部标本运输箱中，送到分子室标本制备区传递窗口（图13-1）。

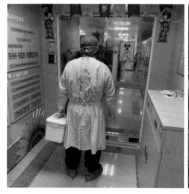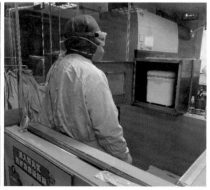

图13-1　检验科工作人员将核酸标本送至分子室标本制备区传递窗口

三、检验标本

核酸检验人员在生物安全柜内将运输箱打开并取出标本，用酒精喷洒密封袋表面，随后取出标本采集管，确认标本无渗漏后用0.2%含氯消毒剂喷洒、擦拭消毒样品管外表面，再进行标本和质控品核酸提取，将提取的核酸加入配置好的扩增反应液中，转移至标本传递窗，在基因扩增区内进行PCR扩增（图13-2）。

结果显示某标本的靶标基因ORF1ab的Ct值35.605，工作人员拍下所有通道曲线告知分子实验室组长和其他组员，考虑到Ct值相对较大，为了排除取材方面的影响因素，大家

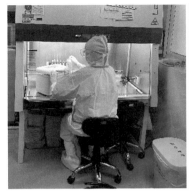
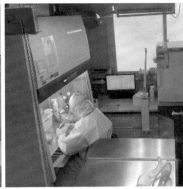
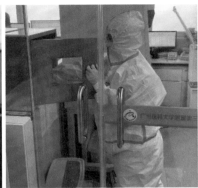

图 13-2　核酸检验人员检验标本

讨论后决定电话告知发热门诊重新取材后立即单独复测，并设置五个复管。复查后结果显示两个靶标基因 ORF1ab 和 N 均为阳性。

随后立即通知检验科主任和医院总值班，由总值班通知院感科和医务科，上报市卫健委和 CDC，并派送专人至检验科取标本专车送 CDC 做确认检验。检验结果按危急值报告制度执行，等待 CDC 确认后上报最终结果。患者立即执行应急预案转急诊隔离病区收治。后续由院感科通知相关部门进行流行病学调查。

四、检验后处理

标本检验完毕，仪器加样枪用酒精棉球擦拭，安全柜、物表、地面经 1 000 mg/L 含氯消毒液喷洒作用 5 分钟后再进行擦拭，实验使用后的耗材废物弃于双层医用垃圾袋内进行鹅颈式包扎，并使用 75% 酒精喷洒消毒其外表面（图 13-3）。安全柜和实验室进行紫外线照射消毒 1 小时。

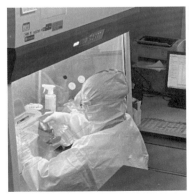
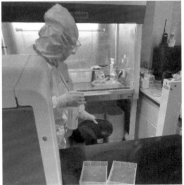
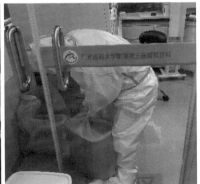

图 13-3　工作人员检验后消毒处理

工作人员全身喷洒含氯消毒液，脱防水靴套和外层手套放于该区污染区的医疗废物垃圾桶中，随后进入缓冲间，摘护目镜，放入 500 mg/L 有效氯消毒桶内浸泡消毒，手消消毒手套，解开防护服黏胶，卷脱防护服及内层手套，手卫生后摘 N95 口罩，手卫生，摘一次性工作帽，最后再进行手卫生消毒。

所有危险性的医疗废物标示"新冠实验室医疗废物"，统一运出实验区域，经专业人员高压灭菌后，送医院垃圾处理站进行相应的处理。

问题：请问该实验室接收、检验和处理新冠核酸标本过程中还存在哪些需要改进的地方？

参·考·文·献

[1] 中华人民共和国国家质量监督检验检疫总局，中国国家标准化管理委员会 . GB 19489—2008 实验室生物安全通用要求 [S]. 北京：中国标准出版社，2008.

[2] 中华人民共和国国务院，病原微生物实验室生物安全管理条例 [Z]. 2004.

[3] 世界卫生组织 (WHO). 实验室生物安全手册 [Z]. 3 版 . 2004.

[4] 陈文祥 . 医院管理学临床实验室管理分册 [M]. 2 版 , 北京：人民卫生出版社 , 2011.

[5] 苏政权 . 卫生化学 [M]. 北京 . 科学出版社 , 2008.

[6] 和彦苓 . 实验室安全与管理 [M]. 2 版 . 北京 . 人民卫生出版社 , 2019.

[7] 陈卫华 . 实验室安全风险控制与管理 [M]. 北京 . 化学工业出版社 , 2017.

（袁育林　陈杏园　夏　勇　代　岩）

第十四章

医学实验室智能化的 Lab-OEC管理

摘 要

随着信息技术的不断发展，智能化的概念已渗透到各行各业，智能化时代即将到来。

医学实验室智能化以自动化、物联化、信息化为基础，将大数据、人工智能等技术运用于医学检验过程、服务和管理等方面，是医学实验室发展的重要方向。

实现医学实验室智能化，能够让检验人员从大量简单和重复性的操作中解脱出来，提高工作效率；同时，有助于提高检验结果的可靠性和实验室的安全性，使检验人员将更多精力投入到检验结果的分析和对临床的支持中。而 Lab-OEC 管理下的智能化医学实验室，将更加科学高效的管理方法融入实验室管理全过程，达到提高实验室管理水平、更好地服务临床与患者的目的。

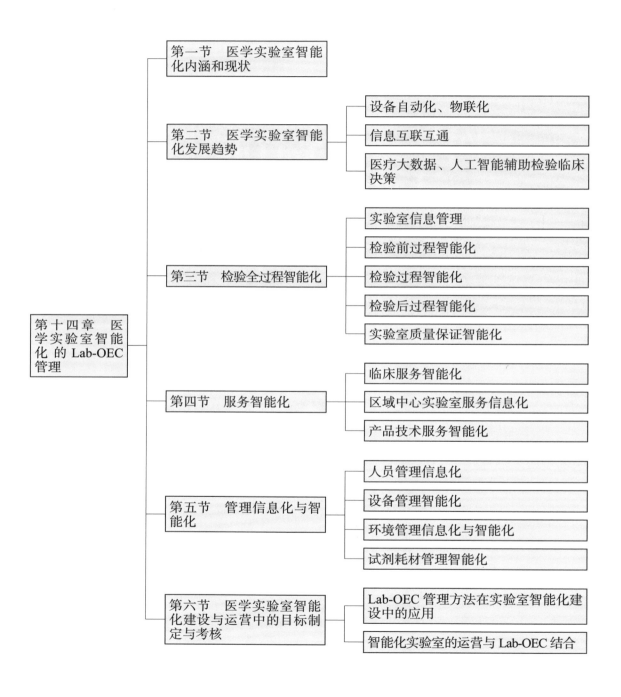

第一节
医学实验室智能化内涵和现状

近年来，随着医学检验行业的快速发展，新的检验方法、检验技术、检验仪器试剂系统层出不穷。然而在检验医学发展过程中，不同的检验领域处于手工操作、半自动、全自动等不同阶段，检验标本处理的过程以及分析前、分析中和分析后的各环节，仍存在大量重复劳动，如何使检验人员从日常机械繁琐的操作中逐步解放出来，将更多的精力投入疑难标本分析、质量管理、临床沟通及科学研究等工作，是医学实验室需要关注和解决的重要问题，而医学实验室智能化是解决相关问题的有效途径。

医学实验室智能化，是指在医学实验室的设计、建设和运营中，将互联网、物联网、大数据和人工智能等信息技术、机器人技术和自动化医学检验设备紧密融合，实现医学实验室业务流程管理、质量控制、临床服务乃至全面管理的智能化，提升医学实验室的服务能力。

当前，我国医学实验室智能化建设尚处于起步阶段，面临诸多问题与挑战，例如：检验过程自动化程度有待提高，存在大量信息孤岛，对信息化服务商满意度不高，质量管理水平参差不齐，生物特征数据库不完善，人工智能技术应用有待普及，缺少实验室全面管理工具和信息化手段等。加强医学实验室的智能化建设，是解决上述问题的重要手段。

第二节
医学实验室智能化发展趋势

如何基于大数据、人工智能、机器人等创新技术加快医学实验室向智能化方向发展，是医学实验室工作者和研究者应该关注的焦点问题。本书对医学实验室智能化的发展趋势，有以下三个方面的构想。

一、设备自动化、物联化

医学实验室首先实现检验分析设备的自动化，有利于减少人工、提升效率、保证操作一致性和质量控制等。然后通过标本自动传输、实验室流水线以及机器人等技术的应用，将分析前自动化设备（如智能采血设备、标本传输设备、自动分拣设备、离心机）、实验室内各设备（如流水线、检验仪器、标本存储设备）进行无缝连接，实现检验全流程自动化、物联化，促进检验流程标准化，减少人为误差，缩短标本周转时间。实验室设备的自动化和物联化有利于标本自动离心、负载均衡、自动质控、自动复测、标本溯源等应用的推广，提升检验效率。

二、信息互联互通

医学实验室信息化以 LIS 为核心，实现和 HIS、电子病历、流水线中间件、微生物实验室管理、分子实验室管理、POCT 管理、质量管理、试剂耗材管理等信息系统互联互通，打破数据孤岛。应建设数据中台，进行数据治理，形成标准的接口规范，实现实验室检验全流程业务数据统计分析、实时预警，提升检验效率和检验质量。

区域中心实验室通过物联网、5G 等技术，与区域 LIS、供应链管理、冷链物流等系统做无缝对接，实现区域内标本跨机构无障碍流转以及标本位置、温度、湿度等信息的实时监控和报警，打通区域内标本、结果和报告信息流，节省检验申请及报告回传时间，在区域内实现检验资源共享、检验质量同质化、检验服务标准化、检验结果互认，实现医疗资源整合和集约化，助力分级诊疗。

三、医疗大数据、人工智能辅助检验临床决策

在实验室自动化、信息互联互通的基础上，通过大数据、物联网、人工智能等技术，搭建远程服务、冷链监控、镜检特征库、生物信息知识库、药敏库、蛋白指纹库等云服务或云数据库，形成医学检验云生态。通过对检验大数据的挖掘与智能分析，实现智能医嘱、报告智能解读，辅助检验和临床进行科学决策，并结合机器人和人工智能等技术，推进无人化实验室建设。

通过构建自动化、物联化、信息化、智能化的医学实验室，推动检验医学的发展，更好地服务人类健康事业（图 14-1）。

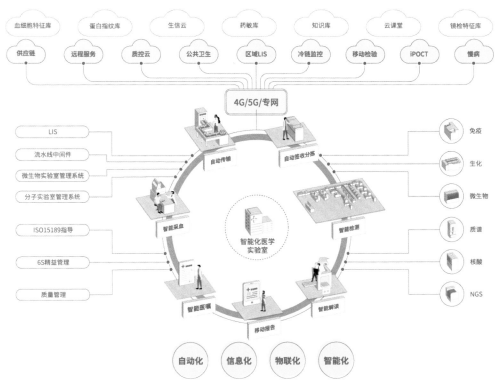

图 14-1　医学实验室智能化发展趋势

第三节
检验全过程智能化

检验全过程智能化，是指利用物联网、机器人、大数据、人工智能等技术，以及自动化设备、流水线等，与信息系统结合，对实验室业务流程进行智能化再造，全方位提高实验室工作效率、质量水平、科研能力，更好地服务临床、服务患者。检验全过程智能化可大体划分为：检验前过程智能化，包括智能医嘱、智能采血、标本自动传输与自动签收分拣、自动离心、血清质量检测等；检验过程智能化，包括智能质控、智能预警、自动复测等；检验后过程智能化，包括智能审核、报告智能解读、TAT 优化分析等（图 14-2）。

检验全过程智能化在医学实验室的作用有：①使检验数据流转更通畅，所有过程可追溯，检验过程更规范，有利于检验数据的统计分析。②提高检验自动化程度，减少人工干预，缩短 TAT 的同时降低操作失误的概率。③保证检验质量，提高自动审核和智能解读可

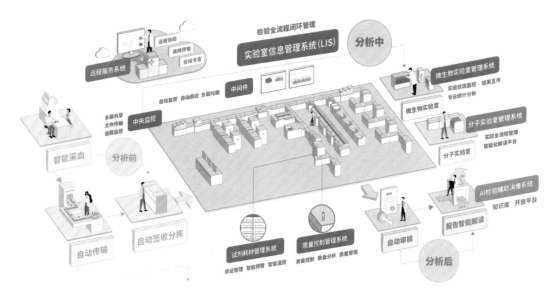

图 14-2　检验全过程智能化

信性，为临床提供准确、及时、有指导意义的检验报告。④通过大数据分析等手段，协助工作人员发现质量问题，持续优化检验流程，同时为科研工作提供支持。

一、实验室信息管理

LIS 是专为实验室设计的信息管理系统，能将检验设备与计算机组成网络，使患者标本管理、实验数据存取、报告审核、打印分发、实验数据统计分析等繁杂的操作过程实现自动化和规范化管理，有助于提高实验室的整体管理水平，减少漏洞，提高检验质量。

医学实验室智能化离不开 LIS，它是医院信息管理的重要组成部分，贯穿实验室检验的全流程，对提升实验室智能化建设和管理水平具有重要意义。依据本书第九章至第十二章所述，要求 LIS 应具备常规的管理功能，例如标本全流程管理、报告审核、打印分发、质控管理、统计分析等，还应能适应多种业务场景、与实验室全自动设备深度融合、提供人性化服务、具备云端分析能力、保障数据和网络安全，以更进一步优化实验室检验流程、规范实验室管理。

（一）实验室智能化给 LIS 带来的挑战

1.功能精细化、业务智能化

（1）业务流程支持个性化设置：我国各地区发展不平衡，即使同一地区的各医疗机构之间，信息化和智能化程度也有高有低，因此，不同医疗机构检验工作的业务流程存在一定的差异。LIS 应能适应不同的业务流程，与医院临床科室和实验室的实际工作深度结合，而不是简单地通过某些配置勉强匹配。LIS 应该提高相关工作人员参与感，使其感到得心应手，使检验业务运营更加流畅，提升医学实验室工作效率。

（2）危急值闭环管理：危急值管理被列入全国医院信息化建设标准，要求通过多种通知方式将信息反馈到临床，医技科室可及时查看危急值处理进度，实现从危急值发现、接收到处理的全流程闭环管理。LIS 应实时监测患者的检验结果，触发危急值条件后，实时通过大屏、移动 APP 等多种方式推送实验室和临床医生等相关人员进行预警。危急值一经确认，应立刻报告给护士、临床医生，并记录反馈结果，便于临床医生采取及时、有效的干预措施，并在系统中记录处理进度及操作人信息。

（3）移动检验：LIS 应具备移动检验模块，以提升检验效率和患者服务满意度。移动检验应具备以下功能：①在线审核、在线质控、标本转运、输血管理、在线学习、在线考试、移动办公等便捷操作。②危急值提醒、质控失控提醒、TAT 超时提醒、仪器故障提醒、耗材余量提醒等告警推送。③远程问诊、检验申请、区域质量管理、标本流转监控等区域协同功能。④数据分析功能，包括阳性率分析、质控统计、TAT 分析、质量指标分析等。⑤为患者提供移动报告查询、满意度评价等便捷服务功能。

2. 与实验室全自动设备深度融合

随着信息化技术的发展，LIS 与检验设备之间，从最早的无数据交互、手工录入，发展到单向通讯和双向通讯，提高了实验室的工作效率。然而，一般的通信接口只实现了工单下发和检验结果上传，LIS 能够获取的数据有限，如需了解更具体的信息，还需查看仪器控制软件，费时费力；数据分散于各仪器软件，不利于实验室整体数据的统计分析。实现 LIS 与全自动设备深度融合，进行全方位的数据交互，是医学实验室智能化的需要。

LIS 与全自动设备融合，可将设备的试剂详细信息、状态信息、告警信息、错误信息等上传，作为自动审核或者进行复查的判断因素；LIS 对多台分析设备的信息进行整合分析，可以输出更多维度、更加全面的统计分析报告，协助工作人员全方位地了解实验室运转情况，辅助决策。

3. 服务人性化

目前市场上 LIS 产品繁多，存在以下问题，如：产品质量良莠不齐、厂家无售后服务或售后服务差、需求响应不及时、厂商沟通能力差等。

实验室业务的正常开展，离不开 LIS 的稳定运行，厂家应提供良好的售后服务，以保证实验室业务的正常运转，具体要求如下：①具备强大的售后团队和完善的售后服务流程。②定期回访客户，收集产品使用问题。③针对医院反馈的产品问题，应及时响应，保障系统功能的完整性。④具备远程服务功能，可以远程更新系统及远程在线服务。

4. 分析云端化

实验室每天检验的标本量大，每个检验结果都需要进行审核，对检验医师的要求非常高，检验医师需要掌握各种检验知识，如果遇到罕见病或罕见检验项目，查找资料耗时费力，将推迟检验报告发布，影响标本 TAT。LIS 应依据《中华人民共和国网络安全法》等法规要求（详见本节"智能化实验室的网络与数据安全"部分），构建数据安全体系，在此基础上利用物联网、大数据等技术提供专家云系统。在检验医师遇到疑难问题时，通过"一键问诊"功能，将不包含用户隐私信息的标本数据上传到专家云系统，由行业专家协助解读并提供专业意见，保证检验报告的快速审核，及时准确地向临床提供检验报告。

【案例】 -

上海某三甲医院检验科，科室每天接收妇科白带标本约 1 000 例，医生长时间观看显微镜，容易造成眼晕眼疲劳，长时间低头工作，容易患颈椎病。通过引入全自动白带镜检分析仪，辅助检验医生诊断，分析仪采用先进的显微镜自动对焦技术，拍摄足够的标本图像和视频，标本图像经过医生标注和专家审核，形成妇科白带标本细胞库（包含滴虫、念珠菌、白细胞、线索细胞等），使用卷积神经网络训练标本特征库，学习每类细胞的有效特征，最终形成细胞特征库，利用特征库模型，可以快速鉴别标本中的细胞类型，最终识别准确率达到 90% 以上，大大提高诊断效率，减轻医生压力。

未来可建立区域医学在线阅片中心，部署行业专家认可的镜检细胞特征库，通过在线问诊功能，基层医院把标本图像上传到医学阅片会诊中心，由人工智能模型自动识别标本结果，针对有风险的标本，自动发送给行业内专家进行在线审核，由人工智能模型和专家共同解读风险标本，既解决了误诊漏诊问题，使优质医疗资源下沉，又提高了基层医生的诊断能力，有利于基层医疗机构留住患者，节省医疗成本。

5. 检验知识库

检验医师在对检验结果产生疑问时，往往需停下手头工作，翻阅权威指南和专家共识等对结果做出解读，不仅耗时耗力，也降低工作效率。LIS 通过构建检验知识库对检验知识进行管理，是实验室降低成本、提高效率的重要手段。

检验知识库是利用包含疾病知识库、药学知识库、医学知识文献库等在内的医学知识，帮助检验医师规范、快速完成诊疗工作的系统。LIS 集成的检验知识库模块应具有以下功能：①知识检索。通过内建搜索引擎检索检验项目，提供包括项目概述、项目原理、相关试剂使用参考、生物参考区间、结果判读、干扰因素、注意事项、临床意义等知识，以及临床文献、学术论文等科研资料。②检验项目推荐。通过分析患者检验报告，对疾病相关检验项目进行推荐，并解释推荐原因。③知识维护功能。包括知识管理、分类管理、段落管理、知识映射等。④专家规则库。包括项目检验审查规则库、基于各指标结果的综合建议规则库及生活建议规则库。

（二）一些特殊检验过程对信息化的要求

智能实验室信息系统不止于功能的广度，还应在垂直专业领域具有相当深度。例如在微生物、分子诊断等领域，由于标本种类繁多、诊断技术多样、实验流程复杂，不同的检验项目，往往对应不同的标本处理方法、实验步骤、检验设备。导致微生物、分子实验室手工操作较多，自动化、物联化发展比较缓慢，不利于实验室检验流程管理、质量控制和效率提升。应设计适合微生物实验室、分子实验室的信息管理系统，形成从标本录入到报告生成的整体解决方案，有效提升微生物、分子实验室管理的信息化、智能化。

1. 微生物实验室对信息化要求

微生物检验的前中后阶段，与免疫、生化及其他常规检验差异较大。其特点是标本种类多、实验时间长、流程步骤多。面临的问题主要有：手工实验与多种仪器实验交替进行，标本定位难，中间环节缺少信息系统衔接与支持，制约了流程的标准化、信息化，也不利于质控和提效；CLSI、欧洲药敏试验委员会（European Committee on Antimicrobial Susceptibility Testing，EUCAST）、SOP 等专业资料难以融入智能系统辅助实验；统计数据要导出到其他系统，过程较复杂；LIS 只收发检验申请报告，未针对微生物检验的特点进行调整与优化。微生物实验室急需引入专用信息系统，实现全流程信息管理。

（1）微生物实验室环境要求：如果实验室环境温度出现大幅变化，可能造成血培养的生长曲线波动而导致假阳性，因此应当保持微生物实验室的温度相对恒定，室温保持在 22 ± 3℃。温度、湿度每日采集 2 次，每日记录 2 次试剂与标本冰箱温度，按照冰箱冷藏室和冷冻室的温度计数据上传到系统，或使用电子冷链监测系统进行 24 小时监测。以上数据自动录入智能化系统，超出正常范围及时通知负责人处置。所有仪器需建立档案，并维护保养记录，系统应提前通知负责人进行相关操作，如血培养仪器应按时保养和校准，否则可能会报告假阳性。试剂方面，系统能根据试剂库存，智能生成采购单。实验室制备的培养基制备记录、新试剂验证记录、血培养瓶领用记录，都应该包含于系统之中，便于统计及分析。

（2）知识库与专家系统的应用：知识库和专家系统功能的应用贯穿检验全过程。两者均包含 CLSI、EUCAST、SOP、历史检验数据、检验人员自定义规则等。检验前，可在系统上开展专业技术及知识培训；专家系统核对申请项目是否合理正确，例如根据标本类别判断所申请检验项目是否合理，当标本为中段尿时不应申请厌氧菌培养，甚至应提出建议"用膀胱穿刺采集标本"；标本送到实验室后，系统应该根据申请项目、检验项目、标本类型等信息，自动打印条码、分配培养基。检验中，专家系统根据专业文献、SOP、历史检验数据等，智能提示检验人员下一步进行何种实验检验后，当培养结果可疑，有污染、特殊菌种以及罕见耐药情况时，应主动联系临床，并提供必要的相关知识的解释和帮助。全程结合专家系统，可查阅 CLSI、EUCAST 等文献资料。

（3）云蛋白指纹图谱库：基质辅助激光解析电离飞行时间质谱仪（matrix assisted laser desorption ionization time of flight mass，MALDI-TOF MS）因其快速、准确、高通量的特点受到青睐，越来越多的微生物实验室已经配备，蛋白指纹图谱库决定所能鉴定菌种的数量及质量。以往厂家定期更新图谱库，再逐一部署到实验室。智能化系统，应能直接从云端实时获取最新最全面的图谱库，使得微生物实验室细菌鉴定能力可及时持续更新。

（4）无纸化条码化实验流程：由于微生物实验步骤多、期间需要流转不同的检验设备，为确保在实验期间可高效追溯标本及实验信息，在整个检验过程中，应实现全程无纸化、条码化。标本送到实验室后，智能化系统应根据检验项目或标本类别自动生成条码号，后续同一标本检出多种致病菌，则不仅要标识出条码号，还要能体现分离菌株号。系统还应根据标本类型、申请的检验项目，自动打印所有的条码标签，条码标签应该至少包含：患者姓名、性别、住院号、床位、诊断、标本种类、采集方式、检验项目及检验单据号等，检验人员通过扫码即可获取相关信息。检验设备的上位机软件，也应与智能化系统实现双工通讯，实现标本信息、实验结果的互传。

（5）血培养流程优化：通常一个实验涉及几类仪器的流转，如血培养、质谱、药敏。而普通的 LIS 只汇总仪器结果，不能体现流程，也不能传递质谱仪结果到药敏，智能化系统应该汇总一个标本所有的上机结果，使得用户可一站式查看实验流程和状态，并且实现类似质谱数据传给药敏的联动效果，缩短 TAT。血液感染是一种危重的全身感染，对其进行病原菌的检验，提供病原学的诊断极为重要，快速正确地检出血流感染的病原菌可以提高患者的治愈率和降低死亡率，而血培养是诊断血流感染最有效的方法之一，所以及时处置阳性瓶就极为关键。智能化信息系统的关键模块之一，就是置于实验室中心的大屏系统，实时监控血培养结果等关键指标，一旦有阳性瓶、温度异常，实时告警提示实验室人员。实时监控不限于实验室内，还可推送到移动端。

（6）自动审核及专家系统的应用：据统计，大约 60% 的微生物标本为阴性。随着国家对微生物标本送检率的要求逐步提高，微生物的标本送检量随之提高，越来越多的阴性结果需要审核，为了把检验人员从机械性的重复劳动中解脱出来，自动审核也应该包含在智能化信息系统当中，以降低实验室工作人员的工作负荷，提高工作效率。例如血培养阴性、无菌结果、正常菌落结果，均可自动地批量审核并直接发送到 HIS。专家系统可根据检验项目，提示检验人员某些超期的标本。专家系统还可提示检验人员对细菌天然耐药进行验证，以判断实验结果是否有误，提示需要复查一些不可能或罕见的药敏结果，对标本来源与药敏实验数据进行综合分析，可屏蔽一些药敏试验的报告，对数据进行综合分析为临床诊治提供一些建议等。

（7）统计分析：统计分析功能是检验后环节的重点。教学科研、专业学习、院感分析、工作改进等都需要完善的统计分析功能。智能化实验室系统不仅应具备常规统计分析功能，还应具备商业智能功能，使得实验人员可自行创建统计报表，实现自定义的统计分析。例如实现血培养的采血量统计，其意义在于，血液细胞本身也能代谢产生 CO_2，无菌血液在血培养瓶培养时也会产生生长曲线的变化，当采血量过多的时候可能会造成假阳性，因而建议控制采血量，按科室统计采血量，可以有效指导护士工作，提高检验效率。

（8）系统间衔接：智能化实验室系统不仅局限于实验室内，还应有完备的系统间衔接能力。智能化系统应包含 WHONET 功能，可直接导出 WHONET 格式的数据文件，便于检验人员统计分析或进行数据交流分享。当前，国家卫健委进一步加强微生物药敏管理，遏制耐药，建议二级以上综合医院要全部加入"两网"，即全国抗菌药物临床应用监测网和细菌耐药监测网；鼓励其他二级以上医疗机构入网；积极探索基层医疗机构入网的方式和方法。因此，智能化实验室系统应能直接导出"两网"所需格式的文件。有些医院还有专门的院感系统，智能化实验室系统也应与其达到无缝对接的效果。当微生物实验全程无纸化、条码化后，实验各个环节有时间点可查，这就为统计 TAT、优化环节提供了数据支持，同时，系统可提供相关数据，供实验人员统计分析。

（9）菌株保存：菌株保存管理也应纳入智能化系统管理范畴，内容包括：名称、来源、代数、存入 / 取出数量、使用日期、保管人、剩余量、库存量。根据菌种，定期检验菌种品质，如发现菌种变异或退化，应记录原因。发放菌种需要双保管人登录，确保安全操作。

2. 分子实验室对信息化要求

分子实验室具有标本类型多、诊断方法多、技术平台多、仪器品类多等特点。目前的分子实验室管理系统大多是支持单一种类的分子诊断技术的系统，存在以下问题：标本信息管理混乱、分析流程繁琐、仪器实验过程数据无法统一监控管理、标本与仪器信息无法可视化。因此，需要设计涵盖多种分子诊断技术的智能化分子实验室管理系统，实现多种检验技术结果的高效汇总及整合，记录实验过程数据，监控仪器与标本的实时状态，形成从标本录入到报告自动生成的整体解决方案。智能化分子实验室管理系统可以提高实验室管理水平和工作效率，提高数据安全性和可靠性，规范实验室工作流程，降低实验室运行成本，为实验室决策提供依据。

（1）智能化标本管理：由于分子检验项目的标本类型多，如全血、组织、骨髓、支气管肺泡灌洗液、尿液、痰液、粪便、宫颈和尿道拭子、培养细胞、脑脊液、胸腔积液、腹水等，不同的标本类型可能对应不同的采集、运输、存储条件，以及不同的标本制备方法。例如，组织标本应尽可能冷冻，并用干冰运输以减少降解；血液标本在分离细胞成分之前不能冷冻，因为这将导致溶血而干扰 DNA 扩增。系统应能够实现从标本的运输、接收、清点、出入库、返样到销毁等全生命周期管理，实现对标本处理和分析全流程、高效率地管理与监控。系统应采用条码等方式对标本进行标识，并保证标本标识的唯一性以方便标本在整个检验过程中的传递和查询。系统应支持标本追溯，可查看标本在各仪器中的实时状态，实现标本追踪可视化，分析结束后可以在界面上查看分析报告。

（2）智能化实验管理：分子实验的类型主要根据分子诊断技术进行划分，分子诊断技术大致划分为 PCR、分子杂交、基因测序、核酸质谱、生物芯片五大类。不同的分子诊断技术对应的实验方法、实验步骤、检验设备也不相同，应分别设置实验管理功能模块，以满足智能化实验室管理的需要。智能化实验室管理系统应能够准确地记录实验进展情况，记录实验过程数据，支持可视化查看检验设备、实验试剂的使用情况。支持实验阶段的灵活设置，可根据项目需求选择所需要的实验阶段，例如核酸提取、DNA 打断、文库制备、上机测序等实验阶段。支持可视化监控实验进程，最大程度上提高工作效率。

（3）智能化仪器管理：分子实验室中常见的仪器包括核酸提取仪、PCR 仪、荧光定量 PCR 仪、核酸质谱仪、基因芯片杂交仪、基因测序仪等。通常，一个实验需要用到多台仪器，一般的信息系统不能体现实验过程中所用到仪器的流转顺序，而且仪器实验过程数据无法统一监控管理。智能化仪器管理系统能够支持不同实验任务的设备可视化流转，能够实时监控仪器的运行状态、对异常运行状态进行警告，也能够有效统计仪器执行任务情况，根据任务情况对仪器进行智能化调度。

（4）智能化结果分析：分子实验室包含多种类型的下机数据，如 PCR 数据、测序数据等，分析过程复杂，技术要求高，需要耗费大量的人力和时间。例如，测序数据是分子实验室最主要的一种下机数据，人全外显子测序数据需要进行数据质控、与参考基因组比对、SNP/INDEL 检验注释等分析流程，每个流程都需要专业的分析工具，需要通过命令行启动分析任务，操作繁琐。智能化数据分析能集成分析软件或分析平台，支持多种类型实验结果的分析方法或分析流程，支持自定义分析流程，支持多研究方向、多疾病应用领域的自动化分析，能提供可视化的操作界面，使用户操作更为简便。实现自动化分析可有效提高分析效率，降低工作人员的分析难度，减轻工作压力。

（5）智能化报告管理：由于不同分子检验技术的检验报告差异较大，导致多种检验技术的结果数据难以汇总。智能化报告管理系统应能汇总多种检验技术的结果数据，支持不同检验技术的检验报告的分类管理。并且系统应提供报告模板定制功能，方便用户根据实际情况设计报告模板，能够自动化链接检验项目信息及数据，支持按照指定模板自动生成检验报告，提高报告编写速度，节省时间和人力。

（三）智能化实验室的网络与数据安全

随着信息技术与工业生产的深度融合，工业互联网、物联网等应用范围迅速扩展，推进互联网、大数据、人工智能、区块链、5G 等新兴技术与医疗健康行业的创新融合发展。为加强健康医疗大数据服务管理，国家卫健委在 2018 年根据相关法律法规研究制定了《国家健康医疗大数据标准、安全和服务管理办法（试行）》，促进"互联网＋医疗健康"发展，充分发挥健康医疗大数据作为国家重要基础性战略资源的作用。2019 年，国家卫生健康委印发《关于落实卫生健康行业网络信息与数据安全责任的通知》，国家卫生健康委办公厅提出如下意见（国卫办规划发〔2020〕14 号）。

1. 完善行业网络安全标准体系

贯彻《中华人民共和国网络安全法》，推进网络安全等级保护、商用密码应用、关键信息基础设施保护等制度在行业落地实施，研究编制卫生健康行业网络安全技术、医疗卫生机构安全能力评估、关键信息基础设施识别认定和保护等标准。

2. 强化数据安全标准研制

围绕大数据应用和数据联通共享的安全需求，从个人信息安全、重要数据安全、跨境数据安全三个方面，研究编制数据分类分级、数据脱敏、去标识化、数据跨境、风险评估等标准。

3. 推进行业应用安全标准研制

为指导行业应用安全规划、建设和运营工作，研究编制数据服务安全能力评估、数据应用安全能力成熟度评估等标准。

2020 年 12 月国家卫生健康委办公厅、国家中医药局办公室印发了《全国公共卫生信息化建设标准与规范（试行）》。其中针对网络信息安全，从身份认证、桌面终端安全、移动终端安全、计算安全、通信安全、数据防泄露、可信组网、数据备份与恢复、应用容灾、安全运维等方面提出建设要求。

网络安全管理主要包括：①身份认证：身份鉴别、网络准入控制。②桌面终端安全：桌面安全管理、上网行为管理、虚拟网络客户端管理、客户端终端认证、主机安全审计、主机恶意代码防范。③移动终端安全：移动安全管理、移动存储介质。④计算安全：数据库防火墙、数据库审计。⑤通信安全：虚拟专用网络设备、网络安全审计。⑥数据防泄漏：个人隐私保护、网络防泄漏、存储数据防泄漏、文档安全管理、数据库加密。⑦可信组网：基础组网、网络防火墙、虚拟化安全防护、链路负载均衡、入侵防御设备、防病毒网关、流量控制。⑧数据备份与恢复：数据备份、数据恢复。⑨应用容灾：应用高可用、应用恢复。⑩安全运维：运维审计、日志审计、安全策略管理、资产风险管理。

医学实验室的数据是重要的资产，利用大数据、人工智能等高新技术，充分挖掘数据资源，进行提炼、分析，并应用在临床、科研等领域，对医疗卫生事业具有重要意义。数据的分析应用，需要在保障安全的前提下进行，否则轻者泄露患者隐私，重者危害国家安全；而安全保障不能成为阻碍实验室数据分析的因素，过于保守的安全手段将导致资源的浪费，影响医学发展。总而言之，既要保障数据安全，又要充分利用数据资源，两手抓、两手都要硬。

医学实验室应加强网络安全防御和检测能力，健全预案，开展演练提高应急处置能力，变被动防护为主动防护，变静态防护为动态防护，变单点防护为整体防控，变粗放防护为精准防护，为持续推进智慧医院保驾护航。

二、检验前过程智能化

目前，检验前的标本采集和处理、标本运送、标本接收等过程自动化程度低，规范性差，影响后续检验结果的准确度和检验报告的及时性。采用智能医嘱、智能叫号、智能采血等系统，提高医生在下医嘱时的工作效率，减少患者的等待时间，提升医院整体服务质量；使用自动化甚至无人化的标本采集、实验室外部传输、签收分拣等系统，实现标本前处理过程自动化、标准化，可以降低生物危害、减少差错率、大幅缩短前处理时间，有利于检验前过程质量控制，减轻医生工作压力，减少医患纠纷。

（一）智能医嘱、叫号、采血

1.检验项目智能推荐

检验项目推荐是临床服务智能化的重要内容。目前，实验室的质量控制多着眼于内部，而忽视了许多影响检验结果的因素，如患者用药情况、习惯、饮食，标本是否正确采集与传送等，容易出现检验结果与患者实际不符的情况，导致临床医生误诊。人工智能检验决策系统可有效补充临床诊疗对检验领域认知的不足，根据患者的症状、临床表现、诊断、历史检验/检查结果等情况，在医生开具检验/检查医嘱时，辅助判断处方合理性，对禁忌和相对禁忌的检验项目主动进行提示，并对临床医嘱中不当的检验项目进行提醒，同时可以推荐合理的检验项目，为推荐结果提供逻辑推理支持，避免"过度检验"，使临床获得有意义的检验结果。

2.智能叫号系统

医院导诊、分诊排队叫号系统是指在患者入院咨询、分诊、导诊、候诊、就诊、缴费、取药、检查等环节所使用的智能化终端设备和软件系统，主要解决目前医院门诊患者反映很多的"三长一短"问题，即挂号排队时间长、看病等候时间长、取药排队时间长、医生问诊时间短。医院通过该系统来引导和服务就诊患者，解决排队拥挤、混乱等问题，减少患者的等待时间，提高医院服务质量，使医院门诊秩序规范化、门诊服务智慧化。

该系统主要功能包括：①取号、叫号智能化，减少了大部分人工环节。②实时统计提供医生服务和患者排队的动态信息。③根据系统生成多种统计报表，进行准确的量化考核。④科学地定岗定编，提高服务效率。

【案例】

云南某医院引进采血叫号系统前，患者要站着排队等待抽血，不仅拥挤、混乱，而且不利于感染控制预防工作，患者体验度差。由于排队等待时间的不确定性，部分特殊采血患者（需服药定时采血、OGTT 多次采血）排队过程中易发生冲突和不满。该医院引进采血叫号系统后，通过信息化的处理，优化叫号规则，不仅可以保证急诊患者的优先，而且可以很好地满足特殊采血需求患者。

科室重点关注的指标是采血等待时间的中位数及 90% 位数，采血等待时间定义为取号时间到采血时间（单位：分钟），实验室制定的目标值为采血等待时间的中位数为 10 分钟，

90% 位数为 20 分钟。2017—2020 年采血人次分别为 152 873、186 554、220 668、191 146 人次。2017 年、2018 年每天平均 6 名采血人员，2019 年平均每天 5 名采血人员，2020 年平均每天 4 名采血人员。2017—2020 年患者采血等待时间逐年下降（图 14-3），当然有多方面的原因，但叫号系统的使用和叫号规则的优化是基础。

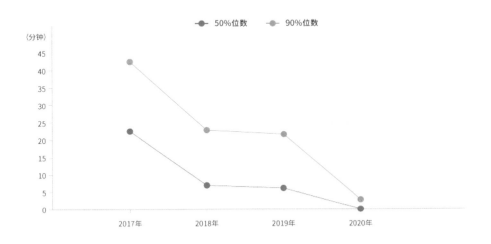

图 14-3　采血等待时间变化趋势图

3. 智能采血系统

智能采血系统基于生物图像识别技术，对患者的血管进行智能导航，规划穿刺路径，随后自动对患者不同深度的血管进行精准穿刺，实现智能采血。引入智能采血系统代替人工采血，能减少人为因素引起的采血失误，提高一次采血成功率，提升整体服务质量。智能采血系统应包含如下功能：①自动扫码，读取被采血者检验项目信息，自动抓取采血管，自动抓针。②血管扫描定位，采血部位自动消毒。③按项目用血量穿刺并抽血，注入不同规格的采血管。④自动贴覆按压穿刺部位。⑤采血管自动摇管混匀，自动收集。

（二）自动化标本传输与调度

目前，门诊采血和急诊采血是通过人工方式运输到实验室，这种方式有很多弊端：整体效率低、TAT 时间变长、生物危害大等，急需通过自动化、智能化手段解决上述问题。应建立自动标本传输系统、智能分拣签收系统、机器人调度系统，实现检验前过程标本的自动化、智能化、无人化操作。其主要功能包含：

1. 标本自动传输

建立采血站到实验室的专用标本传输通道，实现标本自动传输、无人化传输。

2. 智能分拣签收

接收到的标本进行自动化标本分拣，减少人工干预，避免人为失误，降低生物危害风险。

3.机器人调度

机器人可进行高危标本采样、预处理、送检、废弃灭活及药品、物资、医疗废弃物配送和运输、区域消毒等工作。

【案例】--

云南某医院使用样本自动分拣系统、样本自动传输系统和仪器的批量进样模块（bulk input module，BIM）极大地提高了实验室样本的自动化传输效率（图14-4）。实验室采用样本自动分拣系统前，每天平均1 500管的体检样本的人工分拣时间约为60分钟；采用样本自动分拣系统后，样本分拣时间缩短20分钟。实验室采用样本自动传输系统之前，门诊标本采集到接收的平均时间为10分钟；采用样本自动传输系统后，门诊标本采集到接收的平均时间缩短为5分钟。BIM使用前，样本接收到进入流水线的时间平均为30分钟；使用BIM后，平均时间缩短到15分钟。

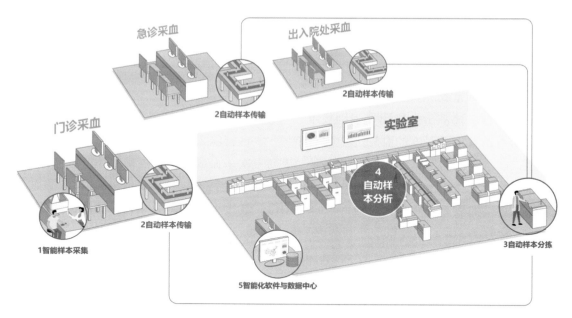

图 14-4　自动化标本传输与调度

（三）智能化标本识别

实验室要接收的标本主要有妇科白带、尿液、脑脊液、痰、血标本等，每种标本在上机后需要进行标本质量控制。目前，标本的质量控制主要靠人工进行，例如：血清标本上机前需要人工查看标本体积、是否是异常血清，妇科白带标本在上机前需要人工查看标本是否有凝块等，采用智能标本管识别、智能血清质量检测等技术，可实现标本的智能化识别，减少由于标本质量引起的纠纷，提高检验效率。

1. 智能机器视觉

近年来机器视觉技术的应用越来越广泛，在很多应用场景，机器视觉技术都能够提供成熟可靠的解决方案，例如：指纹识别、人脸识别、车牌识别、字符识别等。机器视觉系统在医学实验室中有很高的应用价值，在多种场景中代替人眼判断，机器视觉系统利用工业相机拍照，将条码识别、高低杯（高度不同的标本管）识别、盖帽检测、血清质量检测等功能融合到一起，一次拍照，完成全部识别。主要功能包括：①采用视觉扫码，部分条码污损、条码倾斜、上下极限等视野范围内，都能够成功解析条码。②智能识别样本管类型，无须人工分样，客户应用更便捷。③智能检测标本有无盖帽，在抽样前识别有无帽、加帽是否成功。④视觉识别方案，可留存图片，查询追溯方便，数据真实可靠。

2. 智能血液质量检测

目前，血液标本是实验室最常见的标本之一，可以进行生化、免疫、镜检等方面的检验，标本的采集错误很难在检验之前被人发现。例如：不规范的采血操作和不适当的标本处理造成标本成分及临床指标的变化等。通过图像识别、深度学习等技术，进行智能血液质量检测，可防止错误的标本进入分析仪器，减少标本质量引起的医患纠纷。智能血液质量检测主要功能包括：①智能标本量检验，准确计算标本量，提示标本量过多或过少。②血液质量检测，检测正常血清、异常血清，提示溶血、脂血、黄疸等特殊标本。③标本类型识别，可识别血清、血浆、尿液、全血、分离胶等类型。④凝块与纤维丝识别。

【案例】

山东省某医院引进了自动化生化免疫流水线，该流水线前处理系统不仅可以实现标本自动离心、分杯、分类，还可以对每一个标本进行拍照，并对照片进行智能分析，判断标本量是否充足以及该标本是否有溶血、脂血和黄疸，如果发现有重度溶血可以在分析前将标本挑出，以减少试剂浪费和 TAT 时间浪费，对于疑似溶血、脂血或黄疸标本可以通过血清指数自动定量检测，从而精准判断溶血、脂血和黄疸对检验结果造成的影响，并反馈给临床（图 14-5）。同时，前处理系统拍摄的血清图片还可以发送给实验室的 LIS，展示给审核人员，极大地方便了审核工作。机器筛选比人工更精准，而且能发现一些人眼无法识别的溶血影响，实验室对一个月的标本进行对比筛选和血清指数测定发现，人工筛选溶血标本 684 个，机器识别溶血标本 890 个，机器筛选经人工验证无漏检标本。照片定性判断功能节省血清质量试剂超过 85%，血清质量有问题标本 TAT 降低 32 分钟。

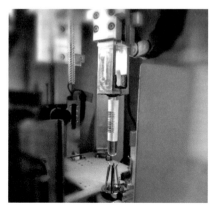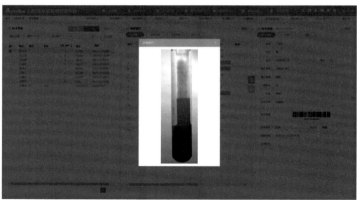

图 14-5　智能血清质量检测

三、检验过程智能化

检验过程包含医嘱核对、检验项目录入、标本检验、标本稀释 / 复测等流程，最能够体现实验室分析仪器的检测能力以及检验医师的技术水平、处理能力。检验过程智能化，可实现所有仪器的双向通讯，以便标本核收后直接上机检验，无须手工输入检验项目，降低劳动强度和发生错误的概率；可通过仪器串联、流水线、智能机器人及物联网的应用，实现全流程自动化、标本智能调度，实现自动质控，减少人工操作，提高仪器利用率；可完善实验室信息系统的数据审核功能，对检验结果进行多项目组合分析，以便实现标本自动复测，缩短标本 TAT。

【案例】
- -

某医院为了提升整个检验过程的智能化管理，引进了先进的生化免疫流水线，该流水线在中间体软件的控制下，实现了样本的全流程智能管理（图 14-6）。首先，此流水线不仅可以服务于线上的仪器，还可以实现为线下其他仪器的样本离心、分杯、分类、自动编号等功能，流水线可以连接多台分析仪，可自动为多台仪器平衡分配标本，而且根据仪器和试剂状态自动屏蔽和解屏蔽。同时流水线可以满足三个不同优先级，既保证了急诊样本优先处理，又保证了门诊标本优先于住院和体检样本，实验室免疫仪器经过优化后，门诊标本 90% 完成时间提前 60 分钟，平均 TAT 从 129 分钟降到 100 分钟，TAT 中位数从 107 分钟降到 96 分钟，提高了实验室的检验效率。

（一）自动质控

质控是实验室质量管理的核心环节，当前实验室质控普遍存在以下问题：质控品信息登记工作十分繁琐，名称、批号、效期、项目等都要一一核对，工作量较大；质控品复温时间

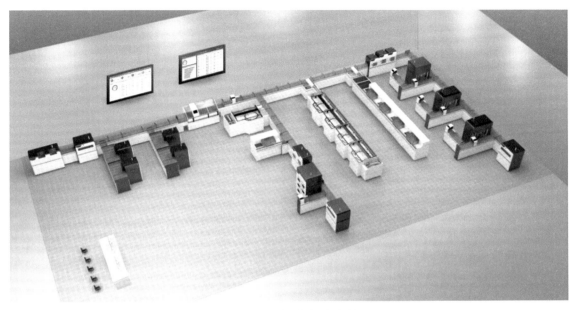

图 14-6　实验室流水线

不一致，造成实验误差；质控品分装难以控制，造成质控品的浪费；质控测试复杂，需要在各个仪器录入质控测试并装载质控品。针对以上问题，在具备流水线的实验室，应推广自动质控功能。自动质控是大幅降低人工成本的质量管理模式，自动质控的运用使检验医师无须进行早班质控工作，实现上班即刻开展患者标本的检验。主要要求和方法如下。

（1）质控品出厂时，要求厂商将名称、批号、效期、项目等相关信息集成到二维码或其他形式的标签，实现扫码自动录入质控品信息，以减少人工成本和错误概率；按照标准规格将质控品分装在标本管中，可以直接送入仪器，避免人工分杯产生的浪费，使质控品的用量更精确和稳定，节省人力的同时节约了质控品并保证了质量。

（2）自动质控可实现标本从冰箱（后处理模块）调出后由软件控制复温时间，避免因复温过长或过短造成质控结果不准确。

（3）自动质控应提供质控方案编辑功能。自动质控方案一般有两种：定时质控和定量质控。定时质控方案允许检验医师设定自动质控检验的时间点；定量质控方案允许检验医师根据不同项目的分析性能设定在若干次患者测试间隔中自动插入一次质控检验，以达到最小化报告错误结果的风险。检验医师可根据实验室工作需要灵活制订质控方案。自动质控应按照质控方案，执行调度计划，自动将质控品送往仪器进行检验，检验后再送往冰箱（后处理模块）存储。在线自动质控可以设定质控品存储期限或检验次数上限，达到存储期限和检验次数上限的质控品，应自动丢弃。

（4）自动质控应提供失控自动纠正机制，出现失控时按照预先制定的策略进行纠正处理。处于失控状态时，自动质控能够及时暂停标本检验，并通知操作人员，提供处理失控的故障排除路径建议。同时，应允许检验医师在软件中设置是否屏蔽失控项目，甚至屏蔽出现失控项目的仪器。

（二）智能调度

实验室存在多种检验仪器，相互之间分散且独立，不利于标本的集中调度及数据分析。智能调度可实现标本的集中调度及数据的统一管理。

（1）智能调度可实现各仪器负载均衡，既要避免仪器空闲，也要减少标本等待的时间，使标本能够在各仪器上均衡分配，提高仪器利用率。

（2）可提供调度规则设置，如仪器标本缓冲量、仪器测试量、仪器距离、标本优先级、标本类型等，使检验医师可以根据实验室自身情况，灵活、合理调整负载均衡机制。

（3）智能调度可实现标本全程定位与追溯，使检验医师在需要时能立刻掌握标本的位置与移动路径，方便定位问题标本；或者当自动化系统出现故障时，为标本回收提供支持。

（4）智能调度可提供相关统计分析功能，根据一段时间的运行情况，分析自动化系统的瓶颈，发现当前调度规则或均衡机制的不足，指导检验医师进行调整和优化。

【案例】 ....

云南某医院生化免疫流水线有 3 台生化仪器，每个检验项目分配在 2 台不同的仪器上；每台设备覆盖 2/3 的检验项目，任意 2 台均可覆盖全部的检验项目。这样既减少了检验系统过多导致的频繁比对的需求，又满足了仪器检验能力备份的需求。检验标本可以在 3 个仪器上均衡分配，提高仪器利用率。急诊标本和特殊检验项目可以设置不同的优先级，仪器根据标本的优先级合理安排检验。目前，实验室生化项目开展项目 40 项，优化前每台仪器均开展所有检验项目，优化后每台仪器仅保留原来 2/3 的检验项目，约 26~27 项。每个批次的质控测试数量原先为 40×2 个水平 ×3 台仪器 =240 测试，优化后为 27×2 个水平 ×3 台仪器 ≈ 160 测试。不仅减少了定期比对工作，而且每天室内质控工作量也减少。

（三）智能复测

实验过程中，可能存在异常因素导致结果不准确，或者某些项目的特定结果需要对标本进行复测。检验医师有时难以及时处理每一个标本，甚至可能遗漏个别标本，从而导致TAT 超时，影响临床诊疗。智能复测可根据预设规则，向仪器发起复测指令，并将标本调度到指定仪器执行复测。

（1）提供自动复测功能，当标本检验完成后，对各检验项目的结果进行判断，如果符合复测规则，则发起复测指令，自动将标本送回对应的仪器进行检验。

（2）提供自动复测规则设置，复测规则的设置应覆盖测试结果、历史结果比对、组合项目、仪器错误、旗标值等因素，且支持指定稀释倍数、指定在特定仪器、指定不在特定仪器进行复测等。

（3）提供自动反射测试功能，当某些项目的结果触发预设规则时，自动附加其他检验项目并进行测试，方便检验结果的进一步验证。

（四）监控告警

监控告警功能应实时、全面监控实验室运行情况，可通过大屏幕、手机 APP、移动电话等多种方式将告警信息告知检验医师，使其可时刻掌握实验室各个仪器的运行状态、故障情况、试剂耗材余量、危急值、敏感项目阳性结果、TAT 超时、质控失控等信息。

（五）实验室中央监控管理

随着信息技术的发展和实验室规模的扩大，以及实验室内信息系统与自动化检验设备的广泛应用，工作人员需要操作的计算机终端越来越多，进行工作时需要频繁来往于各操作台之间，容易产生疲劳，甚至导致操作失误。如何快捷地操作各个计算机上的软件、方便地监控各个设备的运行情况，对整个实验室进行集中管控，一直困扰着实验室管理者。

实验室中央监控系统能够集中监控所有接入的计算机终端，并灵活切换至任一终端进行远程操作，可作为实验室中控平台，方便快捷操作各终端软件、监控各设备运行情况，使工作人员不需要在各操作台间频繁奔波，提高工作效率，对实验室智能化建设有重要意义。

1. 集中监控与远程控制

检验医师可以集中对所有终端进行实时监视，及时了解检验设备温度、耗材等信息，掌握告警情况；也可以随时切换到需要进行干预的终端，进行远程操作与处理。

2. 快速截屏与屏幕录像

提供截屏与屏幕录像作为扩展功能，可以根据实际需要截取屏幕或者录像，作为实验过程的备案，或者作为软件操作的教程。

3. 远程协助与在线指导

能够搭建专用网络通道，在保障信息安全的基础上，使客服人员通过视频通话和远程协助技术帮助实验室工作人员处理紧急问题。

四、检验后过程智能化

检验后过程应保证检验结果准确、高效地应用于临床，是医学实验室关注的重点。应从自动审核、检验知识检索、报告智能解读、标本管理、实验室数据智能分析等多方面推进检验后过程智能化发展。

（一）自动审核

为向临床提供有诊断价值的检验信息和检验结果，检验后过程的审核工作起到十分重要的作用。而在实际工作中，正常的检验报告占大部分，仍需采用人工审核的方式对这些报告进行审核，占用了大量时间，容易让检验审核人员产生疲劳和失误，并且分散了处理问题报告的精力。

LIS 软件应具备自动审核功能，可提供基础的审核规则模板。工作人员可根据实际需要针对不同的项目制定相应的审核规则。自动审核参考的因素以及自动审核的流程应符合 WS/T 616—2018《临床实验室定量检验结果的自动审核》的要求。LIS 软件要按照实验室预设规则对检验结果进行审核，当审核结果符合所有预设规则时，由 LIS 自动签发检验报告，不再实施人工干预；当审核结果不符合时，软件可拦截该报告，指出违反的规则，并提醒工作人员进行人工判断。引入自动审核可以帮助实验室高效处理海量检验数据，降低工作强度和出现失误的概率，使工作人员集中精力处理问题报告。同时，自动化的审核过程可进一步缩短 TAT。

另外，软件还可提供相关的统计分析和数据比对功能，辅助工作人员对自动审核的通过率和正确率进行统计，定时进行人工审核与自动审核的对比，以便对审核规则持续改进和优化，还可通过机器学习等技术对检验结果进行智能审核，进一步提高自动审核的正确率。

【案例】---

审核工作往往需要实验室最资深的人员进行，耗费他们大量的时间和精力。审核工作智能化可以避免实验室人员对大量正常结果的"一过式"审核，节省精力，提高工作效率。某医院为了推进自动审核工作，基于流水线的中间体软件实现了自动审核功能，规则涵盖了审核范围、DeltaCheck、逻辑判断、仪器报警、标本状态等，达到了 72% 的通过率，既改善了 TAT，又大大降低了审核工作量，同时为了解决传统自动审核只能运行在后台的劣势，合作定制开发了自动审核监控系统，将自动审核结果展示到实验室人员的面前，使之可以实时掌控自动审核运行状态（图 14-7）。

为了弥补传统自动审核的不足，某医院与人工智能团队合作，在自动审核的基础上定制开发了基于机器学习技术的智能审核系统。该系统通过大量人工审核数据的学习训练，可以模拟人类逻辑对检验结果进行审核，进一步提高正确率和通过率，目前机器审核的假阴性率已经控制在 2.2/10 000 左右，通过率从 72% 提高到了 85%。

（二）报告智能解读

依托海量的检验数据，通过统计分析方法和人工智能技术，对检验数据进行多维度分

自动审核监控平台

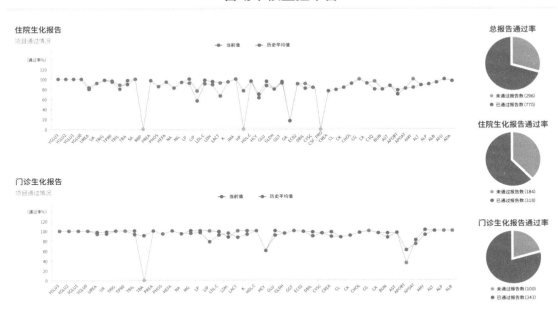

图 14-7　自动审核

析，形成更具价值的检验报告，辅助检验和临床决策，最大限度避免疾病的误诊和漏诊。报告智能解读可以提高对数据的综合利用和分析能力，提升实验室的服务能力。

报告智能解读应为临床提供检验项目关联知识推送、疾病风险评估、治疗建议方案推荐等功能。

1. 检验项目关联知识推送

通过对检验项目的关联知识如标本要求、试剂与仪器、操作步骤、干扰因素、临床意义等进行推送，可以方便临床医生快速了解与该项目结果变化相关联的疾病，对疾病诊断提供有力证据。

2. 疾病风险评估

随着"健康中国 2030"的提出，疾病零级预防显得愈发重要，人工智能与医学的融合为疾病的预防和治疗带来了诸多便利。医疗行业产生的海量医疗数据，具有结构复杂、信息量级大等特点，不利于医生有效、高精准度地做出诊断。应该根据患者的检验数据，结合患者当次诊断、主诉、病史、历史检验结果等临床信息，进行可能性标识，辅助判断患者疑似疾病，实时引导医生全面考虑患者病情，从而避免漏诊、误诊。

通过医疗数据的采集与获取、数据预处理、特征筛选、模型选择、模型评估等步骤，建立疾病风险评估模型，结合医学检验知识图谱，基于患者检验数据和临床信息，实现患者疑似疾病的风险评估。

【案例】

1. 患者基本信息

性别：女；年龄：32 岁；怀孕：孕早期；疾病：甲状腺疾病；手术史：无手术史；用药：甲状腺相关药物。

2. 检验项目及结果

TSH：0.05 μIU/mL；FT3：5 pmol/L；FT4：22 pmol/L；TT3：3 nmol/L；TRAb：6 IU/L；Tg：100 ng/mL。

3. 基于知识图谱的结果解读

（1）疑似疾病：①妊娠期 Graves 病甲亢（依据：对于有 Graves 病或病史的妊娠妇女，TRAb 有助于预测胎儿或新生儿甲亢发生的可能性，因为该抗体可以通过胎盘，刺激胎儿的甲状腺产生过量甲状腺激素）。②妊娠期甲状腺毒症。

（2）影响因素：①因妊娠停止 ATD 治疗的甲亢患者症状加重。②怀孕初期，孕妇血中甲状腺球蛋白的水平会上升。

3. 治疗建议方案推荐

传统的医学实验室提供给患者的报告单，既未对检验结果进行深入分析，也未能对临床诊疗提供指导建议。报告智能解读，就是要求将传统的检验报告单转变为以疾病诊断和治疗为目的的智能报告单，为临床提供结果摘要、历史结果、人群分布、治疗建议方案，从而更好地服务临床。

（三）标本归档管理

检验结束后，需要对标本进行回收并分类归档。进行分类时，需要按照标本类别、检验项目类别、科室等进行区分，有时甚至需要根据检验结果进行分类，以便于标本追溯。但存在标本量大、过程繁琐、人工分类耗时长、易出错，且无法确保标本记录的完整性等问题。而通过智能的标本管理系统，能够实现标本的自动分类归档、查询、追溯。

将检验后过程标本送至出样区或者冰箱（后处理模块），配合软件提供的自动归档功能，可以根据实际工作需要，自由设置参考标本类型、检验项目类别、检验结果性质、特定项目等因素对标本进行自动归类存储，避免人工分拣标本的重复劳动和失误，提高归档效率与准确率。进一步，可以运用二维码、射频识别（radio frequency identification，RFID）等技术对标本进行身份绑定，从而实现垂直定位，极大地提高标本检索效率，利于标本全流程追溯。

另外，流水线可接入一个或多个大容量冰箱，单个设备标本存储量由几千到上万管不等，基本满足医院标本存储 7 天的需求，配合超期自动丢弃功能，可以实现标本从接收到丢弃整个过程的自动化，无须进行标本转移，有效提高实验室管理效能。

（四）实验室数据智能分析

实验室数据智能分析系统提供多维度的统计分析功能，以图形和数据形式供实验室管理者参考，如标本统计、工作量统计、测试分布分析、故障警告统计等。

标本统计和工作量统计可以分析标本量、测试项目量、阳性率及趋势图等，协助管理者掌握实验室运行情况；故障警告统计可以协助分析仪器故障点、发生时间与标本量的关系，对制订处理预案有着积极意义；TAT 统计分析可直观展示标本周转时间，凸显影响 TAT 的节点，帮助实验室管理者有针对性地调整工作流程。

通过多维度的统计分析，可向管理者提供指导性的建议，协助管理者深入掌握运营情况，发现实验室的薄弱环节，并进行持续的改进优化，提高实验室管理水平。

五、实验室质量保证智能化

随着实验室规模扩大，检验测试量、数据多样性和复杂度大幅提高，在高度自动化、高通量的检验环境中，需要采取严格的质量控制措施，以保障大量检验结果在可控的情况下报告。因此，需要结合每一个检验项目的分析性能，设置个性化的质量控制策略，尽可能对带有误差的检验数据在检验报告生成之前予以甄别，使患者风险降到最低。在开展实验室质量控制工作时，需要根据检验标本量，对每一个项目的精密度与偏倚进行跟踪和监测，及时调整策略，包括控制范围、质控规则和测定频率等。智能化的实验室质量控制，可实现浮动均值质控、质控数据的实时监控、质控失控分析和报告、智能质控策略推荐、患者数据质量控制等功能。

（一）浮动均值质控

浮动均值质控已普遍地应用到实验室室内质控均值的设定中。质控管理软件可设定相应的均值更新规则，自动更新均值和累计均值。一般均值更新策略有以下两类。

（1）定时更新：按照一定的时间间隔，自动进行均值的累计计算，可设置排除一些违背 Westgard 西格玛规则的质控点。

（2）定量更新：在进行一定次数的检验后，自动计算累计均值。违背 Westgard 西格玛规则的质控点不做累计。通过软件进行浮动均值质控，可降低劳动强度和人工计算出错的概率，提高质控工作的效率和检验结果的可信性。

（二）质控数据的实时监控

医学检验实验室开展室内质控工作，一般要在患者检验之前确定所有仪器的全部检验项目均已进行质控品上机实验，确保所有的项目是在控状态或执行过纠正措施，当质控实验出现失控，能够及时告警和处理。对于检验医师来说，从几台甚至几十台仪器中发现并处理失控项目，是一项很繁重的工作，而专业的质控管理软件能提供智能化告警功能，协助检验医师提高工作效率，减轻工作强度。告警功能包括：①软件可下发指令使仪器告警指示灯闪烁提醒。②实验室内监控大屏幕播放声音提示，并展示失控的仪器、检验的项目和违反的规则等信息。③当仪器某项目失控时，能够屏蔽该仪器失控的项目，该仪器不再进行此失控项目的检验。④启用具有移动检验功能的实验室，通过实验室信息管理软件配套的移动 APP、微信小程序、公众号等方式进行提醒，使检验医师能够第一时间知晓失控的仪器和项目，提高失控分析与纠正处理的效率，进一步提升实验室的质量管理水平。

（三）质控失控分析和报告

出现失控情况后，需要分析失控原因，进行纠正处理，撰写失控报告进行上报，必要时还需要复查部分检验标本。所有的动作都需要形成记录，有据可查，以供日后追溯。如果这些细致、琐碎的工作都靠人工进行，会增加工作人员负担，并容易出现遗漏或失误。可引入专业的质控管理系统，记录所有操作，保证可溯源，为今后的质控工作提供借鉴和指导。发生失控时，软件应能结合检验数据协助、引导工作人员进行失控分析，执行纠正措施，并进行记录。

（四）智能质控策略推荐

大数据分析也可运用到质控工作上来，对实验数据、室内质控、室间比对等一系列相关数据通过质控云平台进行分析，根据检验方法的偏倚精密度，结合允许总误差计算方法的西格玛度量值，设置不同水平西格玛值所应推荐的质控规则，包括单规则和多规则，结合检验的标本量，推荐质控规则应用的批长度，智能推荐质控规则方案，评估患者结果风险，为实验室定制个性化质控策略。

（五）患者数据质量控制

除了质控品质量控制之外，患者数据质控也是实验室质量控制的方法之一。质控管理软件利用患者实时质量控制（patient-based real-time quality control，PBRTQC），基于患者的检验结果数据进行分析，检出可能的系统误差和随机误差，其方法包括正态均值法、移动均值法、差值检查法、多参数核查法和双份测定的极差型质控图法等。基于患者的实时控制算法与传统的质量控制方法相比具有很多优势，如成本更低、无互换性问题、连续实时性能监控、检验前过程误差敏感性高等，缺点是对检验质量缺陷不灵敏，小标本量下的反馈不够及时等。患者数据质量控制是常规质量控制工作的一种有效补充。

【案例】

　　某医院与流水线技术团队合作，依据国家行业标准，在中间体软件上实现了基于患者数据的实时量控制功能，该功能可以通过指数加权移动平均法（exponentially weighted moving-average，EWMA）算法监控每一个项目及每一个仪器模块的检验数据波动，通过一系列控制参数实现异常报警，从而实现了实时监控仪器检验平台是否在控，该方法相对于传统质控而言，可以节省试剂，而且可以更早发现仪器失控情况，帮助实验室及时处理失控情况（图 14-8）。

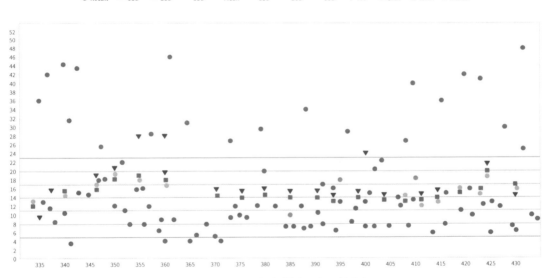

图 14-8　患者数据质量控制

第四节
服务智能化

　　服务智能化，是指利用物联网、大数据、人工智能等技术，实现临床服务智能化、区域中心实验室服务信息化、产品技术服务智能化，为临床提供智能医嘱、报告智能解读；为区域中心实验室提供标本运转管理、检验报告区域内共享；为实验室提供检验设备故障预警、远程协助、扫码报修、在线学习、室内质控室间化报告等功能，提升实验室服务效率，更好地服务临床和患者。

一、临床服务智能化

随着检验医学的迅速发展，检验项目越来越多，已有超过 2 000 种不同的检验指标应用于临床，许多异常检验数据隐藏着疾病的关键信息或重要趋势，对临床医生和检验医师的检验项目理解和检验结果解读能力要求越来越高，需要及时更新补充检验知识。通过人工智能检验决策支持系统提供医嘱智能推荐、检验报告智能解读等，为临床医生和检验人员提供决策支持，助力医学实验室更好地服务临床和患者（图 14-9）。

（一）医嘱智能推荐

医嘱录入耗费医生大量的时间和精力。医生每天需要重复输入患者主诉，例如发病时间、症状、病情进展，药品名称、用量、用法等大量信息，不但繁琐，还容易出现错漏。医嘱智能推荐系统使用自然语言处理等技术，能够依据患者的病情，智能推荐检验项目和

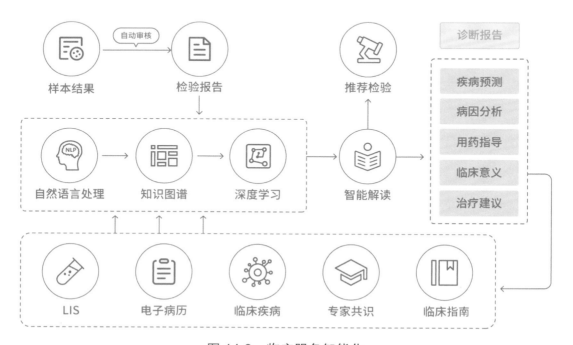

图 14-9　临床服务智能化

治疗方案，有效提高医生在下医嘱时的工作效率。

1. 检验项目智能推荐

临床医生借助人工智能检验决策支持系统，可自动推荐合适的检验项目，并在医学知识文献库挖掘这些检验项目的相关文献，为推荐结果提供逻辑推理支持，详见本章第三节。

2. 治疗方案智能推荐

根据患者当次诊断，结合现病史、既往史、用药史、检验结果、检查结果等情况，在医生开具用药医嘱时，自动审核合理性，对用药相互作用、禁忌和相对禁忌的项目主动进行提示。同时，为医生智能推荐符合临床路径要求的治疗方案。

（二）检验报告智能解读

报告智能解读依托海量的检验数据，可以提高临床对数据的综合利用和分析能力，提高检验与临床的沟通效率。报告智能解读应为临床提供检验项目关联知识推送、疾病风险评估、治疗建议方案推荐等功能，详见本章第三节。

二、区域中心实验室服务信息化

区域中心实验室是指在一定区域范围内建立为区域内各级医疗机构提供临床检验项目检验服务的医学检验实验室，在区域内实现检验资源共享、检验质量同质化、检验服务标准化、检验结果互认。

目前，我国基层医疗机构检验设备简单、检验项目少、技术人员缺乏、服务能力不足，二、三级医院之间由于使用设备不同、方法学不同，导致检验结果无法互认，重复检验问题突出。基于以上问题，近年来国家不断出台政策推进区域中心实验室的建设。区域中心实验室，以标本管理、报告管理为中心，以检验品质、检验流程为核心，以监管标本冷链物流为手段，提高区域检验中心主体医院的资源利用率，降低基层医院检验设备的采购成本，使优质检验资源下沉，达到检验共享、结果互认、提升检验质量的目的；以患者为核心，使患者在基层亦能享受到优质的检验资源，实现患者不动、标本动、信息动，提升检验质量，更好地服务患者（图 14-10）。

区域中心实验室智能化的要求如下。

（一）区域中心实验室对第三方系统接入的要求

在实际应用中，区域中心实验室需要与送检医院 LIS 及冷链物流系统做无缝对接，打通区域内标本、报告、结果信息流，节省检验申请及报告回传时间。

另外，区域中心实验室根据实际工作需要与 HIS 系统、病历系统、体检系统、居民档案等系统无缝对接，实现检验数据在区域内共享。

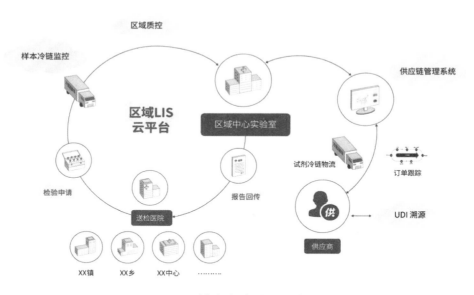

图 14-10　区域中心实验室服务信息化

（二）区域中心实验室对条形码的要求

区域中心实验室要求支持全流程条码化。条形码生成由系统统一规划和管理，保证条形码在整个区域中的唯一性，便于溯源。条形码可标识采样管类型、颜色、标本类型、所需标本量、采样时间等信息。通过条形码实现标本信息的自动化智能识别，提高工作效率，降低标本在信息录入、运输过程中的错误率。还可批量预置条形码，支持送检单位批量申请的需求。

（三）区域中心实验室对标本流转的要求

区域中心实验室要求实现区域内标本跨机构流转，实时跟踪标本进度。通过与 LIS 的双向交互，实现检验申请、标本采集、送出、签收 / 拒收、上机、报告发布、报告召回全流程跟踪，实时监控定位标本。送检机构可实时查看标本的流转状态、检验进度及相关的报告情况，实现区域内标本跨机构无障碍流转。

（四）区域中心实验室对标本运输的要求

区域中心实验室要求专业的物流系统对标本运输过程的质量进行监控。区域标本冷链物流系统，运用 4G/5G 物联网技术，对标本箱（车）进行温度、湿度、位置实时监控，与区域检验平台对接，标本打包送出后，可随时查看标本箱的位置、温度、湿度等信息。该系统支持对设备的个性化告警设置、超限设置等，告警支持页面告警、短信告警、微信告警等多种方式，同时可实时监控设备在线状态。针对历史标本运行轨迹，系统提供历史轨迹查询，便于标本运输环境的监控和追溯。

（五）区域中心实验室对检验申请的要求

区域中心实验室要求实现区域诊疗信息互通，检验申请方式灵活方便，支持区域检验平台提交单个检验申请、批量申请，支持送检机构 LIS 远程开单等，从而提高检验效率。

（六）区域中心实验室对检验报告的要求

区域中心实验室要求报告发布及时，区域内共享。区域检验平台发布检验报告后，送检机构可在区域检验平台第一时间查看、打印、下载报告，并且通过与 LIS 的无缝对接，报告可实时回传到送检医院的 LIS，供临床参考。同一个患者在区域内不同机构做检验申请时，相关的报告结果可实现共享，方便医生进行比较分析，解决重复检验的问题。同时，通过手机 APP 或微信公众平台，医生和患者能随时查询报告。

（七）区域中心实验室对危急值的要求

区域中心实验室要求具备危急值提醒机制，并和 LIS 做接口，提取危急值信息实时推送给医生，提醒医生及时处理。

三、产品技术服务智能化

当前医学实验室面临各厂家仪器操作方式不统一、上门服务不及时、检验知识检索困难等问题。为保障医学实验室设备运行正常、结果可靠，设备厂家应基于物联网、大数据等技术，建立远程服务云平台，提供仪器故障告警、智能预警、扫码报修、在线学习、远程协助等功能，在设备发生故障或可能发生故障时提醒工程师主动服务，提升对医学实验室的服务能力（图 14-11）。

（一）故障告警，快速服务

实验室检验设备运行过程中出现故障时，可能会导致设备停机，影响测试结果。远程服务系统可对设备运行数据进行实时采集和监控，将故障信息、故障原因和解决方案推送给厂家工程师，工程师可通过电话指导或上门方式进行及时服务，减少仪器停机时间，保障实验室设备的正常运作。

（二）智能预警，主动服务

实验室检验设备运行过程中，可能会发生元器件受损、寿命即将到期等问题，检验结

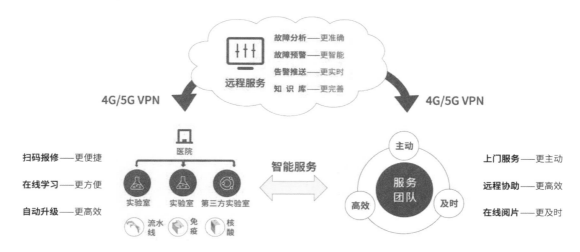

图 14-11　产品技术服务智能化

果有可能发生偏差，且不易为人感知。远程服务系统实时分析设备的核心元器件、易损件等的运行数据，将识别的风险信息推送给厂家工程师，提醒工程师提前上门，主动对设备进行保养维修。

（三）扫码报修，远程专家协助

实验室检验设备出现故障或检验技师对设备使用有疑问时，可以扫描设备上的二维码，一键提交相关问题。远程服务系统及时将问题推送给厂家工程师，工程师主动跟进和处理，同时向检验技师及时反馈处理进度，协助检验技师快速解决相关问题。

（四）室内质量控制，实现室内室间化

标本检验结果直接影响临床诊疗，检验结果的准确性是医学实验室最为关注和追求的指标之一。远程服务系统可实时采集设备质控数据，提供室内质控分析结果，同时针对多个实验室同一批号质控品的质控数据，通过大数据分析计算，生成室间比对报告，让实验室实时掌握检验设备的质控状态和所在区域内的质控水平。

（五）在线学习

实验室面临着如实验室质量管理要求高和难度大、疑难检验知识检索困难、不同厂家仪器操作方式不统一等问题。远程服务系统可提供在线学习功能，如检验知识库，包含检验知识检索、行业法规政策学习、公共卫生事件解读等；产品应用指导，包含操作说明书、保养维护视频、常见问题解决方案等。在线学习功能能够及时为检验医师答疑解惑，辅助提升专业技能。

第五节
管理信息化与智能化

医学实验室管理信息化与智能化，按照计划、组织协调、监控、激励考核的管理理念，以信息化手段，构建业务流程规范化、过程监控实时化、成本控制精细化、分析决策数据化的集成管理平台，实现对实验室"人、机、料、法、环"等实验室资源的全面管理，提升实验室管理水平。信息化与智能化管理主要包含人员管理、设施与环境管理、设备与试剂耗材管理、成本与效率分析管理等（图 14-12）。

【案例】

为了更好地对实验室的质量进行精细化管理，更好地把控实验室的整体情况，某医院与技术团队合作开发了实验室数字可视化管理平台，覆盖了实验室所有管理指标，并通过

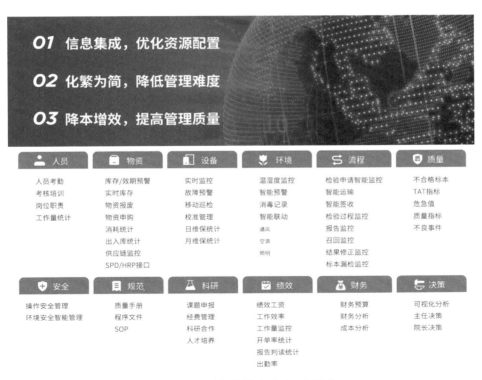

图 14-12　管理信息化与智能化

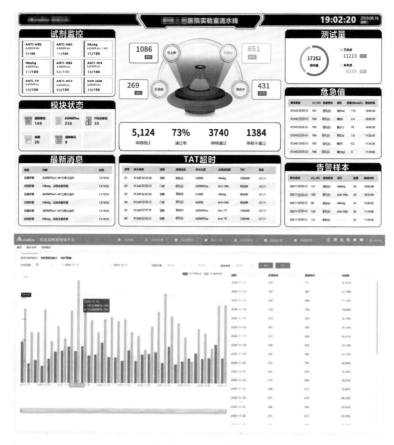

图 14-13　实验室质量精细化管理

商业智能技术展示给管理者，让管理者可以方便地了解到实验室瓶颈在哪里，帮助管理者持续提升实验室管理水平。管理平台涵盖了 TAT 管理、其他质量管理、人员绩效管理、流程服务管理等模块，可以帮助实验室动态监控相关数据指标，持续改进服务质量。

通过数据可视化分析，实验室发现某流水线的瓶颈在 1 900 标本 / 天，达到这个量时，TAT 平均达标率从 95% 下降至 85%，为了突破该瓶颈，实验室优化了负载均衡策略，改进了自动审核流程，使 TAT 中值从 115 分钟降至 95 分钟，TAT 达标率从 85% 升至 97%（图 14-13）。

一、人员管理信息化

实验室人员管理是指对实验室的人员资质、岗位设置、工作计划、日清自评等信息，以及上级领导的考核确认、人员技能培训计划的制定和考核监督、绩效考核等过程的管理。传统人员管理主要通过纸质文件实现，存在文件量大、查询效率低、易丢失等问题。引入人员管理信息系统，能够实现人员管理各个流程的信息化、数字化，各项数据可追溯，提高实验室人员管理的效率。

人员管理信息化的具体要求主要有以下几个方面。

（一）岗位设置

支持对实验室所有人员不同类型岗位描述信息进行线上录入，包括职责、权限和任务。根据不同人员，灵活设置岗位类型、职责、权限和任务，明确的岗位职责有利于规范员工的行为，帮助员工提高工作效率及工作质量，是员工绩效考核的重要依据。

（二）工作目标设置及岗位职责自动分配

支持不同岗位详细工作目标的制定录入，并设置完成的时间点。包括实验室核心小组、各组组长的管理目标以及检验技师、检验医师的工作目标。明确的工作目标，清晰的指标内涵，可细化工作任务，强化时间节点，保证工作落实。可自定义岗位职责分配规则，自动分配岗位职责。

（三）人员资质维护精细化、数字化

将实验室人员的基本信息、培训信息、履历信息、证件扫描件、临床工作量、科研信息、学术论文等信息集成到一起，为每个实验室人员建立详尽的人事档案。从入职、转正、工作动态（包括岗位调整、排班管理、考勤管理）、离职/退休的全过程数字化管理，各项数据可追溯，实现人员管理信息全面化、动态化、智能化。

（四）智能考勤排班，提高工作效率

支持实验室人员、岗位维护，复杂班次、假期、排班规则设置，批量排班，智能无接触考勤等。排班方式智能灵活，可大大提高管理者工作效率。考勤管理支持上下班指纹、人脸识别等签到方式及签到信息查询。统计每人每日、每月实际工作时间和出勤情况，方便实验室管理者对人员动态的掌控。

（五）日清管理

支持人员根据岗位工作计划录入自己的日常工作内容，完成日清评价，并推送给上级领导，领导可对该人员的日清自评进行考核确认。员工对自己的工作绩效一目了然，管理者也从繁琐的监督性工作中解脱出来，合理调配人力资源，更好地进行重点管理。

（六）智能培训、考核

支持不同类型培训，包括岗前培训、在岗培训，制定相关培训考核及评价记录标准。

严格权限管理，保证培训考核的公平公正。培训计划及考核明细可随时查询并统计，有利于实验室管理者了解整个实验室人员专业素养提升情况，确保实验室人员技术水平和业务能力不断提高。支持自定义题库，自动组卷，智能考试、阅卷、课程培训。

（七）绩效考核

可分类设计不同班组、岗位的绩效考核项目，包括考核周期、考核指标、数据来源、权重设置等，并与相关业务流程及管理程序衔接，例如自动从日清记录采取数据，生成绩效指标，每日动态更新、反馈，形成可操作的、客观量化的绩效管理体系。支持人员月度、年度绩效考核、业绩档案分析。所有考核结果均可反查、验证，极大提升绩效考核的可信度和公信力。

二、设备管理智能化

实验室设备管理要求制定设备的选择、购买和管理的文件化程序，做到各个环节受控，并有相应记录。设备管理系统为以上各个环节的管理提供信息化的支撑，要求在设备统一编码的基础上，根据设备编码生成二维码，以设备为核心，所有运维数据与设备关联，可一键查询设备全生命周期所有数据。从采购、使用效率、成本和效益、维修和维护、报废评估等方面进行全生命周期的精细化管理，为实验室全面评估检验设备的使用情况提供依据，为采购设备提供准确的评价数据，实现设备管理工作的数字化、科学化、规范化。

设备管理信息化的具体要求主要有以下几个方面。

（一）设备采购

支持设备采购的申请单提交及审批，申请需录入采购设备的详细信息。支持相关证件、批文、可行性报告及不同品牌设备性能指标比较报告等的上传，为审核者提供详细的决策依据。

（二）设备验收

设备到货后，开箱验收单、设备合格证、操作手册、说明书、安装调试报告、验收记录、交接单及设备其他的技术文件均存入设备电子档案，纸质文件可扫描拍照上传，解决纸质文件遗失、无法追溯的隐患。

（三）设备使用

初次投入使用的设备须由具备资质的仪器工程师或技术支持人员对医学实验室工作人员进行培训，考核合格后发放培训合格证并经设备管理人员批准后方可上机操作。支持电子培训合格证的上传保存、设备操作规程的录入、修改和审核。

（四）设备定期检定、校准提前提醒

设备投入使用后，由于检验设备自身的漂移或环境影响等原因，设备的精确度随着不断使用或时间推移而变化。因此需要通过设备检定、校准操作评判设备是否合格。系统支持设备检定计划、校准计划的制定，根据不同设备检定 / 校准周期、上次检定 / 校准时间计算下次检定 / 校准日期，提前提醒相关人员。支持设备检定 / 校准记录、证书的上传、审核，保证设备运行的科学性、有效性。

（五）设备定期维护保养自动提醒

针对不同设备设置维护保养计划，并设置执行周期，自动计算距离下次执行的时间，及时预警。支持维保记录的上传、统计及审核。保证设备定期维护保养得到有效落实，解决设备保养维护过期的问题，有效预防故障发生，提高设备使用率，降低实验室运维成本。

（六）设备维修流程化管理

在检验设备使用的同时，对设备及时维修检查是减少医疗设备不良事件、降低设备故障率的重要基础。设备维修管理流程包括设备维修申请、报修送审、分派人员、维修、验收维修成果，支持维修单据的上传和维修结果的审核，维修后设备启用申请单的提交、审核等。通过设备维修流程化管理，可以使相关负责人及时了解设备使用故障情况，督促故障设备的及时维修，有效延长检验设备的使用时间，降低实验室运维成本。

（七）标准化高效巡检，异常提醒，故障预排

当前实验室设备巡检工作存在三个主要难题：①巡检不到位、漏检、不及时。②手写巡检记录效率低、易出错，且难以验证数据真实性。③管理人员不能及时、准确、全面地了解设备巡检状况，无法制订最佳的保养和维修计划。所以，实验室设备管理系统实现设备巡检标准化、信息化是解决问题的有效途径。主要功能为：制订定期或临时巡检计划，并指定负责人；巡检计划执行自动提醒；支持巡检记录通过移动端上传，保证巡检记录的准确、及时。该系统能够有效减少故障时间，保障设备正常运行。

（八）设备报废

支持设备报废的申请单提交及审批，报废申请要求录入或上传报废原因，生产厂家工程师、医院工程或设备管理部门维修人员的报废确认报告。通过申请审批流程化管理实现决策程序化、执行规范化、权责明确化。

（九）RFID 标签和二维码的使用

采用 RFID 标签或二维码标示设备，标签信息包括：名称、编号、规格型号等内容，扫码可立即查看最新档案信息，实现设备的批量扫描和全程跟踪，方便移动端库存盘点。

（十）设备运行自动监控

如何对检验设备进行科学化管理，延长设备的使用寿命，是实验室决策者面临的问题。医疗设备的运载负荷是医疗设备的参数之一，设备管理系统记录每个设备的技术参数，且不能随意改变。对运载负荷等相关参数进行监控，当设备实际运行负荷超过设置的参数时，进行自动报警，及时提醒设备操作者进行设备运行状态的管控。还可记录设备的历史运行状态，进行报表统计，方便管理者对设备整体管控，严防设备超负荷运行，以延长设备使用寿命。

（十一）设备盘点灵活效率高，资产可管控

设备盘点可通过 PC 端生成盘点单后手动盘点，也可以通过手机 APP 扫码自动盘点，盘点方式自由灵活，解决人工盘点失误多、时间成本高、效率低下等问题，可以对设备资产进行生命全周期管理。

三、环境管理信息化与智能化

根据医疗行业相关标准，实验室温湿度环境必须适合标本保存、处理、检验及设备运行、维护、保养等各项工作的进行。因此，建立实时高效的实验室温湿度监控系统，已经纳入了行业规范，并被列入实验室认证的相关标准。环境管理信息系统要求对实验室各监测区域温湿度等环境参数进行实时监控、历史记录、智能预警、统计分析，为各项实验的进行提供准确的环境参数依据，提高实验室环境监控水平。

环境管理信息化的要求具体包括如下几个方面。

（一）温湿度自动采集、监测和实时记录

以传感技术、物联网技术、数据管理技术等为主要技术手段，连续如实地采集和记录监测环境内温湿度等参数，以数字、图形、表格等方式进行实时显示和记录监测信息，方便实验室管理者查看实时的温湿度信息，随时掌握温湿度情况。

（二）超限报警，离线预警，报警方式多样化

根据区域内所有设备运行时对温湿度的要求，设置不同监测点的温湿度上下限。当测

量区域温湿度超出设定报警值时，可以按照使用人员指定的方式输出多种报警。可支持声光报警、短信报警、电子邮箱报警及微信报警等多种方式，及时发布报警信息。

（三）统计分析、报表打印

可随时查看监测区域的历史温湿度数据，并对数据进行分析、处理，同时可导出结果，生成报表并打印。

（四）智能联动

可实时监控温湿度、有害气体，并根据设定预警条件，联动启动空调及相应设备。

四、试剂耗材管理智能化

实验室耗材管理是实验室管理体系的重要一环，加强实验室耗材管理对提升实验室建设能力和管理水平具有重要意义。

实验室耗材管理以 ISO 15189 为指导，针对医学实验室试剂耗材日常管理、试剂业务需求而设计，应涵盖资质管理、申购计划、申购审批、验收、入库、领用申请、领用出库、保管、清单盘存、条码、效期、库存流水、报废等全流程业务模块，全流程条码跟踪管理。

耗材管理信息化的要求具体包括如下几个方面：

（一）资质管理

对供应商、生产商提供的资质进行信息化维护，对其基本信息、相关资质、证照等备案，进行准入许可限制、阻断机制设置等。根据自定义提醒设置对资质效期提前预警，及时掌握供应商资质情况，保证实验室试剂耗材的可靠性。

（二）条码管理

在医学实验室管理体系中，条码追溯管理的应用尤其重要，针对试剂和耗材的管理更是重中之重。在实际工作中，条码管理必不可少，要支持物料维度、批号维度条码应用，也支持 RFID 电子标签管理。在试剂耗材库存管理实现全流程条码管理，方便试剂或耗材的追溯。

（三）智能预警

利用互联网技术和大数据平台，可以实现智能预警提醒，通过电子邮箱、手机短信及手机 APP 进行实时推送提醒，大大保障了相关责任人可以及时处理相关预警事项。实验室耗材的库存及使用情况是耗材管理的难点和痛点，为了解决此项问题，系统要支持低库存、近效期等预警功能，为实验室人员提供实时库存信息。系统还可提供统计分析功能，及时统计分析实验室的库存情况、近效期情况等信息，对实验室耗材管理者而言省时省力，提升管理效率。

（四）第三方系统对接

信息互通、数据共享是目前实验室管理的普遍需求，实验室耗材管理系统可与仓库温湿度监控系统集成，实时监控仓库温、湿度变化；可与 LIS、HIS 集成，实现数据互通，便于数据统计分析。可与医院整体供应链系统集成，完善各个环节审批流，实验室各项库存由全院供应链系统统一调配。

（五）移动办公

传统管理出、入库方法，需要将试剂/物料统一摆放至固定盘货点，由人工清点、手工记录完成出入库操作。实验室耗材管理系统支持 PDA 扫码出入库、盘点，方便准确快捷；智能审批随时随地完成审批工作，提高工作效率；智能预警消息及时传达，降低成本，提高耗材使用率。

（六）统计分析、大屏看板

通过完善的数据统计分析，可全方位掌控试剂耗材的整体使用情况，方便决策。可生成实验室试剂耗材日申购量、日消耗量、库存余量、近效期试剂耗材、近效期资质信息、低库存预警、试剂损耗、盘点信息等日常管理报表，以及各类试剂月均/年均使用量报表、各年度/月度试剂使用量报表等。通过各类数据分析汇总，为实验室人员备货、月度及年度预算提供帮助，实现对试剂使用量的合理评估，对整个实验室降低成本、优化流程起到关键推动作用。同时可在大屏上展示统计、告警信息。

第六节
医学实验室智能化建设与运营中的目标制定与考核

在医学实验室智能化建设推进过程中，如何统筹智能化建设的各项工作，推进各个智能化系统的落地，并与实验室相关业务结合，是实验室管理人员面临的一大难题。引入 Lab-OEC 管理方法，可为智能化实验室建设与运营提供重要保障。而如何用信息化的手段，将实验室业务数据整合，为 Lab-OEC 管理方法的实施提供支持，进而为工作目标的制定和绩效考核提供量化参考与依据，也是实验室管理者需要思考的问题。医学实验室智能化建设与 Lab-OEC 管理方法的应用，是相互融合、相互促进的关系，应两者并举，最终实现实验室全面、精益管理。

一、Lab-OEC 管理方法在实验室智能化建设中的应用

（一）智能化建设目标与规划

实验室智能化建设是一个系统工程，涉及场地规划、设备引进、流程优化、信息系统建设、人员培训等各个方面，不能一蹴而就。而由传统实验室向智能化实验室的转变，势必带来短期的不适应，如果主管人员不能促进实验室人员转变观念，拥抱变化，那么可能体会不到实验室智能化带来的效率提升，甚至会导致这个过程半途而废。因此，循序渐进的目标、合理的计划、主要负责人员的委派尤为重要。

1.明确目标，分解工作任务

制定目标时，应考虑实验室所在医院（或单位，下同）的实际情况与定位，实验室的发展规划要符合所属医院的整体规划与要求，不可好高骛远，亦不可固步自封。明确实验室智能化建设的短期、中期、长期目标。

短期目标如：引入若干自动化设备；各专业组自动化设备覆盖率达到 90%；所有设备接入 LIS，实现双工等。

中期目标如：场地改造，布局优化；实现 6S 管理；更换先进的 LIS；引进智能采血系统；建设标本自动化传输系统；引入全自动流水线；应用自动审核等。

长期目标如：全院检验流程优化；检验全过程自动化；实现实验室全业务、全流程信息化覆盖；临床辅助决策相关智能化功能投入实际应用等。

建设目标中可以融入业务指标。随着阶段性建设目标的达成，应逐渐将业务工作与该阶段建设内容结合。此类目标如：①引入智能采血／标本自动传输分拣系统／全自动流水线后，平均 TAT 缩短 20%。②启用自动审核后，自动审核通过率达到 80%，平均 TAT 缩短 15 分钟。③引入智能叫号系统后，采血平均等待时间缩短 10 分钟，患者满意度提高 30%。④应用报告智能解读后，提高临床满意度 20%。⑤引入质量管理系统后，质量指标提高 20%，区域内实验室质量排名提升。⑥启用试剂耗材管理系统，降低运营成本 5%。⑦启用设备、环境管理系统，仪器故障率下降 10% 等。

目标制定过程中，前期一些难以量化的数字，后期可根据实际情况调整。应以区域内先进单位为标杆，组织拜访、学习，定期沟通，交流经验。短期目标应描述精确、详细；中期目标要结合发展趋势，考虑全面；长期目标要找准定位，指明方向。确定目标后，要将目标分解为具体的任务，分解任务时，主要以实现当前阶段目标为主。

2.制订计划，委派人员

确定目标和任务后，应据此制订详细的工作计划，并委派合适的人员执行。尽管智能

化实验室的建设依赖全员参与，但关键活动仍需专人负责。实验室人员本职工作已相当繁忙，因此建议安排专人统筹，具体工作交由执行力强、责任心强的人员。术业有专攻，当在一些专业性较强的工作中遇到问题，可以邀请第三方进行协助，如流水线供应商、信息系统服务商等。制订的计划中应包含若干"里程碑"，方便进行考核。

（二）智能化建设过程监控与绩效考核

应对智能化建设过程进行监督和控制。监控对象主要包括进度、成本、质量等，以此评估相关人员的绩效，并进行考核。考核可以按每季度或半年度一次的频率进行。

因智能化建设的工作内容与常规检验工作有较大差别，可在考核体系中设定特殊评价指标进行奖惩，以提高相关人员积极性与获得感。当后期智能化建设工作已融入日常工作的方方面面，部分建设成果已与业务工作结合并投入实际应用时，可考虑根据实际情况持续完善优化考核体系。

二、智能化实验室的运营与 Lab-OEC 结合

前文讲述了通过引入 Lab-OEC 管理工具，可以帮助、指导智能化实验室的建设；另一方面，当实验室的智能化程度达到一定水平后，智能化的运营可为 Lab-OEC 管理实践提供强大的支撑，而这种实践又能进一步提高运营效率，两者相辅相成，缺一不可。

一旦实验室实现了检验全过程和服务的智能化，尤其是以人员、设备、环境、试剂耗材等管理的信息化与智能化（详见本章第五节），即为 Lab-OEC 管理实践的信息化和智能化奠定了基础。

应开发并引入 Lab-OEC 管理系统，与 LIS 和各实验室管理系统对接，构建实验室全面管理平台，持续优化实验室工作流程，提高运营效率和管理水平。

（一）智能计划任务

实现全业务流程信息化后，可定期根据 LIS 系统、试剂耗材系统、设备管理系统等综合统计的数据，汇总进行商业智能分析，对下一周期的运营数据进行预测，制定下个阶段的运营目标，再结合智能 Lab-OEC 管理系统，将总体目标进行分解，安排到实验室各专业组、管理者和工作人员。进一步地，Lab-OEC 管理系统可根据计划任务模板，自动制订工作计划，将具体的任务安排到个人。实验室人员可根据实际情况进行调整，并由上级审核。最终提高实验室运营目标和工作计划合理性、规范性。

（二）智能运营监控

在实验室日常运营过程中，或多或少会与既定目标产生一定的偏差，如成本超支、收益降

低、工作进度滞后等。Lab-OEC 系统应通过分析业务数据与实验室人员的日清、周清、月清数据，及时监控偏差，并提供量化分析结果，协助主管人员进行干预、纠正，调整计划。同时，对于任务完成情况优秀的人员，可作为榜样、标兵，分析其工作数据，帮助其他人员找差距、补不足。另外，基于运营监控数据的智能商业分析，可为实验室主管人员提供决策依据。

（三）智能绩效考核

Lab-OEC 管理系统可协助实验室主管优化完善考核体系。每个考核周期，对易于量化的数据，如人员工作量、实验室收入、运营成本等，可由 Lab-OEC 系统自动生成表单，并结合实验室人员的任务计划，判定目标完成情况；对于不易量化的工作，可由员工个人总结录入，由上级进行考核，最终给出考核分数（参考表 14-1 和表 14-2）。可预先制定奖惩制度，Lab-OEC 系统根据设置的奖惩规则和考核分数，进行智能绩效评价，实现人员差异化、绩效精细化管理。

在任何组织中，人永远是最重要的，Lab-OEC 管理始终以人为核心，通过过程监控和分析考核，促进人员能力提升；通过差异化管理，充分调动人员积极性；最终通过全面精益管理，持续降低运营成本，提高工作效率，实现实验室整体业务能力、服务能力、科研能力的全面提升。

表 14-1　医学实验室智能化建设 Lab-OEC 目标制定表

负责人		科室		科室主任	
项目	目标最高水平	权重	全年目标	上半年目标	下半年目标

表 14-2　医学实验室智能化建设 Lab-OEC 绩效考核表

负责人		科室		科室主任	
绩效考核总得分（满分 100 分）		例行工作得分（满分 100 分）		创新改进工作得分（满分 100 分）	
条目	衡量标准	自我对工作完成情况进行评估		上级对工作完成情况进行评估	

（续表）

条目	衡量标准	自我对工作完成情况进行评估	上级对工作完成情况进行评估
杰出案例说明			
结合评估等级（请说明理由）			

参·考·文·献

[1] 徐明鑫，罗鑫，连一霏，等．浅析医学检验分析后质量控制 [J]．实验室科学，2016, 19(002): 236-237.

[2] 黄光成，周良，石建伟，等．机器学习算法在疾病风险预测中的应用与比较 [J]．中国卫生资源，2020, 23(04): 432-436.

[3] 曾秀凤，许振朋，黄辉，等．遗传病二代测序临床检测全流程规范化共识探讨 (2)——样品采集处理及检测 [J]．中华医学遗传学杂志，2020(03): 339-344.

[4] 孙隽，黄颐，王小冬，等．遗传病二代测序临床检测全流程规范化共识探讨 (3)——数据分析流程 [J]．中华医学遗传学杂志，2020(03): 345-351.

[5] 黄辉，沈亦平，顾卫红，等．遗传病二代测序临床检测全流程规范化共识探讨 (4)——检测报告解读和遗传咨询 [J]．中华医学遗传学杂志，2020(03): 352-357.

[6] 朱宁宁，吕时铭．荧光定量 PCR 技术在产前诊断中的应用专家共识 [J]．中华妇产科杂志，2016, 51(05): 321-324.

[7] 陈洪卫，侯彦强，关明．区域医学检验中心发展现状及展望 [J]．国际检验医学杂志，2021, 42(12): 1409-1413.

[8] 中国合格评定国家认可委员会．医学实验室质量和能力认可准则 (ISO 15189: 2012)[S]．北京：中国计量出版社，2013.

[9] 杨莉，游然．新型冠状病毒疫情防控下医学实验室人员管理的思考 [J]．中华医学科研管理杂志，2020, 33(03): 214-218.

[10] 葛雁，陈霞．检测实验室人员管理的主要内容及关键环节 [J]．认证技术，2013(11): 34-35.

[11] 轩乾坤，羽晓瑜，朱云霞，等．医学检验实验室设备管理内审结果分析与改进 [J]．临床检验杂志，2020, 38(002): 154-156.

[12] 周庭银，倪语星，胡继红，等．临床微生物检验标准化操作 (ISO 15189 认可指导书)[M]．上海：上海科学技术出版社，2015.

[13] 章育正，吕乃群．医学微生物学与免疫学 [M]．上海：上海科学技术出版社，2009.

[14] 国家卫生健康委办公厅．国家卫生健康委关于进一步加强抗微生物药物管理遏制耐药工作的通知 [EB]．2021-04-02.

[15] 国家卫生健康委办公厅．国家卫生健康委办公厅关于印发 2021 年国家医疗质量安全改进目标的通知 [EB]．2021-02-09.

[16] 林雪峰，应华永，陈晓军，等．临床微生物实验室数据管理专家系统的建立及应用 [J]．中华临床感染病杂志，2016, 9(02): 161-167.

（苗拥军　张　义　王洪春　孙　鹭　侯剑平　马　云　朱俊涛

刘　凯　姚　栋　赵万里　左青云）

——— 第十五章 ———

成本与效益的Lab-OEC管理

医学实验室创造的价值与其成本和效益存在十分密切的关系。重视医学实验室的成本和成本核算是提高医学实验室效益的重要手段。利用Lab-OEC管理方法制定成本控制目标，可将医学实验室运行成本控制在预期范围内。

应从医学实验室运行的各个方面进行效益分析，制定效益最大化目标，运用 Lab-OEC 管理方法达到医学实验室效益最大化。

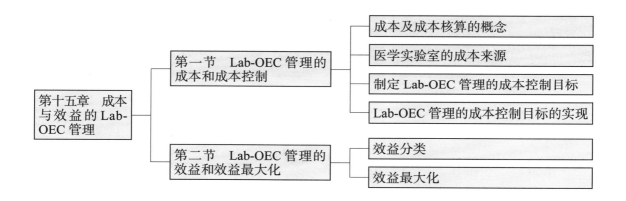

【案例】

李某某担任县人民医院检验科主任之初，由于公立医院改革的深入，医院对开源节流、控制成本的要求显著提升，但近年来检验科的成本率常年维持在 50% 以上，一直居高不下。医院领导要求以李主任为核心的检验科新管理层能够尽快拿出切实有效的管理措施，达到降本增效的目的。李主任带领科室管理层及全体人员，深入学习了 OEC 管理体系，结合科室当前的具体状况，经过组织讨论、分析问题，制定了一系列的控制目标、考核评价体系和员工激励措施。经过三个月试运行，检验科成本率从 54% 下降到 43%。未来该检验科还将进一步采取措施，使成本率继续下降。

第一节
Lab-OEC 管理的成本和成本控制

一、成本及成本核算的概念

1. 成本

成本是指生产和销售一定种类与数量的产品所耗费的资源以货币计量的价值。医学实验室开展的检验工作需要消耗生产资料和劳动力，这些消耗在成本中用货币计量，就表现为试剂耗材费用、设备折旧费用、人员薪资费用等。

2. 成本核算

成本核算是指对产品生产过程中的各种费用进行汇集、计算、分配和控制的过程。它运用会计的方法，计算产品生产经营过程中发生的各种费用以确定产品的成本，从而为产品的定价及成本控制提供依据。

医学实验室成本核算的程序一般分为以下 3 个步骤。

（1）医学实验室的医疗收入计算：一般包括临床检验、生化检验、微生物检验、免疫检验和分子检验等医疗服务的收入以及一些医用材料的收入。

（2）医学实验室的成本计算：对于实验室耗费的试剂、设备、低值易耗品、卫生材料、人力成本以及水电费、场地费等直接成本直接计入实验室成本。间接成本的分摊比较复杂，需要遵循一定的程序和方法才能比较公平合理地在医院各科室间进行分摊。本节重点讨论医学实验室的直接成本。

（3）测算医学实验室的效益：医疗收益 = 医疗收入 — 成本。

二、医学实验室的成本来源

1. 试剂耗材成本

（1）测试成本：是指医学实验室产生医疗收入的检验数据所对应的试剂和耗材量。

（2）非测试成本：是指医学实验室不产生医疗收入而往往需要消耗的试剂和耗材量。主要来源于以下几方面：①检验程序的性能验证或试剂验收试验。②检测系统的校准。③每天室内质控和参加定期的室间质量评价（能力验证）。④设备维护及维修。⑤试剂耗材过效期。⑥检验结果的复查。⑦不合格标本送检、设备操作不当和误用试剂等人为失误。⑧免费标本。⑨其他：停水、停电等突发状况造成的重复测试。

2. 设备设施成本

（1）设备设施的折旧成本：以使用年限为费用分摊标准。年折旧额＝设备原价值 × 20%（假定设备预计使用年限为 5 年）。

（2）设备设施的维修、检定、校准和维护成本。

3. 人力成本

（1）人力资源的使用成本：是指医学实验室工作人员的薪资及社会、医疗保险等费用。

（2）人力资源的开发成本：为了提高工作效率，医学实验室还需要对工作人员进行培训，以使他们具有预期的、合乎具体工作岗位要求的业务水平。主要包括上岗前培训成本、岗位培训成本、继续教育成本等。

4. 质量成本

医学实验室的质量成本主要由两部分构成，即质量缺陷成本和外部质量保证成本。

（1）质量缺陷成本：是指由于各种自身或外部原因使得检验结果不准确或有缺陷，导致医疗投诉或纠纷所造成的损失费用之和。

（2）外部质量保证成本：是指医学实验室为临床医生和患者提供所要求的检验结果等客观证据所支付的费用。主要是医学实验室建立及维持质量管理体系所发生的费用，如计量认证、ISO 15189 认可等。

5. 办公成本

工作服（包括防护用品）、纸张、笔、打印墨盒、U 盘及发表论文等费用。

6. 其他成本

主要指医疗机构的其他保障服务部门发生的各项成本。一般会根据医学实验室人数比、面积比等系数进行核算，包括房屋折旧费、管理人员成本、装修费、水电费、科研教育培训费、各种杂支费等也会按实际费用直接或分摊计入医学实验室的成本中。

三、制定 Lab-OEC 管理的成本控制目标

随着医疗体制改革的深入，控制成本已成为医院加强内涵建设、提高核心竞争力的有效手段。现阶段我国医保支付方式改革的核心就是将原来按项目付费变成按疾病诊断相关分组付费和按病种分值付费，医学实验室由原医院的主要创收部门转变为成本中心。

为了能够实现有效的成本控制，医学实验室应按照本书第二章的要求和方法制定成本控制的目标体系。

医学实验室管理层应首先按成本来源设置成本控制相关的计算指标，以下相关指标供参考。

（1）月试剂耗材成本占比指标：月试剂耗材成本占比 = 当月消耗试剂耗材金额 / 当月检验收入；也可计算其年度指标。

（2）月非测试成本占比指标：月非测试成本占比 = 当月消耗的非测试数 / 当月总测试数；也可计算其年度指标。

（3）检验项目月复查率指标：月复查率 = 当月该项目复查测试数 / 当月该项目总测试数；也可计算其年度指标。

（4）月人力成本占比指标：月人力成本占比 = 当月人力成本费用 / 当月检验收入；也可计算其年度指标。

（5）月质量损失指标：当月由于质量缺陷支付的金额，以人民币（元）为计算单位；也可计算其年度指标。

医学实验室管理层应根据自身成本结构的实际情况和所追求的目的设置成本控制目标，可以用表单的形式设置目标，并上墙公示，以激励全体员工共同努力实现这些目标，参考表 15-1。

表 15-1　月度 Lab-OEC 成本控制目标

月份	月试剂耗材成本占比	月非测试成本占比	月人力成本占比	月质量损失	....
1 月					
2 月					
3 月					
4 月					
5 月					
6 月					
7 月					
8 月					
9 月					
10 月					
11 月					
12 月					

四、Lab-OEC 管理的成本控制目标的实现

1.建立成本控制激励机制

成本控制必须由实验室全体人员参与才能获得最大效益，这就需要将成本控制纳入员工的日常考核中，使成本控制的好坏与绩效考核挂钩。

2.建立科学合理的考核评价体系

医学实验室应将成本控制指标层层分解并尽力做到科学合理，参考表15-2。如医学实验室管理层应肩负起设备设施成本控制指标，在保证检验质量的基础上更换性价比更高的设备，通过谈判争取采购价格优惠。可将"月试剂耗材成本占比"指标分解至各专业组，各专业组组长承担"月非测试成本占比"控制指标，又可将"检验项目月复查率"指标分解到个人，使每个人都明白本人在科室成本控制目标实现过程中所起的作用和作出的贡献。

表 15-2　成本控制与激励 Lab-OEC 月度考核表

日期：　　　　　　　部门：

成本来源		占比	计划金额	实际金额	差额	评分标准	实际得分	考核人	日期
试剂耗材成本	测试								
	非测试								
设备成本	折旧								
	维修								
	校准								
	维护								
人力成本	人力使用								
	人力开发								
质量成本	质量缺陷								
	外部质量保证								
办公成本									
其他成本									

3.建立成本控制信息反馈系统

及时准确地将成本目标与实际发生的成本之间的差异及成本控制实施情况反馈到实验室管理层，以便及时采取相应措施。

4.建立降低成本的多种路径

（1）鉴于检验试剂成本占总成本的比重较大，因此，检验试剂是医学实验室成本控制

的关键点；在试剂采购环节，应根据市场情况和检验技术进展情况，筛选出有谈价空间的试剂种类，通过谈判以更优惠的价格购置试剂。

（2）在试剂的库存管理方面，医学实验室应有专人负责出入库管理，包括试剂的存放、盘点等工作，尽量避免试剂过期浪费和使用过期试剂；有条件的可引进试剂管理软件以实现有效控制。

（3）注重培养全体员工的主人翁精神，人人树立成本节约意识；加强人员技术培训，制定标准化的设备操作流程和标本检验流程，对员工进行反复培训，避免重复劳动、无效劳动以及因操作不当造成的重复检验。

（4）注重设备日常维护，制定年度维护计划并监督落实，发现异常情况及时报告、处理。

（5）加强对标本采集人员的培训以及标本运输人员的培训；医学实验室应及时向临床科室反馈标本不合格的情况，与临床科室共同制定工作方案，对于反复出现的标本采集不合格的人员警示到个人。

【案例】
　　某市级医院检验科生化免疫室，由于近期医院体检检验量大增导致技术人员超负荷工作，科主任紧急调入 2 名临检室技术人员支援。月底核算"月非测试成本占比"时，超出控制目标 2 个百分点。经分析发现 1 名技术员由于业务不熟练，多次设备操作失误及误用试剂造成浪费，另外 1 人审核检验结果时，总是把超出参考区间的标本都重新复查一遍，于是对他们加强生化免疫项目的 SOP 培训，同时设置检验项目复查规则，降低不必要的复查。1 个月后，"月非测试成本占比"指标回归控制目标内。

第二节
Lab-OEC 管理的效益和效益最大化

　　效益是指效果和收益，是劳动活动所产生的消耗与获得的劳动成果之间的比较。劳动活动会消耗一定的资源，如人力资源、资金、各种必要的设备和消耗品等。在管理活动中，如果劳动成果大于劳动消耗则具有正效益，劳动成果等于劳动消耗为零效益，劳动成果小于劳动消耗为负效益。劳动活动产生的效益有直接效益和间接效益之分，也可表现为经济效益或社会效益，或两者兼而有之。本节主要讨论直接效益或经济效益。

　　在医学实验室的运行过程中，应始终秉持效益观念，并努力做到效益最大化。

一、效益分类

效益最大化就是用最小的投入，获得最大的收益。医疗卫生行业具有社会公益性质，因此在考虑效益最大化时，应同时兼顾经济效益和社会效益。

1. 成本效益

在提高效益的过程中，进行成本控制是首要问题，本章第一节已有详细论述。

2. 规模效益

在可能的情况下，医学实验室应尽可能扩大自己的服务范围和服务对象，以形成规模效益。如某市专科医院检验科生化室，有3个员工，一台具有1 000测试/小时的生化分析仪，每天检验300个标本，在他们与附近的5个社区医院联系后，标本量增加为每天500个，在没有增加人员和设备的情况下，经济收入却增长了近70%。

医学实验室管理层应将扩大服务范围和服务对象纳入年度管理评审中，应有扩展业务的年度目标。大型医院医学实验室应成为本地区的区域检验中心，加强与周边地区中小医院的合作，并将本地区的社区医疗服务中心（站）、养老机构、美容中心、个人诊所等纳入服务范围，以期扩大规模效益。

对于一些特殊检验项目，若医院标本较少，但临床又迫切需要，单个检验效益不高，尤其应通过规模效益来解决这一问题。

具有多个院区的医学实验室应将自动化设备检验的项目集中到一个院区进行检验，同样数目的标本若采用多机多人检验，则显著降低效益。

3. 扩展新业务效益

医学实验室应将开展新业务（新技术新项目）作为提高效益的重要途径。目前可以开展的检验项目已经达到数千项，但医学实验室实际上开展的仅数百项，远远不能满足临床需求。医学实验室应积极将临床意义明显、成本易于被临床接受的项目开展起来。应积极向临床宣传和推广新项目，努力拓展标本量，创造较好的效益。

4. 体检效益

随着《"健康中国2030"规划纲要》的出台，国家将健康工作重心前移，使得健康体检有了更大市场。医学实验室应抓住机遇，积极开展适合健康体检的项目，不仅着眼于常规人群的体检，还可开展更具针对性的体检专项，如老年人体检套餐、儿童体检套餐、婴幼儿体检套餐、高端体检套餐、职业病体检套餐等。

应与本单位负责体检工作的领导共同策划，加强对各种体检套餐项目的宣传，寻找多种途径与企事业单位领导沟通，让其了解对职工进行定期体检的意义，努力开拓体检市场。

5. 社会效益

医疗机构不同于一般企业，它承担着维护人民生命健康的重任，承担一定的社会责任是其天职，因此在考虑经济效益的同时，还应考虑社会效益。对于一些附加值低或赔本的检验项目，因其对患者的病情诊断及抢救是必需的，医学实验室应义无反顾地开展这些项目。例如在新冠疫情的开始阶段，开展新冠病毒核酸检测需要花费很大成本，国家对于是否收费尚不明确，此时医学实验室及所在医疗机构应主动承担社会责任，为疫情防控作出贡献。又如某些检验项目规定的收费较低，如免疫固定电泳，但它在临床上对于判断多发性骨髓瘤意义重大，即使亏本也应开展。一般来说，这些项目占医学实验室所开展项目的比例很小，不会显著影响医学实验室的整体效益。

二、效益最大化

1. 效益最大化目标的制定

医学实验室可按照本书第二章的要求和方法制定效益最大化的目标体系。

医学实验室应首先设置有关效益判断标准和效益相关的计算指标，以下相关指标供参考。

（1）月人均检验项目数指标：月人均检验项目数 = 当月检验项目总数 / 当月参与检验的人员数；也可计算其年度指标。

（2）月人均收入指标：月人均收入 = 当月总收入 / 当月医学实验室人员总数，以人民币（元）为计算单位；也可计算其年度指标。

（3）月人均毛利指标：月人均毛利 = 当月总毛利 / 当月医学实验室人员总数，以人民币（元）为计算单位；也可计算其年度指标；当月总毛利指该月的总收入减去该月的总支出，总支出主要包括试剂和耗材的支出，也可将水电费、设备折旧费、房屋折旧费（租赁费）等计入。

（4）月试剂耗材成本占比指标：月试剂耗材成本占比 = 当月试剂耗材成本 / 当月总收入，以人民币（元）为计算单位；也可计算其年度指标。

（5）年设备效益指标：年设备效益 =（设备产生的年总收入 — 年试剂耗材支出）/ 年设备投入，以人民币（元）为计算单位；年设备投入包括设备年折旧费与年度内的该设备维修和维护费用；也可计算每台设备的平均效益。

（6）年人均获科研基金金额指标：年人均获科研基金金额 = 当年获科研基金总数 / 医学实验室人员总数，以人民币（元）为计算单位；如同时获得国外科研基金的资助，可换算为人民币计算；也可将基金类型进一步细分，如国家级项目基金资助、省级项目基金资助。

医学实验室根据自身的工作目标和价值观，还可设置其他与经济效益和社会效益有关的指标，如年利润率、采血室人均采血数、血液室人均显微镜读片数、体液室人均尿镜检数、生化室人均生化项目检验数、微生物室月细菌检出阳性率、微生物室月罕见细菌检出总数（如嗜血杆菌）、年人均义务上门抽血数（有开展义务上门抽血的单位），以及在服务方面全年获得的各种表彰和奖状数、临床和患者的好评或表扬数等。

医学实验室应根据自身的具体情况和所追求的目的设置效益最大化目标，这些目标不应很低，如不需努力就能达到，会涣散大家的斗志；所设置的目标也不可遥不可及，否则会让大家泄气。可以表单的形式设置目标，并在墙上公示，以激励全体员工共同努力实现这些目标，参考表 15-3。

表 15-3　月度 Lab-OEC 效益目标

月份	月人均检验项目数		月人均收入		月人均毛利		月试剂耗材成本占比	
	目标	考核结果	目标	考核结果	目标	考核结果	目标	考核结果
1								
2								
3								
4								
5								
6								
7								
8								
9								
10								
11								
12								

2. 效益最大化目标的实现

（1）目标分解：如有可能，医学实验室应将效益指标层层分解。如可将"月人均检验项目数"分解至各个专业组，各专业组又可将指标分解到个人，使每个人都明白本人在实现科室效益最大化的过程中所起的作用和应作出的贡献。

（2）目标的分步实施：有些效益目标不能一步实现，可制订分步实现计划。如实现某台设备的年效益，可制订分阶段实施计划，如季度计划、月度计划、周计划等，研究每季度、每月或每周应采取的措施。如果是应用的新技术、新设备，应有向临床的宣传计划和具体措施，或如前所论及的如何与体检中心沟通，如何扩大向社区卫生服务中心辐射，如何形成规模效益等。

（3）目标与绩效挂钩：效益指标是对部门、个人最好的考核指标，应将其纳入对部门和个人的考核，并明确各个指标在考核中所占的比重，将考核结果纳入月度或年度的绩效分配中。对效益好的部门与个人给予经济上的奖励或精神鼓励，对于绩效差的予以批评或一定的惩罚。

【案例】

　　某大学附属医院中心采血室，平时设置 6 个采血窗口，采血人员相对固定，由于需要采血的患者较多，经常出现排长队现象，门诊部要求消除排长队现象，但由于已抽调 6 人支持新冠病毒核酸检验，再抽出人员较为困难。检验科统计 6 个抽血窗口每周（工作日）上午 8：00~12：00 的抽血人数，分别为 416、363、358、378、397、232 人次。之所以只统计每周工作日 8：00~12：00 的数据，是因为考虑到下午有部分人员休息或支援其他岗位，以及周六、周日患者较少且人员不固定，在这些时段没有可比性，因此不纳入统计。此外，采取周统计而不是日统计，主要考虑每天遇到患者的采血难易程度不一致，周统计可避免该缺陷。由以上统计结果可以看出，不同人员的静脉采血的效率相差很大。此后，检验科每周进行统计，并且公布，这给技术不熟练者或工作态度不积极者，造成了极大压力。连续公布 6 周后，每个窗口的静脉采血人次分别达到 532、471、469、481、491、435 人次，整体效率提高了 34.3%，另外通过提前 15 分钟上下班，在没有增加人员的情况下，基本消除了患者排长队的压力。

参·考·文·献

[1] 丛玉隆，王前．实用临床实验室管理学 [M]．北京：人民卫生出版社，2011.

[2] 杨惠，王成彬．临床实验室管理 [M]．北京：人民卫生出版社，2015.

[3] 王惟，周航旭，惠敏，等．医疗设备报废的分类评估管理体系构建与应用 [J]．中国医学装备，2021，18(05)：171-174.

[4] 吴刚．公立医院大型医用设备效益分析 [J]．商业文化，2021(05)：28-29.

[5] 谢晓添，郑阳，蓝华青，等．医疗设备管理的前瞻性效益评估模型构建及应用分析 [J]．中国医学装备，2020，17(03)：135-138.

（蒋波湧　杨　辰　王惠民）

第十六章
学科建设的Lab-OEC管理

学科建设是开展教学、医疗、科研活动的基础，是科室发展的关键所在，学科建设水平可在一定程度上直接反映科室发展的综合实力。因此，重视并加强学科建设对于科室综合实力的提升至关重要，应从学科发展方向、学科队伍建设、科研管理制度建设等多个方面，进行全方位的学科建设。

在学科建设中运用 Lab-OEC 管理工具是有序、高效进行学科建设的重要保障。Lab-OEC 管理需要贯彻于学科建设的各个阶段，并在此过程中不断更新和完善各项学科建设制度，以保证学科的高水平发展。

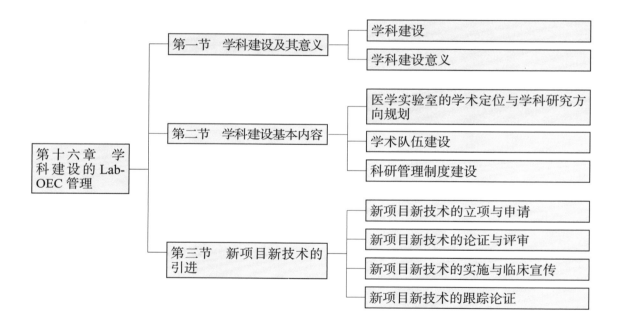

第一节
学科建设及其意义

一、学科建设

目前尚未见对"学科建设"一词的权威定义，学科建设一般指学科主体依据社会发展的需要和社会发展的规律，同时结合自身实际，采取各种措施和手段促进学科发展和学科提高的研究性活动。

学科建设水平是衡量医疗机构综合实力的重要标志，能直接反映其整体诊疗水平、科技创新能力和学术地位，是核心竞争力及可持续发展的重要保证。因此，医学实验室应高度重视学科建设。

二、学科建设意义

学科建设水平决定了科室的综合实力。在进行医学实验室的综合排名时，大部分的指标都与学科建设相关，往往不是评判该实验室具有多少设备以及设备的先进性如何，而是要看人才梯队及科学研究的成就。学科建设搞得好的实验室，在行业内就有声望、有地位。

学科建设是开展医疗、教学、科研活动的基础，是科室发展的关键所在。学科建设有利于学科自身的发展，学科建设需要配备优秀的人才、先进的设备、充足的科研资金，这就为学科自身发展打下了坚实基础；学科建设有利于人才培养，重视学科建设会提供一个良好的学习和工作环境，更利于培养出优秀人才；学科建设有利于资源的合理配置，学科建设的总体规划会使得学科发展有更为明确的方向，从而充分整合一切资源，使效益最大化。

第二节
学科建设基本内容

　　竞争力和影响力是学科优势最集中的体现。虽然目前尚无统一的标准来评价学科建设的优劣，但人才队伍、科研产出、学术影响和科研平台是学科建设水平最常用的评价指标。由此可以看出，科研与学术能力既是学科建设水平评价的主要指标，也是学科建设的落脚点，在学科建设中具有重要意义。医学实验室是实验设备最集中的学科，具有进行科研活动的实验基础及人才优势，只要充分调动实验室人员的科研热情，具有实现学科建设目标的优势地位。

一、医学实验室的学术定位与学科研究方向规划

（一）学术定位

　　一个符合实验室实际情况的恰当定位是实验室正确认识自己、制定客观发展目标和规划的前提。学术定位是在全面、客观评估自身团队在国内外学术地位的基础上，制定未来一定期限内发展目标的过程。学术定位的两个基本原则是客观性和发展性。准确的学术定位需要学科带头人客观地了解自身团队的人才情况、技术水平和平台条件等，敏锐把握本领域国内外的发展动态。安于现状的学术定位是没有意义的，也是没有前途的，因此，学科带头人在进行学术定位时要有发展的理念，在现有的基础上有预见性地进行一定程度的提高。

　　医学实验室的定位可包括多个层级，如实验室整体在本单位相关学科群中所处的地位、在本地区或国内外医学检验领域中所处的地位，以及本学科某些研究方向在国内外同一研究领域中所处的地位等。

（二）学科研究方向

　　明确学科研究方向是进行学科建设的基础。学科建设需要有特色的研究方向，应根据自身特色和优势，坚持"有所为，有所不为"的原则进行研究方向的整体布局和规划。选择哪些方向"为"和如何"为"，是决定学科建设是否达到预期的关键，这就需要学科带头人在把握趋势和整合资源的基础上，根据其学术定位和学科的目标和任务，制定学科的重点研究方向。

研究方向是通过不断的凝练而形成的，开始时研究方向可能会有变化，通过一段时间的探索，可在学科或亚学科层面形成几个具有自己特色的长期稳定的研究方向。在凝练研究方向时应注意以下几点：①在凝练研究方向初期，应坚持"百花齐放"原则，尊重每个研究者的研究兴趣，结合临床需求及研究热点，在此基础上逐步汇聚出至少 2 个研究方向。②学科发展和创新的主体是研究团队，不支持个别人在一个研究方向上单打独斗，要取得显著的研究成果必须有创新能力强且合作良好的团队，因此学科带头人要引领大家在已凝练的学科方向上共同奋斗。③研究方向应有自己的特色，与其他研究团队应有所区别，没有特色的研究方向是没有生命力的，应充分发挥团队自身优势，放大亮点，求实创新，打磨特色，从而做到独树一帜。

二、学术队伍建设

学术队伍是学科建设的主体。对于一个学科来说，无论是科研项目的申请和执行，还是科研成果的产出和科研平台的建设，都离不开高水平的科研人才。学科发展的首要任务是建设一支优秀的学术队伍。一支好的学术队伍需要有一批有较强理论知识和科研创新能力的人才，同时整体要有合理的年龄结构、学科专业背景、学历层次和职称结构。

（一）选拔优秀学科带头人

学科带头人是学术队伍的灵魂，是队伍建设和学科发展的中流砥柱，是学科建设的关键因素，因此选择和培养学科带头人至关重要。一般而言，一个好的学科带头人需具备以下素质：①有良好的道德品行和人格魅力，有宽广的胸怀和奉献精神。②有较高的学术水平和凝聚力，学风严谨，具备敢创一流的魄力。③能敏锐把握本领域国内外的发展动态，具备敏锐的洞察力，有良好的创新精神。④有良好的组织协调能力，注重人才培养和人才储备，搭建良好的人才梯队，知人善用，做到人尽其才、才尽其用。⑤善于沟通和协调各方关系，能争取到学科发展的资源。⑥具备获取各种学科建设基金、科学研究基金的能力。

（二）培养优秀学术骨干

学科发展还需要有一批相对稳定的学术骨干，学术骨干是学科带头人的后备人才。学术骨干应具有扎实的理论知识和研究技能，有丰富的研究工作经验，并已取得一定的科研成果。对于很多医学实验室而言，研究生指导老师也是学术队伍的重要骨干力量。由于研究生导师经过学校遴选，一般而言具有良好的科研素质和品德品质，也常常承担着高水平的科研项目，有研究生支撑进行科学实验。因此，强化研究生导师队伍建设，也是学术队伍建设的重要组成部分。

（三）储备优秀人才

学科的可持续发展需要充足的人才储备，可通过人才引进和内部培养两种方式进行。人才引进包括高精尖人才的引进、急缺人才的引进、优秀应届毕业生的纳入等类型。人才引进可以在较短时间内改善人才队伍结构，尤其对于新成立的研究团队或新确立的研究方向而言，是快速加强学术队伍建设的有效方法。

应重视对现有人才梯队的再培养和再教育，这是增强学术队伍力量的重要方式，是所有学科学术队伍建设和发展都必须要走的路。

三、科研管理制度建设

具有良好管理和良好人文环境的学科是学科发展的重要软实力。科学而适宜的科研管理制度可有效激发团队的科研激情和活力，促进学科的良性和可持续发展。学科建设是一个长期过程，应坚持循序渐进原则，但具体的科研工作和科研管理需要有日事日毕的理念，利用 Lab-OEC 管理方法对团队成员的工作进行规范化管理。

科研管理制度一般包括组织建设制度、实验室安全管理制度、人才培养制度、科研考核和激励制度、设备耗材管理制度和实验室内务管理制度等。

（一）科研管理的组织建设制度

医学实验室在规划学科建设时，首先需要建立一个适应本实验室实际情况的科研管理组织，如科研管理委员会或科研管理小组。一般而言，科研管理组织应明确学科带头人和管理委员会的职责，如实验室的科研规划、人才培养、平台建设、实验活动的管理与监督等。同时，为高效落实相关制度，实验室可设置一至数名科研秘书或专职科研助手，负责实验室日常工作的管理，如贵重设备的使用和监督，化学品使用和监督，内务执行情况和监督，实验室安全管理和监督，学术活动的组织和落实，实验室科研成果的收集、整理、登记存档和统计等。

（二）实验室安全管理制度

实验室应在综合评估实验安全风险、设备使用权限和实验室资源接触权限等基础上制定安全管理制度，明确进入实验室人员的资质和权限。如实验室新进人员需经过实验室生物安全管理员的生物安全培训、考核，并签订《生物安全知情同意书》；通过门禁管理对不同人员进入不同实验室的权限进行限定等。此外，实验室还需制定实验室工作人员的安全行为规范，对危险化学品进行严格管理，对实验室保存和使用菌（毒）种的流程进行规范管理等。

（三）人才培养制度

应建立战略周期内的长期人才培养计划和年度人才培养计划，应有对新进人员的普适化、规范化培训制度，建立读书报告会、科研进度汇报会等制度，加强医学伦理及科研工作规范方面的培训，注重培养学科团队的科学精神、科学思想、科学道德等基本科学素养。鼓励科研人员积极参加各种学术活动，尤其是参加国际性的学术交流，鼓励在职学历提升，尤其是能进入本领域国际一流研究机构从事博士后研究工作，或作为访问学者进行交流。

（四）科研考核和激励制度

实验室应根据不同层次和不同学历背景的实验室人员制定差异化目标，在此基础上，通过制定科研考核和激励制度，调动实验室人员参与科研活动的积极性，营造创新争先的良好学术氛围。

应有科研工作的年度目标（参考表 16-1），年度目标应尽可能是具体的、通过努力可实现的，应将年度目标分解成季度目标和月度目标，按月度或季度进行考核（参考表 16-2），对达到或超额完成科研业绩要求的人员进行奖励，同时对未完成相应业绩目标的人员进行适当处罚。其次，需要制定详细的科研考核和成果认定的制度与流程，包括对科研项目、论文论著、科技奖励、专利、人才计划等成果的认定标准和流程。

对于一些探索性和创新性很强的研究项目，主要考核研究的工作量和工作态度，而不是预期的研究结论，对科研工作应有容错机制，并彻底杜绝科研造假现象。

表 16-1　XX 医院检验科年度效益目标

年度	获科研项目数	获科研基金	发表论文数	申请国家发明专利数	获科研成果数	引进博士以上人才数	科研平台建设进展
XXXX 年							
XXXX 年							
XXXX 年							
XXXX 年							
XXXX 年							

表 16-2　学科建设月度考核表

日期：　　年　　月　　日

评价项目	本月目标	责任人	考核方法	本月完成情况	本月整改措施	本月评分	总分
科研项目申报进展							
科研成果申报进展							
专利申报进展							
科学实验进展							
论文完成进展							
阅读文献情况							
带教学生情况							

（五）其他

实验室还可根据自身实际情况制定相应的其他管理制度，如科研成果分配和管理制度、实验室设备及耗材管理制度、实验室内务管理制度等。

第三节
新项目新技术的引进

开展临床检验项目的数量是医学实验室综合实力的集中体现，是评价医学实验室医学服务能力、技术水平和创新能力的主要指标。因此，根据医学检验领域相关理论和技术的发展不断开展符合临床需求的新项目，以持续满足临床疾病诊断、治疗监测、预后评估或预防保健需要，是医学实验室实现可持续发展的内在要求。然而，作为提供临床诊疗信息的医学实验室，每一个新项目和新技术的开展都必须经过充分论证，还需对新开展的项目和技术进行临床应用的宣讲和应用效果的跟踪论证。

一、新项目新技术的立项与申请

一般情况下，新项目新技术的开展意向可来自医学实验室自身对本领域技术发展动态的把握，以及同行、临床医护人员或患者的建议等。无论是基于何种背景下对新项目新技术的需求，医学实验室均应建立一套新项目新技术开展前的立项与申请机制，以保证与临床需求的符合性。首先，应建立一个清晰的新项目新技术开展前的工作流程，明确新项目新技术立项的申请流程和审批程序；其次，应了解新项目新技术开展的支撑条件，如拟采取的检验方法、所需的设施和环境条件、对操作或报告审核人员的要求、设备和试剂准入情况、可能产生的生物安全风险等；同时，在立项前应征求新项目新技术主要应用科室的医护人员意见。一般来说，新项目新技术可由医学实验室相关专业组室的负责人提出立项申请，并详细了解新项目新技术开展的临床价值、所需的支撑条件和相关医护人员的意见等，将之形成申报报告或新项目新技术立项申请表，以供技术负责人或实验室负责人审批。

二、新项目新技术的论证与评审

新项目新技术获得立项后，在正式开展前应就项目/技术的临床意义和检测系统的性能进行详细的论证与评审。实验室应建立新项目新技术论证与评审的相关机制，制定相应的程序文件和标准操作规程，明确论证与评审的组织者、执行者、评审指标、评审流程和合格标准等。必要时可邀请临床医护人员参与新项目新技术的论证与评审。

新项目新技术的论证与评审中，最主要的内容是进行检测系统的性能评价。实验室应根据拟开展新项目新技术的性质（定性检验还是定量检验、手工操作还是自动化操作）、应用功能（筛查试验还是确证试验）和检验程序（是已确认的检验程序还是自建的检验程序）等制定周密的评审指标和评审流程，建立详细的性能评价标准操作规程。实验室应优先选择未加修改且已确认的检验程序或检测系统，如果选择了来源于非标准的检验程序、自行设计或制定的检验程序、超出预期范围使用的标准方法和修改且确认的检验程序或检测系统，实验室应首先进行性能确认并出具性能确认报告。对于未加修改且已确认的检验程序，实验室也需要进行相应的性能验证并出具性能验证报告。

一般来讲，对于定性检验，应至少评价检验程序的检出限和符合率，对于以 S/CO 或发光值作为判断标准的定性试验还应评价其重复性和中间精密度。对于定量试验，应至少评价或验证其正确度、重复性、中间精密度、测量区间，必要时还应评价其临床可报告范围、检测限、干扰因素和生物参考区间等指标。

三、新项目新技术的实施与临床宣传

新项目新技术通过论证后，在临床开展前还应制定标准操作规程。随后，应按照标准操作规程对新项目新技术的实施人员进行相关理论和技术培训，并对相关人员进行考核和岗位授权，最后由获得授权的人员进行新项目新技术的实施。

为更好地促进新项目新技术的临床应用，最大程度发挥新项目新技术的效益，医学实验室在其开展后还应主动联系临床医护人员进行沟通与宣传，就新项目新技术的临床意义、技术优势、检验结果的正确应用、检验申请的开具、项目的干扰因素、患者准备、标本的正确采集和运送等进行培训和宣讲。

四、新项目新技术的跟踪论证

新项目新技术开展后，应在一定时间内对其进行跟踪论证，评价其临床应用效果（参考表 16-3），可通过与临床医护人员联系了解该项目／技术与临床诊断的符合性和检验报告的及时性等，通过性能验证了解检验结果的可靠性，通过实验室应用效益评估了解新项目新技术应用产生的经济效益和社会效益，以综合论证该项目／技术的应用价值，为改善后续工作打下良好基础。

表 16-3　新项目新技术运行月度考核表

评价指标	负责人	预期目标	考核方法	试行考核结果	试行结论
技术性能					
临床意义					
配套检测系统的性能					
新项目／技术培训					
经济效益					
社会效益					

日期：　　年　月　日—　　年　月　日　专业组：

【案例】

学科建设工作千头万绪，涉及方方面面，首都医科大学附属北京天坛医院检验科将学科建设工作总结为四大方面十四个要点。

一、医学实验室学科建设之"抓"

1. 抓方向

学科方向就好比汽车的方向盘，重要的是"控"。方向明确，切实可行，具有前瞻性、战略性、适应性的学科方向是一个学科能够健康发展的根本，因此，学科方向的制定一定是团队核心组反复集体讨论的结果，可以采取 SWOT（优势、劣势、机遇、威胁）分析等手段和方法，认清自己的优势和不足，制定稳定的长、中、短期学科发展方向。

2. 抓体系

学科体系就好比汽车的底盘，重要的是"稳"。现代的学科体系形式多样，门类众多，如何选择一个适合自己的学科体系很重要，因为稳固的学科体系是学科快速发展的前提。

3. 抓队伍

学科队伍就好比汽车的车轮，重要的是"衡"。人才队伍是学科发展的基础，充分发挥不同层次、不同专业背景人才的作用，保持不同层次、不同专业背景人才之间的平衡是学科快速发展的原动力。

4. 抓执行

学科队伍的执行力就好比汽车的动力系统，重要的是"效"。学科发展需要明确的方向、稳定的体系、多层次的人才队伍，更需要的是执行力。执行力就是效率，是一个学科能否持续快速发展的关键。

二、医学实验室学科建设之"放"

1. 放手

我国医学检验学科经过几十年的发展，已形成本科、硕士、博士及毕业后住院医师规范化培训的全套教学体系，年轻的检验专业的本科、硕士、博士已经占据了医学实验室的半壁江山，如何发挥他们的优势是学科发展必须认真思考的问题。年轻人有激情和活力，缺少的是机会，天高任鸟飞，海阔凭鱼跃，应放手让年轻人发挥他们的专业优势，加速其成长，但是，由于检验学科是临床学科，在处理一些疑难问题时，"经验"仍然非常重要，因此在日常工作中做到放手不撒手。

2. 放权

医学实验室一般根据学科设置分为临检、生化、免疫、微生物、分子遗传等若干个亚学科，每个亚学科都需要设置专业组长，同时按照质量管理体系要求还需要设置若干个主管，如文件主管、仪器主管、质量主管、培训主管等，发挥各位组长和主管的主观能动性，对于学科发展至关重要。幸福是奋斗出来的，干部一定是干出来的！要充分放权给各位一线管理者，充分发挥每一个人的管理才能，但是每一个人都必须清楚权力不是权威，放权不放责，责任永远都应由实验室管理层集体承担，第一责任人永远是团队最高领导者。

3. 放心

信任是学科平稳、快速发展的基础。医学检验学科每天面临着海量的数据，影响检验结果的风险点贯穿了检验前、中、后过程各个环节，充分相信每一位经过专业培训的员工，才可能高效完成日常工作，但放心不能粗心，完善的学科管理体系和有效的监管措施是放心的前提。

三、医学实验室学科建设之"管"

1. 管安全

安全无小事。医学实验室的安全包括生物安全、消防安全、生产安全等。安全是红线，安全是底线，应完善安全管理的各项规章制度，强化监管措施、常规化巡查制度，强调痕迹管理。安全管理坚持的是底线思维。

2. 管文化

文化是人类在社会发展过程中，所创造的物质财富和精神财富的总称，文化传承就是指这两种财富在上下两代人之间的传递和承接过程。文化既是软实力，又是硬实力。它体现了学科发展的核心价值观，是学科发展的精神动力、凝聚力，是软实力；当它融入到实际工作中时，它又是物质生产力，是硬实力。具有团队文化的集体可以保持长盛不衰，因此，在学科的文化建设中要有长线思维。

3. 管教育

教育在狭义上指专门组织的学校教育，广义上指影响人的身心发展的各种社会实践活动。"教育"一词来源于孟子的"得天下英才而教育之"。教育是一种思维的传授过程，教育是一种教书育人的过程，教育也是一种提高人综合素质的实践活动。医学检验技术日新月异、交叉学科不断融合、临床诊疗需求旺盛，团队成员的专业教育和职业素质教育必须常抓不懈，才能跟上时代发展步伐，才能够促进学科的持续健康发展。因此，继续教育是学科发展的基础工作。

4. 管落实

"一分部署，九分落实"，好的学科团队不仅需要具有完善的学科管理体系，更重要的是能够落在实处。政策能够落实是一个学科发展的绩效考核要点，因此落实管理要具有绩效思维。落实讲究的是要科学进行责任分解，把目标任务分解到部门、具体到项目、落实到岗位、量化到个人，以责任制促落实、以责任制保成效，形成一级抓一级、层层抓落实的工作局面。抓落实的重心一定要放在基层一线，解决落实不到位问题的思路和办法也要到基层和群众中去寻找。抓落实，贵在持之以恒，也难在持之以恒。

四、医学实验室学科建设之"服"

1. 服务

临床、教学、科研、社会服务是现代化实验室承担的四个维度的重要任务，因此学科发展也应围绕着这四项任务来搭建各种平台，建立高质量满足临床科室需求的项目群，引进新技术、新方法评价与应用平台，建立教育教学体系，加强青年人才的培养，建立实验医学相关技术科研与转化平台，提供多平台、多维度的服务。

2. 服从

医学实验室员工都应有主人翁责任感，换句话说也就是一切以集体利益为先。服从是有担当的表现，是集体利益至上的一种情怀，是团队和谐的具体体现。

3. 信服

医学检验学科发展的最终目标是在临床、教学、科研、社会服务的不同维度提供更好的服务，同时也能够给团队员工提供更高的发展平台。对于员工来讲，因为相信才愿意付出；对于临床和同行来讲，因为信服才愿意选择。

通过对学科建设的十四个要点的学习、贯彻和执行，该医学实验室的学科建设工作取得巨大突破。

参·考·文·献 --

[1] 黄莉, 何云飞. 公立医院学科建设探究——基于人力资源聚类分析 [J]. 卫生经济研究, 2021, 38(04): 69-71+74.

[2] 罗志宏, 姚海燕, 霍本立, 等. 某大型三甲公立医院学科建设评价指标体系构建研究 [J]. 中国医院, 2021, 25(02): 78-81.

[3] 王惠民, 王清涛. 临床实验室管理学 [M]. 2 版. 北京 : 高等教育出版社, 2016: 160.

[4] 张曼, 尚红. 检验专科医师培训与管理 [M]. 北京 : 人民卫生出版社, 2011.

[5] 曹颖平. 临床实验室管理 [M]. 北京 : 高等教育出版社, 2007.

（王小中　李俊明　张国军　范人菲）

— 第十七章 —

医学检验教学的Lab-OEC管理

我国检验医学学历教育包括专科、本科、硕士、博士，毕业后教育主要有住院医师和专科医师培养，人才定位主要包括检验技师和检验医师。检验医学教育整体格局逐步优化完善，改变了过去检验医学队伍长期缺乏高层次人才的落后局面，符合学科发展和社会进步的需要。

将Lab-OEC管理模式逐步引入医学检验的教学管理中，尝试在课程建设、课堂教学、实验教学、培训考核、科学研究和师资团队等方面有机融合，对于传统教学管理模式的改革意义重大，并为教学管理提供了新的发展方向。

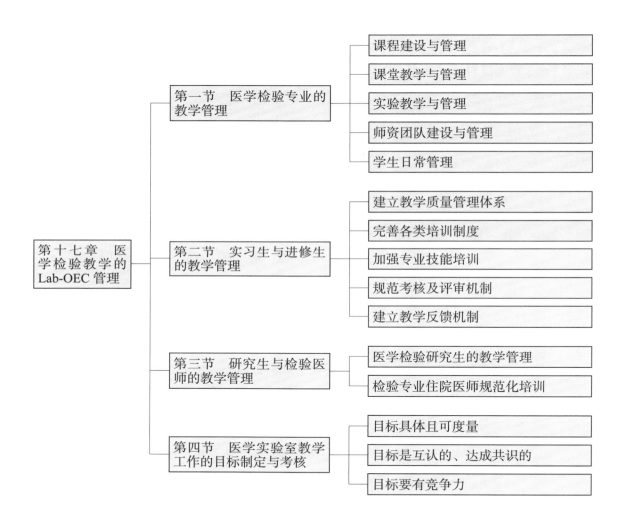

新中国成立后，检验医学教育主要是中专和大专，以培养初、中级检验技术人才为主。1982 年起，教育部制定了医学检验本科教育的培养目标是"高级医学检验医师"，学制为五年，授予医学学士学位。1998 年，教育部将医学检验本科教育的培养目标修改为"从事医学检验及医学实验室工作的医学高级专门人才"，而不是检验医师。2012 年，教育部将"医学检验"修改为"医学检验技术"，学制由五年改为四年，授予理学学士，即医学检验技术专业学生不再具有考取检验医师的资格。2021 年 6 月 9 日，教育部高等教育司公布了国内五所高校重新设置临床检验诊断学专业，学制五年，归属临床医学类，授予医学学士学位。

1986 年、1990 年分别开始了临床检验诊断学专业硕士、博士研究生的教育，1995 年开始设立临床检验诊断学博士后科研流动站。

目前我国检验医学学历教育包括专科、本科、硕士、博士，人才定位主要包括检验技师和检验医师。检验医学教育整体格局逐步优化完善，改变了检验医学队伍长期缺乏高层次人才的落后局面，符合学科发展和社会进步的需要，为我国医疗卫生事业持续健康发展做出了巨大贡献。

第一节
医学检验专业的教学管理

我国高校医学检验专业管理模式主要有三种：一是高校检验系与附属医院检验科合二为一，同属一套编制、一个领导班子；二是检验系与检验科在编制上属两个互相独立的部门，但主要负责人身兼两职；三是高校检验系与附属医学检验科互相独立、完全分离。虽然管理模式不尽相同，但在培训目标、培养方案和课程设置等方面则大致相同，要求学生学习基础医学、临床医学和检验医学等方面的基本理论知识，并进行医学检验操作技能的系统训练。

Lab-OEC 管理具体体现在三个体系（目标体系、日清体系和激励考核体系），其管理方法为日事日毕、日清日高。将 Lab-OEC 管理模式逐步引入医学检验技术专业的教学管理中，对于传统教学管理模式的改革意义重大，并为教学管理提供了新的发展方向。

一、课程建设与管理

课程是为实现一定的教育目的而设计，以系列学习内容为基础的学习计划或学习方案。课程是教育教学的核心，是体现学校"办学思想、人才培养"的实体。课程建设与管理是教学质量与水平的重要保障。

医学检验专业的课程建设应坚持以能力培养和服务社会为导向，以学生学习为中心，以突出教学整体设计、扩大综合性实践、坚持校本资源生成为基本原则，构建符合自身教育教学需求的课程体系；同时课程质量以"高阶性、创新性、挑战度"为方向，积极借助互联网优势，建设相应数字化课程，传承优质教学资源和特色的教学方式方法。

根据国家、区域发展要求以及学科发展和学校教学实践情况，可采用 Lab-OEC 管理的 PDCA 循环方法，对医学检验专业课程体系和内容应进行不断修改调整并定期完善。

（一）课程建设内容

医学检验专业的课程建设内容应符合《高等教育学》《高等教育法规概论》等的一般要求，至少包含六个方面：①课程计划，包括课程设置、课程结构、授课课时、教学大纲等。②课程标准，包括对于国家课程标准、地方标准、学校评价标准、教材标准等的理解与探讨。③课程（大纲）编制，包括教育教学目标制定、年度教学计划拟订、教学日数与课时确定、课时表制作等，课程编制是课程管理的核心部分。④课程资源，包括教材 / 参考资料研究与选择、网络教学资源的选择与制作、网络课程建设与设计等。⑤课程实施，包括教学目的确定、教具审查、教案编写、教学方式改革、班级管理指导等。⑥课程评价，包括学习指导、评价考核、课程改进等。

其中，课程大纲编制主要是制定、完善课程纲要性信息。主要包括人才培养计划中课程合理开设的时间、前期应修课程以及课程的教育目标、总课时、教学大纲等信息，是组织实施教学的指导性文件，是备课、讲课、实验（习）、实践能力培养和考试（查）的主要依据。课程大纲的修订应符合课程规范，贯彻教学改革精神，结合医学检验学科专业发展，突出教学重点，注重学科交叉融合，坚持科学性和实践性相结合的原则。

课程资源是医学检验课程教学实施的基础支撑和重要保障，因此，应高度重视课程资源建设与管理。课程资源具体指体现医学检验学科知识的图书、论文、图片、音频、视频、实体标本及相关网站等资源。教学管理部门应鼓励和支持教师编写高水平规划教材、填补学科专业空白的教材和教学急需的自编教材。课程资源的选用，须严格遵循系（教研室）推荐、学院初审、专家审核、学校确认的管理程序，坚决杜绝传播错误观点的教材、质量低劣的教材进入课堂。

（二）课程开课准备

在医学检验专业课程开课前，应建立相应课程教学组，并在教案、人员、教学周历、备课、试讲及答疑等方面积极做好计划和准备。

1. 教学组织

在实际教学开展前，课程负责人应指导成立医学检验课程教学组，指定教学组长和教学秘书，明确教学任务。教研室应按要求开展说课、集体备课、新人新课试讲等活动，定期组织检查性或观摩性听课，及时检查并反馈课堂效果，总结交流教学经验。

2.教案撰写

教师应依据医学检验教学大纲编写教案，按照教案组织课堂教学。教案是体现教学设计、传承教学经验的主要载体，可以电子版形式进行管理。教案应包含授课基本信息、重点、难点、过程安排、方法设计及课后总结，课堂总结要呈现教学设计的相关信息。

3.人员准备

授课教师应具备相应资质，并符合学校相关要求。课程教师团队人数、职称梯次配置合理。新入职教师申请开课前必须完成助教、听课等任务，完成课程教学大纲的全面学习。

4.编制教学周历

教学任务下达后，根据教学实施计划和课程大纲，制订具体实施方案及教学周历，主要内容包括：定时间（周次、月、日、星期、节次）、定次数（课次、班次）、定内容（章节、课题）、定方式（讲课、实习或见习、学时数、教学手段）、定人员（主、辅讲）等。

5.备课

开课前必须以教学大纲为依据，以教材为主要对象，积极查阅参考资料，精选教学内容，结合学生具体情况，做到"四备"（备大纲、备教材、备学生、备教学方法和手段）。积极开展慕课、翻转课堂、混合式教学设计，探索多元化的教学活动，提高教学质量。

6.试讲

凡"新讲课、讲新课、讲课新"（新教师首次讲课的、上学期授课质量评估较差经培训拟重新上课的、授课内容有重大调整的）的教师必须试讲。试讲应成立 5~7 人的专家组。试讲不合格者，不应承担该课程的教学任务。

7.答疑

应通过网络化教学平台、讲座、见面交流会等多种形式，及时解决医学检验专业学生在开课学习前的各种疑问，营造良好的学习氛围。

（三）课程考核

考核是医学检验教学管理的重要环节，它既是对学生知识与能力的一种测量，也是评价教学质量的重要手段。根据理论与技能相结合的考核形式，制订详细、可行的课程考核计划，对被考核者进行综合评估（参考表 17-1）。

1.考核形式

课程考核应采用理论考核和实践考核相结合的方式进行，其中理论考试可根据课程教学大纲要求采取开卷或闭卷等形式。课程考核总评成绩由平时成绩和课程结束考试成绩组成，平时成绩以考核综合分析、探究应用能力为主。

表 17-1　课程考核表

课程考核表				
班级名称：		姓名：		学号：
考核类别	考核要点	考核占比	考核得分	考核成绩
理论考核				
技能考核				
平时表现				
考核教师评语				
总评成绩		评定等级		
成绩与等级对应表	优 90~100	良 80~90	中等 70~80	及格 60~70

2. 理论考核

理论考核必须依据教学大纲，全面测量学生应具备的知识与能力。使用医学检验课程考试双向细目表合理分配考题，克服命题的主观随意性，以确保考题应有一定的覆盖面和侧重点。闭卷考核以知识的掌握、理解分析及应用为主。开卷考核以综合分析、应用和解决问题的能力为主。

考核的目的一方面是对学生的学力水平进行客观地评价，另一方面也是对教师的教学效果和教学质量的评价。因此，考核试题要有一定的难度和区分度，能较好地评价学生的学习水平。命题时可考虑基本题（或称基本得分题，即教学大纲中要求熟练掌握的内容）约占 65%，稍难题（大纲中要求一般掌握的内容）约占 20%~25%，偏难题（大纲中要求了解的内容）约占 10%~15%，超纲内容的比例不宜超过 5%，避免出怪题、难题。

3. 形成性评价

形成性评价可以通过课堂抽查、课堂作业、课堂讨论、课外作业、平时测验、实验等方式实施，并形成相应的评价材料。应重视形成性测试对教学的促进与反馈作用，加强形成性测试的教学研究，探索基于现代信息技术的灵活便利的实施方式，使之能较客观反映学生学习的实际水平，并及时反馈给学生。形成性评价产生的成绩可作为平时成绩的组成部分。

4. 操作技能考核

作为一门实践性非常强的学科，医学检验专业必须对学生进行操作技能方面的考核，强调对实验操作的高标准和严要求，在提高学生动手实践能力的同时，培养观察问题、分析问题和解决问题的能力，有针对性地提高学生的基本操作技能和创新实践能力。

操作技能考核方式可根据课程教学大纲设定，其成绩在总评成绩中应占有适当的比例，操作技能考核不及格者应予以及时补考，补考后通过的，才能参加课程结束的考试。

（四）课程评价

课程评价是指检查课程的目标、编订和实施是否实现教育目的以及实现的程度如何，判定课程设计效果，并据此做出改进课程建设的决策。课程评价包括学生评价、自我评价、单位评价、专家评价等。学生课程评价在每一门课程授课结束后实施；自我评价、单位评价、专家评价是课程发展性评价，每学年开展一次。

课程包含若干定量评价指标和定性评价指标。定量评价指标被赋予不同权重，以五星评价为主，定性评价指标中可包含"是／否"类的判断性指标，具体分值根据情况设置。

（五）课程改革

课程是人才培养的核心要素，课程质量直接决定人才培养质量。医学检验课程建设要以习近平新时代中国特色社会主义思想为指导，贯彻落实党的十九大精神，落实立德树人的根本任务，深入挖掘课程和教学方式中蕴含的思想政治教育元素，建设适应新时代要求的一流本科课程，让课程优起来、教师强起来、学生忙起来、管理严起来、效果实起来。

医学检验课程改革把思想政治工作贯穿教育教学全过程，由"思政课程"延伸到"课程思政"，切实促进专业课程与思想政治理论课同向同行，构建"三全育人"的大思政格局。坚持知识传授与价值引领相结合，通过丰富课程内涵、优化教学设计、创新教学方法，充分发挥课程的德育功能，培养德才兼备、全面发展的高素质人才。

医学检验课程目标要坚持知识、能力、素质有机融合，培养学生解决复杂问题的综合能力和高级思维。课程内容强调广度和深度，突破习惯性认知模式，培养学生深度分析、大胆质疑、勇于创新的精神和能力。教学内容体现前沿性与时代性，及时将学术研究、科技发展前沿成果引入课程。教学方法体现先进性与互动性，大力推进现代信息技术与教学深度融合，积极引导学生进行探究式与个性化学习。课程设计增加研究性、创新性、综合性内容，加大学生学习投入，科学"增负"，让学生体验"跳一跳才能够得着"的学习挑战。严格考核考试评价，增强学生经过刻苦学习收获能力和素质提高的成就感。

混合教学、翻转课堂、在线学习、虚拟教学等已成为当前医学教育教学改革发展的趋势和潮流，特别在新冠疫情期间发挥了不可替代的重要作用。应树立课程建设新理念、推进课程改革创新、实施科学课程评价、严格课程管理，紧密结合医学检验学科课程特点，在课程思政、课程体系、教学模式及教学方法等方面深入探讨研究和改革实践，推动一流专业和一流课程有所建树，培养符合时代要求的高素质医学检验人才。

二、课堂教学与管理

为充分发挥课堂教学作为医学检验人才培养的主渠道、主阵地作用，应不断提高课堂教学建设责任意识，严格课堂教学纪律，规范课堂教学管理，加强课堂教学研究，提高课堂教学质量。

（一）教师职责

1. 因材施教，教学相长

严格按照医学检验专业课程教学大纲要求认真备课，科学合理地安排教学内容及进度，及时更新教学内容，创新教学方式与方法，贯彻"学生为主体，教师为主导"的原则，遵循教育规律和学生成长规律，鼓励积极开展启发式、讨论式、案例式教学，引导学生积极参与学习，注重培养学生批判性思维、创造性思维和创新能力。

2. 立德树人，教书育人

教师在课堂教学中应遵守宪法法律、维护党和国家大政方针，充分利用课堂教学主渠道的作用，充分发掘和运用各类课程中蕴涵的思想政治教育资源，弘扬社会主义核心价值观，把实现民族复兴的理想和责任融入各类课程教学之中，全面提升学生思想品德、人文素养及家国情怀。

3. 加强课堂秩序管理

教师不得随意更改上课安排，不得擅自停课、调课，私自请他人代课。应按规定的学时和进度授课，非经批准不得增减课时、变动教学内容或提前结束课程。严格要求学生遵守课堂纪律，对学生违反课堂纪律的行为，教师要及时制止并给予适当的批评；经批评教育不改的，教师有权责令其退出教室，课后上报相关教学管理部门和学生所在学院予以教育和处理。

4. 严守教师职业道德

在课堂教学活动中不得有违反宪法法律、违背教师职业道德、损害教师形象等言行。

（二）学生职责

1. 按时上课

必须按时上、下课，不迟到、不早退、不旷课。因事因病无法上课者应按规定办理请假手续。未经请假或请假未经批准而缺课者，以旷课论处。

2. 认真听课

上课期间应自觉遵守课堂纪律，服从教师的课堂管理，集中思想，专心听讲。积极参与课堂教学活动，在课堂教学活动中不得有违反宪法法律的言行，不得参与授课内容无关的事情。自觉关闭手机等通讯及娱乐设备，保持教室肃静；在课堂教学中若需要使用手机、平板等通信设备开展学习活动时，应严格按老师要求使用，用完后及时关闭。

3. 遵章守纪

注重个人形象，衣着整洁、得体、大方，严禁穿背心、低胸服装、拖鞋进出教室。遵守社会公德，营造良好的学习环境。不得在教学场所随地吐痰、乱扔果皮、纸屑、杂物废品；不得随意挪动及损坏教学设施，严禁在课桌椅、墙壁等教学设施上涂画、张贴；不得在课室附近喧哗，干扰其他班上课。

（三）课堂评价

课堂评价是指对课堂授课中教师的教学态度、教学内容、教学方法、教学效果开展的评价。课堂评价是提高教学质量的有效方式，应坚持"以学生为中心"的指导思想，突出重点，着重检查"好"和"差"两方面。注重导向作用，体现对课堂教学各方面的要求。

课堂评价按实施者可分为学生随堂评价、教师听课评价（督导、同行、管理人员评价等），分别采用不同的评价体系。每套评价表包含若干定量评价指标和定性评价指标。定量评价指标被赋予不同权重，以五星评价为主，定性评价指标中可包含"是/否"类的判断性指标，具体分值根据情况设置。

听课评价以学院和教研室为主、按学校听课要求组织开展。学院应指导各教研室做好安排，与学校督导评价一起覆盖到全体教师。重点对新上岗青年教师、通过试讲教师、上一学年教学质量评价靠后的教师以及学生出勤率较低、教学事故责任人的课堂教学质量进行监控评价。倡导学生积极开展随堂评价，学生随堂评价由学生对规定时间内上过的课程进行实时评价。

课堂教学质量评价的结果可作为教学工作考核、教学评优评先、教师职称评聘、单位教学绩效等工作的评定依据。对评价不合格或排名靠后的教师，通过试讲、助教等措施予以帮扶，督促其积极参加教学发展中心组织的各类教学培训活动。

三、实验教学与管理

医学检验专业实验室是从事实验教学、科学研究、生产试验和技术开发的教学科研实体，必须切实贯彻国家的教育方针，保证完成相关专业实验教学任务，不断提高实验教学水平；积极开展科学研究、生产试验和技术开发工作，为经济建设与社会发展服务。

（一）实验教学管理

医学检验实验教学应完善实验指导书、实验教材等教学资料，合理安排实验指导教师，在保证完成实验教学任务的基础上，努力提高实验教学质量，吸收科研和教学的新成果，更新实验内容，改革教学方法，通过实验教学培养学生理论联系实际的学风，严谨的科学态度和分析问题、解决问题的能力。

1. 实验课程建设内容

实验课程分为独立设置的实验课程和非独立设置的实验课程。实验课程建设和管理纳入专业课程建设之中，严格落实实验课程负责人和指导教师的工作职责，以保证顺利完成实验课程的教学任务和建设计划。实验课程建设内容主要包括实验教学大纲的编制、实验教材或实验指导书的编写、实验课教学质量的监控与考核、实验项目的设置与更新、实验教学方法与手段的改革和创新、实验教学设备的改造与研制、实验课程结构体系的改革与创新、实验室管理及其运行机制改革等。

2. 实验课前准备

实验教学课表是课程（实验）教学大纲的具体体现，是检查实验教学、申购实验设备与耗材、分配实验耗材经费、核算教学工作量和了解实验教学运行秩序的重要依据。应在开课前根据实验教学分组、实验场地及实验室设备耗材准备、实验教师安排等情况，按照课程教学大纲编排实验课表（包括实验课程名称及学时、周次、星期、节次、地点、班级、分组情况等）。

备齐实验教学大纲、实验教材（或实验指导书）、设备使用说明或操作规程、实验（或操作）注意事项、实验挂图和教具等教学文件。准备好实验所需设备、试剂和材料，安装实验教学软件，进行预实验并写出预实验报告等，确保实验课程顺利开课。

因课程体系改革需要而设置新的实验课程，需根据医学检验专业培养目标并结合实验教学场地、设备、实验耗材等条件对新开设实验课程的教学目的、教材、教学大纲、实习指导、实验项目等教学环节进行充分论证。

3. 实验课程考核

医学检验作为一门实践性非常强的学科，其实验课程完成的好坏直接关系到培养目标的实现和学生的培养质量。因此，必须强调实验课程的高标准和严要求，加强实验教学的管理和考核。实验课程的考核内容应包含学生的出勤情况、实验的准备、实验过程的完成情况、实验的总结与实验报告的撰写、学生的实验态度等。考核成绩应在课程平时成绩中得到体现。

在课程结束前还需进行操作技能的考核，有针对性地提高学生的基本操作技能和创新实践能力。操作技能考核方式可根据课程教学大纲设定，一般需提前遴选专业课程涉及的临床常用检验项目，内容应包含手工检验、仪器检验、实验室管理及质量控制等，同时每个检验项目均需制订详细的实验考核细则，按操作要点逐项赋分。考核要求在规定的时间内完成随机选取的实验内容，学生在老师的现场监督下进行实验操作、分析实验结果，老师则根据考核细则当场评定学生考核成绩。操作技能的考核成绩在总评成绩中应占有适当的比例，考核不及格者应予以及时补考，补考后通过的，才能参加课程结束的理论考试。

4. 实验教学质量监控

加强实验课程的教学质量监控和规范管理，建立领导听课制度，强化实验教学日常检查，通过学生评教、定量考核、听课、现场巡查、座谈等方式，了解和检查实验课程的教学质量，及时解决出现的问题，定期进行实验教学全面检查，发现问题并提出整改方案，将检查报告存档并交教务处。

（二）开放实验室

为鼓励和支持学生在课余时间参加综合性（设计性）实验教学、课外科研和各类科技活动，提高实验教学水平，加强素质能力教育，同时不断挖掘现有设备、人员潜力，积极开展社会服务和技术开发，提高社会影响力，应规范有序地做好医学实验室的开放工作。

实验室开放内容主要包括综合性、设计性和研究性实验，各类学生实验技能竞赛，大学生创新创业训练计划项目及其他课外科技活动实验。提倡学生结合实际问题自主拟定实验课题，自行设计实验方案。实验室开放内容要贯彻"因材施教、讲求实效"的原则，根据学生不同的学习要求，确定开放内容。

开放实验室应根据学生人数和实验内容做好实验准备工作，并配备一定数量的指导教师和实验技术人员参与实验室开放工作。在实验研究过程中，指导教师应注意加强对学生素质和技能、创造性的科学思维方法和严谨的治学态度的培养，同时做好安全和开放情况的记录工作。

学生利用开放实验室应以小组为单位组织学习，并指定一个小组负责人。小组负责人负责与实验室负责教师联系有关实验事宜，协助指导教师督促本组学生严格按操作规程进行实验，保证实验安全。

学生在进入实验室前应阅读与实验内容有关的文献资料，准备好实验实施方案，做好有关实验准备工作。学生进入实验室，必须严格遵守实验室的各项规章制度，损坏设备的需按有关规定处理。学生在实验项目完成后，应向实验室提交实验报告或论文等实验结果。实验室应及时总结和开展交流工作，促进学生实验小组之间的沟通，分享实验成果和心得体会，培养学生的口头表达能力和报告能力。实验室须做好成果收集和论文推荐、发表工作。

（三）实验教学改革

深化教育改革、全面推进素质教育已深入人心，提高国民素质是素质教育的宗旨，培养学生的创新精神和实践能力是素质教育的重点。实验教学是理论和实践相结合的统一的教学过程，是整个教学工作的重要组成部分。实验教学的管理遵循教育教学管理的共同规律，同时又区别于理论教学。医学检验作为一门实践性非常强的学科，其实验教学效果的好坏更加直接关系到学生素质教育的质量。

医学检验实验教学改革首先要转变教学理念，改变以教师为中心的思想，树立以学生为中心的观念。尊重学生的兴趣和特长，提供学生展现自我的机会，信任并鼓励学生的能力发挥，增加学生参与教学的机会，提高学生学习的主动性、积极性，促使学生自我约束、自我激励、敢于竞争，逐步形成优良学风。

改变以验证课堂理论知识为主要目的的实验教学，建设以拓展学生思维能力和开发创新精神为目的的实验教学，将单一、封闭的实验教学内容改变为开放性、综合性、设计性的实验教学内容。引导学生积极参与查阅资料、设计实验、选择实验仪器和实验操作，使他们由被动实验承受者转变为主动的实验设计者，有利于调动学生学习积极性，培养其主动思维能力。

建设虚拟仿真实验教学资源，搭建虚实结合的实验教学平台。实体教学平台用于日常实验课教学，侧重于培养学生对技术的真实感受与熟练程度；而虚拟教学平台服务于学生的虚拟练习与自主学习，侧重于培养学生对技术原理和流程的理解及学习效果的评估。逐步发展形成以虚补实、虚实协同的实验教学新方式，解决传统医学检验实验教学的设备紧缺、生物安全、时空受限、形态学资源短缺及教学成本高等问题，提升学生临床思维和操作技能的学习效果。

把实验教学和科研活动联系起来，使实验教学真正成为科研性的教育实践活动和教育实践性的科研活动的统一体。通过建立校企联合创新教育机制，共享师资力量、课程资源、检验设备条件及临床医疗资源等办学条件，开展研究性实验教学，形成"科研促教学，教学助科研"的良性机制，把科研资源转化为创新能力教育资源，助力教学转化和学生创新。

四、师资团队建设与管理

教师是学校发展之源、提高之本，师资团队是学校发展水平的决定因素，是促进专业教学改革、全面提高教学质量的支撑点。加强教师团队建设、促进学校和谐发展是教学规范管理中的重要内容。医学检验专业应坚持自我培养与人才引进相结合的方法，持续推进师资队伍优化和完善，建立一支年龄与职称结构合理、业务水平高、充满活力、爱岗敬业、技术力量雄厚的复合型教师队伍。

（一）加强政治思想教育，努力提高教学意识

选取进取心强、知识更新快、教学意识较强的青年教师作为重点培养对象，注重培养教师良好的道德品质和心理素质。由教学经验丰富的教授担任专业教学组长，并实行学、帮、带的培养方案指导青年教师。

（二）设立校、院两级的教学督导专家组

坚持专家随堂督导、点评和学生评教制度，专门对教师的教学方法、教学手段、教学

模式等方面进行评价和课后反馈，对教学过程中的不足提出建设和意见，提高教师对医学检验教学的重视程度和教学水平。

（三）严格把好教学培训关，切实提高教学基本功

加强教师的岗前培训，坚持试讲、听课、督导、监控制度，安排有经验的教师对青年教师进行指导和帮助，并通过临床轮转和实践操作，重点加强理论授课能力和基本技能操作能力的再培训，强化课间见习、实习指导能力。

（四）引入 Lab-OEC 管理的物质激励、晋升激励和精神激励机制

鼓励教师积极参与教学研究与改革，申报各级教学研究及教学改革项目课题。对公开发表的教学论文给予相应激励，对教学研究成果给予与科研成果同等的奖励。举办教学竞赛，获奖者通报表扬并发放一定数额奖金，不断提升教师的教学激情和教学水平。建立健全教学事故处理和预警机制，一旦发生教学事故，将启动处理程序并立即实施，对相关责任人进行调查处理。

（五）选派优秀中青年教师外出学习进修，不断提高双语教学能力和国际交流能力

邀请学术带头人或专家定期举行学术讲座或交流会，鼓励和支持中青年教师开设各种学术讲座，有计划地承办国家或省级继续教育项目，不断提高教师的专业技能。定期举办中青年教师培训班，对教学管理人员、青年师资进行教育基本理论、基本技能及多媒体课件制作等知识培训，并选拔技术水平高、教学经验丰富的专家进行示范教学。

五、学生日常管理

Lab-OEC 管理模式作为一种全新方式逐步引入到医学检验学生的日常管理中，对于改革传统的教学管理模式意义重大，并提供了新的发展方向。充分发挥学生的主体意识和参与意识，建立目标体系、日清体系和激励机制体系，把每一天、每一个小目标的责任落实到每一位学生中，做到"人人都管事，事事有人管，事事都管好"，坚持以学习为中心，向日常管理要成绩，全面提升学生综合素质能力。

（一）明确目标责任

根据医学检验专业班级学生的特点和实际情况，制定详细的、可行的管理目标和措施，内容全面涵盖学习、卫生、纪律、活动、就寝等日常管理事项（参考表 17-2）。同时按照既定的目标和标准进行跟踪反馈，全体同学参与商讨整改，及时解决问题。每位学生均需明确每学期每门课程的学习标准及班级管理标准，在学习和生活中遵守学校的各项规章制度，

同时与既定的目标和标准以及任课教师、班主任、学生会检查结果及时进行对照并改正。

表 17-2　学期目标设定及跟进表

姓名：					年级：											学号：			
序号	事项	目标	问题	整改措施	工作标准	实施进度										监督人	检查结果	审核
1	学习																	
2	卫生																	
3	纪律																	
4	活动																	
5	就寝																	
6	…																	

（二）细化日清体系

日清体系是目标体系得以实现的支撑，包括两个方面：一是"日事日毕"，即每位学生明晰并解决当天学习和生活中出现的问题，明确责任并提出整改；二是"日清日高"，即查找每天学习和生活中存在的薄弱环节，不断改善和提高。全体同学共同制定更加详细的班级学习和生活制度，目标和措施尽量量化、细化及透明化，做到有据可循、有章可依（参考表 17-3）。把具体的目标分解到每位学生，做到"人人参与、齐心协力、共同进步"。重审是日清的最关键环节，只布置而不检查学习、生活目标，便不能形成 PDCA 循环，也就不能改善和提高。

表 17-3　学生自我管理日清表

姓名：		日期：　　年　月　日	
完成任务时间区间		具体内容	备注
至			
至			
至			
至			
至			
至			
当日发现问题总结	1		
	2		
	3		
明日计划	1		
	2		
	3		

（三）落实激励机制

充分调动学生的积极性，共同协商确立班级奖惩制度，公开、公平、公正地考核每位学生。考核评价至少应包括学习成绩、校规校纪、活动参与、老师同学评价等，全面衡量每位同学，并量化为相应的分值。以此为依据，评出奖学金、优秀班干部、三好学生等，激励学生"你追我赶，共同进步"，形成良好的学习氛围和校园生活局面。

按照斜坡球体论，学生在个人进步和实现理想的过程中存在两种阻力，内在阻力是学生的惰性，外在阻力是学校内外的各种诱惑。Lab-OEC 管理模式一方面帮助学生克服惰性，另一方面激发学生的奋斗动力，不断提高自己的综合素质，从而发展自我、实现自我。运用 Lab-OEC 管理模式并不是简单地照搬照抄，必须要认真领会 Lab-OEC 管理模式的本质和内涵，并且必须结合医学检验专业学生的实际情况和特点，探索符合专业特色的学生日常管理模式。

第二节
实习生与进修生的教学管理

医学检验是一门实践性和技术性很强的临床应用学科。临床实习既是学生由理论学习转为临床实践的过程，更是提高学生综合素质和实际工作能力的教育过程，是学生角色转换非常关键的阶段，也是每一个医学生将来走上工作岗位的必经之路。

医学检验进修教育是学生自医学检验专业毕业后继续学习的一种重要形式，其目的在于巩固医学检验基础知识，锻炼实践技能，学习培养单位的先进经验，普及检验医学新技术、新方法，同时加快检验医学在基层医院的科学化管理步伐。此外，选派骨干技术人员进修学习也成为基层医院重要的人才培养方式。

全面质量管理是以质量管理为中心，以全员参与为基础，目的在于通过让顾客满意和相关方受益而使组织达到长期成功的一种管理途径。医学实验室应建立全面的质量管理体系，并在该体系的运行下持续改进，不断提升科室的竞争力和影响力。

将全面质量管理与实习进修教学管理相融合，将实习生、进修生管理纳入到科室总体质量管理中，在教学管理中贯彻实施全面质量管理的理念和方法，使医学检验临床实习和进修更加规范化和科学化，医教研协同推进，提高教学效率，达到培养目标。

一、建立教学质量管理体系

医学实验室应建立完整的教学质量管理体系，明确主任、教学副主任、教学秘书和专业组长等各级职责，制订轮转计划、确定带教负责人、规范带教流程、实施培训及考核方案等，同时建立学生对带教老师的教学反馈机制。对整体教学管理过程进行文件控制，如编写《实习和进修人员管理办法》等程序文件，严格落实学生的日常管理，通过相应的程序来保证学生掌握各项知识和技能。

医学实验室的实习、进修学生包括本科生、大专生和中专生，其层次和基础各不相同，应建立分类管理模式。针对不同学历人员，建立个人管理档案，明确各自学习的质量目标，并制订不同的轮转计划和实习带教方案。个人档案的建立可以帮助老师在带教过程中因材施教、个性化带教。

全面的教学质量管理体系能为评估学生学习培训情况和带教老师完成教学活动情况提供有力依据，也为学生顺利完成学习任务提供了坚实保障。

二、完善各类培训制度

医学实验室实习和进修的培训制度包括入科教育、轮转计划、各专业组带教流程、出科考核方案、考勤制度、培训讲座、毕业论文带教等，都是教学质量管理体系中不可或缺的组成部分。

（一）入科教育

凡事预则立，对学生进行入科教育是减少其在临床学习期间出现差错最有效的手段之一。参照质量管理体系中新入职员工的培训内容，在每批学生进入实验室前，都要安排主任、副主任、教学秘书、质量管理员、信息系统管理员和生物安全管理员等对学生进行一次全面的入科教育，包括医院简况、科室概况、科室文化、科室规章制度、考勤管理、实验室信息系统、生物安全防护、轮转和值班制度、出科考核制度及医德医风教育等方面。

（二）考勤制度

规范化的工作纪律要求，是其养成良好工作习惯和保证学习效果的必要前提。实习生和进修生在学习期间，应自觉遵守劳动纪律，上班不迟到、早退、离岗、脱岗，服从科室的工作安排。违反劳动纪律者，按医院和科室相关规定进行处理。若遇特殊情况须请假者，须按要求提出书面申请，按程序报批获准后方可离开，不允许口头请假。休假结束后应及时办理销假手续。

（三）生物安全教育

医学实验室安全管理工作主要包括生物安全、信息安全、设备使用安全及危险化学品安全等。对学生而言，生物安全防护培训尤其重要。实习生刚踏出校园，生物安全风险意识比较淡薄，因此对实习生的生物安全培训不应仅局限于岗前培训，在轮转的各个环节均需加强，如怎样区分感染性垃圾和非感染性垃圾、锐器如何处置、气溶胶怎样防范、发生职业暴露时该如何处理等。

（四）信息安全管理

实验室信息管理系统是医学实验室质量管理体系的重要技术要素。参照实验室管理要求，对实验室信息管理系统的使用应进行严格管理和培训，尤其是学生经常用到的标本采集程序，应专门为其设置登录工号和密码，但功能仅限于标本的采集、保存、签收，报告的查询和打印等，以保证实验操作的可追溯性。

（五）医疗安全管理

实习生、进修生应遵纪守法，恪守职责，严格遵守医疗安全相关规章制度和操作规程，严防医疗事故、医疗差错、医疗缺陷的发生。对因服务态度差、工作疏忽、责任心不强等原因引起的医疗纠纷或差错事故，造成工作失误或医疗事故者，必须追究当事人及带教教师的责任，并按有关条款给予处罚。

（六）医德医风教育

医学实验室主任要亲自抓学生的医德医风教育，依据实验室质量管理体系文件，规范服务态度，提升服务质量。学生在实验室学习期间，廉洁行医、依法行医、以德行医，严格遵守国家的法律法规，应以救死扶伤、防病治病为己任，尊重患者的人格和权利，保护患者的隐私和秘密，杜绝对患者"冷、硬、顶、拖、推"的恶习，对患者应一视同仁。

三、加强专业技能培训

医学检验教学工作需要有一支专业水平高、职业素养好、事业心强并乐于奉献的教师团队，带教老师应具备扎实的专业理论知识和丰富的临床工作经验，理论与实践相结合，为人师表、言传身教，提高学生的综合素质。

（一）专题讲座

专题讲座可分为科室讲座和专业组讲座。科室讲座按照质量管理体系中的年度计划安排进行，主要由中级职称以上人员根据自身专业特点进行学科进展、新技术应用及管理方法等方面的培训，要求科室成员包括实习生和进修生全部参加。专业组讲座是指医学实验室每个专业组（临检、生化、免疫、微生物、基因等）依据各自的工作特点、重点难点操作技术进行的小讲课，既结合医学检验实际工作，又结合理论知识，促进学生对医学检验知识的掌握和理解。

（二）科研培训

随着医学检验学科的快速发展，社会对医学检验人员的要求不仅仅停留在常规工作，而是已向集临床、教学和科研于一身的综合性高素质人才转移。因此实习生和进修生除了学习掌握医学检验技术外，还应具备一定的科研能力，不仅要巩固基本理论知识，更要培养和提升创新思维能力。科研能力培养可由各专业组科研能力强，并在学术上有一定造诣的教师负责指导，采取"一对一"的带教模式。通常由带教老师提出课题，学生也可根据自己在工作中发现的问题或个人疑惑的兴趣点提出，然后在带教老师的指导下拟定题目与计划，并由带教老师具体指导实施完成。

（三）毕业论文

毕业论文是医学检验专业教学的重要组成部分，是对学生基础理论、专业知识和实践技能的全面考核，是培养学生实践能力和创新精神的重要环节，也是学生毕业和学位资格认定的主要依据。毕业论文指导教师应学风正派、有较高的业务水平和实践经验，必须由中级以上职称的临床教师担任，鼓励教授、副教授承担毕业论文指导工作。

毕业论文实行指导教师负责制，指导教师应全面负责指导实习生毕业论文的实施。其主要工作包括：①提出选题方案供学生选择，方案包括选题的依据、目的、要求、主要内容、研究情况和发展动态等。②指导学生完成开题报告书，并提出具体要求，指定主要参考资料。对多人承担的题目，应体现分工协作的原则。③审定学生的毕业论文总体方案和工作计划，并定期检查学生的工作进度和工作质量，及时解答和处理学生提出的有关问题。④指导学生正确撰写毕业论文报告，并对报告写出评语。⑤参加毕业论文答辩和成绩评定。

实习生在完成毕业论文过程中应充分发挥主动性和创造性，树立实事求是、诚实守信的科学作风，爱护公共财物和文献资料，自觉遵守各类安全操作规程，爱护实验仪器，节约资源，严格遵守医学实验室规章制度。实习生的主要任务包括：①了解研究的范围和涉及的素材，查阅、收集、整理、归纳有关文献资料，向指导教师提交调查研究提纲。②在充分调研的基础上，撰写毕业论文工作计划（目的意义、研究背景、相关进展、实施方案、进度计划、阶段性成果及最终结果等），经指导教师审阅同意后实施。③主动接受指导教师的检查，定期向指导教师汇报毕业论文的进度，听取指导教师的意见和建议。④在毕业论文答辩后，应提交毕业论文的所有材料（包括毕业设计原文、图纸、报告、论文、调研资料、设计实验的原始资料、元件、印刷板等），并负有保密责任，未经许可不能擅自对外交流或转让。

四、规范考核及评审机制

实习生和进修生的培养工作必须有严格的培养制度，也必须要有统一的考核机制。规范化的考核和评审程序是培训指标量化的具体体现，是培训结果的评价措施，也是促进培训工作质量提高的重要保证。考核应包括日常考勤、工作态度、常规工作量、标本采集处理、仪器操作以及出科理论和技能考核。理论考试以检验"三基"理论知识为主，促进学生深入透彻学习和掌握理论知识；技能考核以手工检验操作技能为主，结合临床检验工作进行，真实反映学生实际动手能力。

各专业组轮转结束时，专业组长收集组内每位带教老师对学生签写的评价，给出本专业组总的鉴定评语。并在学生实习或进修结束出科时，结合学生遵守纪律、工作能力、出科考核成绩等各方面情况进行综合鉴定，以优、良、合格、不合格登记或给出成绩分数。

五、建立教学反馈机制

全面质量管理体系的核心是科学管理、持续改进。临床教学过程也是一个持续改进、教学相长的过程，医学实验室应建立评教评学制度。定期组织学生开展座谈会，深入了解其思想动态，发现并解决学生学习中出现的问题；认真研判每位学生的鉴定评语，从中发现教师带教过程中的问题和不足；出科后发放实习进修调查表，让学生对带教老师的工作态度、专业能力、带教积极性等进行评分，收集学生对科室、带教老师的意见或建议。通过上述不同方式的教学反馈机制，可及时发现临床教学实践中出现的问题，从而将持续改进的理念运用到临床教学实践中，不断提升临床教学能力与水平，更好地服务于医学检验人才培养。

第三节
研究生与检验医师的教学管理

目前学术型临床检验诊断学研究生报考生源主要为理学学士学位毕业的应届本科生，专业型研究生报考生源主要为五年制临床医学专业本科生，且研究生培养期间同时要进行住院医师规范化培训。

一、医学检验研究生的教学管理

医学检验是一门实践性强、多学科交叉的临床应用学科，是现代实验室科学技术与临床医学在更高层次上的结合，实践能力和创新精神是医学检验研究生培养质量和水平的重要标志。

（一）专业型研究生的教学管理

临床检验诊断学专业学位研究生教育的本质是职业性学位、学历教育，其突出特点是职业性与学术性相结合，以检验医学专业的临床实践需求为导向，注重培养学生的医学基础理论、正确的临床思维、娴熟的临床诊疗和临床检验操作技能，特别是提高临床分析问题、解决问题的实际工作能力，以及一定的临床创新能力、良好的语言表达与医患沟通能力。

专业型研究生教育应根据培养目标和学科特点，不断探讨和完善培养方法和模式，突出专业型研究生教育在培养高层次临床应用型检验人才中的价值。

1. 转变专业型研究生导师的培养理念

我国临床专业学位研究生教育起步较晚，目前大部分专业型研究生导师同时也是学术型研究生导师，不少导师受到科学学位研究生传统培养模式的影响，对专业型研究生的培养目标和特点认识不到位，仍然存在"重科研、轻临床"的思想，往往追求毕业论文的科研水平，忽视临床实践知识和技能的培养。

招生单位应对专业型研究生导师进行上岗资格培训，让导师充分了解相关规定和办法，并可定期考评研究生培养方法和培养质量。同时在专业型研究生毕业条件的设置上，可加大临床实践知识和技能考核的权重，适当降低毕业论文研究水平的要求，从制度上正确引导导师转变观念，突出专业型研究生的职业培养特点，保证培养质量，达到培养目标。

2. 推行与住院医师规范化培训"双轨合一"的培养模式

专业型研究生教育和住院医师规范化培训在报考条件、毕业要求等方面存在差异，总体来说专业型研究生的要求高于住院医师规范化培训学员，但两者的目标都是通过规范系统的临床实践培训提高受训者的临床思维能力、临床诊疗能力和临床创新能力，以更好地服务于临床和患者，即培养高级临床应用型人才。

2014 年教育部等六部门联合颁发《关于医教协同深化临床医学人才培养改革的意见》，正式将临床医学专业学位研究生培养与住院医师规范化培训"双轨合一"。并轨后的专业型研究生培养模式实现了专业学位授予标准与临床医师准入条件相衔接，避免重复培训并节约医疗教学资源，而且学生能同时获得临床医师执业资格。"双轨合一"培养模式也成为检验医师培养的重要途径之一。

3. 合理选择临床检验诊断学相关课程

专业型研究生教育虽有国家的指导性培养方案，但不能完全等同于住院医师规范化培训，还应加强临床检验诊断学相关基础理论的培训和提高。除政治理论、外语等公共课程外，其他临床基础理论和技能课程针对性较强，因此，需要导师指导研究生认真选择适合临床检验诊断学专业需求和实用性强的课程，应以生化、免疫、微生物、血液、病理学科的实验性、应用性课程为主，提高学生的实验方法和操作技术的理论知识水平，为临床实验诊断技能的培养奠定良好基础。

4. 制定具有专业特色的临床实践训练计划和考核标准

临床检验诊断学是一门以实验操作为基础，为临床疾病诊治提供实验诊断依据的实践性学科，在临床实验诊断工作中，临床疾病的诊治技能不可或缺。首先在临床轮转培训科室的选择上，应选择血液科、肾脏内科、感染性疾病科、呼吸内科等与临床检验诊断密切相关的内科科室进行轮转学习，重点训练研究生的临床疾病诊治思维和诊疗技能，开阔临床视野。同时，还应轮转与临床检验诊断学相关的病理科、输血科、核医学科等实验性学科，学习本专业相关学科的基本临床技能和工作模式。

其次在临床培训考核标准上，应探索建立一套适合临床检验诊断学专业型研究生临床技能考核的标准，临床学科应以"三基"和临床思维考察为重点，本专业的技能考核可以临床实验操作考核为主，强化临床动手能力和业务素质训练，突出临床检验诊断学的专业特点和专业型研究生教育的职业导向性。

5. 突出临床科研特色

立足于专业型研究生培养的角度，应加强临床科研综合能力训练，培养善于在临床中发现问题，又能够通过科学研究总结规律、解决临床上的疑难困惑，并指导或调整临床实践的能力尤为重要。专业型研究生在 3 年培训期间，33 个月必须在临床轮转实训，应紧密结合临床工作中的问题和需求，选择、设计毕业课题，注意课题研究深度适宜，不能过分追求创新性和理论研究意义，可突出科研工作的临床特色和实用价值。

总之，临床检验诊断学作为临床二级学科，有其自身的专业特点和人才培养规律，有必要对专业型研究生培养模式进行大胆探索和不断完善，突出学科特色，强化职业教育特性，提升培养质量，促进专业型研究生教育的健康发展。

（二）学术型研究生的教学管理

研究生教育是培养科研创新型人才的重要阶段，学术型研究生教育应当培养既具有敏锐的科研嗅觉，又能了解临床并掌握临床检验基本理论与技能的复合型临床检验人才。

1. 强化科研管理和专业指导

研究生在第一学年阶段完成理论学习，导师应要求其查阅足够数量的学术文献，并且对重要文献进行总结汇报，力求全面了解国内外该科研方向的发展现状，根据学生学习进展状况，逐渐向导师研究方向靠拢，进而选择自己的研究课题。

导师应对开题报告进行严格把关，在正式开题报告会上，邀请包括统计学等相关学科的专家参加，提出整改意见。在课题进展期，组织研究生学术讨论会，其内容包括实验方法与技术创新、文献追踪等，提高学生提出问题、解决问题的研究能力。

学科内定期举办进修或者培训总结汇报以及学术讲座，介绍相关领域的最新进展、研究状态、新技术和新方法等。研究生定期进行工作汇报，使导师了解目标完成情况，以便给予及时指导，同时研究生将科研工作中遇到的困难和问题在汇报会上提出，导师和学生通过交流共同解决。

2. 鼓励申报各类科研课题

研究生教育作为培养高级人才的最主要途径，担负着科研思维养成、科研方向明确、科研基础夯实的任务。查阅文献的过程也是一个科研知识储备的过程。在知识储备达到一定程度后，如何将这些知识浓缩和精炼并围绕一个中心问题展开，也就是科研课题标书的撰写过程。

鼓励申报各类科研课题，在课题申报过程中总结经验、理顺思路、确定方向。让学生积极撰写科研课题标书，了解申报课题程序，如何将自己的计划以文字形式展现出来，将科学意义、目的、创新性、关键问题阐述清晰。对研究生创新性课题的申报给予指导与支持，使研究生的创新思维与创新能力在科研实践中得到锻炼和提高。

3. 加强临床科室轮转，完善知识结构

检验医学是医学的一个重要分支，其发展的最终目的是为临床医学服务，学术型研究生应安排半年到一年的、以见习为主的临床科室轮转课程。

加强临床知识的学习不仅可以扩展知识面，完善知识结构，而且将临床知识与研究课题紧密结合起来，从中寻找自己的发展方向，拓展科研思路，为后续科学研究初步奠定基础。

二、检验专业住院医师规范化培训

随着新知识、新技术的高速增长，医学实验室被动充当辅助诊疗的工作角色已不能满足临床诊疗的新要求。临床医生由于专业背景的不同，对标本的留取事项、方法学局限性、影响检验结果的因素和部分新开展项目的临床意义了解有限，尤其当检验报告与临床表现不符合时，容易对结果产生疑虑，不利于疾病的诊断和治疗。因此，检验与临床之间亟待加强联系和沟通，检验医师作为一支新生的医疗队伍，正是在顺应检验医学发展的潮流中应运而生。

检验医师的培养模式在我国进行了十多年的探索，虽然有不同的方案和侧重点，但目前普遍认为，医学生毕业后通过参与住院医师规范化培训，在检验专业及相关临床科室以轮转的形式进行理论与临床实践学习，并通过执业医师资格考试，是检验医师主要的培养方式。

检验医师通过检验专业轮转后需掌握检验医学基本知识和基本技能、掌握检验质量控制、检验项目的方法学和临床意义、保证检验结果的准确、评价检验方法、评估检验能力、开展与宣传检验新技术新项目以及出具综合性的检验诊断报告等能力。而在临床科室轮转中，则需掌握常见病、多发病的诊治规律和临床意义，掌握分析病历、参与疾病的预防、诊断工作和解释临床疑难检验问题的能力，能理解和掌握检验医学在临床疾病诊治中的应用规律，并从实验诊断的角度分析和解决临床疾病诊治的问题。

通过住院医师规范化培训，最终培养检验医师具有扎实的医学检验科临床工作能力，熟悉临床知识和临床诊疗技能，具备整合分析检验结果与病例，并出具综合性诊断报告的能力，具备良好的职业道德、专业的沟通能力和独立从事临床检验咨询及交流工作能力，能够进一步指导实验室检验与临床诊疗相结合，并为临床疾病的诊断、预防、治疗及康复工作等提供建议和咨询。

1. 重视职业操守的培养

检验医师直接面对患者及家属的机会较少，不易体察患者和家属的痛苦及需要，相对缺乏沟通经验和沟通技巧，容易因沟通不畅引发不必要的纠纷。在检验医师培训期间应强调敬畏生命、甘于奉献的崇高精神，培养学员视患者如亲人、爱岗敬业以及尽职尽责的职业操守。

定期进行医德医风相关内容讲座，组织检验医师积极参与科普宣传、义诊等活动，利用情景教学等方法，模拟临床真实情景，让学员在与患者及临床医护的沟通实践中获得真实体验，有助于学员提升自我职业素养，增加沟通经验。

2. 兼顾不同起点的培训医师

参与检验专业住院医师规范化培训的来源主要有三个：专业型研究生学员、单位委培学员和社会学员。首先，由于学员培训前的专业不同，其对专业知识掌握的程度有较大差别，例如临床医学专业的学员对于检验项目、仪器工作的原理知识几乎为零，而检验专业的学员则对疾病的发病机制、病理生理等内容了解甚少。其次，学员的起点学历不同，其知识架构体系有较大差异。最后，学员的思维模式不同，临床医学专业与检验医学专业学员在遇到相同问题时往往思考解决问题的路径是不同的。

要兼顾平衡学员这些差异，就需要指导教师在常规计划的小讲课、教学查房及日常指导中根据不同学员特点来设计、调整讲授内容。例如，以问题为导向的教学方法（problem-based learning，PBL）（也称作问题式学习）中需要根据不同基础学员准备不同问题，并在课前安排不同学员查找不同相关资料文献，充分调动各类学员积极性，弥补其基础知识或专业技能的不足。

3. 注重规范化培训考核

为了更清楚地了解和提升检验医师的培训效果，应在每个专业轮转培训结束后进行出科考核，包括医德医风考核、日常工作情况考核、理论考核和技能考核，还要组织每年度的综合考核。通过对每次考核成绩的分析，查找培训内容的遗漏和学员不易掌握的知识点，并通过补充培训内容、改变教学方法等不断完善住院医师规范化培训体系。

值得注意的是，目前大多数的考核内容基于国家住院医师规范化培训的指导文件，多数侧重于过程测量，如疾病的最低病例数要求和程序性的技能要求，而缺少在患者沟通、团队合作、质量改进和学术领域等更广泛的医生能力评估。尽管中国在住院医师培训方面已经有了较大进步，但建立基于能力衡量的考核体系仍然是今后工作的重点，保证通过考核的规范化培训学员真正能够胜任检验医师的工作。

4. 制定合理奖惩制度

在检验医师规范化培训过程中，应制定详尽合理且可执行性强的奖惩制度，包括能否遵守实验室制度，是否按时参加培训学习，工作中能否按照流程进行操作，是否能够与岗位教师、学生合作完成工作等各方面内容。这些内容在考核中都应有相应的体现，最后也作为检验医师规范化培训的评优依据。

检验医师作为连接医学实验室与临床科室的桥梁，是临床医护及患者沟通的使者，在检验医学服务于患者诊疗，提升检验医学学科水平和地位方面，发挥着越来越重要的作用。从岗位需求来看，检验医师不仅需要专业的检验医学知识，还应具备扎实的临床功底，同时具备检验技师和执业医师双重资格，才能胜任医学实验室、临床科室及患者等之间的沟通、咨询和解释工作。

第四节
医学实验室教学工作的目标制定与考核

在制定检验医学教学工作的目标（参考表 17-4）时，应遵循以下三点原则。

一、目标具体且可度量

目标必须写出来且明确具体，不能模棱两可；目标必须定性或定量（更应趋向于后者），目标必须具有可执行期限。

表 17-4　医学实验室教学工作的目标一览表

姓名			（　　）年（　　）月计划							总分	
每月制订计划时填写										月总结时填写	
类别	编号	项目	总目标	发生周期	本月目标	责任人	完成时间	是否为重点关注工作	考核方法项	见证性材料	完成情况
业务	N001	检验专业教学									
	N002	实习生与进修生教学									
	N003	研究生与检验医师的教学									
…											

二、目标是互认的、达成共识的

目标的制定必须全员参与而且得到认同，这其实是教学工作的一种内涵和要求。把集体的目标分解成个人的目标，个人愿意为这个目标的实现努力奋斗。也就是说，教学工作是一种施教者和被施教者目标的统一，目标是全体教学参与者认可并达成共识的目标，其目标的制定应遵循上下互认的原则。

目标经制定后，要自上而下和自下而上进行反复的论证，就双方意见和看法对目标进行调整和修改，直至确立一个大家都认可的目标，以便于目标的有效执行；同时，还要注意每个人的目标是不同的，上级的目标不能是下级目标的简单累加，下级的目标要能够支持上级目标的完成。

三、目标要有竞争力

目标的制定必须有科学依据及参照坐标。目标的制定是建立在对教学环境充分调查和分析的基础之上，应使目标尽量接近现实，而不是过高或过低。目标过高，经过努力也达不到，这样容易挫伤学生的积极性；目标过低则达不到应有的效果。

【案例】

随着现代医学飞速发展，医学实验室设备不断增加，信息化水平不断提升，检验项目不断拓展。某综合性大学医学院顺应这一发展，在检验医学教学工作中重点加强师资培养，要求教师除了有丰富的理论知识还需要有实践经验，达到理论与实践相统一。

由于该校不是系科合一的学校，学校便定期组织教师去医院了解检验的现状和最新进展。例如：关于心肌梗死的蛋白类标志物检验，心肌肌钙蛋白是心肌损伤的确诊性标志物，但并不是唯一的诊断指标，还需要结合临床症状、心电图和影像学检查等才能明确诊断。在医学检验教学中，心肌肌钙蛋白是重点讲授内容，而且其在心肌梗死的诊断中发挥重要作用，以至于临床症状、心电图和影像学检查等被不同程度的忽视，甚至可能给学生造成"心肌肌钙蛋白是心肌梗死的唯一诊断指标"的错误认知，这样就会在临床工作中带来错误以及临床投诉心肌肌钙蛋白水平很高却不是心肌梗死时，检验无从解释。

又如在黄疸发生的教学内容介绍中，当间接胆红素（白蛋白结合胆红素）升高而直接胆红素（葡萄糖醛酸结合胆红素）正常就认为是溶血性黄疸。其实，在少数肝细胞受损，导致肝细胞摄取间接胆红素能力受损时，也会表现为间接胆红素高而直接胆红素正常的类似于肝前性黄疸的表现，其实患者是肝细胞性黄疸，并非前者所认为的溶血性黄疸。实际的临床实践中，患者的真实结果远比教材中复杂得多，除了告诉学生常见模式外，还应告诉同学们少见的异常结果模式，这样可以使学生在学习阶段就打牢理论知识基础，工作后再遇到异常结果时才能从容应对，不至于无从下手。

参·考·文·献

[1] 王前，邓新立.临床实验室管理[M].4版.北京：中国医药科技出版社，2019.

[2] 丛玉隆，尹一兵，陈瑜.检验医学高级教程[M].北京：科学出版社，2017.

[3] 王厚照，张玲，马芳芳，等.临床实验室管理教学改革的探讨[J].检验医学与临床，2021，18(14): 2128-2131.

[4] 冯倩，宋军营，任伟宏，等.检验医学教育教学的发展与改革[J].中国中医药现代远程教育，2019，17(03): 159-160.

[5] 李露露，张文静，刘彦虹.临床检验诊断学专业学位硕士研究生"双轨合一"培养模式的实践与探讨[J].中国高等医学教育．2020，(11): 127-128.

[6] 罗俐梅，谢轶，牛倩，等.《检验路径与临床应用》课程思政的设计与探索[J].四川大学学报（医学版），2021，52(05): 747-753.

（王　前　张继瑜　任伟宏）

第十八章
医学实验室文化建设的Lab-OEC管理

医学实验室的文化包括物质文化、行为文化和精神文化，是医院文化建设很重要的一部分。医学实验室可通过文化建设提高团队成员的大局意识、协作精神和服务精神，发挥每一个成员的向心力、凝聚力。医学实验室管理人员的素质建设非常关键，通过医学实验室管理人员影响、带动及培养员工服从大局，增强员工的集体荣誉感和团队精神，从而推动团队的高效运转。同时，需要加强对每一位员工素质的培养及文化熏陶。

Lab-OEC与医学实验室文化建设相结合，根据医学实验室不同层级人员的文化建设考核指标，实验室负责人应对所辖员工进行文化建设计划、目标及落地措施考核，促进医学实验室良性健康发展。

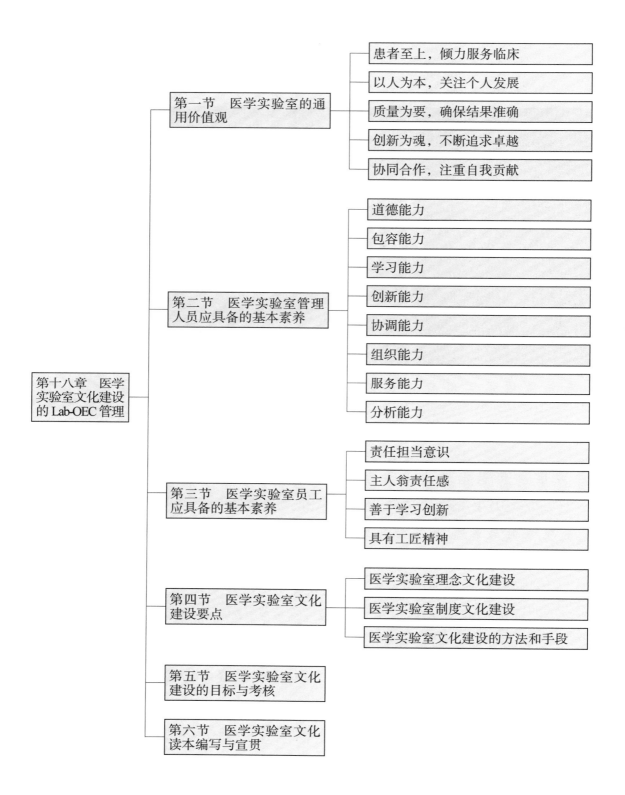

医院文化是医院在长期的发展过程中日积月累形成的、员工广泛接受和遵守的工作作风、行为准则等群体意识，是在医院管理、医疗服务、医患关系等各个环节中形成的人性、关爱、奉献、服务等人文品质。

医学实验室文化是医院文化的重要组成部分。医学实验室文化从本质上讲，是指从事医学实验室工作的群体在实验室工作环境中形成的价值观念、思想理念和心理倾向。其核心是以实验室全体人员共同的价值观为根本，激发全体成员的潜能，促进实验室积极和谐地向前发展。通过文化建设提高团队成员的大局意识、协作精神和服务精神，发挥每一个成员的向心力、凝聚力。医学实验室文化是决定医学实验室发展的精髓和灵魂，只有不断加强医学实验室的文化建设，才能保障其在大的医疗环境下和谐健康地发展。

医学实验室应充分营造良好的文化氛围，从根本上提高实验室的综合竞争力。在一个积极向上的文化环境中，团队中每一个人都会在潜移默化中被熏陶和改变，优秀的文化环境可以提高员工的获得感，激发员工的正能量，进而提高团队每一位员工的服务水平，会对医学实验室的服务质量产生直接影响。医学实验室要从医学实验室工作者入手，对其加强训练和培训，从整体上提升医学实验室的服务水平；与此同时，医学实验室还应定期对员工进行科室文化教育宣传，加强文化环境建设，促进医学实验室工作者文化理念的提升。

第一节
医学实验室的通用价值观

【案例】

某医院坚持"大医精诚，厚德尚善"的核心价值观：大医精诚，即医者要有精湛的医术，有高尚的品德修养；厚德尚善，即上善若水，厚德载物。其他各科室如检验科的核心价值观为"质量为首，至精至诚"；病理科的核心价值观是"以人为本，明病辨理"。科室文化建设不仅是医院文化建设的延伸和创新，更是科室生存发展的根基和动力，对提升医院管理水平、提高医院核心竞争力、加强医院文化建设、促进医院发展，起着举足轻重的作用。

不同的医院有不同的发展历史，加之地域文化的差异，会慢慢塑造出自身的核心价值观。医学实验室在医院中会与各个科室有交集，并输出大量的检验数据，因而医学实验室的核心价值观既应该具有普遍性，也应具有科室独特性。科室的核心价值观是在长期工作过程中形成的特色文化沉淀，是建设科室文化的重要组成部分。凝练出科室的核心价值观，内化于心，外化于行，对于科室的建设具有方向性引导作用。

一、患者至上，倾力服务临床

《"健康中国 2030"规划纲要》的战略主题为"共建共享、全民健康"，核心是推行健康生活方式，减少疾病发生，强化早诊断、早治疗、早康复，实现全民健康。为完成这一重大历史使命，医学实验室应该努力加强文化建设，从实验室物质文化、行为文化以及精神文化上提高标准。

医学实验室应尽最大努力满足临床对医学实验室产品与服务的需求，紧扣临床需求，提供技术、产品与服务。"急患者之所急，想患者之所想"是医学实验室至关重要的工作，医学实验室不仅要满足临床对实验结果高效、准确与服务的基本要求，也要关注临床的一些个性化、人性化需求。

医学实验室除了提供常规的实验结果的服务，还应对质量控制、成本控制、科研教育等方面的需求提供服务。临床科室直接与患者接触，最能代表患者的需求与呼声，医学实验室主要服务和支持临床科室的工作，医学实验室相关人员要常问自己：医学实验室的工作为临床科室提供了什么支撑？作出了什么贡献？

医学实验室人员要努力提供满足临床需求的产品与服务，把以临床需求为导向作为最重要的工作准则。

二、以人为本，关注个人发展

用人的第一标准是用人所长，管理的本质就是把不同人的长处进行整合。挖掘、培养并启发下属寻求自我发展，是每个管理者必备的胸襟与素质。因此，努力为员工规划更多的发展路线，无论是医学实验室的管理人员还是专业技术人员，都将找到自己的发展空间。

医学实验室应区分员工绩效，奖优罚劣，区别对待，以绩效为导向，倡导良性内部竞争，做到分配公平。

学习是个人成长与进步的源泉，医学实验室应倡导并鼓励每位员工通过学习提升自我，专注于本职工作。医学实验室应提供个人学习、培训与发展的机会，创建学习型组织。在员工中提倡热爱、专注本职工作，倡导追求卓越、精益求精的工匠精神。

医学实验室对管理者的要求是拥有团队精神、重视贡献、勇担责任、乐于培养人才；有激情、善决策，有较强执行力。

医学实验室应坚定不移地大力倡导积极的医学实验室文化，并严格制度，规范员工行为，以宽广的胸襟包容个性与才华。

三、质量为要，确保结果准确

在临床疾病诊疗中，约 70% 的临床治疗决策来源于诊断，事关患者生命健康与安全，这就要求在临床诊断中确保结果准确和不断提高诊断质量。质量是医学实验室赖以生存和发展的保证。对个人而言，医学实验室是施展个人才华、实现个人价值的舞台，如果失去这个大舞台，自我价值的实现便成为空谈，为了个人和医学实验室的共同发展，就要把质量放在首位，更要根植于医学实验室的每一名员工心中，形成牢固的质量意识观。在工作中应有加强质量服务理念和追求高质量检验结果的工作态度，态度决定高度。

中国铁路之父詹天佑经常勉励工作人员，说："我们的工作首先要精密，不能有一点儿马虎，'大概''差不多'这类说法不应该出自工程人员之口。"不仅是工程工作，任何工作中，缜密严谨的工作态度，精益求精的工作理念是结果准确的重要法宝，是保证质量的必要条件，也是实验室发展的坚实基础。

四、创新为魂，不断追求卓越

创新就是在日常工作过程中不断坚韧地跨越和提升，是打破常规，做过去从未做过的事，用过去从未用过的方法。创新意味着更大的进步与提高。医学技术发展到如此高水平，也是不断创新的过程。以免疫检验技术发展史为例，从早期的放射免疫技术到中期酶联免疫技术、板式化学发光，发展到磁微粒化学发光技术，是一代代医学实验室人勇于创新，追求卓越的结果。

创新的过程就是追求卓越的过程。

追求卓越，意味着事业的目标是卓尔不凡的，要敢为天下之先；也意味着从不满足于当前的现状，力求把各项工作做到最好。

追求卓越要求和先进医学实验室比，和历史上最好状态比，找出自身短板与差距，坚韧不拔地改进工作，弥补差距与不足。追求卓越要求不断创新，从管理到技术，从临床到科研。

五、协同合作，注重自我贡献

古人云："能用众力，则无敌于天下矣；能用众智，则无畏于圣人矣。"这就强调了团队的重要性。团队精神是大局意识、协作精神和服务精神的集中体现，其核心是协同合作，最高境界是全体成员的向心力、凝聚力，反映的是个体利益和整体利益的统一，并进而保证团队的高效率工作状态。团队与个人是相辅相成，相互成就的，彼得·德鲁克认为：一个卓有成效的人必定注重自我贡献。注重贡献使得一个人不会把自己的精神与物质需求凌驾于团队和组织之上，他看重的不仅是自己从团队中获得了什么，更注重的是"我为团队贡献了什么"。2002 年的"非典"，2019 年的"新冠"，面对这些灾难，正是医护人员不顾艰险，奔赴一线，全力以赴；在病毒和疫情面前，他们主动请缨，为的是治愈患者，为的是控制疫情，为的是保障人民群众的健康。正是医学实验室人员不畏艰辛，不惧感染，夜以继日地工作，及时准确地提供可靠的检验结果，为疫情防控作出了重要贡献，彰显了自我贡献和团队协作的重要性。

第二节
医学实验室管理人员应具备的基本素养

医学实验室管理人员，大都在本学科的建设中有较大学术成就、较高的知名度，具备一定的战略眼光，善于把握学科方向，能带领、组织和协调整个学科群体达到国内或国际较高水平。尽管医院的等级和规模不同，但各级医院对医学实验室管理人员的要求均相对较高，学历、职称、教学能力、科研能力及沟通能力都应具备较高的标准。优秀的医学实验室管理人员除了应有较强的影响力，能把握本学科的最新发展动态，具有较高的学术水平，还要具备以下基本素养。

一、道德能力

"德乃才之帅，才乃德之辅；官乃德之人，人乃德之品。"德是基础，才是条件；德是核心，才是关键；德是本质，才是属性。服人者，以德服为上、以才服为中、以力服为下。作为一名医学实验室管理人员，"德"决定其自身的品质、形象、威信，"才"决定其拥有的能力、本领、水平。

二、包容能力

雨果有言："比海洋更宽广的是天空，比天空更宽广的是人的胸怀。"胸怀宽广的人，有"不畏浮云遮望眼，只缘身在最高层"的眼界；胸怀宽广的人，有"先天下之忧而忧，后天下之乐而乐"的家国情怀。作为一名医学实验室管理人员，具有宽广的胸怀可以从大局出发，综合考量学科发展存在的问题，制定出具有可持续发展的长远规划。

三、学习能力

三人行必有我师。喜欢学习、善于学习是医学实验室管理人员应该具备的基本能力之一。学习能力一般是指人们在正式或非正式学习环境下，自我求知、做事、发展的能力；是指观察和参与新的体验，把新知识融入已有的知识，从而改变已有知识结构的能力；是指以快捷、简便、有效的方式获取准确知识、信息，并将它转化为自身能力的本事；是指运用科学的学习方法去独立地获取信息，加工和利用信息，分析和解决实际问题的一种个性特征。医学实验室管理人员应该具有良好的学习能力，可以随时掌握世界范围内的学科发展及最新进展，适时做好应对策略。

四、创新能力

"要么创新，要么死亡。"托马斯·彼得斯这句话简洁但深刻，表明创新对一个个体、集体或组织的极端重要性。创新能力是技术和各种实践活动中不断提供具有经济价值、社会价值、生态价值的新思想、新理论、新方法和新发明的能力。当今社会的竞争，与其说是人才的竞争，不如说是人创造力的竞争。医学检验学科逐渐成为高端人才和先进技术的聚集地，这一转变促使医学实验室管理人员需要具有非常强的创新能力，才可以适应医学检验技术日新月异的发展变化需求，同时，创新能力也是一个团队具有持续发展能力的重要体现。

五、协调能力

协调能力是指决策过程中的协调指挥才能。医学实验室管理人员应该懂得一套科学的组织设计原则，应该熟悉并善于运用各种组织形式，能够指挥自如，控制有方，协调人力、物力、财力，以获得最佳效果。协调能力包括人际关系协调能力和工作协调能力两个方面。协调能力，是化解矛盾的能力，是变消极因素为积极因素的能力，是动员群众、组织群众、充分调动人的积极性的能力。医学实验室管理人员要履行好自己的职责，必须善于把周围相关人员的积极性调动起来，潜能发挥出来，依靠集体的力量攻克难关。协调能力还是考核一个医学实验室管理人员管理功底的重要方面，有的人虽有业务水平，也有敬业精神，但却缺少协调能力，需要在实践中不断学习和提高。

六、组织能力

良好的组织能力可以成为一个团队竞争优势的来源。对于一个集体而言，建立一种能使员工为实现集体目标而在一起努力工作并履行职责的组织，是实现集体目标的重要保证。因此，如何建立组织体系，并规定体系中每个人的活动和相应的责任以及各项活动的关联规则，将直接影响集体的行动效率和效果。建立科学、高效、分工合理、职责明确、制度健全的组织体系，是对领导能力的考验与挑战。

七、服务能力

服务能力是指一个服务系统提供服务的能力程度，通常被定义为系统的最大产出率。对于一个团队领导者或者医学实验室管理人员来讲，服务意味着对自己职责的准确定位，意味着需要医学实验室管理人员必须去思考如下问题：团队朝着什么方向发展？团队中的人才如何个性化培养？团队中的每一个个体如何能做到人尽其才、人尽其责、人尽其用？如何去根据团队自身特点和大环境要求搭建适合学科发展的平台？

八、分析能力

分析能力包括将问题系统地组织起来，对事物的各个方面和不同特征进行系统的比较，认识到事物或问题在出现或发生时间上的先后次序，在面临多项选择的情况下，通过理性分析来判断每项选择的重要性和成功的可能性，用以决定取舍和执行的次序，以及对前因后果进行线性分析的能力等。分析能力强的人，遇到问题的时候能够迅速作出判断，有着独到的见解。分析能力很大程度上取决于后天的训练。因此，一个医学实验室管理人员有必要锻炼和提高自己的分析能力，学会把一个看似复杂的问题，经过理性思维的梳理后，变得简单化、规律化，从而轻松、顺畅地解答出来。

第三节
医学实验室员工应具备的基本素养

【案例】

岳飞是南宋杰出的统帅，他建立起一支纪律严明、作战英勇的抗金军队——"岳家军"。岳家军的士兵都严格遵守纪律，宁可自己忍受饥饿，也不敢打扰百姓。晚上，如果借住在民家或商店，他们天一亮就起来，为主人打扫卫生，清洗餐具后才离去。一次，有个兵士擅自用百姓一束麻来缚柴草，被岳飞发现，立刻按军法严办。军队行军经过村子，夜里都露宿在路旁，老百姓请他们进屋，没有人肯进去。岳家军中还有一个口号："冻死不拆屋，饿死不掳掠。"

正因为岳家军的严守纪律，作战勇猛，让金军闻风丧胆，金兵统帅长叹道："撼山易，撼岳家军难！"

这个案例提示我们：团队中每一个人都严格遵守团队规则，守规矩、知边界，严于律己，团队才有竞争力和战斗力。

一、责任担当意识

本职岗位是一个人成长的最大舞台，优秀的医学检验工作者应对事业尽心、对工作尽力、对岗位尽职，努力在本职岗位创造出一流的工作业绩。

做好本职工作，需要勇担责任，唾弃推诿扯皮，这不仅是对基层员工的要求，更是对实验室管理者的要求。

勇担责任有两层意思：一层意思是当组织有较大、较难、较急的工作时，勇担责任者责无旁贷，挺身而出；二是当出现责任事故、工作失误时，勇担责任者能够直面事实，勇敢担责。

古人云：禹、汤罪己，其兴也勃焉；桀、纣罪人，其亡也忽焉。组织与团队中勇担责任者堪成大器、堪委重任。

二、主人翁责任感

主人翁责任感的树立是保证一个集体和谐发展的关键环节，要使员工树立主人翁责任感，就应充分给予职工肯定与认可，每一位团队管理者都应充分认识这一点。作为一名肩负着守护人类健康重任的医务工作者，在医疗活动和日常管理中，员工的参与是解决临床问题的有效途径。医学实验室在临床中属于平台科室，平台科室一个很重要的职责是为临床提供高效高质的服务，员工个人价值的体现也在通过提供服务的过程中得以体现，同时，这也是医学实验室社会和经济价值的体现，肯定医学实验室员工主人翁的地位，是提高服务效果的基础。

三、善于学习创新

在互联网、人工智能等技术快速发展的今天，要想生存和发展，离不开学习和创新。医学实验室的管理者应倡导并鼓励每位员工通过学习提升自我，专注于本职工作，为每一位员工提供学习、培训与发展的机会，创建学习型组织，倡导追求卓越、精益求精的工匠精神。无论是管理人员还是专业技术人员，都能找到自己的发展空间。

四、具有工匠精神

工匠精神，是指工匠对自己的产品精雕细琢、精益求精、追求更完美的精神理念。在中华民族五千多年的历史进程中，一代又一代工匠孜孜不倦地追求"技道合一"，把对技艺的浸淫、对作品的虔敬、对人情的体察、对自然的敬畏，以匠心之巧思，倾注于制作过程，创造出了绚烂辉煌的中国古代科技文明。

所谓工匠精神，第一就是人们热爱所做的事胜过爱这些事给其带来的金钱、地位、权力，第二便是坚持不懈、精益求精做好自己的职业。工匠精神自身文化特征使它具备了全面育人、行为规范、行业激励的作用。工匠精神属于职业精神的范畴，反映从业人员的职业价值取向和行为表现，与一个人的职业道德和人生观、价值观紧密相连。

医学实验室如同一个小社会，各项工作千头万绪，纷繁复杂。无论是医学实验室环境打造还是内核建设都离不开"精细"二字。如同工匠精神，唯有精雕细琢、精益求精方能推动医学实验室不断前行。同时，医学实验室管理的"工匠精神"也契合了"健康中国"战略下对公立医院的新要求。

第四节
医学实验室文化建设要点

一、医学实验室理念文化建设

理念文化建设，首先要对实验室进行整体的认识，在医学实验室现有的理念框架和定位的基础上，挖掘本实验室特有文化，总结特点，拟定新的理念框架。然后，根据实验室的发展传统、地域历史、人文特点等，确立实验室的理念体系。理念体系要落地实施，因为无论多么先进、科学的理念，如果不落地生根，永远只是空中楼阁。因此，理念需要循序渐进，一步步推行下去。

医学实验室理念建设往往不是一蹴而就的，需要克服一系列困难。常见的情况有两种：一是内部不协调。科室内部分歧严重，意见不统一，方案难以确定，即便勉强确定，实施起来也举步维艰，需要付出巨大的时间成本，最终导致大家失去耐心和认同感。二是执行不给力。科室权力有限，在这种前提下进行理念建设，客观性和主动性得不到保证，周期漫长。因此，前者要优先解决内部矛盾，达成统一共识，后者要化被动为主动，积极争取实验室理念建设的主动权。

二、医学实验室制度文化建设

俗话说："没有规矩，不成方圆。"医学实验室的各项规章制度及操作规范是实验室正常运转的保障机制，可用来规范和指导实验室人员的日常行为，是实验室管理的必要手段。医学实验室制度文化建设应采取刚柔并济的形式，刚性制度主要包括实验室的各种硬性的规章制度，例如，实验设备使用管理制度、实验试剂耗材管理制度、安全管理制度等。实验室人员的道德规范及人际交往活动方式等应属于一种软性的实验室制度文化。软性规范与硬性规章制度共同约束实验室成员的思想和行为。医学实验室制度文化作为一种管理实验室的手段和方法，可以有效促进医学实验室检验和科研工作。

三、医学实验室文化建设的方法和手段

（一）明定位

医学实验室文化定位彰显实验室文化的个性和特征，为实验室文化建设指明方向，医学实验室应根据医疗机构宗旨确定医学实验室文化导向。

（二）做目视

目视化文化最早起源于日本丰田公司的准时生产方式，它能够用直观的方法提示管理状况和作业方法，让全体员工能够用眼睛看出工作的进展状况是否正常，并迅速地作出判断和提出解决方法。实验室目视文化建设，意味将目视化手段应用于实验室日常工作管理，让科室人员形成工作状态可视化的概念，科室内部形成可视化的氛围。这样能够提高科室和人员的执行力，能够一定程度上解决主体责任落实最后一公里的问题。实验室目视文化建设形式多样，如墙壁展出、LED 播放等。目视化文化建设可落脚于实验室安全管理、项目操作标准化、试剂耗材管理、人才培养、科研水平提高等多个方面。

（三）做培训

孔子为传播他的儒家思想，广收门徒，开坛布道，使得儒家思想名满天下。同样，医学实验室文化也要反复讲、反复学，使文化理念深入人心。同时，定期组织参观学习，将优秀医学实验室文化代表请进来培训，并选派员工到优秀医学实验室观摩学习

转化。

（四）搞活动

文化活动是医学实验室文化建设的重要载体，通过各种活动，使员工理解理念、创新理念、践行理念。如，医学实验室应大力倡导工匠精神，通过技术比武，定期组织抽血速度及效率比武、加样精度评比、显微镜下数细胞准确度比赛等活动，加深对工匠精神的体会。

（五）畅沟通

有效的沟通可以帮管理层发现和解决实验室内部问题，从而改进管理方法和运作模式，改善和增进科室间的合作。有效沟通的最根本原则是坦诚，坦诚的沟通有利于人际关系的简单化，有利于大家精诚团结，围绕工作目标而努力；坦诚的沟通有利于信息的流通，提高决策效率及有效性；坦诚的沟通有利于真实准确考核员工绩效，实现实验室差异化管理。

（六）做示范

实验室领导者在文化落地的过程中扮演着重要角色，肩负着重要责任。从某种意义上说，实验室文化是"领导者文化"，其中的一些核心理念与思想，直接或间接地代表或反映了实验室领导者的思想追求，价值取向和做事态度。领导者的言行举止、工作作风反映其对实验室文化是否真的认可与执行程度，同时，也直接影响着员工对实验室文化的认可与执行。要使实验室文化有效落地，领导者就应当好宣传者、倡导者、率范者、先行者，为员工当好标杆，做好榜样，从而带动、引导员工积极践行实验室文化。

第五节
医学实验室文化建设的目标与考核

医学实验室文化建设既需要管理层良好的组织建设和任务分配，也需要基层工作人员的全力配合和有效执行。因此，在目标设定与考核方面，制定不同级别人员的目标考核表，由上一级对其进行考核，包括主任对副主任的考核表（参考表18-1）、副主任对各专业组长的考核表（参考表18-2）以及组长对基层员工的考核表（参考表18-3）。

表 18-1　医学实验室文化建设副主任考核表（月清表）

姓名：　　　　　　　　　　　　（　）年（　）月计划／总结

类别	项目	总目标 考核标准	发生周期	本月目标	完成时间	是否为重点关注工作	总分 备注	月总结时填写 完成情况
	文化建设						5%	
组织建设	科室有文化宣传员	每缺少一人－5分	全年	设立专人负责			1%	
	医院文化宣传、通知等工作完成情况	配合积极、表现突出每次+1分。未按要求完成或未按时提交，配合程度较低每次－1分	全年	积极配合，按时完成			1%	
文化培训	医院文化培训100%全员覆盖，对培训记录表进行抽查	未参与培训或未提交培训记录－5分	全年	按要求进行			1%	
	积极参与医院及科室互动，统计各专业组参与程度	积极参与，表现突出每次+2分，最多加10分。未积极参与，每次－2分	全年	积极配合，按时完成			1%	
文化活动	科室每年组织两次文化活动（含工会活动）	积极组织活动，每次+5分，最多加10分。未积极参与，每次－5分	全年	积极配合，按时完成			1%	

表 18-2　医学实验室各专业组长文化建设考核表（月清表）

姓名：　　　　　　　　　　　　（　）年（　）月计划／总结

类别	项目	总目标 考核标准	发生周期	本月目标	完成时间	是否为重点关注工作	总分 备注	月总结时填写 完成情况
	文化建设						5%	
组织建设	专业组有文化宣传员	每缺少一人－5分	全年	设立专人负责			1%	
	实验室文化宣传、通知等工作完成情况	配合积极、表现突出每次+1分。未按要求完成或未按时提交，配合程度较低每次－1分	全年	积极配合，按时完成			1%	

（续表）

类别	项目	总目标	发生周期	本月目标	完成时间	是否为重点关注工作	备注	完成情况
文化培训	实验室文化培训100%全员覆盖，对培训记录表进行抽查	未参与培训或未提交培训记录-5分	全年	按要求进行			1%	
文化活动	积极参与医院及科室互动，统计各专业组参与程度	积极参与，表现突出每次+2分，最多加10分。未积极参与，每次-2分	全年	积极配合，按时完成			1%	
	专业组每年组织两次文化活动（含工会活动）	积极组织活动，每次+5分，最多加10分。未积极参与，每次-5分	全年	积极配合，按时完成			1%	

表 18-3 医学实验室各基层员工文化建设考核表（月清表）

姓名：

（ ）年（ ）月计划/总结

项目	总目标	发生周期	本月目标	完成时间	是否为重点关注工作	总分	月总结时填写
						备注	完成情况
文化建设	考核标准	全年				5%	
责任担当意识	无负面反馈，组长和主任考评	全年				1%	
主人翁责任感	无负面反馈，组长和主任考评	全年				1%	
善于学习和创新	无负面反馈，组长和主任考评	全年				1%	
具有工匠精神	无负面反馈，组长和主任考评	全年				1%	
文化活动参与	及时参与各项文化活动	全年				1%	

第六节
医学实验室文化读本编写与宣贯

　　医学实验室文化读本是阐述本医学实验室全员共有的价值观与行为准则的内部书籍，是价值观、愿景和使命的重要传播载体。实验室文化读本一般包括：卷首语、实验室简介、宗旨、愿景、使命、价值观、荣誉展示、人员风采等内容。

　　在宣贯方面，实验室可通过实验室内部报刊、橱窗、墙报、例会牌等渠道及举办实验室文化征文比赛、文艺演出、培训、团队学习等活动，甚至建立相关管理机制，评选文化模范，来宣传医学实验室文化，促使抽象的文化理念具体化与形象化，让广大员工亲自接触、感受、感知实验室文化，从而在不断推广的过程中，慢慢地把意识形态的东西渗透于成员的血液，成为指导工作的工具，形成行为的习惯，实现实验室文化的自觉。

表 18-4　医学实验室文化读本架构参考表

医学实验室文化读本	
卷首语	实验室文化的本质、意义
实验室简介	
理念篇	实验室宗旨
	实验室愿景
	实验室使命
	实验室价值观
落地篇	实验室荣誉展示
	实验室人员风采
	实验室团建活动
	实验室社会活动
实验室人员职业素养	
实验室人员行为规范	

参·考·文·献

[1] 丛玉隆, 冯仁丰, 陈晓东. 临床实验室管理学 [M]. 2 版. 北京：中国医药科技出版社, 2004.

[2] 黄珊珊, 杨振兰. 关于实验室文化的思考 [J]. 中国现代教育装备, 2009(05): 117-119.

[3] 丁寅, 朱玉华, 庞洁, 等. 国家重点实验室文化建设的探索与实践 [J]. 实验技术与管理, 2013, 30(005):

181-184.

[4] 邢效瑞，杨闽楠，信彩岩，等．医学微生物实验室文化建设探索[J]．基础医学教育，2018, 20(5): 4.

[5] 张春艳．实验室文化建设的内涵及实现途径[J]．2016(13): 223-224.

[6] 郭鑫，马同涛，韩建新，等．高校实验室文化体系建设研究[J]．实验技术与管理，2018, 35(07): 233-235+250.

[7] 杨克明．企业文化落地高效手册[M]．北京：北京大学出版社，2010.

（张国军　张学东　左青云　王芳芳　代　岩）

附 录

附录 1
实验室管理相关的规范性文件

文件类别	文件编号	相关文件名称	发布单位	生效日期
实验室相关法律法规规章	主席令 第九十三号	中华人民共和国献血法	全国人民代表大会常务委员会	1998 年 10 月 1 日
	主席令 第六号	中华人民共和国放射性污染防治法	全国人民代表大会常务委员会	2003 年 10 月 1 日
	主席令 第五号	中华人民共和国传染病防治法	全国人民代表大会常务委员会	2013 年 6 月 29 日
	主席令 第九号	中华人民共和国环境保护法	全国人民代表大会常务委员会	2015 年 1 月 1 日
	主席令 第六十一号	中华人民共和国环境保护税法	全国人民代表大会常务委员会	2018 年 1 月 1 日
	主席令 第四十六号	中华人民共和国国境卫生检疫法	全国人民代表大会常务委员会	2018 年 4 月 27 日
	主席令 第六号	中华人民共和国精神卫生法	全国人民代表大会常务委员会	2018 年 4 月 27 日
	主席令 第三十号	中华人民共和国疫苗管理法	全国人民代表大会常务委员会	2019 年 12 月 1 日
	主席令 第三十一号	中华人民共和国药品管理法	全国人民代表大会常务委员会	2019 年 12 月 1 日
	主席令 第三十八号	中华人民共和国基本医疗卫生与健康促进法	全国人民代表大会常务委员会	2020 年 6 月 1 日
	主席令 第四十三号	中华人民共和国固体废物污染环境防治法	全国人民代表大会常务委员会	2020 年 9 月 1 日
	主席令 第五十六号	中华人民共和国生物安全法	全国人民代表大会常务委员会	2021 年 4 月 15 日
	主席令 第六十九号	中华人民共和国动物防疫法	全国人民代表大会常务委员会	2021 年 5 月 1 日
	主席令 第九十四号	中华人民共和国医师法	全国人民代表大会常务委员会	2022 年 3 月 1 日
	国务院令 第 380 号	医疗废物管理条例	国务院	2011 年 1 月 8 日
	国务院令 第 641 号	中华人民共和国城镇排水与污水处理条例	国务院	2014 年 1 月 1 日
	国务院令 第 208 号	血液制品管理条例	国务院	2016 年 2 月 6 日

（续表）

文件类别	文件编号	相关文件名称	发布单位	生效日期
实验室相关法律法规规章	国务院令 第 666 号	医疗机构管理条例	国务院	2016 年 2 月 6 日
	国务院令 第 424 号	病原微生物实验室生物安全管理条例	国务院	2018 年 3 月 19 日
	国务院令 第 717 号	中华人民共和国人类遗传资源管理条例	国务院	2019 年 7 月 1 日
	国务院令 第 739 号	医疗器械监督管理条例	国务院	2021 年 6 月 1 日
	卫生部令 第 14 号	人类辅助生殖技术管理办法	卫生部	2001 年 8 月 1 日
	卫生部令 第 15 号	人类精子库管理办法	卫生部	2001 年 8 月 1 日
	卫生部令 第 33 号	产前诊断技术管理办法	卫生部	2003 年 5 月 1 日
	卫生部令 第 36 号	医疗卫生机构医疗废物管理办法	卫生部	2003 年 10 月 15 日
	卫生部令 第 64 号	新生儿疾病筛查管理办法	卫生部	2009 年 6 月 1 日
	卫生部令 第 68 号	人间传染的病原微生物菌（毒）种保藏机构管理办法	卫生部	2009 年 10 月 1 日
	卫生部令 第 85 号	医疗机构临床用血管理办法	卫生部	2012 年 8 月 1 日
	卫生部令 第 44 号	血站管理办法	卫生部	2017 年 12 月 26 日
	环境保护部令 第 15 号	国家危险废物名录（2021 年版）	生态环境部等	2021 年 1 月 1 日
	总局令 第 33 号	生物制品批签发管理办法	国家市场监督管理总局	2021 年 3 月 1 日
	国发〔2012〕11 号	"十二五"期间深化医药卫生体制改革规划暨实施方案	国务院	2012 年 3 月 14 日
	国办发〔2013〕80 号	深化医药卫生体制改革 2013 年主要工作安排	国务院	2013 年 7 月 18 日
	国办发〔2017〕32 号	国务院办公厅关于推进医疗联合体建设和发展的指导意见	国务院	2017 年 4 月 26 日
	国办发〔2017〕44 号	国务院办公厅关于支持社会力量提供多层次多样化医疗服务的意见	国务院	2017 年 5 月 23 日
	卫医发〔2000〕184 号	临床输血技术规范	卫生部	2000 年 6 月 2 日
	卫医发〔2000〕448 号	血站基本标准	卫生部	2000 年 12 月 18 日
	卫医发〔2001〕10 号	脐带血造血干细胞库设置管理规范（试行）	卫生部	2001 年 2 月 1 日
	卫医发〔2003〕287 号	医疗废物分类目录（2003 版）	卫生部	2003 年 10 月 10 日
	卫医发〔2006〕167 号	血站质量管理规范	卫生部	2006 年 4 月 29 日
	卫医发〔2006〕183 号	血站实验室质量管理规范	卫生部	2006 年 5 月 12 日

（续表）

文件类别	文件编号	相关文件名称	发布单位	生效日期
实验室相关法律法规规章	卫医发〔2006〕73 号	医疗机构临床实验室管理办法（2020 修正）	卫生部	2020 年 7 月 10 日
	卫政法〔2004〕163 号	卫生部关于医技人员出具相关检查诊断报告问题的批复	卫生部	2004 年 5 月 24 日
	卫政法〔2004〕224 号	卫生部关于对非法采供血液和单采血浆、非法行医专项整治工作中有关法律适用问题的批复	卫生部	2004 年 7 月 6 日
	卫办医政〔2010〕194 号	医疗机构临床基因扩增检验实验室管理办法	卫生部	2010 年 12 月 6 日
	卫办发〔2012〕45 号	医疗机构从业人员行为规范	卫生部	2012 年 7 月 18 日
	卫基妇发〔2002〕147 号	婚前保健工作规范（修订）	卫生部	2002 年 6 月 17 日
	卫科教〔1999〕第 247 号	脐带血造血干细胞库管理办法（试行）	卫生部	1999 年 10 月 1 日
	卫医函〔2019〕98 号	血站技术操作规程（2019 版）	国家卫生健康委员会	2019 年 9 月 1 日
	国卫医发〔2016〕37 号	医学检验实验室基本标准和管理规范	国家卫生和计划生育委员会	2016 年 7 月 20 日
国家标准	GB 19781—2005	医学实验室 - 安全要求	国家质量监督检验检疫总局等	2005 年 12 月 1 日
	GB 19489—2008	实验室生物安全通用要求	国家质量监督检验检疫总局等	2009 年 7 月 1 日
	GB/T 20470—2006	临床实验室室间质量评价要求	国家质量监督检验检疫总局等	2007 年 2 月 1 日
	GB/T 20468—2006	临床实验室定量测定室内质量控制指南	国家质量监督检验检疫总局等	2007 年 2 月 1 日
	GB/T 21919—2008	检验医学参考测量实验室的要求	国家质量监督检验检疫总局	2009 年 1 月 1 日
	GB/T 22576.1—2018	医学实验室 质量和能力的要求 第 1 部分：通用要求	国家市场监督管理总局等	2019 年 7 月 1 日
	GB/T 18638—2021	流行性乙型脑炎诊断技术	国家市场监督管理总局等	2021 年 10 月 1 日
	GB/T 40024—2021	实验室仪器及设备 分类方法	国家市场监督管理总局等	2021 年 11 月 1 日
	GB/T 31016—2021	样品采集与处理移动实验室通用技术规范	国家市场监督管理总局等	2021 年 11 月 1 日
	GB/T 19703—2020	体外诊断医疗器械 生物源性样品中量的测量 有证参考物质及支持文件内容的要求	国家市场监督管理总局等	2021 年 12 月 1 日
	GB/T 29790—2020	即时检验 质量和能力的要求	国家市场监督管理总局等	2021 年 12 月 1 日

文件类别	文件编号	相关文件名称	发布单位	生效日期
国家标准	GB/T 19702—2021	体外诊断医疗器械 生物源性样品中量的测量 参考测量程序的表述和内容的要求	国家市场监督管理总局等	2022 年 4 月 1 日
	GB/T 39367.1—2020	体外诊断检验系统 病原微生物检测和鉴定用核酸定性体外检验程序 第 1 部分：通用要求、术语和定义	国家市场监督管理总局等	2022 年 6 月 1 日
	GB/T 22576.2—2021	医学实验室 质量和能力的要求 第 2 部分：临床血液学检验领域的要求	国家市场监督管理总局等	2022 年 6 月 1 日
	GB/T 22576.3—2021	医学实验室 质量和能力的要求 第 3 部分：尿液检验领域的要求	国家市场监督管理总局等	2022 年 6 月 1 日
	GB/T 22576.4—2021	医学实验室 质量和能力的要求 第 4 部分：临床化学检验领域的要求	国家市场监督管理总局等	2022 年 6 月 1 日
	GB/T 22576.5—2021	医学实验室 质量和能力的要求 第 5 部分：临床免疫学检验领域的要求	国家市场监督管理总局等	2022 年 6 月 1 日
	GB/T 22576.6—2021	医学实验室 质量和能力的要求 第 6 部分：临床微生物学检验领域的要求	国家市场监督管理总局等	2022 年 6 月 1 日
	GB/T 22576.7—2021	医学实验室 质量和能力的要求 第 7 部分：输血医学领域的要求	国家市场监督管理总局等	2022 年 6 月 1 日
卫生行业标准	WS 315—2010	人间传染的病原微生物菌（毒）种保藏机构设置技术规范	卫生部	2010 年 11 月 1 日
	WS 322.2—2010	胎儿常见染色体异常与开放性神经管缺陷的产前筛查与诊断技术标准 第 2 部分：胎儿染色体异常的细胞遗传学产前诊断技术标准	卫生部	2010 年 12 月 31 日
	WS 233—2017	病原微生物实验室生物安全通用准则	国家卫生和计划生育委员会	2018 年 2 月 1 日
	WS/T 341—2011	血红蛋白测定参考方法	卫生部	2012 年 4 月 1 日
	WS/T 342—2011	红细胞比容测定参考方法	卫生部	2012 年 4 月 1 日
	WS/T 343—2011	红细胞沉降率测定参考方法	卫生部	2012 年 4 月 1 日
	WS/T 344—2011	出血时间测定要求	卫生部	2012 年 4 月 1 日
	WS/T 345—2011	血清尿素测定参考方法	卫生部	2012 年 4 月 1 日
	WS/T 347—2011	血细胞分析的校准指南	卫生部	2012 年 4 月 1 日
	WS/T 348—2011	尿液标本的收集及处理指南	卫生部	2012 年 4 月 1 日

（续表）

文件类别	文件编号	相关文件名称	发布单位	生效日期
卫生行业标准	WS/T 349—2011	α-淀粉酶催化活性浓度测定参考方法	卫生部	2012年4月1日
	WS/T 350—2011	血清葡萄糖测定参考方法	卫生部	2012年4月1日
	WS/T 351—2011	碱性磷酸酶（ALP）催化活性浓度测定参考方法	卫生部	2012年4月1日
	WS/T 346—2011	网织红细胞计数的参考方法	卫生部	2012年4月12日
	WS/T 356—2011	基质效应与互通性评估指南	卫生部	2012年6月1日
	WS/T 357—2011	骨代谢标志物临床应用指南	卫生部	2012年6月1日
	WS/T 358—2011	血清（浆）脂蛋白（a）的免疫测定	卫生部	2012年6月1日
	WS/T 359—2011	血浆凝固实验血液标本的采集及处理指南	卫生部	2012年6月1日
	WS/T 360—2011	流式细胞术检测外周血淋巴细胞亚群指南	卫生部	2012年6月1日
	WS/T 361—2011	乳酸脱氢酶催化活性浓度测定参考方法	卫生部	2012年6月1日
	WS/T 402—2012	临床实验室检验项目参考区间的制定	卫生部	2013年8月1日
	WS/T 403—2012	临床生物化学检验常规项目分析质量指标	卫生部	2013年8月1日
	WS/T 404.1—2012	临床常用生化检验项目参考区间.第1部分：血清丙氨酸氨基转移酶、天门冬氨酸氨基转移酶、碱性磷酸酶和γ-谷氨酰基转移酶	卫生部	2013年8月1日
	WS/T 404.2—2012	临床常用生化检验项目参考区间.第2部分：血清总蛋白、白蛋白	卫生部	2013年8月1日
	WS/T 404.3—2012	临床常用生化检验项目参考区间.第3部分：血清钾、钠、氯	卫生部	2013年8月1日
	WS/T 407—2012	医疗机构内定量检验结果的可比性验证指南	卫生部	2013年8月1日
	WS/T 405—2012	血细胞分析参考区间	卫生部	2013年8月1日
	WS/T 406—2012	临床血液学检验常规项目分析质量要求	卫生部	2013年8月1日
	WS/T 408—2012	临床化学设备线性评价指南	卫生部	2013年8月1日
	WS/T 409—2013	临床检测方法总分析误差的确定	国家卫生和计划生育委员会	2013年12月1日
	WS/T 410—2013	血清高密度脂蛋白胆固醇测定	国家卫生和计划生育委员会	2013年12月1日

（续表）

文件类别	文件编号	相关文件名称	发布单位	生效日期
卫生行业标准	WS/T 411—2013	抗丝状真菌药物敏感性试验肉汤稀释法	国家卫生和计划生育委员会	2013 年 12 月 1 日
	WS/T 412—2013	血清甘油三酯测定参考方法 同位素稀释气相色谱质谱法	国家卫生和计划生育委员会	2013 年 12 月 1 日
	WS/T 413—2013	血清肌酐测定参考方法 同位素稀释液相色谱串联质谱法	国家卫生和计划生育委员会	2013 年 12 月 1 日
	WS/T 414—2013	室间质量评价结果应用指南	国家卫生和计划生育委员会	2013 年 12 月 1 日
	WS/T 415—2013	无室间质量评价时实验室检测评估方法	国家卫生和计划生育委员会	2013 年 12 月 1 日
	WS/T 416—2013	干扰实验指南	国家卫生和计划生育委员会	2013 年 12 月 1 日
	WS/T 417—2013	γ- 谷氨酰基转移酶催化活性浓度测定参考方法	国家卫生和计划生育委员会	2013 年 12 月 1 日
	WS/T 418—2013	受委托临床实验室选择指南	国家卫生和计划生育委员会	2013 年 12 月 1 日
	WS/T 419—2013	参考物质中酶活性浓度的赋值	国家卫生和计划生育委员会	2013 年 12 月 1 日
	WS/T 420—2013	临床实验室对商品定量试剂盒分析性能的验证	国家卫生和计划生育委员会	2013 年 12 月 1 日
	WS/T 421—2013	抗酵母样真菌药物敏感性试验 肉汤稀释法	国家卫生和计划生育委员会	2013 年 12 月 1 日
	WS/T 442—2014	临床实验室生物安全指南	国家卫生和计划生育委员会	2014 年 12 月 15 日
	WS/T 404.5—2015	临床常用生化检验项目参考区间第 5 部分：血清尿素、肌酐	国家卫生和计划生育委员会	2015 年 10 月 1 日
	WS/T 404.6—2015	临床常用生化检验项目参考区间 第 6 部分：血清总钙、无机磷、镁、铁	国家卫生和计划生育委员会	2015 年 10 月 1 日
	WS/T 404.7—2015	临床常用生化检验项目参考区间 第 7 部分：血清乳酸脱氢酶、肌酸激酶	国家卫生和计划生育委员会	2015 年 10 月 1 日
	WS/T 404.8—2015	临床常用生化检验项目参考区间 第 8 部分：血清淀粉酶	国家卫生和计划生育委员会	2015 年 10 月 1 日
	WS/T 460—2015	前列腺特异性抗原检测前列腺癌临床应用	国家卫生和计划生育委员会	2015 年 12 月 31 日
	WS/T 461—2015	糖化血红蛋白检测	国家卫生和计划生育委员会	2015 年 12 月 31 日
	WS/T 462—2015	冠状动脉疾病和心力衰竭时心脏标志物检测与临床应用	国家卫生和计划生育委员会	2015 年 12 月 31 日
	WS/T 463—2015	血清低密度脂蛋白胆固醇检测	国家卫生和计划生育委员会	2015 年 12 月 31 日

（续表）

文件类别	文件编号	相关文件名称	发布单位	生效日期
卫生行业标准	WS/T 477—2015	D-二聚体定量检测	国家卫生和计划生育委员会	2016 年 5 月 1 日
	WS/T 478—2015	血清 25-羟基维生素 D3 检测操作指南 同位素稀释液相色谱串联质谱法	国家卫生和计划生育委员会	2016 年 5 月 1 日
	WS/T 489—2016	尿路感染临床微生物实验室诊断	国家卫生和计划生育委员会	2016 年 12 月 15 日
	WS/T 490—2016	临床化学测量系统校准指南	国家卫生和计划生育委员会	2016 年 12 月 15 日
	WS/T 491—2016	梅毒非特异性抗体检测操作指南	国家卫生和计划生育委员会	2016 年 12 月 15 日
	WS/T 492—2016	临床检验定量测定项目精密度与正确度性能验证	国家卫生和计划生育委员会	2016 年 12 月 15 日
	WS/T 496—2017	临床实验室质量指标	国家卫生和计划生育委员会	2017 年 7 月 1 日
	WS/T 497—2017	侵袭性真菌病临床实验室诊断操作指南	国家卫生和计划生育委员会	2017 年 7 月 1 日
	WS/T 498—2017	细菌性腹泻临床实验室诊断操作指南	国家卫生和计划生育委员会	2017 年 7 月 1 日
	WS/T 499—2017	下呼吸道感染细菌培养操作指南	国家卫生和计划生育委员会	2017 年 7 月 1 日
	WS/T 514—2017	临床检验方法检出能力的确立和验证	国家卫生和计划生育委员会	2017 年 7 月 1 日
	WS/T 493—2017	酶学参考实验室参考方法测量不确定度评定指南	国家卫生和计划生育委员会	2018 年 3 月 1 日
	WS/T 494—2017	临床定性免疫检验重要常规项目分析质量要求	国家卫生和计划生育委员会	2018 年 3 月 1 日
	WS/T 503—2017	临床微生物实验室血培养操作规范	国家卫生和计划生育委员会	2018 年 3 月 1 日
	WS/T 505—2017	定性测定性能评价指南	国家卫生和计划生育委员会	2018 年 3 月 1 日
	WS/T 404.4—2018	临床常用生化检验项目参考区间 第 4 部分：血清总胆红素、直接胆红素	国家卫生健康委员会	2018 年 11 月 1 日
	WS/T 224—2018	真空采血管的性能验证	国家卫生健康委员会	2018 年 11 月 1 日
	WS/T 573—2018	感染性疾病免疫测定程序及结果报告	国家卫生健康委员会	2018 年 11 月 1 日
	WS/T 574—2018	临床实验室试剂用纯化水	国家卫生健康委员会	2018 年 11 月 1 日
	WS/T 616—2018	临床实验室定量检验结果的自动审核	国家卫生健康委员会	2019 年 3 月 1 日
	WS/T 617—2018	天门冬氨酸氨基转移酶催化活性浓度参考测量程序	国家卫生健康委员会	2019 年 3 月 1 日

(续表)

文件类别	文件编号	相关文件名称	发布单位	生效日期
卫生行业标准	WS/T 459—2018	常用血清肿瘤标志物检测的临床应用和质量管理	国家卫生健康委员会	2019 年 6 月 1 日
	WS/T 639—2018	抗菌药物敏感性试验的技术要求	国家卫生健康委员会	2019 年 6 月 1 日
	WS/T 640—2018	临床微生物学检验标本的采集和转运	国家卫生健康委员会	2019 年 6 月 1 日
	WS/T 641—2018	临床检验定量测定室内质量控制	国家卫生健康委员会	2019 年 6 月 1 日
	WS/T 644—2018	临床检验室间质量评价	国家卫生健康委员会	2019 年 6 月 1 日
	WS/T 645.1—2018	临床常用免疫学检验项目参考区间 第 1 部分：血清免疫球蛋白 G、免疫球蛋白 A、免疫球蛋白 M、补体 3、补体 4	国家卫生健康委员会	2019 年 6 月 1 日
	WS/T 645.2—2018	临床常用免疫学检验项目参考区间 第 2 部分：血清甲胎蛋白、癌胚抗原、糖链抗原 19-9、糖链抗原 15-3、糖链抗原 125	国家卫生健康委员会	2019 年 6 月 1 日
	WS/T 404.9—2018	临床常用生化检验项目参考区间 第 9 部分：血清 C- 反应蛋白、前白蛋白、转铁蛋白、$\beta2$- 微球蛋白	国家卫生健康委员会	2019 年 6 月 1 日
	WS/T 661—2020	静脉血液标本采集指南	国家卫生健康委员会	2020 年 10 月 1 日
	WS/T 662—2020	临床体液检验技术要求	国家卫生健康委员会	2021 年 10 月 1 日
	WS/T 779—2021	儿童血细胞分析参考区间	国家卫生健康委员会	2021 年 10 月 1 日
	WS/T 780—2021	儿童临床常用生化检验项目参考区间	国家卫生健康委员会	2021 年 10 月 1 日
	WS/T 781—2021	便携式血糖仪临床操作和质量管理指南	国家卫生健康委员会	2021 年 10 月 1 日
国药行业标准	YY 1621—2018	医用二氧化碳培养箱	国家药品监督管理局	2020 年 4 月 1 日
	YY/T 1174—2010	半自动化学发光免疫分析仪	国家食品药品监督管理局	2012 年 6 月 1 日
	YY/T 0653—2017	血液分析仪	国家食品药品监督管理总局	2018 年 4 月 1 日
	YY/T 0654—2017	全自动生化分析仪	国家食品药品监督管理总局	2018 年 4 月 1 日
	YY/T 0657—2017	医用离心机	国家食品药品监督管理总局	2018 年 4 月 1 日
	YY/T 1529—2017	酶联免疫分析仪	国家食品药品监督管理总局	2018 年 4 月 1 日
	YY/T 1530—2017	尿液有形成分分析仪用控制物质	国家食品药品监督管理总局	2018 年 4 月 1 日

（续表）

文件类别	文件编号	相关文件名称	发布单位	生效日期
国药行业标准	YY/T 1531—2017	细菌生化鉴定系统	国家食品药品监督管理总局	2018 年 4 月 1 日
	YY/T 1533—2017	全自动时间分辨荧光免疫分析仪	国家食品药品监督管理总局	2018 年 4 月 1 日
	YY/T 1631.1—2018	输血器与血液成分相容性测定 第 1 部分：血液成分残留评定	国家药品监督管理局	2020 年 1 月 1 日
	YY/T 1641—2018	医用生化培养箱	国家药品监督管理局	2020 年 1 月 1 日
	YY/T 1709—2020	体外诊断试剂用校准物测量不确定度评定	国家药品监督管理局	2021 年 12 月 1 日
	YY/T 1740.1—2021	医用质谱仪 第 1 部分：液相色谱 - 质谱联用仪	国家药品监督管理局	2022 年 10 月 1 日
计量标准	JJG 646—2006	移液器	国家质量监督检验检疫总局	2007 年 6 月 8 日
	JJG 1036—2008	电子天平	国家质量监督检验检疫总局	2008 年 5 月 20 日
	JJG 178—2007	紫外、可见、近红外分光光度计	国家质量监督检验检疫总局	2008 年 5 月 21 日
	JJG 861—2007	酶标分析仪	国家质量监督检验检疫总局	2008 年 5 月 21 日
	JJG 694—2009	原子吸收分光光度计	国家质量监督检验检疫总局	2010 年 4 月 9 日
	JJG 464—2011	半自动生化分析仪	国家质量监督检验检疫总局	2012 年 5 月 30 日
	JJG 714—2012	血细胞分析仪	国家质量监督检验检疫总局	2012 年 12 月 18 日
	JJG 2060—2014	pH（酸度）计量器具	国家质量监督检验检疫总局	2015 年 2 月 25 日
	JJG 119—2018	实验室 pH（酸度）计	国家市场监督管理总局	2019 年 6 月 25 日

注：（1）行业标准自 2010 年开始收录。
　　（2）生效日期以最新修订版日期为准。

（谢小兵　范人菲）

附录 2
名词中英文对照
（按首字汉语拼音排序）

癌胚抗原　　　　　　　　　　　　carcino-embryonic antigen，CEA / 249
白蛋白　　　　　　　　　　　　　albumin，ALB / 261
变异系数　　　　　　　　　　　　coefficient of variation，CV / 244
标准操作程序　　　　　　　　　　standard operation procedure，SOP / 041
丙氨酸氨基转移酶　　　　　　　　alanine aminotransferase，ALT / 261
不间断电源　　　　　　　　　　　uninterruptible power system，UPS / 147
操作过程规范　　　　　　　　　　operational process specifications，OPSpecs / 246
测量不确定度　　　　　　　　　　measurement uncertainty，MU / 236
甘油三酯　　　　　　　　　　　　triglyceride，TG / 261
根本原因分析　　　　　　　　　　root cause analysis，RCA / 295
谷氨酸　　　　　　　　　　　　　glutamic acid，Glu / 261
关键绩效指标　　　　　　　　　　key performance indicator，KPI / 040
国际标准化组织　　　　　　　　　International Organization for Standardization，ISO / 003
国际理论和应用化学联合会　　　　International Union of Pure and Applied Chemistry，IUPAC / 240
国际临床化学与检验医学联合会　　International Federation of Clinical Chemistry and Laboratory Medicine，IFCC / 240
国际实验室认可合作组织　　　　　International Laboratory Accreditation Cooperation，ILAC / 016
国际医疗卫生机构认证联合委员会　Joint Commission International，JCI / 017
红细胞体积分布宽度　　　　　　　red blood cell distribution width，RDW / 259
患者实时质量控制　　　　　　　　patient-based real-time quality control，PBRTQC / 360
肌酐　　　　　　　　　　　　　　creatinine，Crea / 261
肌酸激酶　　　　　　　　　　　　creatine kinase，CK / 231
肌酸激酶脑型同工酶　　　　　　　creatine kinase-BB，CK-BB / 231
肌酸激酶同工酶　　　　　　　　　creatine kinase-MB，CK-MB / 231
基质辅助激光解析电离飞行时间质谱仪　matrix assisted laser desorption ionization time of flight mass，MALDI-TOF MS / 343
疾病控制与预防中心　　　　　　　Centers for Disease Control and Prevention，CDC / 158
甲胎蛋白　　　　　　　　　　　　alpha fetoprotein，AFP / 249
假失控概率　　　　　　　　　　　probability for false rejection，Pfr / 244
聚合酶链式反应　　　　　　　　　polymerase chain reaction，PCR / 011

457

良好操作规范　　good manufacturing practice，GMP / 序二

临界系统误差　　critical systematic error，Sec / 246

鳞状细胞癌抗原　　squamous cell carcinoma antigen，SCCA / 260

酶联免疫吸附试验　　enzyme-linked immunosorbent assay，ELISA / 231

美国病理学家协会　　College of American Pathologists，CAP / 017

美国国土卫生与公众服务部　　United States Department of Health and Human Services，HHS / 158

美国临床和实验室标准协会　　Clinical and Laboratory Standards Institute，CLSI / 014

能力验证　　proficiency testing，PT / 262

尿酸　　uric acid，UA / 261

欧洲药敏试验委员会　　European Committee on Antimicrobial Susceptibility Testing，EUCAST / 343

批量进样模块　　bulk input module，BIM / 350

平均红细胞体积　　mean corpuscular volume，MCV / 258

平均红细胞血红蛋白量　　mean corpuscular hemoglobin，MCH / 258

平均红细胞血红蛋白浓度　　mean corpuscular hemoglobin concentration，MCHC / 258

气动物流传输系统　　pneumatic tube system，PTS / 215

前列腺特异性抗原　　prostate specific antigen，PSA / 249

全方位日清　　overall every control and clear，OEC / 内容提要

全面质量管理　　total quality management，TQM / 014

全实验室自动化　　total laboratory automation，TLA / 004

人附睾蛋白 4　　human epididymis protein 4，HE4 / 260

人类免疫缺陷病毒　　human immunodeficiency virus，HIV / 220

射频识别　　radio frequency identification，RFID / 358

神经元特异性烯醇化酶　　neuron-specific enolase，NSE / 260

生物安全防护水平　　biosafety level，BSL / 316

实验室（检验科）信息系统　　laboratory information system，LIS / 007

世界卫生组织　　World Health Organization，WHO / 240

室间质量评价　　external quality assessment，EQA / 262

糖类抗原 125　　carbohydrate antigen 125，CA125 / 231

糖类抗原 15-3　　carbohydrate antigen 15-3，CA15-3 / 249

糖类抗原 19-9　　carbohydrate antigen 19-9，CA19-9 / 249

糖类抗原 50　　carbohydrate antigen 50，CA50 / 260

替代评价方案　　alternative assessment procedure，AAP / 269

天门冬氨酸氨基转移酶　　aspartate aminotransferase，AST / 261

铁蛋白　　ferritin，Fer / 260

误差检出率　　probability for error detection，Ped / 244

下一代测序技术　　next-generation sequencing，NGS / 008

医学独立实验室　　independent clinical laboratory，ICL / 004

医院信息系统　　　　　　　　　　hospital information system，HIS ／007
以问题为导向的教学方法　　　　　problem-based learning，PBL ／427
指数加权移动平均法　　　　　　　exponentially weighted moving-average，EWMA ／261
质量控制　　　　　　　　　　　　quality control，QC ／244
中国合格评定国家认可委员会　　　China National Accreditation Service for Conformity
　　　　　　　　　　　　　　　　Assessment，CNAS ／013

周转时间　　　　　　　　　　　　turnaround time，TAT ／140
总胆固醇　　　　　　　　　　　　total cholesterol，TC ／261
总胆红素　　　　　　　　　　　　total bilirubin，TBIL ／261